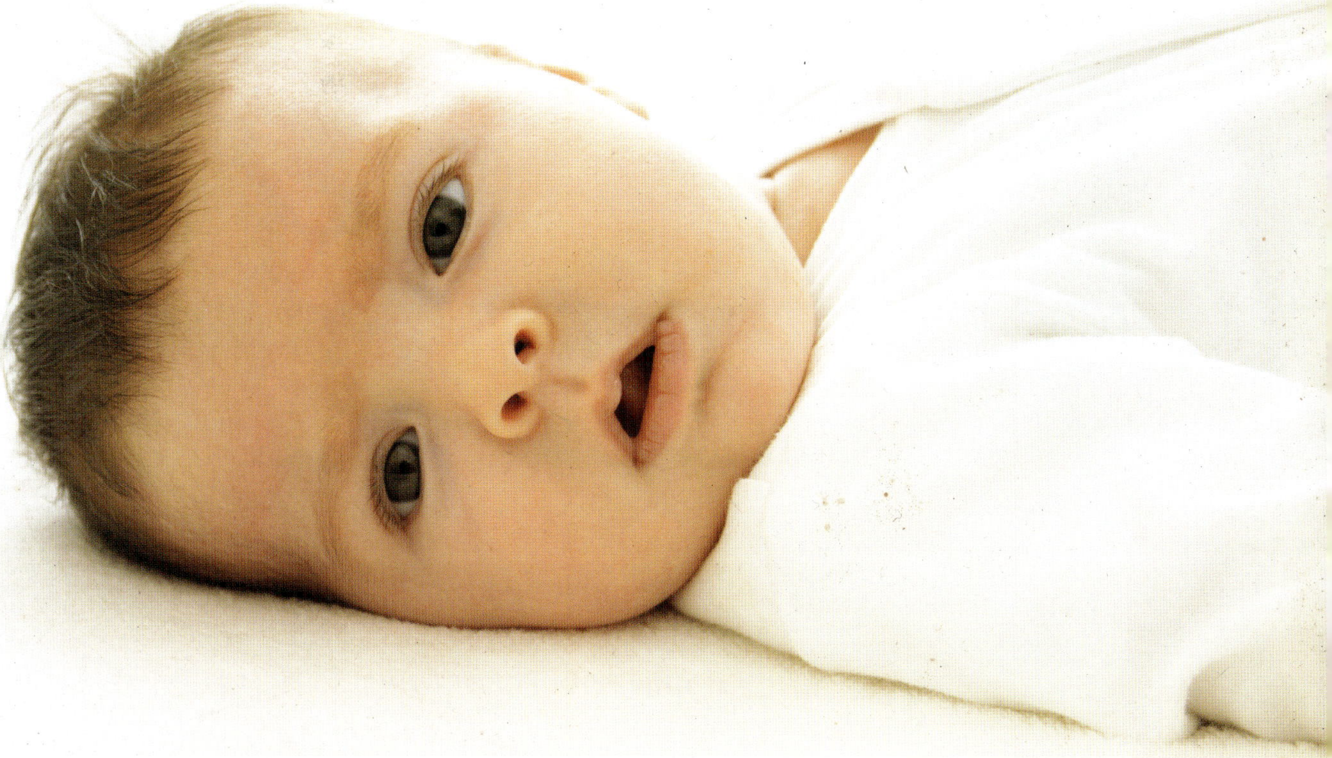

o primeiro ano do seu bebê
mês a mês

CMS EDITORA

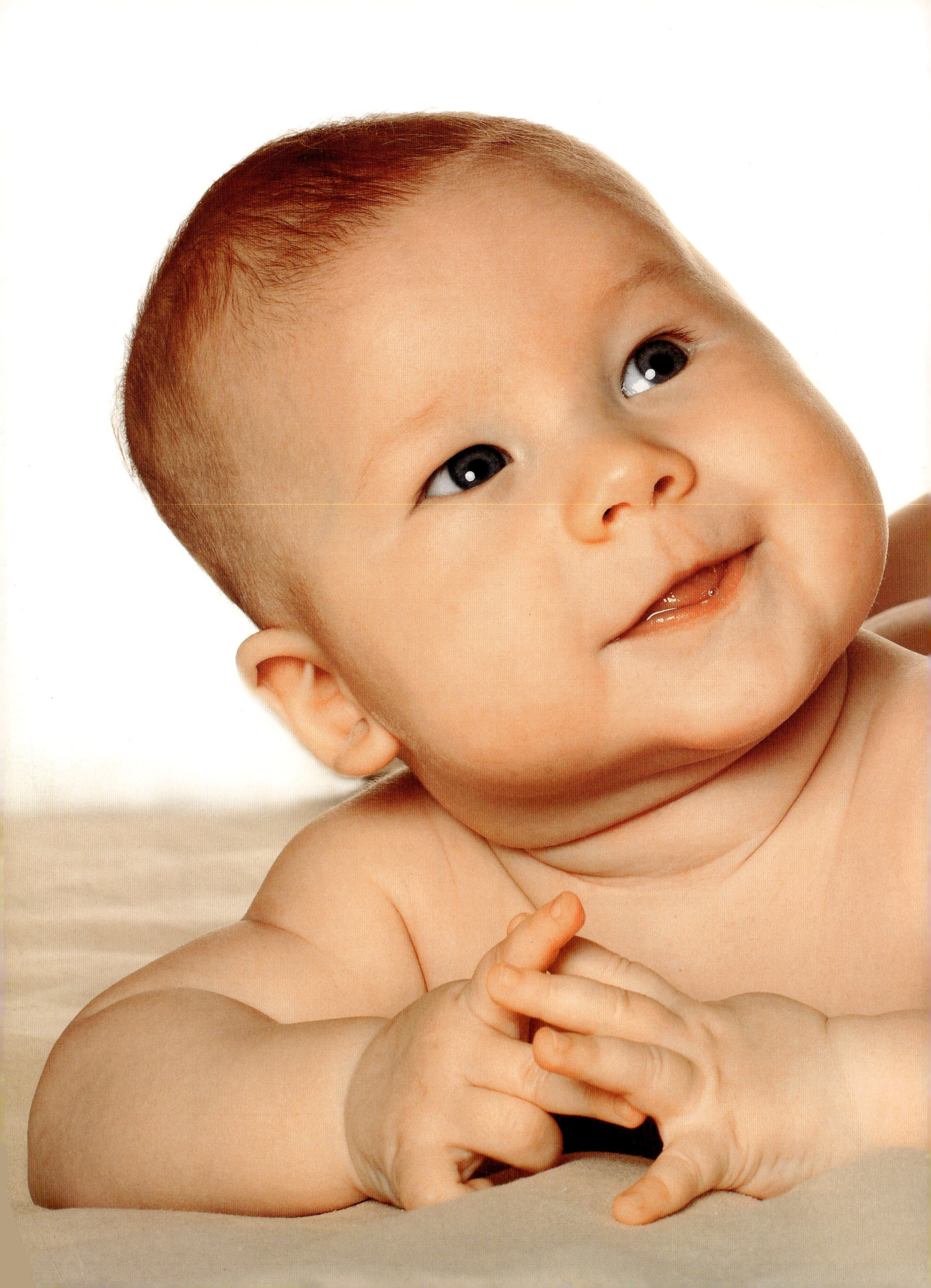

o primeiro ano do seu bebê

mês a mês

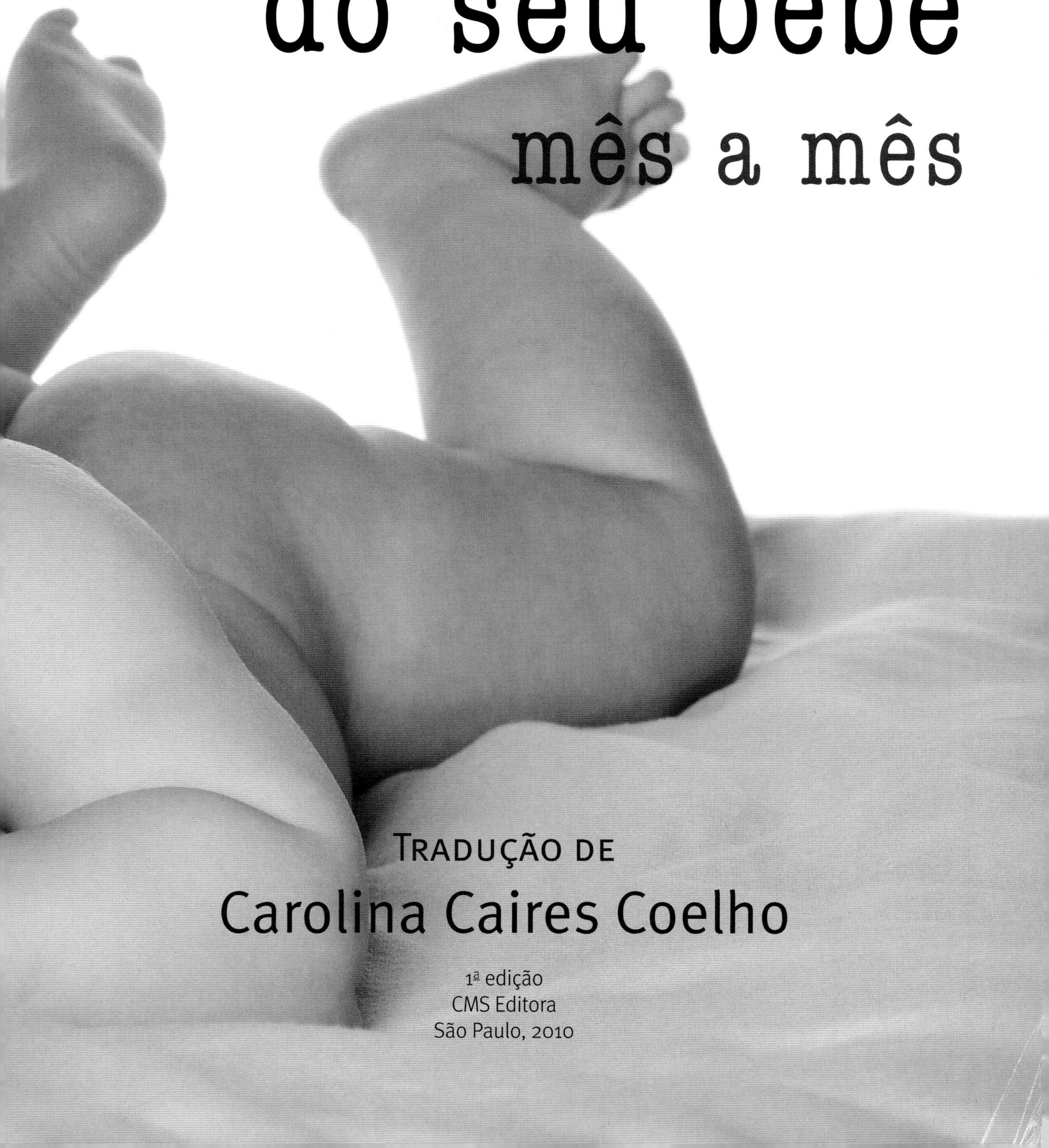

Tradução de

Carolina Caires Coelho

1ª edição
CMS Editora
São Paulo, 2010

CMS
EDITORA

Publicado no Brasil em 2010 por
CMS Editora Ltda
www.cms.com.br
Av. Lavandisca, 741 Cj. 142
04515-011 – São Paulo – SP

Editor: Christian Mori Sperli
Tradução: Carolina Caires Coelho
Preparação de texto: Rosane Albert
Revisão: Bianca Albert

NOTA
Este livro não deve ser usado como substituto de orientações médicas. O leitor deve consultar um médico a respeito de todos os assuntos relacionados à saúde e especialmente em relação a qualquer sintoma que exija diagnósticos ou atenção médica. Apesar de os conselhos deste livro serem considerados corretos e verdadeiros na época da publicação desta obra, nenhum dos autores nem a editora assumem responsabilidade legal por quaisquer erros ou omissões que possam ter sido feitos.

Publicado originalmente na Grã-Bretanha em 2008 por
Hamlyn, uma divisão da Octopus Publishing Group Ltd
2–4 Heron Quays, London E14 4JP

CIP-Brasil. Catalogação-na-fonte.
Sindicato Nacional dos Editores de Livros, RJ

P95

O primeiro ano do seu bebê : mês a mês / tradução Carolina Caires Coelho. – 1.ed. – São Paulo : CMS Ed., 2010.

288p. : il.

Tradução de: Your baby's first year

Inclui índice

ISBN 978-85-86889-71-4

1. Lactentes. 2. Lactentes - Cuidado e tratamento. 4. Lactentes - Desenvolvimento.

09-4918. CDD: 649.122
CDU: 649.16

17.09.09 22.09.09
015272

Os nomes que aparecem nos depoimentos ao longo do livro são fictícios, porém os relatos são casos reais.

O Primeiro Ano do seu Bebê foi produzido em associação com a revista *Practical Parenting*.

Impresso na China.

sumário

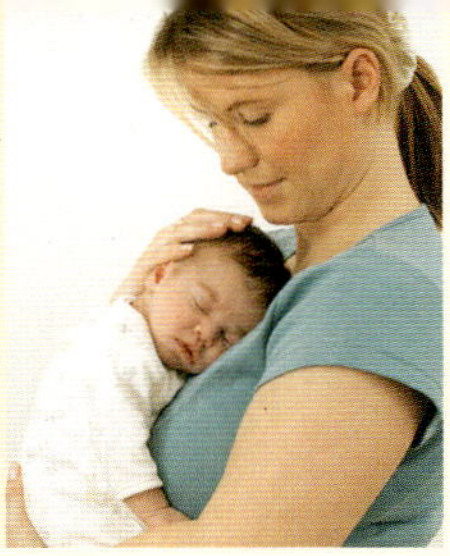
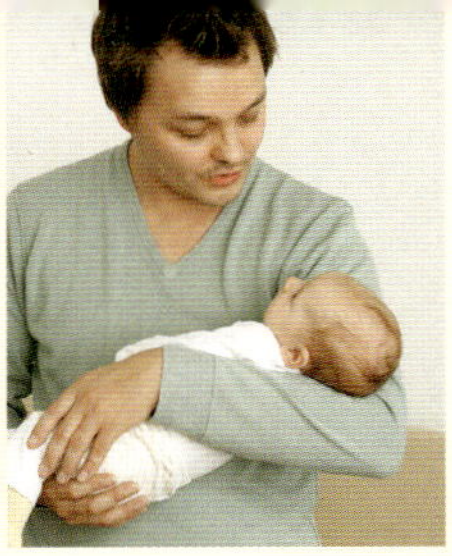
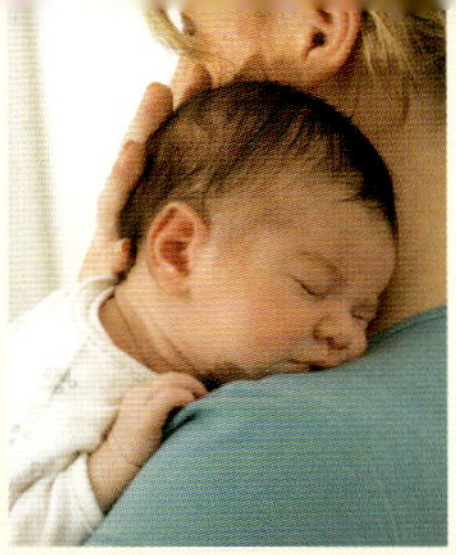
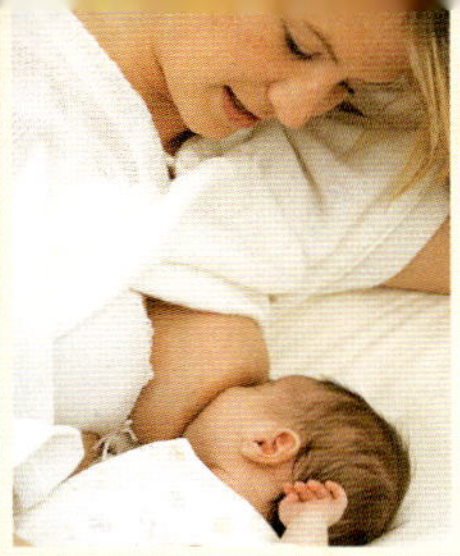
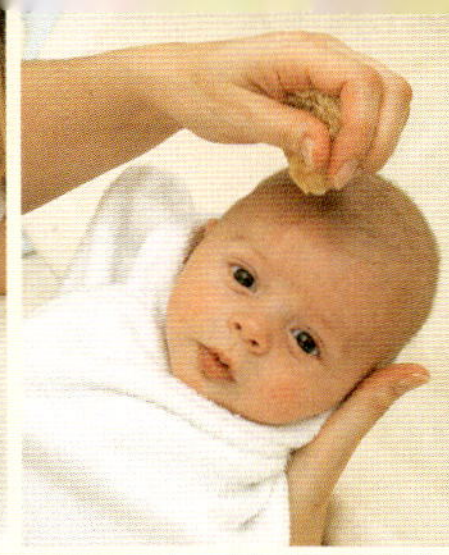
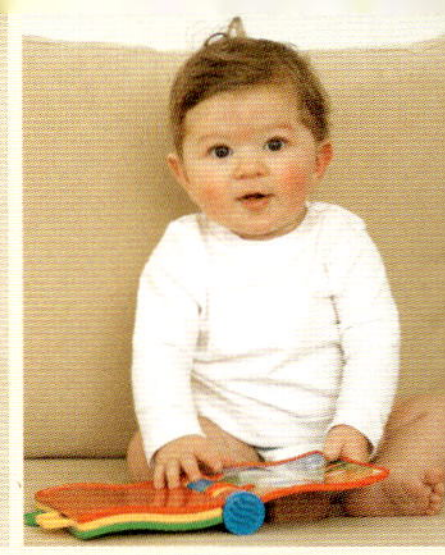
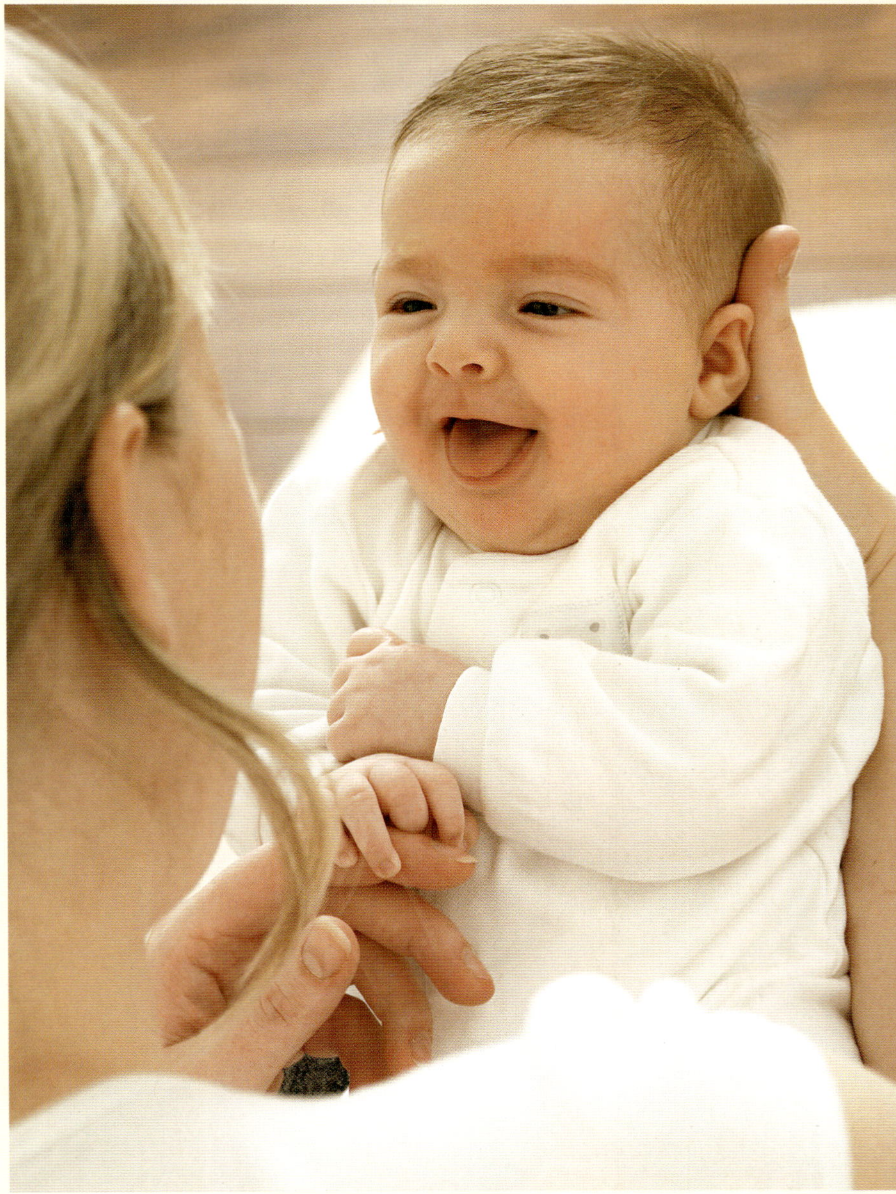

introdução

Parabéns pelo nascimento (ou pela aproximação da chegada) do seu bebê!

Sem dúvida esse é um dos momentos mais maravilhosos de sua vida, mas ainda assim pode ser uma das mais cansativas e assustadoras experiências pela qual passará. Depois de toda a ajuda e apoio que recebeu durante o parto, levar seu pacotinho de alegria e lágrimas para casa pode fazer com que você se sinta totalmente sozinha.

Na verdade, o importante é perceber que você não está sozinha. Há muita ajuda ao seu redor, desde amigos e familiares a médicos e enfermeiras, além de livros como este.

Você não seria humana se não tivesse sonhos e dúvidas, esperanças, medos e sentimentos conflitantes, além de centenas de perguntas que mudam e se desenvolvem conforme seu pequeno muda e cresce diante de seus olhos.

Mas, independentemente das dúvidas, preocupações ou perguntas, você não vai encontrar um guia mais útil do que este. Com uma combinação de conselho profissional, dicas úteis, experiências compartilhadas e histórias reais, este livro vai lhe dar confiança para ser uma ótima mãe e para adorar os primeiros doze meses da vida do seu bebê.

Use este volume como lhe for mais adequado: pode consultá-lo a cada estágio diante de um novo desafio ou dilema, ou lê-lo do começo ao fim para se sentir mais bem preparada para o que o futuro lhe reserva.

O caminho é longo e interessante, e este é apenas o primeiro passo, por isso relaxe sabendo que a ajuda está ao alcance das mãos.

Desejo a você e a seu bebê um primeiro ano verdadeiramente inesquecível.

SUSIE BOONE

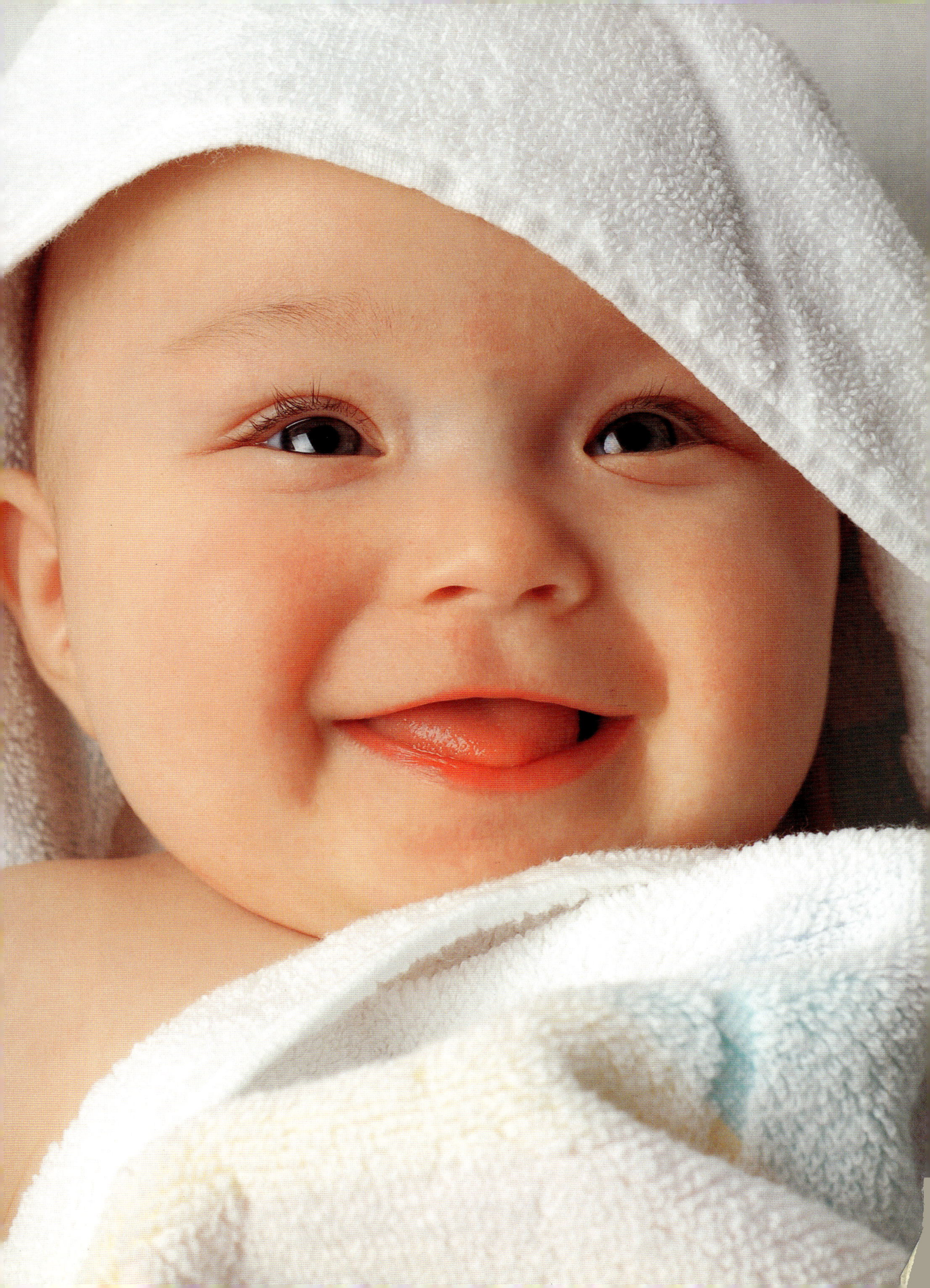

capítulo 1

a chegada do bebê

O momento pelo qual você estava esperando finalmente chegou: está prestes a conhecer o seu bebê. Muitas ansiedades da gravidez são deixadas de lado assim que você segura seu recém-nascido; esse também pode ser o momento em que toma conhecimento do sexo dele. Conforme a realidade de ser mãe vai se tornando concreta, aproveite ao máximo o apoio que tiver e reserve um tempo para conhecer seu bebê e estabelecer um processo de ligação tão importante.

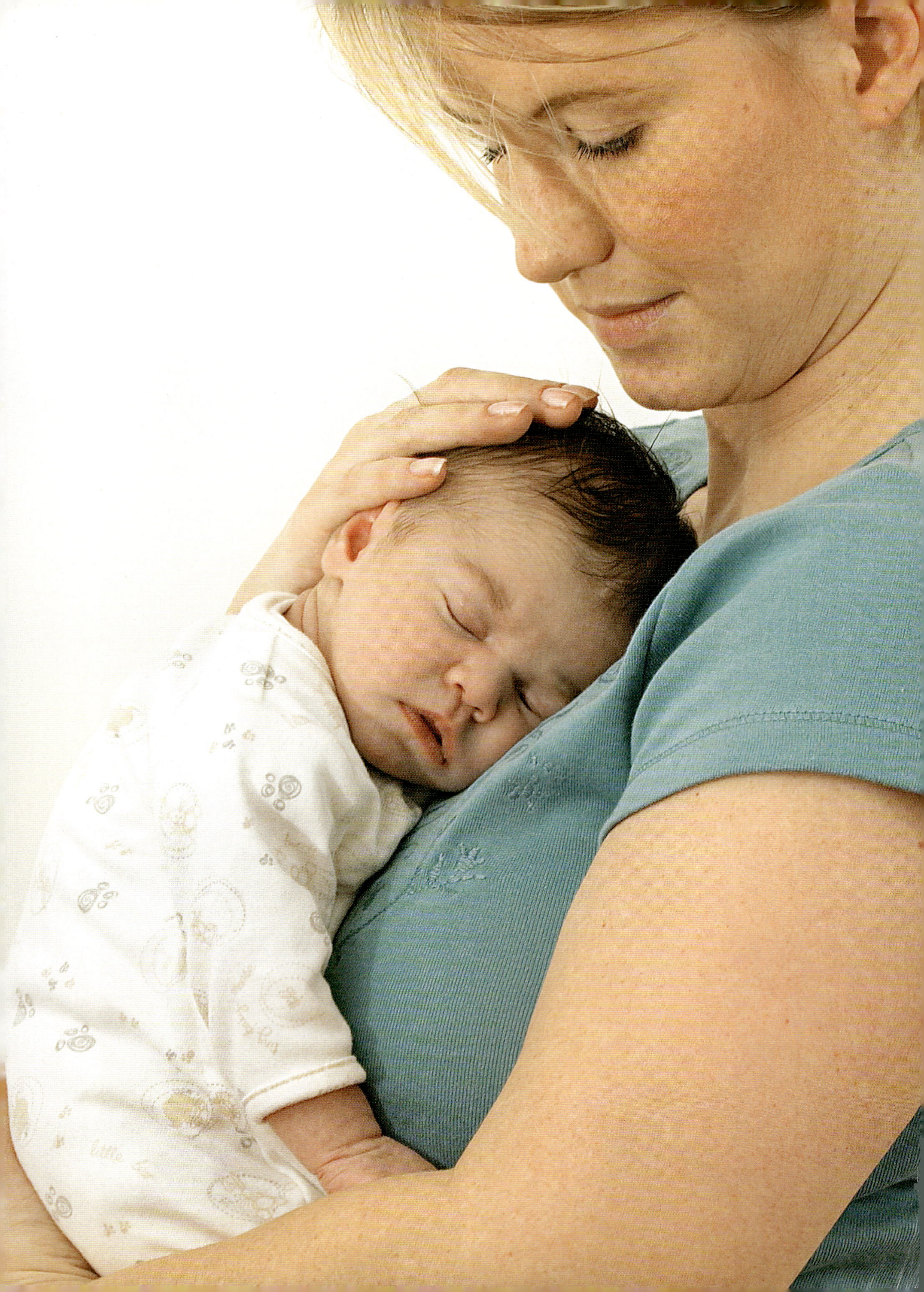

prazer em conhecê-lo, meu bebê!

Durante a gravidez, você tenta imaginar como se sentirá ao ver seu bebê pela primeira vez e, é claro, como ele será. A maneira como vai recebê-lo dependerá do tipo de parto ao qual tiver sido submetida. Se for um parto normal, o bebê provavelmente será colocado no mesmo instante em contato com sua pele; se passar por uma cesariana de emergência, ele pode ser entregue ao pediatra para ser avaliado antes que possa segurá-lo.

"Quando todos saíram do quarto, olhei para Camila em meus braços e conversei com ela delicadamente. Ela ficou olhando diretamente em meus olhos e eu senti a maior onda de amor. Nada havia me preparado para a maneira como me sentiria."

Kátia, mãe de Camila (10 dias)

experiência compartilhada

descobrindo o sexo

Se vocês optaram por não saber o sexo do bebê antes do parto, saibam que o ser que está nascendo, menino ou menina, saudável ou frágil, veio ao mundo para ser amado por aqueles que o geraram, embora nem sempre os pais estejam totalmente prontos para recebê-lo como ele é.

Alguns pais ficam chocados e desapontados quando descobrem o sexo do bebê. O responsável pela ultrassonografia pode ter-lhes dado a notícia de que o bebê era uma menina e foram compradas roupas e acessórios tendo isso em mente; no parto, entretanto, descobrem que a informação estava errada. Outros torceram pela chegada de um menino, mas descobrem que tiveram outra filha. Esses sentimentos são normais, mas com frequência os pais não ousam admitir como se sentem. Isso não quer dizer que eles não ficaram felizes ou que não amam seu bebê – apenas tiveram uma sensação inicial de desapontamento.

Mesmo que, durante a gravidez, você tenha passado muito tempo pensando no sexo do bebê, depois que ele ou ela nasce, você provavelmente nunca mais pensará no assunto – o bebê é simplesmente o seu bebê.

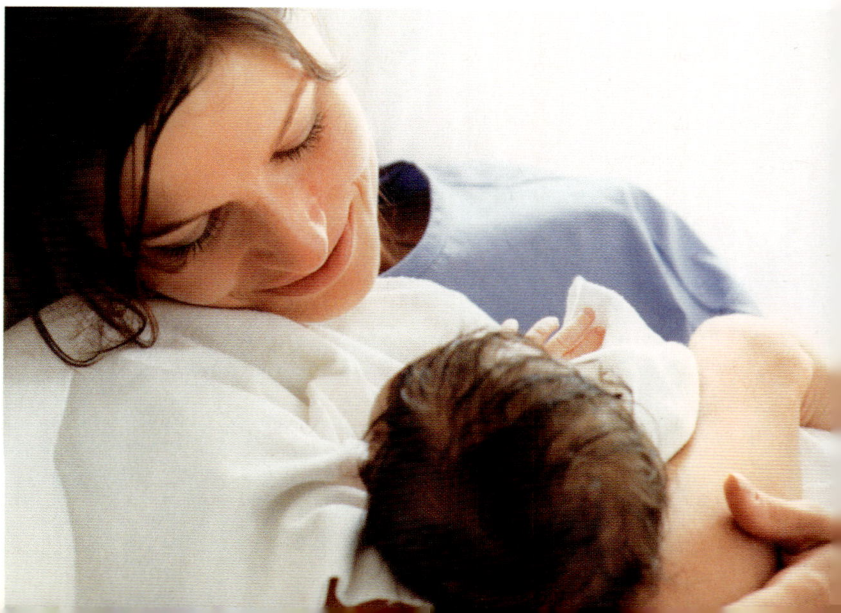

Segurar um filho nos braços pela primeira vez é um momento verdadeiramente único, que muitas mães julgam insuperável.

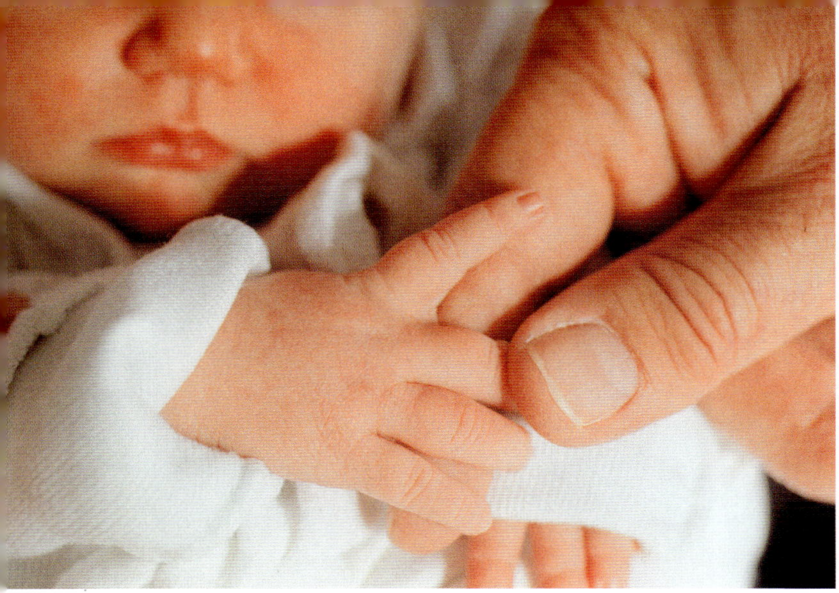

prazer em conhecê-lo, meu bebê!

Seu bebê é tão pequeno que parece impossível o fato de ele ser tão completo – uma versão sua e de seu parceiro, mas em miniatura.

primeiros sentimentos

Nada nem ninguém é capaz de prepará-la para o modo como irá se sentir ao ver seu bebê pela primeira vez, simplesmente porque ninguém sabe qual será o seu estado de espírito na ocasião.

Algumas mulheres imediatamente são invadidas por uma onda instintiva de amor e proteção pelo bebê, enquanto outras não sentem nada, apenas cansaço, não se interessam em ver o bebê nem em conhecê-lo e amá-lo. Nenhum desses "encontros" é certo ou errado; são apenas diferentes. Você conhecerá e amará seu bebê no momento certo.

Algumas mulheres se sentem trêmulas demais para segurar o filho imediatamente depois do nascimento e, assim, seus parceiros são os primeiros a carregar a criança. Mesmo que você tenha levado pontos ou se sinta um pouco tonta, o bebê deve ser mantido por perto para que você o veja.

conheça o bebê

É importante ter um período de sossego com o bebê logo depois do parto. Esses momentos são preciosos e devem ser respeitados como o momento de vocês dois, quando vão se conhecer e viver as primeiras sensações como família. Com um bebê totalmente saudável, não deve haver pressa para pesá-lo e medi-lo: essas medidas não mudarão nas próximas horas! Você e seu parceiro devem ser deixados a sós para observar o bebê. Tire os cobertores, olhe o corpo dele, sinta a pele dele na sua, examine os dedinhos das mãos e dos pés, converse com ele e observe-o virar a cabecinha em sua direção ao reconhecer sua voz.

Mantê-lo perto de você vai ajudá-lo a se sentir seguro e tranquilo. Os recém-nascidos dormem cerca de 20 horas por dia. Por isso, aproveite ao máximo o tempo em que seu bebê passa acordado, conversando com ele e conhecendo-o. É normal sentir insegurança em relação à maneira de segurá-lo ou a como reconhecer o choro como um pedido para mamar, mas a confiança virá. Você pode segurá-lo de modo diferente em relação ao seu parceiro, ou não trocar a fralda da mesma maneira que a enfermeira troca, mas isso não importa. Existem maneiras diversas de se fazer muitas coisas, mas isso não quer dizer, necessariamente, que uma maneira é melhor que outra.

aproximando-se

Você e seu parceiro podem decidir cortar o cordão umbilical, e alguns pais dão muita importância a esse ato por simbolizar o momento em que o bebê começa a existir de modo independente. É uma boa ideia ter contato pele a pele com seu bebê assim que possível. Seus batimentos cardíacos, voz, calor corporal e o cheiro da sua pele tranquilizarão o pequeno ser e farão com que ele se sinta seguro e aquecido, e também ajudarão no início da amamentação.

"Eu me sentia como a única mulher no mundo a ter um bebê – se pudesse, eu teria deixado a porta da sala de parto aberta e chamado todos para entrar e conhecê-lo. Queria mostrar a todos como eu era brilhante por ter dado à luz aquele lindo bebê!"

Michele, mãe de Jonas (3 semanas)

experiência compartilhada

a aparência do bebê

Os pais de primeira viagem costumam ficar surpresos com a aparência do recém-nascido e se preocupam, pensando que alguma coisa pode estar errada. O bebê pode parecer um pouco "marcado" ou com hematomas e estar coberto por uma camada branca e com manchas de sangue. A cabeça parecerá um pouco mais longa, provavelmente, em razão da pressão no parto. Tudo isso se normaliza logo, mas esteja preparada para o fato de seu filho não parecer saído de uma capa de revista.

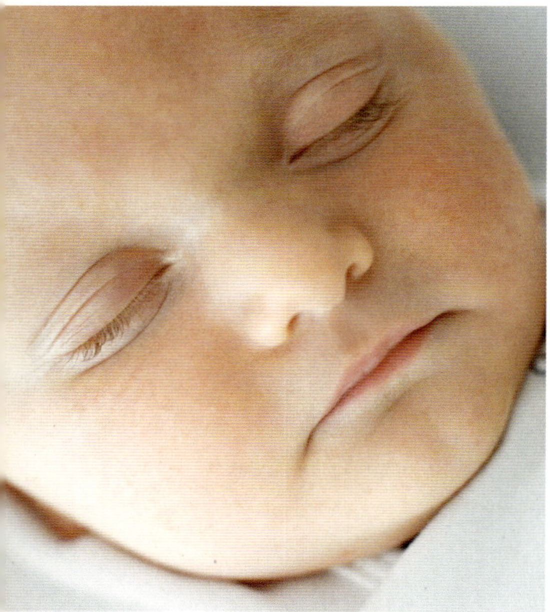

Os hematomas no rosto e o inchaço ao redor dos olhos costumam desaparecer nos primeiros dias após o nascimento.

a cabeça do bebê

Os ossos da cabeça da criança são macios e se sobrepõem levemente quando ela é pressionada para passar pelo canal do parto. Isso se chama "modelagem", e a cabeça voltará ao formato normal dentro de poucos dias. Provavelmente ela vai parecer bem grande e fora de proporção em relação ao resto do corpo, e isso é totalmente normal.

As fontanelas ou "moleiras" são duas áreas na cabeça nas quais os ossos ainda não se uniram. A mais óbvia delas tem a forma de um losango e encontra-se no topo da cabeça; fecha-se perto dos três meses de vida. A outra é triangular e está localizada na parte de trás; fecha-se perto do 18º mês. Há uma membrana grossa que cobre as fontanelas, por isso não se preocupe ao aconchegar o bebê em seus braços ou lavar seus cabelos.

Pequenas elevações na cabeça do bebê são normais. Uma elevação em formato de ovo chamada cefaloematoma é formada pelo sangramento entre a pele do couro cabeludo e o osso, devido à pressão durante o nascimento. Tais elevações costumam aparecer dentro de 24 horas e não causam problemas, mas, às vezes, demoram alguns meses para desaparecer por completo.

Marcas nas laterais da cabeça ou um hematoma circular escuro no couro cabeludo são comuns depois de um parto por ventosa ou fórceps e desaparecem dentro de 48 horas.

Olhos Os olhos são quase sempre azuis nos recém-nascidos caucasianos, mas podem mudar de cor depois de alguns meses. Os bebês de pele mais escura costumam ter olhos castanhos, mas essa cor também pode mudar depois. Os olhos podem parecer um pouco inchados e saltados depois do nascimento, e também é comum terem veias estouradas na parte branca dos olhos devido à pressão do parto, o que desaparecerá com o tempo.

Ao nascer, os olhos do bebê chegam a ter cerca de ¾ do tamanho dos olhos de um adulto. O recém-nascido consegue focalizar a distância do seu peito ao rosto, por isso, quando você o segurar, converse com ele e perceba como ele a observa em silêncio.

o corpo do bebê

Pele A pele do recém-nascido provavelmente estará matizada e assumirá um tom branco e azulado em manchas, isso devido à circulação não amadurecida. Ela pode continuar encoberta por um verniz branco e pegajoso, que costuma desaparecer depois de um ou dois dias. Não se apresse em retirar essa camada, uma vez que ela serve de hidratante. Ele também pode ter uma camada fina de pelos recobrindo o corpo conhecida como lanugo, que também vai desaparecer. Alguns bebês têm pele seca, que em geral se normaliza; se isso não ocorrer, procure passar, com delicadeza, um pouco de azeite de oliva na pele dele.

Umbigo Um pedaço pequeno do cordão umbilical ficará preso ao umbigo do bebê e o médico pode usar um pregador de plástico onde ele foi separado. No primeiro dia, o cordão restante ainda estará mole; no dia seguinte, já deve estar duro, secando e, aos poucos, ficará preto até cair, o que ocorrerá por volta do décimo dia de vida. Dobre a ponta da fralda para trás para que o ar possa ajudar no processo de separação.

A quantidade de verniz ou lanugo ainda presente depois do nascimento varia de bebê para bebê, e os vestígios de ambos desaparecerão dentro de um ou dois dias.

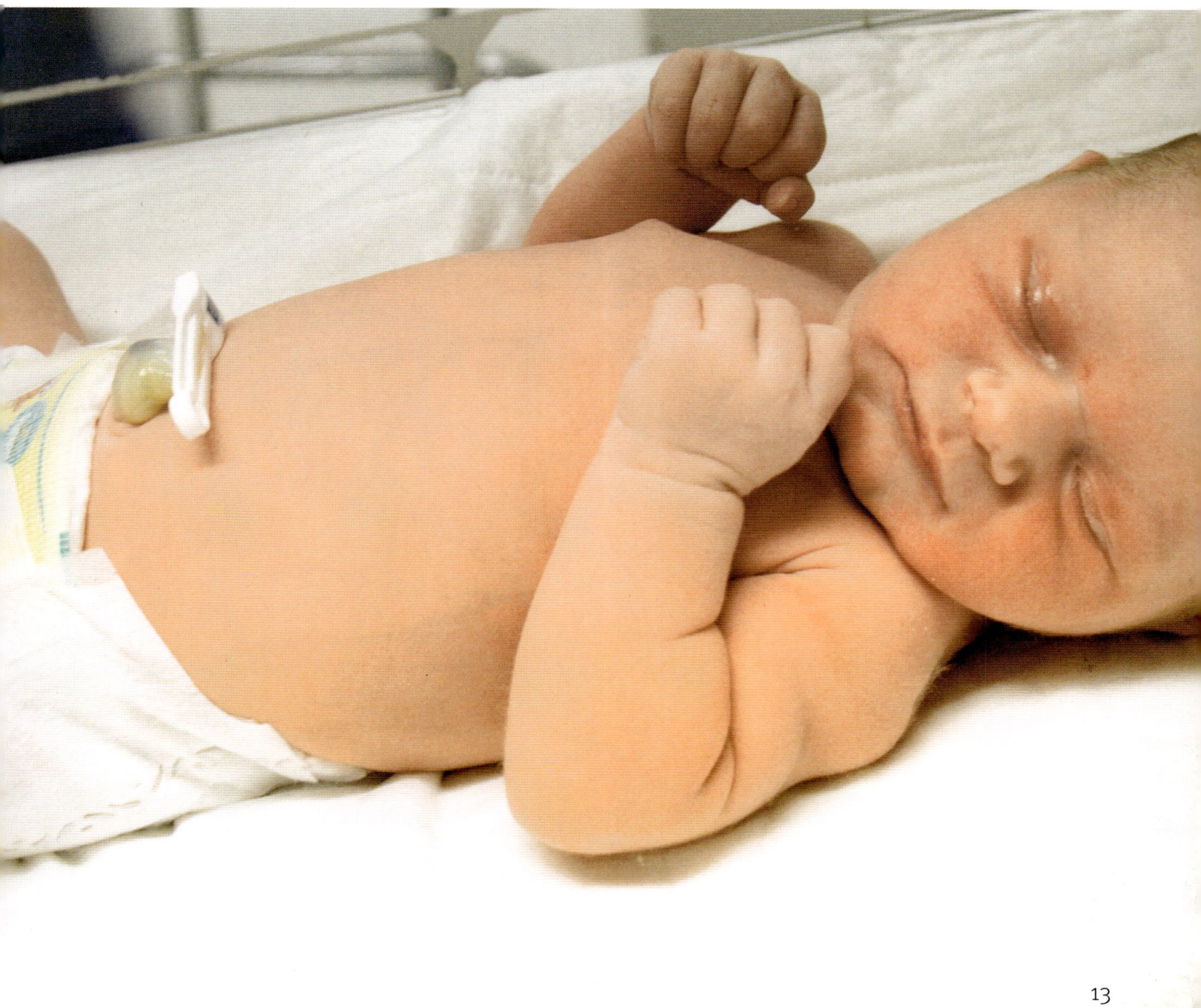

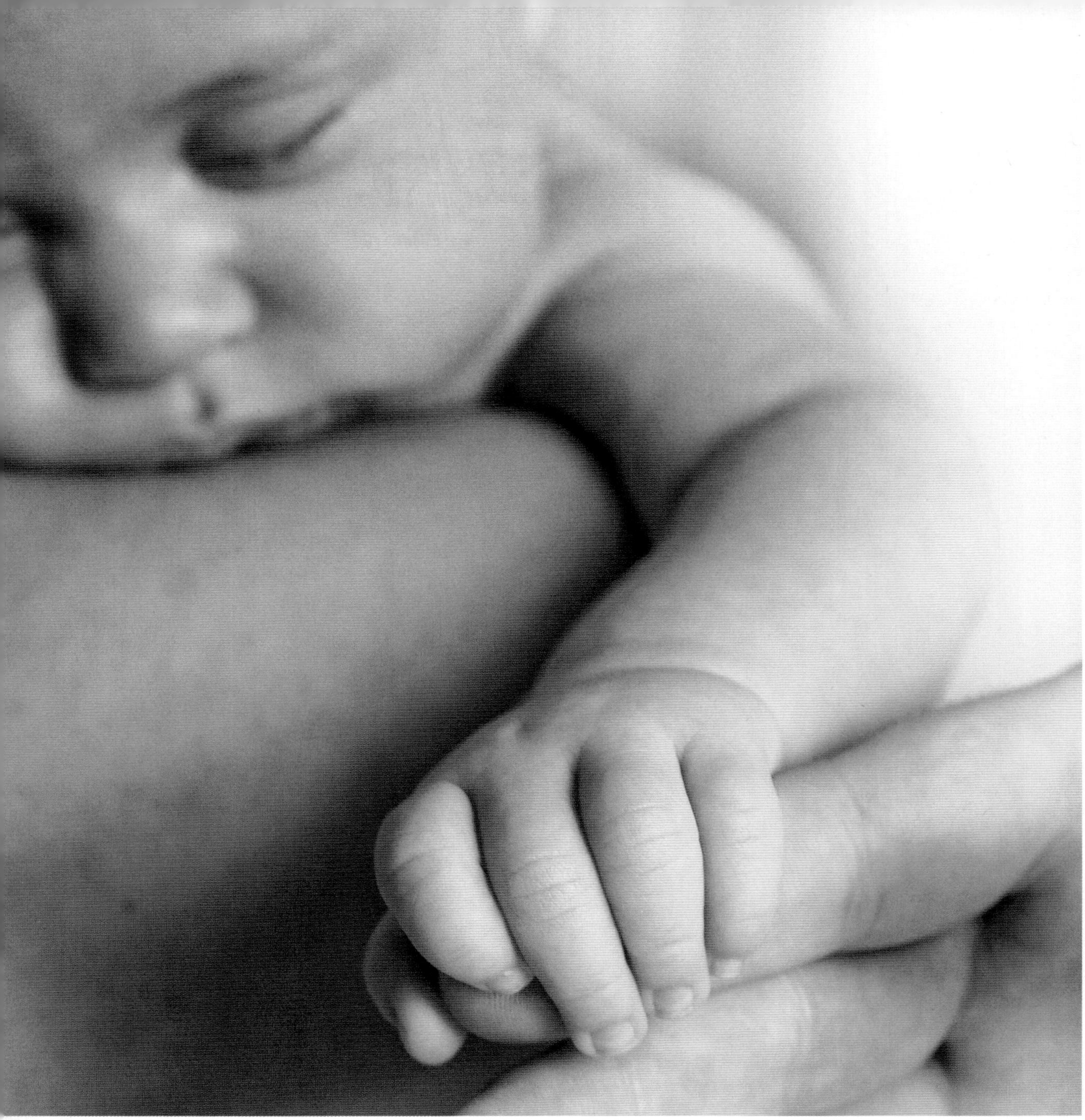

O bebê nasce com um reflexo de preensão muito forte. Se colocar um dedo na palma da mão dele, os dedos do bebê se fecharão automaticamente ao seu redor.

Mamilos Costumam ser inchados; isso passará até completar 1 mês de vida.

Genitália As partes genitais costumam ser vermelhas e inchadas, tanto nos meninos quanto nas meninas. Nas meninas, é comum haver um corrimento vaginal, às vezes com a presença de sangue, devido aos hormônios presentes no nascimento.

Mãos As mãos dos bebês (e os pés) costumam ser mais frios do que o restante do corpo. No entanto, desde que o abdome do bebê esteja aquecido, a temperatura estará boa. Às vezes, as mãos e os pés do recém-nascido ficam um pouco azuis, uma vez que a circulação sanguínea dele é imatura.

Pés Os pés dos bebês costumam virar para dentro em razão da posição em que ficavam dentro do útero. Com seis meses de vida, no entanto, os pés do bebê já estarão mais retos.

funções corpóreas

Mecônio Nos primeiros 2 ou 3 dias, as fezes do bebê serão uma substância preto-esverdeada, com aparência de alcatrão, chamada mecônio, composta por materiais ingeridos enquanto ele estava no útero. Aos poucos, essa massa fecal mudará para um tom mais amarelo, conforme a alimentação do bebê for estabelecida.

Respiração Os recém-nascidos costumam fazer barulhos engraçados enquanto respiram e podem "roncar" como se estivessem com o nariz entupido. A ponte nasal do bebê é baixa e por isso ele pode fazer esses barulhos quando o ar passa pelas pequenas passagens nasais. A respiração também pode ficar irregular às vezes e, durante algumas inspirações, vai parecer que ele respira rápido demais até voltar ao normal.

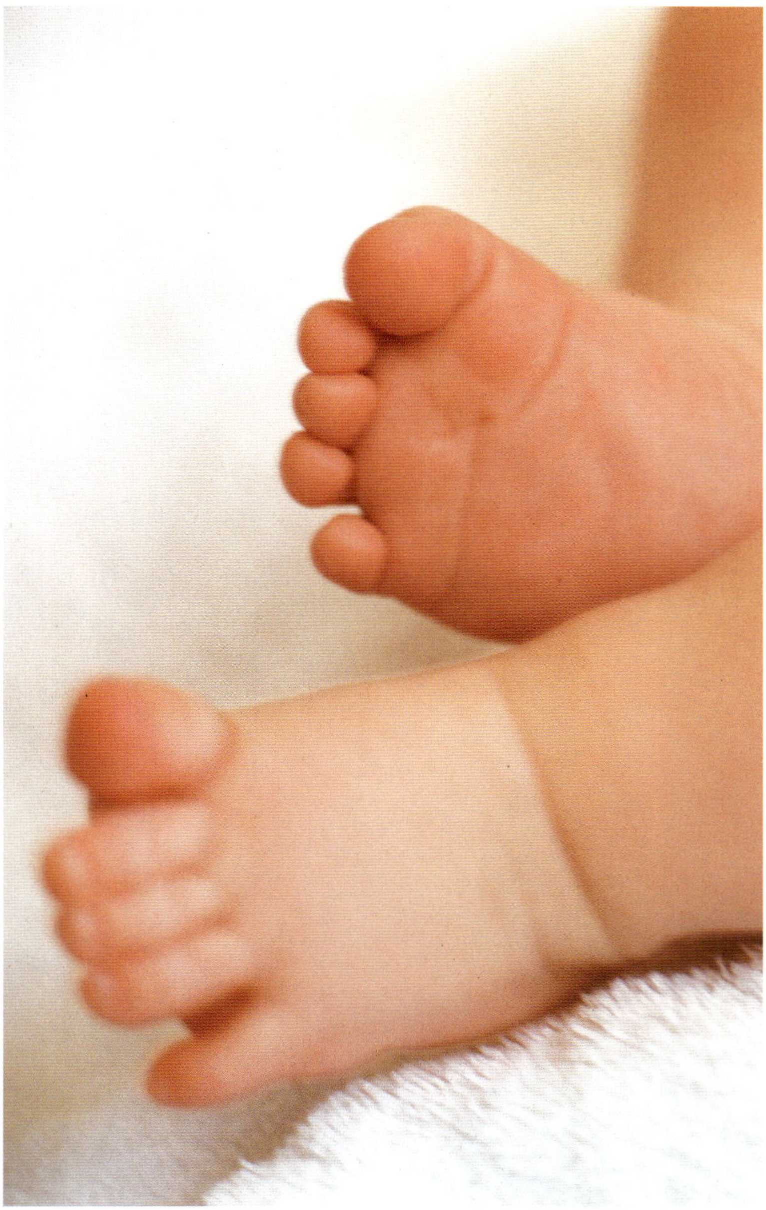

Os dedinhos dos pés do recém-nascido costumam ficar curvados em seguida ao nascimento, mas se esticam se você passar um dedo ao longo da sola do pé. Isso se chama reflexo plantar.

manchas e marcas

Os bebês costumam ter manchas e marcas na pele, algumas das quais desaparecem e voltam, principalmente no rosto.

- Manchinhas rosadas, chamadas normalmente de "marcas de cegonha" costumam aparecer nas pálpebras, testa ou pescoço. Apesar de desaparecerem com o tempo, às vezes elas se tornam aparentes quando o bebê chora.
- As "marcas em forma de morango" são vermelhas e protuberantes e desaparecem com o tempo.
- Os bebês de pele escura costumam ter uma marca chamada "mancha mongólica azul", na parte mais baixa da coluna, semelhante a um hematoma. Ela não é prejudicial e desaparecerá até a puberdade.
- Alguns bebês têm pequenos pontos brancos ao redor do nariz causados pelo suor bloqueado e pelas glândulas sebáceas, que desaparecem após algumas semanas.

primeiros testes e avaliações

O médico automaticamente avaliará o bebê assim que ele nascer, e com 1 minuto de vida ele receberá uma "nota" que vai até 10 para classificar seu bem-estar. Esse teste é chamado de Apgar (recebeu o nome do médico que o inventou) e é repetido aos 5 minutos de vida.

avaliações da saúde do recém-nascido

Um pouco depois do nascimento, o bebê será examinado para que se verifique se existe qualquer problema ou anormalidade ao ser pesado e medido. Dentro dos primeiros dias após o nascimento, uma avaliação mais detalhada será realizada, geralmente por um pediatra.

Cabeça e pescoço O médico avaliará os ossos do crânio do bebê e as fontanelas, e examinará o céu da boca para ter a certeza de que o palato está bem formado. Os olhos, ouvidos e nariz serão examinados, e o pescoço também, para a detecção de cistos.

Assim que nasce, o bebê é pesado e medido, e essas medições continuarão ao longo do primeiro ano de vida.

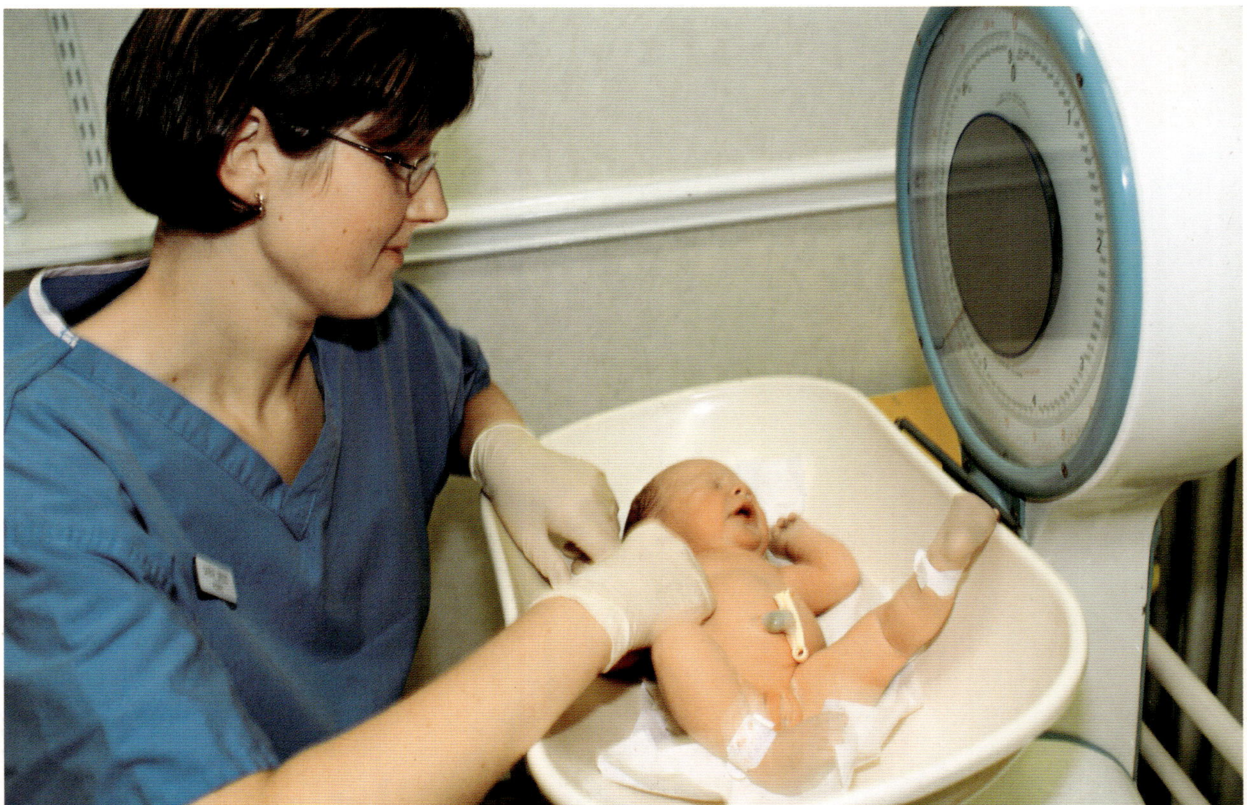

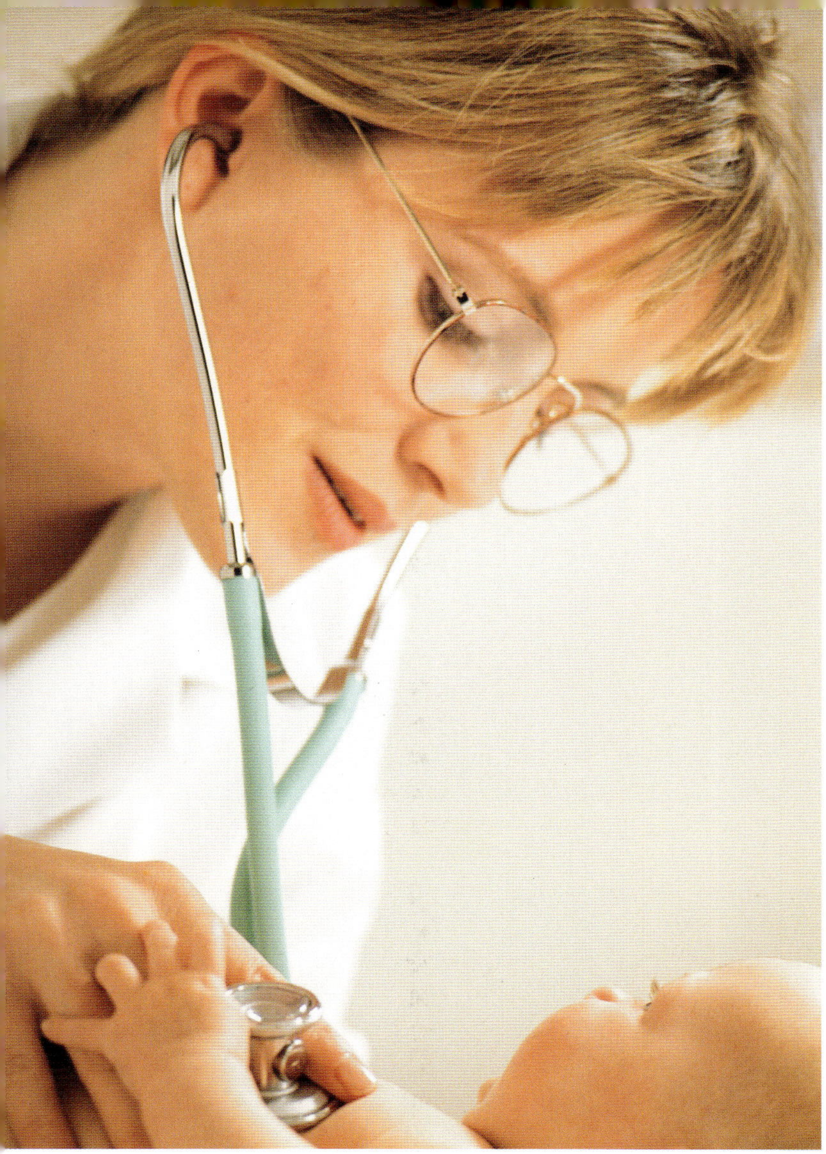

O coração de um bebê bate 180 vezes por minuto ao nascer, mas esse número cai para 120 dentro de poucas horas.

Sons do coração e da respiração A frequência cardíaca do bebê deve ser de 120 batimentos por minuto. Costuma ser comum a detecção de um "sopro" inocente no coração poucas horas depois do nascimento, conforme o sistema circulatório do bebê se ajusta. Se o sopro persistir, poderá ser feito um exame cardíaco antes de vocês deixarem o hospital.
Coluna O médico segurará o bebê e passará o polegar pela coluna para ver se as vértebras estão no local certo e para detectar qualquer anormalidade na espinha.
Quadril Delicadamente, o médico dobrará as pernas do bebê para cima e as virará para o lado para detectar sinais de uma doença chamada DCQ (deslocamento congênito do quadril) ou displasia do desenvolvimento do quadril (DDQ). Isso ocorre quando o osso do fêmur não se encaixa adequadamente no osso da pélvis ou se desloca. Um ou dois bebês a cada cem têm algum tipo de problema de quadril, e alguns são mais propensos a isso que outros, incluindo aqueles com história familiar de problemas de quadril, que ficaram "sentados" no útero ou tiveram pouco fluido ao seu redor (oligohidrâmnio). Se esse for o caso do seu bebê, o pediatra pode sugerir um ultrassom nas primeiras semanas após o nascimento para verificar quaisquer problemas.

o teste de Apgar

Cinco categorias são analisadas neste teste, e cada uma delas recebe um resultado de 0, 1 ou 2. As avaliações envolvem:

Cor Os bebês costumam ter um tom azulado na pele quando nascem, mas logo passam a ficar rosados! Em bebês de pele escura, são examinadas a parte de dentro da boca, a parte branca dos olhos, as solas dos pés e as palmas das mãos.
Frequência cardíaca A frequência cardíaca do bebê deve ser de mais de 100 batimentos por minuto.
Respiração Deve ser forte e regular – se o bebê estiver chorando, então ela será.
Tônus muscular O bebê deve conseguir mexer braços e pernas de modo ativo.
Reação/reflexo Ele deve reagir aos estímulos, como ao ser seco com uma toalha ou acariciado.

Um bebê saudável terá uma pontuação de 7 ou mais. Um bebê com pontuação um pouco mais baixa pode precisar de tempo para se recuperar do parto – se a pontuação for muito baixa, ele precisará de atenção médica.

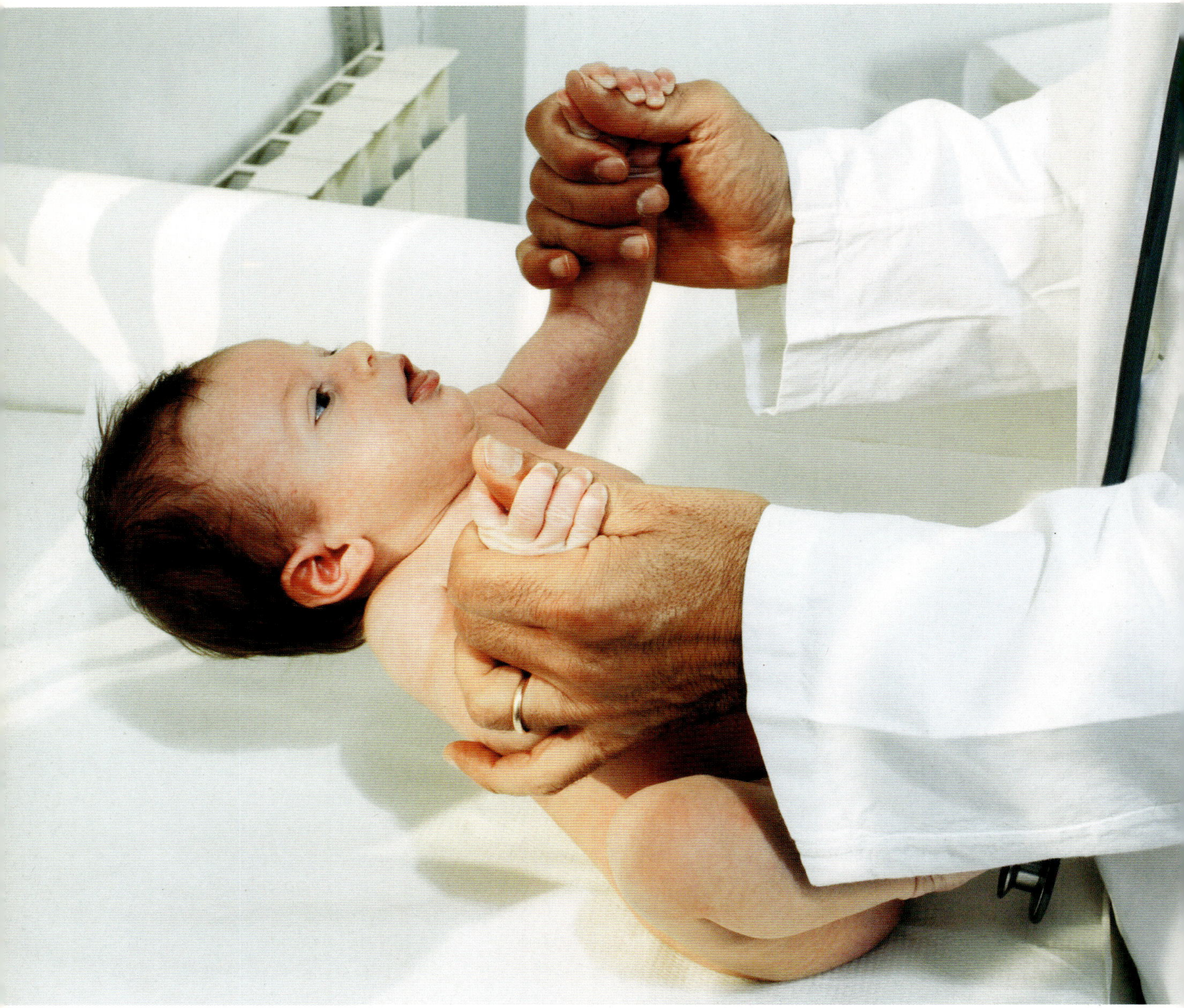

O reflexo palmar (de preensão) é tão forte no nascimento que é possível erguer o bebê quando ele segura seus polegares.

Órgãos abdominais O médico vai apalpar com cuidado o abdome do bebê para verificar o tamanho dos órgãos.

Pés, mãos, braços e pernas O médico examinará os pés do bebê para ver se eles estão muito virados para dentro. Isso costuma ocorrer em razão da posição do bebê no útero e, quase sempre, corrige-se naturalmente. As pregas nas palmas das mãos serão verificadas: em geral, há duas. Uma prega única pode, às vezes, ser um indício de síndrome de Down (ver p. 235), e nesse caso são necessários mais exames, incluindo o de sangue. O tônus e a força muscular nos membros também serão observados.

Genitália e ânus É comum que os bebês tenham a genitália inchada logo depois do nascimento, e as meninas podem ter corrimento vaginal durante alguns dias. O médico verificará se os genitais estão bem formados e se os testículos dos meninos estão no escroto. Se não estiverem (testículos não descidos), há chances de que isso aconteça semanas ou meses depois do nascimento. O médico também perguntará se o bebê eliminou fezes (mecônio, ver p. 15) e urina.

Reflexos O médico observará os reflexos do bebê (ações involuntárias) que estão presentes ao nascer e indicam que o sistema nervoso central funciona normalmente. Os reflexos são:

Busca Se você acariciar o rosto do bebê com delicadeza, ele se virará na direção do toque e abrirá a boca, à procura do seio.

Sucção O bebê vai sugar não apenas o mamilo, mas também seu dedo ou o próprio punho. Esse reflexo é extremamente forte.

Ato de engolir O bebê é capaz de engolir o colostro ou leite imediatamente depois de nascer.

Passos Quando o bebê for mantido ereto, seguro pelas axilas, ele fará o movimento de dar passos, deslizando os pés contra uma superfície.

Preensão Se colocar um dedo na mão do recém-nascido, ele, automaticamente, fechará os dedos ao redor dele.

Susto Um movimento repentino, como se ele fosse cair, fará com que o bebê abra os braços, esticando os dedos.

exame do "pezinho"

Um exame de sangue costuma ser feito na primeira semana depois do nascimento para detectar problemas sérios no bebê, incluindo:

Fenilcetonúria Os bebês com esse distúrbio não conseguem processar uma substância em seu alimento chamada fenilalanina, e se não for tratado poderá apresentar problemas mentais. Entretanto, se isso for identificado logo, uma dieta especial fará uma enorme diferença na prevenção desse sério problema.

Hipotireoidismo congênito Os bebês que não têm o hormônio tiroxina em quantidade suficiente não crescem adequadamente e seu desenvolvimento físico e mental pode ser gravemente afetado. No entanto, se esse problema for detectado no início, será usada uma medicação para prevenir essa deficiência séria.

Fibrose cística Esse problema afeta, principalmente, os pulmões e o sistema digestório. Apesar de não ter cura, o tratamento logo no início permitirá que a criança leve uma vida mais longa e saudável (ver p. 234).

Distúrbio falciforme Essa doença é genética e afeta as células vermelhas, podendo ser muito grave. A anemia falciforme é um dos problemas gerados por ele e ocorre principalmente em famílias provenientes do Caribe, do Leste do Mediterrâneo, do Oriente Médio, da África e da Ásia. O tratamento ainda no início tem grandes vantagens, reduzindo as indisposições e permitindo que a criança leve uma vida mais saudável (ver p. 235).

MCADD (Deficiência de desidrogenase de acil-CoA de cadeia média) Bebês com essa doença têm problemas em produzir energia para o corpo, devido a um problema na quebra de gorduras. Se essa deficiência for detectada logo, a dieta pode ser observada para impedir doenças graves.

teste audiométrico

A audição do bebê pode ser testada dias após o nascimento, no hospital ou em casa. O teste demora apenas alguns minutos e é realizado colocando-se um fone pequeno e de ponta macia dentro do ouvido. Às vezes, o exame precisa ser repetido, não porque existe um problema, mas porque o bebê tem fluido no ouvido desde o nascimento.

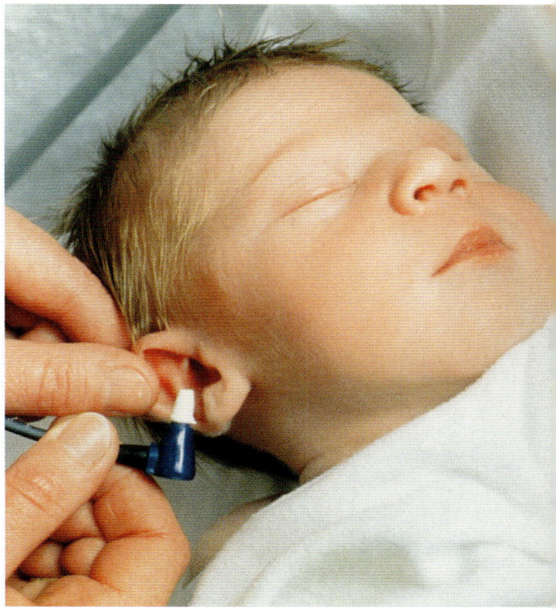

Os testes audiométricos são comuns nas primeiras semanas de vida e devem ser realizados por profissionais de saúde.

como você vai se sentir?

Dar à luz pode ser maravilhoso, forte, incrível, assustador, diferente, surpreendente, exaustivo – a lista não termina. Muitas mulheres sentem um misto desses sentimentos e estão completamente despreparadas para a experiência. Não existe uma maneira certa de se sentir depois do nascimento do bebê, e você se descobrirá em uma montanha-russa de emoções causadas pelas mudanças hormonais.

"Nunca tive coragem de contar isto a alguém na época, mas não senti amor pela Marta logo que ela nasceu. Eu a achava adorável, mas, de modo geral, eu me sentia chocada pelo nascimento. Quando minha filha tinha cerca de 4 semanas de vida e estava chorando, eu a peguei nos braços e ela parou no mesmo instante. Percebi, naquele momento, que eu havia me apaixonado por ela."

Sara, mãe de Marta (5 meses)

experiência compartilhada

tornar-se mãe

Depois do parto, quando o médico e sua equipe atestam que vocês estão bem, você se verá completamente sozinha com o bebê. Costuma ser nesse momento que a realidade se concretiza. A responsabilidade pode parecer gigantesca quando você segura a pessoinha que, por 9 meses, foi seu "montinho". Pode ser assustador, mas, também, emocionante.

Não se espera que você imediatamente "conheça" seu filho. Quando ele chorar, pode estar precisando de alimento, de aconchego ou de uma fralda limpa, e levar algumas semanas para você aprender os diferentes tipos de choro e descobrir o que cada um significa.

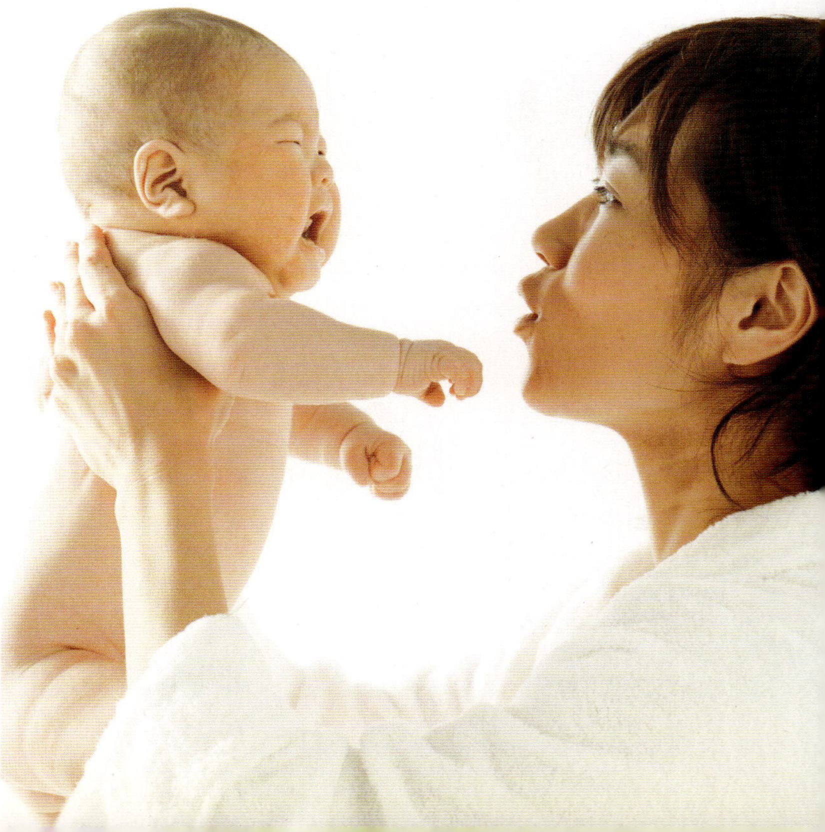

Independentemente de você se sentir animada ou desanimada com a experiência, tenha a certeza de que sua vida mudará drasticamente depois do nascimento do seu filho.

novas emoções

Para muitas mulheres, apenas quando elas começam a conhecer o bebê é que passam a sentir amor por ele. Muita ênfase é dada à formação imediata do elo entre mãe e filho e para que ela sinta um amor imensurável, mas não é raro ela se sentir completamente exausta e decepcionada por, no início, se interessar muito pouco pelo filho. Isso é totalmente normal. O pai costuma ficar mais emocionado no momento do nascimento. Ele pode se sentir não apenas encantado por ver o bebê nascer, mas também uma grande sensação de alívio por, depois de meses de ansiedade, a criança e sua parceira estarem bem. Para obter mais informações sobre a ligação entre a mãe e o bebê, veja as páginas 58 e 59.

Depois do parto, não é incomum sentir-se culpada por não ter "ajudado" no parto ou por não ter podido seguir seu plano original; e seu parceiro também pode se sentir culpado por não ter sido capaz de oferecer mais apoio durante o parto. Entretanto, o mais importante é que você e o bebê passem pelo parto em segurança, independentemente do tipo de parto.

Se você tiver um histórico de abortos, tratamento de infertilidade ou qualquer outra perda, pode se sentir inesperadamente tomada por emoções que ressurgem do passado. Talvez precise conversar sobre esses sentimentos com seu parceiro ou com o médico.

recuperação

A experiência do nascimento pode ser um choque, e não é de surpreender que ela tenha uma grande influência na maneira como vai se sentir depois. Você pode ter planejado um parto tranquilo na água, com contato imediato pele a pele, mas, na realidade, acabou sendo submetida a um parto com fórceps ou a uma cesariana.

Se você teve um parto por meio de instrumentos (fórceps ou ventosa), pode sentir o corpo dolorido ou desconfortável, e também culpada por não ter feito tudo o que queria com o bebê, como havia planejado inicialmente. No entanto, terá muito tempo para levar seu filho para passear e para mostrá-lo às pessoas, por isso agora deve se concentrar em sua recuperação e evitar cobrar-se demais. Faça banhos de lavanda (veja o quadro à direita) para reduzir a dor dos pontos.

Apesar de os índices de cesariana estarem aumentando, ela ainda deve ser considerada uma cirurgia. Em qualquer outra cirurgia, a preocupação seria com a recuperação, mas como você também teve um bebê, o foco se volta, inevitavelmente, para o bem-estar dele, e é fácil sentir-se abandonada. Depois de uma cesariana, você deve se preocupar em alimentar o bebê e com quase mais nada. Procure ter ajuda em casa e descanse sempre que puder. Para obter mais informações sobre como se recuperar do parto, veja as páginas 52 e 53.

Vale a pena pensar se há alguém a quem você possa chamar para ajudar, no caso de as coisas não saírem conforme o planejado e precisar de mais apoio. Muitos homens conseguem licença paternidade hoje em dia; aproveite ao máximo a ajuda que conseguir.

"Nunca pensei que veria Teo tão emocionado, e fiquei muito chocada com isso. Assim que João nasceu, ele chorou como nunca. E me disse que sentia muito amor e estava cheio de admiração pelo que eu havia passado, mas também estava aliviado por nós dois estarmos bem."

Janine, mãe de João (4 semanas)

experiência compartilhada

estratégias de "sobrevivência"

- Mantenha um jarro de água ao lado do vaso sanitário para derramar entre as pernas ao urinar, pois a urina pode causar ardência.
- Mantenha os pontos limpos – banhos frequentes com quatro gotas de óleo de lavanda ajudarão na cicatrização.
- Durma quando o bebê dormir, mesmo que seja no meio da tarde.
- Se estiver se sentindo triste, converse com seu parceiro sobre isso, e também com o médico.

é hora de levar o bebê para casa

Depois de 9 meses de preparação, você provavelmente se sentirá muito animada ao levar o bebê para casa pela primeira vez. Muitos pais ficam surpresos ao descobrir que também se sentem nervosos, uma sensação de preocupação e intranquilidade a respeito de como lidarão com a nova situação. Isso é normal, principalmente se você estiver se sentindo cansada e desconfortável depois do parto. Felizmente, há muito apoio e ajuda ao seu alcance para auxiliá-la na adaptação, e logo você se sentirá muito mais confiante e relaxada.

não se esqueça da cadeirinha do carro

Se você deu à luz no hospital e vai voltar para casa de carro, precisará de uma cadeirinha para o bebê. Não saia sem estar com o bebê preso com segurança à cadeirinha, por isso é uma boa ideia comprá-la com antecedência. Os recém-nascidos precisam de uma cadeirinha que fique virada para trás, por isso é importante verificar qual é a mais adequada para a idade e o peso do seu filho e se sabe instalá-la (veja as páginas 230 e 231).

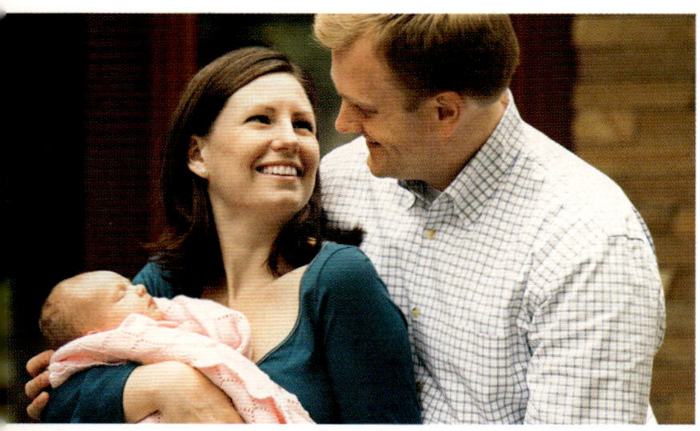

Algumas mães conseguem levar seus bebês para casa horas depois do nascimento.

deixando o hospital

Se você deu à luz no hospital, a duração de sua estada será determinada pelo tipo de parto que teve, de como você e o bebê estiverem passando e de quão cheio o hospital estiver na época. Independentemente de você voltar para casa horas ou dias depois do nascimento, é importante ir devagar e relaxar nos primeiros dias.

- Se teve um parto normal e você e o bebê estiverem bem, alguns hospitais lhes darão alta horas depois, se você assim quiser.
- Depois de uma cesariana, poderá passar de 3 a 5 dias internada.
- Se o bebê for prematuro e tiver problemas de respiração, talvez precise receber cuidados em uma unidade especial durante alguns dias ou semanas antes de estar pronto para ir para casa.

Muitas mães desejam voltar para casa o mais rápido possível, mas, se tiverem a opção de passar alguns dias no hospital, pode ser melhor. Você não apenas terá a oportunidade de descansar e se recuperar, mas também contará com uma equipe de enfermeiras por perto para ensinar a você como amamentar e cuidar de seu bebê, algo valioso nos primeiros dias.

Antes de você sair do hospital, o médico a examinará para verificar se está se sentindo bem e se recuperando do parto, e seu bebê receberá um exame completo (ver pp. 16-19), inclusive o teste do pezinho. Se estiver amamentando, uma enfermeira verá se o bebê está sugando corretamente. Se o parto ocorreu em casa, procure um pediatra para fazer esses exames.

o que acontece depois?

Alguns dias depois de receber alta, procure o pediatra de sua confiança. Ele pesará o bebê, verificará se a alimentação está estabelecida, procurará por problemas comuns, como icterícia e verificará se o umbigo está cicatrizando. Visite o seu obstetra, para avaliar seu estado físico e emocional.

Os profissionais de saúde realizam exames de rotina em intervalos regulares ao longo do primeiro ano de vida de seu filho, apesar de alguns serem mais frequentes nos primeiros meses.

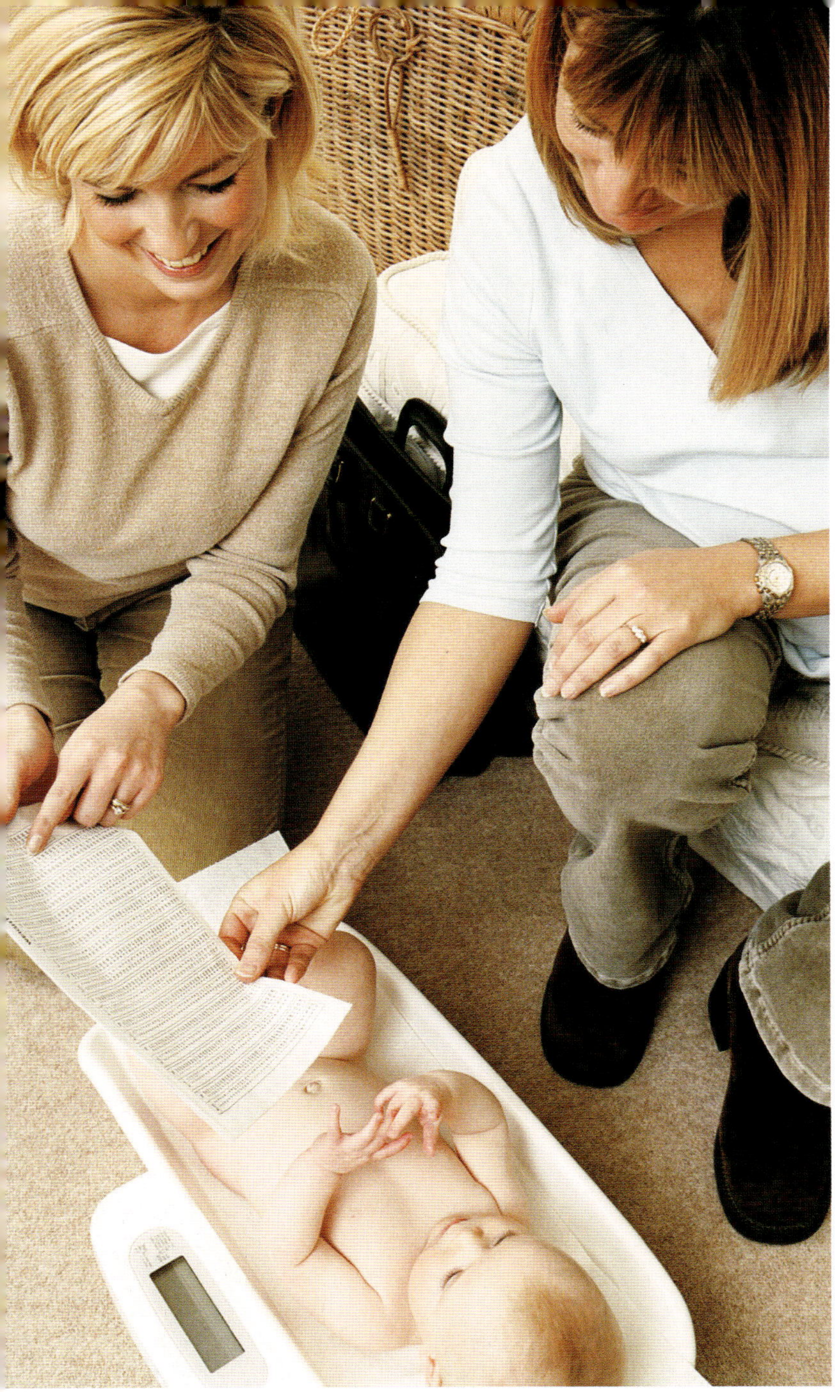

Os pediatras realizam exames de rotina em intervalos regulares ao longo do primeiro ano de vida de seu filho, apesar de alguns serem mais frequentes nos primeiros meses.

É importante monitorar o crescimento e o desenvolvimento do bebê. É perfeitamente normal que seu bebê perca peso durante os primeiros dias de vida. Desde que não haja problemas com a alimentação, ele deve retornar ao peso que tinha quando nasceu dentro de uma semana a 10 dias, e daí em diante deve ganhar peso de modo constante. Anote a altura e o peso do bebê em um álbum ou caderno especialmente destinado a ele, no qual você poderá registrar as mudanças na alimentação (introdução de sucos, sopas e alimentos mais sólidos), o surgimento dos dentes, a evolução nos movimentos (sentar-se, engatinhar, andar), as vacinas (embora deva ter uma caderneta específica para a vacinação) e até as primeiras palavras – este registro é importante tanto emocionalmente como para acompanhar a evolução do bebê.

registro de nascimento

Você terá de registrar o nascimento de seu filho assim que possível. O documento oficial para o registro é a Certidão de Nascimento, que é o primeiro documento de validade jurídica de uma pessoa e será sempre exigida para a obtenção de outros documentos, como R.G., C.P.F. e passaporte. A 1ª via da Certidão de Nascimento é gratuita.

Se seu filho nasceu em hospital, você deverá sair de lá com a 2ª via da DN (Declaração de Nascido Vivo). Leve essa declaração ao Cartório (com os outros documentos exigidos por lei) e faça o registro de seu filho. O Cartório deverá oferecer a Certidão imediata e gratuitamente. É bom providenciar algumas cópias autenticadas no próprio Cartório para usos futuros e guardar o documento original em lugar seguro. Se seu filho nasceu em casa, o Cartório vai fazer o registro, fornecer a Certidão de Nascimento e a 3ª via (rosa) da DN. Informe-se no Cartório sobre os demais documentos necessários para proceder ao registro.

adaptando-se à sua nova vida

Nada transforma mais a vida do que a chegada de um bebê, e os primeiros dias podem ser especialmente repletos de ansiedades e dificuldades. É muito comum sentir que não sabe o que está fazendo ou preocupar-se com a possibilidade de não ser uma boa mãe, principalmente em meio a conselhos confusos, apesar de bem intencionados, dados por amigos e parentes. Confie em seus instintos e não se compare a outras mães. Por mais confiantes que se mostrem, provavelmente têm as mesmas preocupações que você.

P A partir de quando posso sair com o bebê?

R A maioria dos recém-nascidos vê o mundo pela primeira vez a caminho de casa, na saída do hospital, por isso não se preocupe com a possibilidade de ser cedo demais para sair com a criança. Basta garantir que ela esteja vestida de maneira adequada. Os recém-nascidos não conseguem regular a temperatura corporal adequadamente, por isso é melhor vesti-los com muitas roupas, que podem ser tiradas ou postas conforme a necessidade. Use o bom senso: se estiver muito quente ou muito frio, é melhor não passar muito tempo fora de casa.

preocupações comuns

Muitos pais nunca seguraram um recém-nascido antes, muito menos trocaram uma fralda, deram banho ou acalmaram uma criança chorosa. Até mesmo essas tarefas corriqueiras podem parecer difíceis a princípio, mas nas próximas semanas e meses você descobrirá o seu jeito de fazê-las.

segurar o bebê

Apesar de os recém-nascidos serem muito frágeis, eles são mais fortes do que parecem. Sendo delicada, tomando cuidado ao segurar a cabeça e o pescoço do bebê e evitando quaisquer movimentos bruscos, certamente não vai machucar ou incomodá-lo acidentalmente. É importante superar o medo e segurá-lo com confiança para que ele se sinta protegido e seguro.

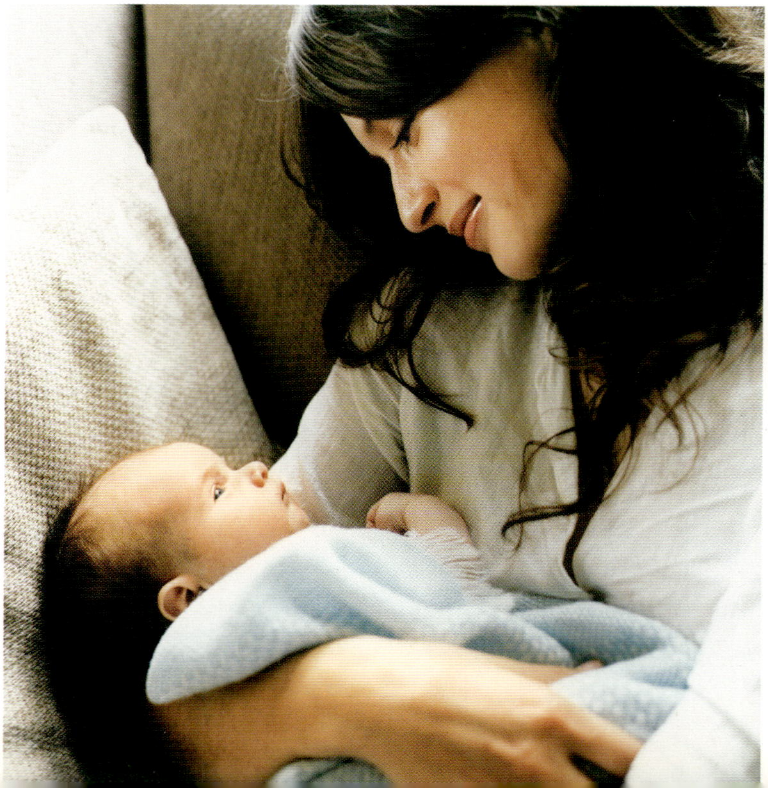

Segurar o bebê de modo seguro e com confiança incentiva a criação do elo entre vocês. Ele reconhecerá sua voz e seu cheiro.

como lidar com o choro

O choro é a única maneira pela qual o bebê consegue comunicar suas necessidades e sentimentos. Ele chora quando está:

- com fome
- cansado
- com calor ou frio
- precisando de uma troca de fralda

– e às vezes sem qualquer motivo. Com o tempo, você aprenderá a diferenciar os choros e vai conseguir distinguir o que ele deseja. Até lá, verifique a lista de necessidades básicas até descobrir qual pode ser o problema.

mudanças de humor

Durante os primeiros dias da vida do bebê, você se sentirá cansada e desconfortável devido ao parto. Muitas mulheres também se sentem tristes e chorosas, o que pode aumentar a pressão. Essas mudanças de humor são causadas pelas mudanças hormonais que ocorrem depois do nascimento e são totalmente normais. Tenha paciência para se acostumar e não tenha medo de pedir ajuda e apoio quando precisar.

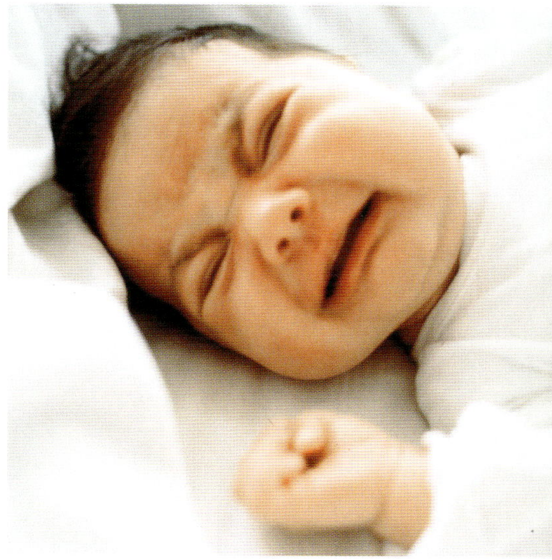

Um bebê chora, em média, 2 horas por dia, todos os dias, nas primeiras 6 semanas.

como lidar com o cansaço

A privação de sono é um dos aspectos mais difíceis ao se tornar mãe. Nos primeiros dias, você vai levantar-se muitas vezes durante a noite para amamentar, trocar fraldas e acalmar o bebê, e o sono interrompido pode deixá-la totalmente exausta. Nesse período, não ceda à pressão de "voltar ao normal" logo no início. Se seu parceiro estiver em licença paternidade, aproveite ao máximo a oportunidade para dividir com ele a responsabilidade de cuidar de seu filho, e não recuse ofertas de ajuda de familiares e amigos.

Se estiver cansada, estas sugestões serão úteis:

- Não se preocupe em manter a casa perfeitamente limpa e organizada. Peça a amigos e familiares que ajudem lavando e passando as roupas ou, se puder, contrate uma faxineira.
- Fique na cama depois da mamada da manhã. Se o bebê voltar a dormir, durma também.
- Resista ao desejo de "fazer as coisas" quando o bebê cochilar e, em vez disso, coloque as pernas para cima e leia uma revista, tome banho ou durma.
- Mantenha uma dieta sensata e balanceada. É cedo demais para se preocupar em perder o peso extra da gravidez.
- Peça a seu parceiro para ficar um pouco com o bebê para que você possa descansar.
- Saia e tome um pouco de ar fresco. Escapar do caos vai ajudá-la a relaxar e a arejar a mente.
- No início, vista o bebê com macacões inteiriços. Eles são mais fáceis de trocar e diminuirão a quantidade de roupas para lavar e passar.
- Depois de 4 semanas, você pode tentar extrair leite do peito para que seu parceiro assuma a responsabilidade por pelo menos uma das mamadas da noite (ver pp. 192 e 193).

como lidar com as visitas

Os amigos e familiares costumam querer visitar o bebê tão logo isso seja possível, o que pode ser exaustivo, por isso é melhor limitar as visitas no começo para que você e seu parceiro tenham tranquilidade para ficar com o recém-nascido. Quando as visitas chegarem, não queira ser a anfitriã perfeita. Elas estão chegando para ver você e o bebê, não para tomar refrigerante, café ou devorar pratos de biscoitos. Se perguntarem se você deseja que eles levem alguma coisa, seja honesta. Geralmente, eles ficarão felizes em poder ajudar comprando alguma coisa no caminho.

equipamentos para bebês

A maioria dos pais mal pode esperar para começar a comprar coisas para o bebê, mas existem tantos produtos à venda que costuma ser difícil saber por onde começar. Alguns equipamentos para bebês são muito caros, por isso não se sinta pressionado a comprar coisas das quais não precise. Se puder, peça conselhos a outros pais antes de fazer compras, para evitar erros dispendiosos.

P É mais barato comprar fraldas de pano?

R Você pode economizar muito dinheiro ao longo dos anos se optar por usar as fraldas de pano, mesmo que elas sejam mais caras a princípio, quando precisará comprar de 15 a 20 fraldas. Se não quiser lavar as fraldas, pode usar um serviço de lavanderia, mas isso será muito mais caro do que comprar fraldas descartáveis. (Ver também a página 137.)

equipamento essencial

Compre os produtos essenciais muitas semanas antes do nascimento de seu filho. Quando tiver o básico, pense nos outros itens.

Assento para carro Você vai precisar dele para transportar o bebê do hospital para casa de carro. Alguns são disponíveis como parte de um "sistema de viagem" e se soltam da base, formando um cestinho para transporte, ou "bebê-conforto".

Bebê-conforto ou carrinho Este provavelmente será seu maior investimento, por isso cuide para que seja do tamanho certo, adequado para o comprimento e o peso de seu filho. Se você usa muito o carro, compre um carrinho que seja dobrável, mas, se utiliza o transporte público, escolha um que seja leve e fácil de manejar. O bebê-conforto ou carrinho deve permitir que o bebê se deite completamente nos primeiros 6 meses. Alguns carrinhos já vêm com bebê-conforto e podem ser convertidos mais tarde em carrinhos de sentar.

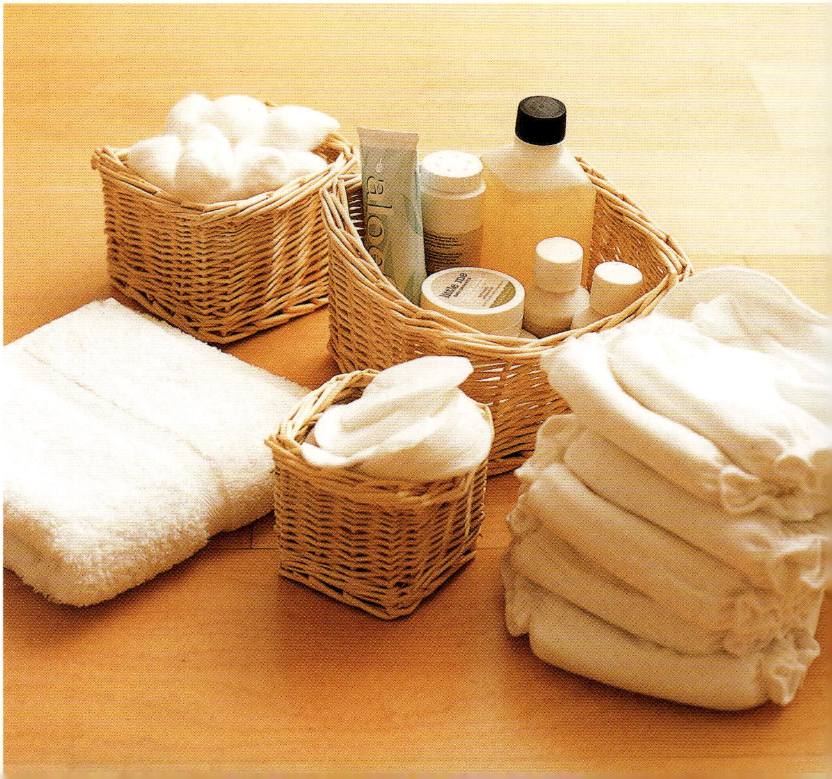

As fraldas são essenciais, independentemente de serem descartáveis ou de pano, e você pode tornar as trocas mais fáceis e mais confortáveis usando lencinhos umedecidos, chumaços de algodão e creme contra assaduras.

Berço Procure por um berço que permita ajustar a altura do colchão conforme o bebê for crescendo. Um mecanismo para baixar a lateral também facilitará para que ele seja colocado e tirado do berço. Uma alternativa é o berço-cama, que poderá ser transformado em cama quando a criança crescer.
Colchões, lençóis e cobertores É muito importante escolher um colchão que se ajuste perfeitamente dentro do berço. Compre um colchão novo, para proteger seu bebê de ácaros que possam causar alergias. Ele vai precisar também de lençóis, mantas e cobertores.
Utensílios para alimentação A compra desses utensílios deverá ser orientada de acordo com sua decisão de amamentar ou não. Se você está amamentando, mas pretende oferecer o leite na mamadeira de vez em quando, irá precisar de uma bombinha para retirada do leite, mamadeiras, bicos e equipamento de esterilização. Se estiver oferecendo a mamadeira, também vai precisar de leite em pó (ver pp. 192-193 e 196-199). Os babadores e paninhos de boca são essenciais, mas não existe a necessidade de um cadeirão para o bebê até ele completar 6 meses.
Fraldas e equipamentos para troca Você pode escolher entre fraldas descartáveis e reutilizáveis, mas é melhor não comprar muitas para começar, para poder experimentar diversas marcas e tamanhos quando o bebê nascer. Também vai precisar de um trocador, algodão, lencinhos umedecidos e creme para ajudar a evitar ou melhorar assaduras (ver p. 137).
Roupas A princípio, seu filho só vai precisar de conjuntos e macacões de algodão, meias, uma touca e, se o bebê nascer no inverno, uma manta ou cobertor para sair de casa (ver pp. 154-155).

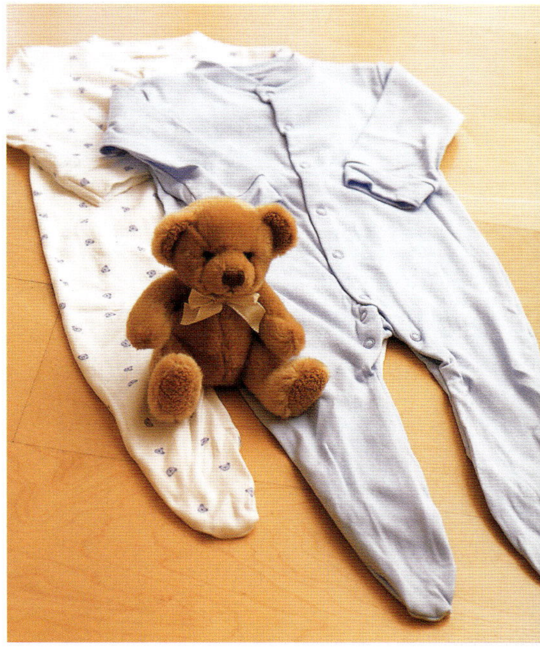

Os macacões vestem bem os bebês com conforto e liberdade de movimentos, tanto durante o dia quanto à noite.

equipamentos não essenciais

Se você tiver dinheiro extra para gastar, há outros equipamentos bem úteis que você pode comprar para seu bebê.
Banheira Compre uma com suporte ou use-a em cima de um móvel para não ficar em má posição ao dar banho no bebê.
Trocador Torna mais fácil a troca de fraldas, mas ocupa muito espaço e não é seguro depois que o bebê aprende a rolar.
Moisés Pode ser conveniente nas primeiras semanas como um local alternativo onde o bebê pode dormir, pois pode ser levado com facilidade de um lado a outro. Se você tiver um bebê-conforto, pode usá-lo em vez do moisés.
Saco de dormir para bebês Muito útil se seu bebê costuma afastar os lençóis e cobertores.
Sling ou canguru Útil para carregar o bebê preso às costas ou à frente do corpo quando não for conveniente utilizar um carrinho.
Sacola Para carregar fraldas, lencinhos umedecidos, trocador dobrável, mudas de roupa etc.
Cadeirinha de balanço Ótima para manter o bebê ocupado por alguns minutos quando você tem coisas para fazer.
Babá eletrônica Pode não ser útil no começo, se o bebê dormir em seu quarto, mas passará a ser quando ele dormir em outro quarto.

comprando itens usados

Você pode encontrar itens com ótimos preços em lojas de usados, leilões na internet e anúncios de jornais. No entanto, nunca compre uma cadeira para automóvel usada, a menos que conheça o vendedor, pois ela pode ter sido danificada em um acidente. Verifique também se carrinhos e brinquedos usados são seguros.

bebês prematuros

Um bebê prematuro é aquele que nasce antes das 37 semanas de gestação. Existem diferentes níveis de prematuridade, e uma grande diferença entre um bebê nascido com 24 semanas e outro com 36 semanas. Os bebês prematuros nascidos em qualquer momento da gestação têm muito mais chances de sobreviver hoje do que no passado, apesar de alguns deles acabarem tendo problemas a longo prazo.

razões para o nascimento prematuro

Em um terço dos casos, parece não haver motivo para o nascimento prematuro. Nos outros casos, entre os motivos estão:

- Problemas como pré-eclâmpsia (falta de sangue que afeta a mãe e o bebê, causada por um problema placentário), colestase obstétrica (um problema de fígado na mãe) ou diabetes gestacional.
- Uma infecção de bexiga ou na vagina.
- Gravidez múltipla (dois ou mais bebês).
- Uma emergência, como sangramento intenso ou pressão arterial muito alta.
- Cirurgia anterior no colo do útero.
- Estilo de vida, incluindo uso de drogas, fumo, dieta pobre em nutrientes e grande ingestão de cafeína.
- Preocupações com o crescimento do bebê, levando ao parto induzido.

a aparência de seu bebê

Os bebês nascidos com menos de 28 semanas de gestação têm uma aparência frágil e a pele quase transparente porque têm pouca gordura. Quanto mais tempo de gestação ele tiver, menos frágil parecerá, uma vez que ele será maior e terá começado a acumular um pouco de gordura corporal. A cabeça do bebê não será proporcional ao corpo e parecerá relativamente grande. Ele vai ter uma aparência peluda em razão da pelagem fina que recobre sua pele. Não terá muita energia e dormirá muito.

como você se sentirá

Quando o bebê é retirado de perto de você ao nascer e transferido para a UTI neonatal, você pode sentir um grande choque. Apesar de ter passado pelo parto normal ou por uma cesariana, o nascimento acabou sendo uma grande surpresa devido à prematuridade, e, de repente, você fica sem seu bebê para "provar" o que acabou de acontecer. Se não puder visitar seu filho imediatamente, é importante receber uma foto dele e ser levada para vê-lo assim que possível.

Na UTI neonatal, talvez tenha a impressão de que a incubadora é

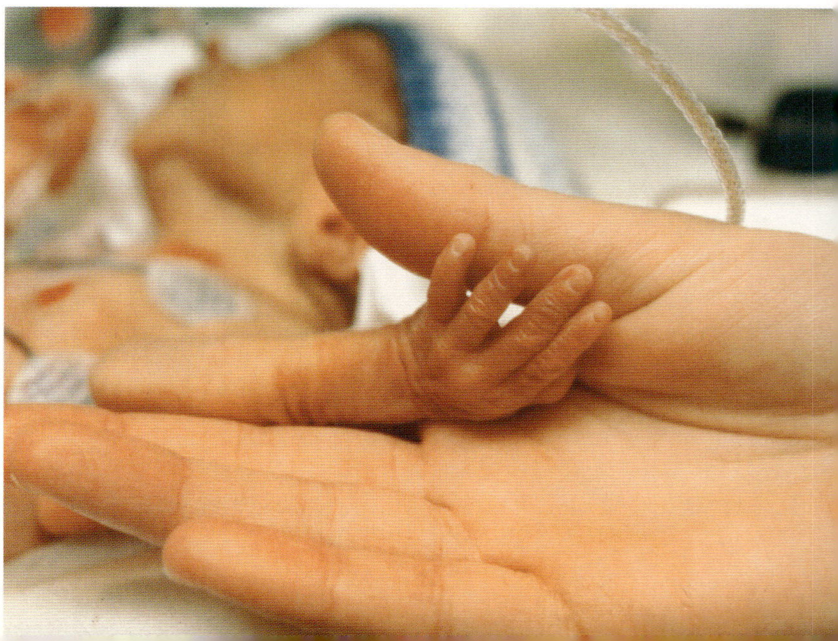

O contato físico com o bebê é essencial para vocês dois nesse momento, por isso aproveite ao máximo todas as oportunidades.

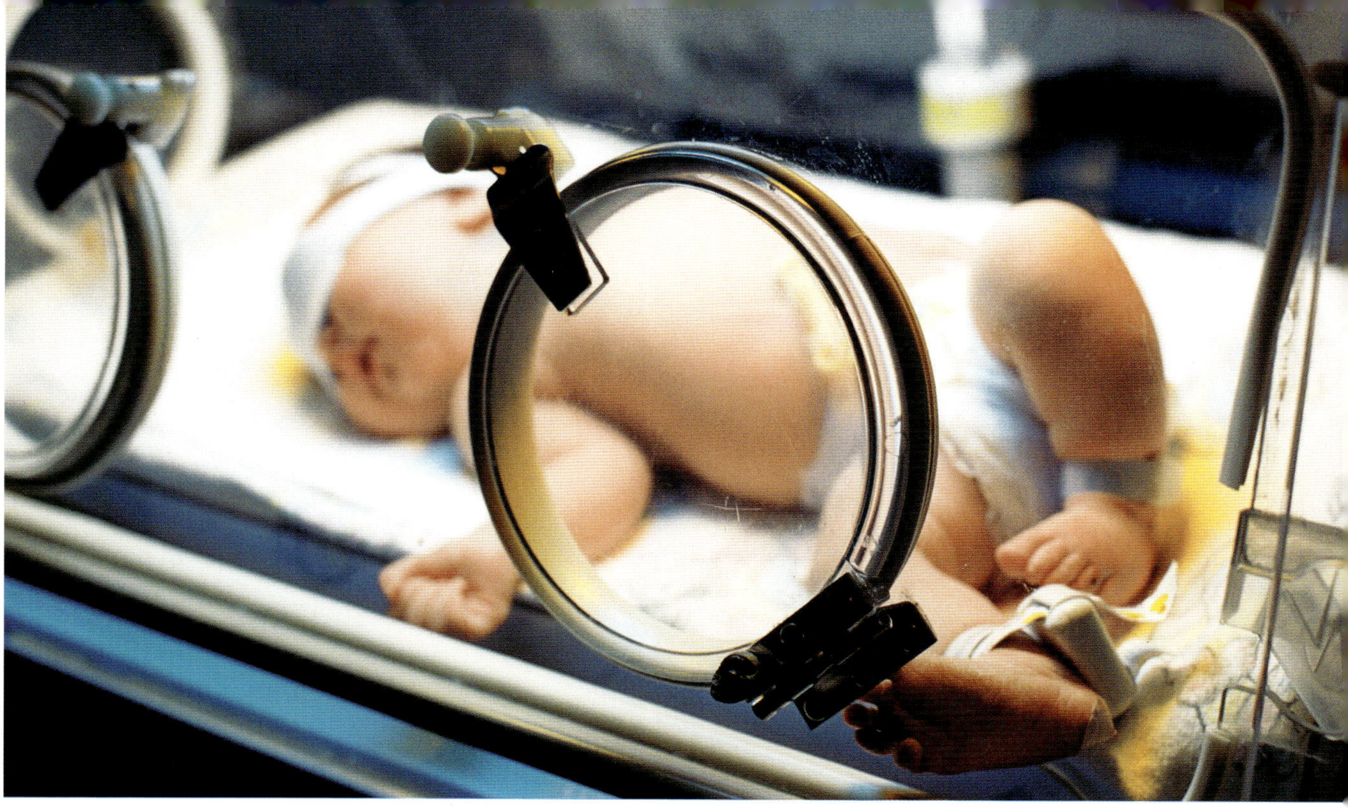

uma barreira entre você e seu bebê, mas há "aberturas" nela, pelas quais poderá acariciar seu filho. Quando a saúde estabiliza, muitas unidades incentivam o "contato canguru", quando até mesmo os bebês mais frágeis passam períodos aconchegados ao peito nu da mãe, dentro de sua blusa. Sabe-se que os bebês ficam confortáveis nessas condições, escutando os batimentos cardíacos da mãe e sentindo o cheiro da sua pele. Passar momentos íntimos assim, de aconchego e conversa com seu bebê, dizendo a ele o quanto é amado, também pode ajudar a formar o elo entre vocês, em um ambiente em que é fácil se sentir apenas uma visita enquanto outras pessoas estão cuidando do seu filho. Você provavelmente será incentivada a cuidar um pouco do bebê, alimentando-o, trocando fraldas e dando banho nele. Durante esse período, a vida fora do hospital pode parecer irreal. Talvez você fique irritada com as outras pessoas que levam a vida normalmente e se sentir intolerante com os problemas alheios. Tudo isso é absolutamente normal quando se tem um bebê pequeno recebendo cuidados longe de você.

No início, o foco será, em grande parte, no bebê, principalmente no ganho de peso e na alimentação. Mesmo depois que ele estiver em casa, você vai continuar se sentindo ansiosa por um tempo. Pode demorar um pouco para ganhar confiança em oferecer cuidados ao bebê sendo que ele foi atendido por tantos outros "especialistas" no hospital. Quando você percebe que o bebê está bem e o foco na saúde dele torna-se menos intenso, é comum começar a se sentir deprimida ou ansiosa, o que é uma reação compreensível levando em consideração os acontecimentos que ocorreram. É importante conversar com seu parceiro ou com um médico sobre seus sentimentos. É especialmente valioso conversar com pessoas que tiveram uma experiência parecida, pois pode ser muito reconfortante saber que não está sozinha. É natural sentir-se culpada, irritada ou chocada, e é importante que você receba ajuda para atravessar esse período.

Compreensivelmente, muitos pais sentem dificuldade em ver os filhos na UTI neonatal, principalmente por se sentirem impotentes, sem poder ajudá-los.

conquistas do desenvolvimento

Para o bebê prematuro, quando se trata de monitorar seu progresso, há duas datas importantes: o dia do nascimento e o dia em que deveria ter nascido. Não espere que ele se equipare aos outros bebês assim que sair do hospital. Isso levará tempo, mas, até os 3 anos de idade, a maioria dos bebês nascidos prematuramente já terá um desenvolvimento equiparado ao das outras crianças.

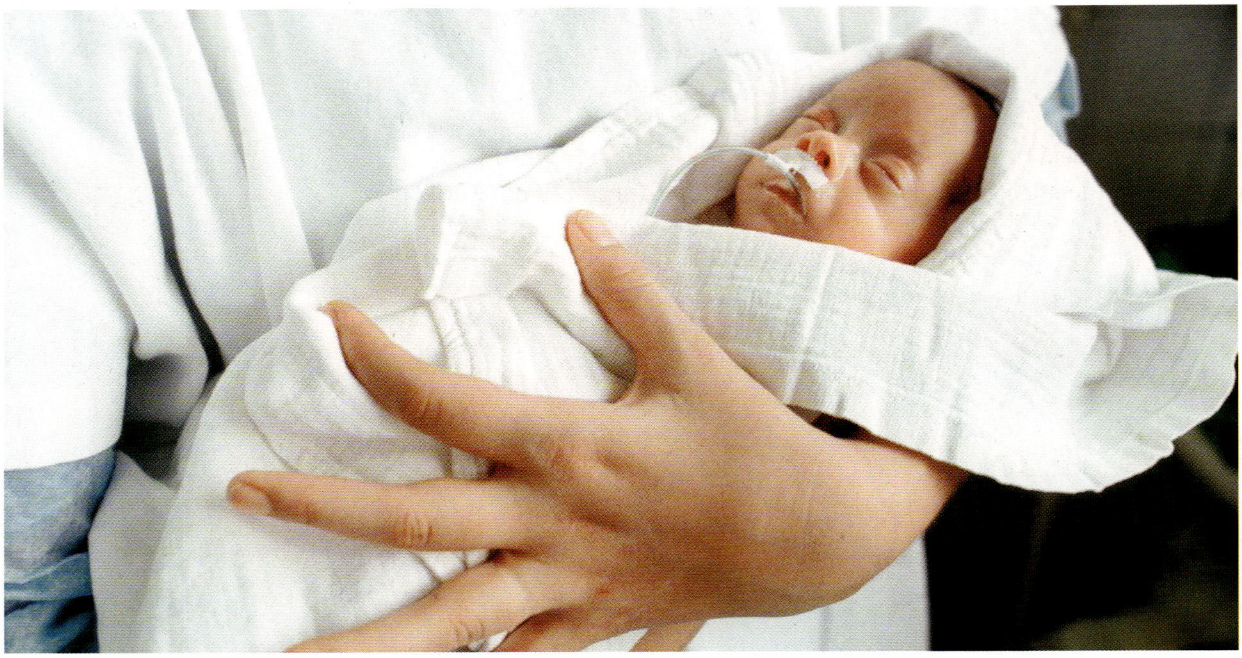

Ter o bebê prematuramente não impossibilita que você o amamente quando levá-lo para casa, mas a amamentação pode ser um pouco mais difícil de acontecer.

amamentando o prematuro

A maneira como o prematuro será amamentado dependerá de seu tamanho e tempo de gestação.

intravenosa Inicialmente, um bebê pequeno demais para ingerir leite (23 a 28 semanas de gestação), terá suas necessidades diárias de calorias e nutrientes oferecidas intravenosamente (IV). Entretanto, você será incentivada a usar uma bombinha para estimular a produção do leite, para quando o bebê estiver preparado para tomá-lo na alimentação. Mesmo que você não tenha planejado amamentar, será incentivada a fazê-lo com um bebê prematuro, devido aos anticorpos presentes no colostro e no leite do peito, que ajudarão a proteger seu filho de infecções e doenças.

alimentação por sonda Quando os bebês muito pequenos começam a ser alimentados, o leite é dado por meio de uma sonda nasogástrica – um tubo fino de plástico que é passado para dentro do estômago através do nariz. O leite é, então, inserido dentro de um tubo por meio de uma seringa. Para os bebês ainda menores, uma sonda transpilórica é inserida através do estômago até o intestino delgado, e pequenas quantidades de leite são passadas por ela continuamente.

O tempo em que o bebê será alimentado por meio da sonda dependerá de seu tamanho e condição de saúde. Alguns são alimentados assim apenas por alguns dias, mas para outros pode demorar meses. Conforme o bebê for ficando mais forte, você deve ser incentivada a segurá-lo contra o peito, deixando que ele cheire sua pele, antes da alimentação pela sonda. Ele pode tentar lamber o leite, aprendendo, aos poucos, como mamar no peito. Talvez também seja incentivada a dar ao bebê uma chupeta, para ele desenvolver a coordenação de sugar e respirar enquanto engole.

equipamento especializado

Os equipamentos da UTI neonatal podem parecer assustadores, mas os bebês prematuros precisam de ajuda para se manterem aquecidos, alimentados e respirando, e as máquinas que emitem sons e luzes oferecem essa ajuda. Pergunte para que servem todas as máquinas – elas se tornarão bem menos assustadoras quando você compreender o que elas fazem (ver pp. 32-33).

alimentação com copinho Conforme o bebê for ficando mais forte, alguns hospitais incentivarão a alimentação por meio de copinho, para que ele tenha a chance de sentir o cheiro e o gosto do leite "lambendo-o" dentro de um copinho. Aos poucos, ele beberá um pouquinho mais e você poderá tentar segurá-lo contra a sua pele enquanto oferece o copinho. Ele também pode precisar de mais leite levado por meio de uma sonda, uma vez que no início só tomará pequenas quantidades do copo. No entanto, quando ele aprender a sugar, engolir e respirar, passará a ser amamentado no peito ou com a mamadeira.

problemas de saúde

Um bebê prematuro fica mais vulnerável a problemas de saúde – em geral, infecções e dificuldades respiratórias, uma vez que seu sistema imunológico é imaturo e os pulmões são a última parte do corpo a se desenvolver. Alguns bebês precisarão de ajuda para respirar apenas por alguns dias, mas, para outros, isso pode levar meses. Os antibióticos podem acabar com a maioria das infecções causadas por bactérias, mas é importante reduzir o risco apresentado por elas, e isso pode ser feito por quem tem contato com o bebê, lavando as mãos constantemente.

Se seu frágil bebê desenvolver problemas de saúde, você provavelmente se sentirá muito assustada ao vê-lo lutando para superá-los. Você deve crer que a equipe a quem confiou os cuidados com o bebê é acessível e que a manterá informada a respeito de quaisquer mudanças. Provavelmente achará melhor ter todas as informações a respeito dos diversos problemas que o bebê poderá enfrentar, e o hospital, em geral, vai fornecê-las a você.

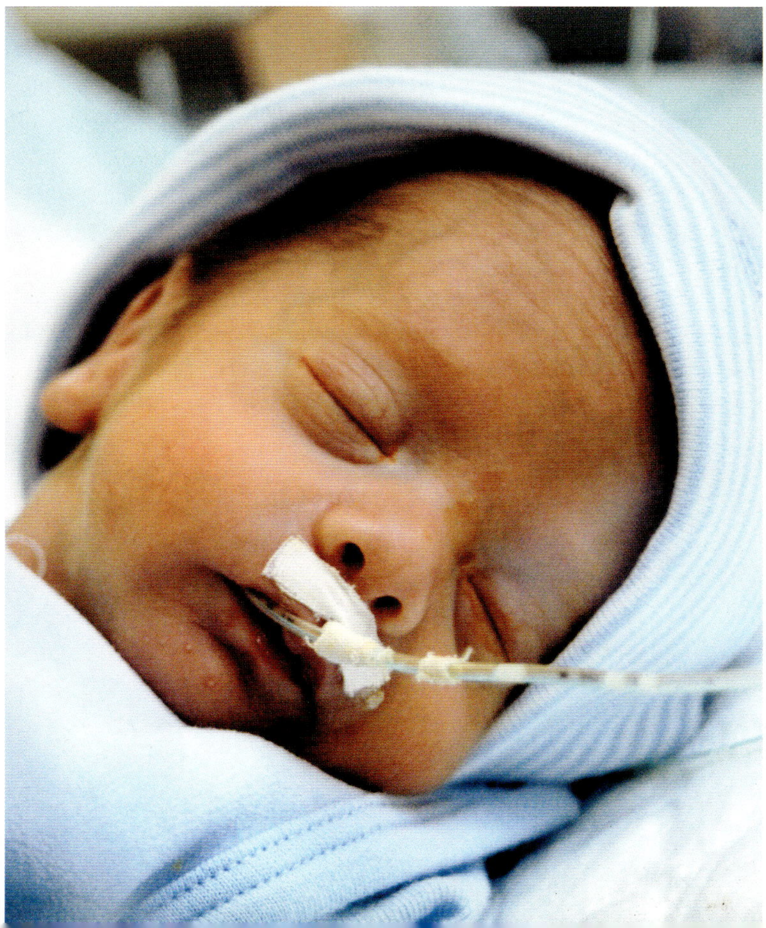

A UTI neonatal se esforça para impedir que o bebê seja exposto a riscos adicionais, como infecções, e o monitora com muita atenção.

"Quando Rosi estava na UTI neonatal, parecia que eu tinha de dividi-la com toda a equipe. Era maravilhoso pensar que, ao amamentar minha filha, eu podia dar a ela algo que ninguém mais podia."

Denise, mãe de Rosi
(10 meses, nascida com
30 semanas de gestação)

"Parecia muito errado ir para casa à noite – eu me sentia como se ainda estivesse ligada a Alan pelo cordão umbilical e não queria deixá-lo sozinho. Eu passava horas sentada com ele, falando com ele e acariciando-o. Ele parecia pequeno e frágil, como um filhote de passarinho, e eu sentia que precisava estar com ele o tempo todo, o que, obviamente, não era possível."

Dirce, mãe de Alan
(3 meses, nascido com
25 semanas de gestação)

experiências compartilhadas

bebês na UTI neonatal

Os bebês não precisam ser prematuros para serem transferidos para uma UTI neonatal: outras razões incluem dificuldades respiratórias, infecções e diversos outros problemas de saúde. A unidade terá uma proporção maior de pessoas especializadas em bebês, para que lhes sejam dados os cuidados apropriados.

Os bebês das UTIs neonatais são bem monitorados, pois essas unidades são equipadas com instrumentos da mais alta tecnologia.

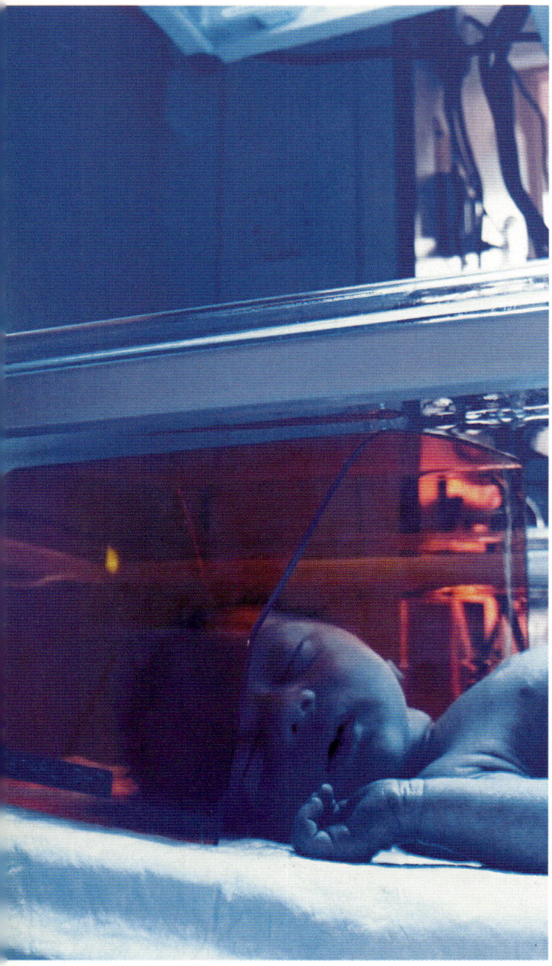

equipamento

As UTIs neonatais têm muitos aparatos tecnológicos e podem ser um pouco assustadoras, com uma série de monitores e máquinas que emitem sons e luzes sempre que um bebê se mexe. A maioria delas serve para ajudar o bebê a se manter aquecido, alimentado e respirando, que é o que você teria oferecido a ele dentro do útero.

incubadora

Trata-se de um pequeno berço de plástico com uma tampa, que tem controle de temperatura e mantém seu bebê aquecido. Também pode controlar a umidade no ar que o envolve, impedindo que a pele fique muito seca. A maioria das incubadoras tem "aberturas" pelas quais você pode acariciar seu filho. Uma incubadora aberta não tem tampa nem aberturas laterais.

monitores de sinais vitais

Pode haver muitos desses monitores presos ao bebê, cada um deles com uma função distinta:

- Pequenos sensores são colocados sobre o peito para monitorar a respiração e a frequência cardíaca. Um alarme toca quando esses leitores detectam um ritmo anormal.
- Um sensor fica preso ao pé ou à mão do bebê para monitorar o nível de oxigênio no sangue. Esse nível pode diminuir em um bebê que esteja passando por dificuldades de respiração.
- Uma máquina aufere a pressão arterial do bebê por meio de uma pequena pulseira.

unidade de fototerapia

Esse tipo de incubadora lança uma luz clara sobre o bebê para tratar a icterícia (veja à esquerda).

terapia intravenosa

Feita através de um tubo fino ligado a uma veia para administrar fluido ou medicação ao bebê. Um tubo fino também pode ser passado através do umbigo do bebê para fornecer-lhe nutrientes, remédios ou líquidos, ou para colher sangue.

por que meu bebê precisa da UTI neonatal?

Existem muitos motivos comuns pelos quais um bebê pode ser levado a uma UTI neonatal.

icterícia

A maioria dos recém-nascidos desenvolve um certo nível de icterícia, o que faz com que a pele e os olhos assumam um tom amarelado. Os bebês nascem com excesso de glóbulos vermelhos que, quando fragmentados, produzem um pigmento chamado bilirrubina. O fígado imaturo do bebê não consegue eliminar a bilirrubina com facilidade, e o acúmulo faz com que um tom amarelado se desenvolva sob a pele.

Na maioria dos casos, a icterícia não causa problemas, mas às vezes pode fazer com que o bebê fique sonolento, o que, por sua vez, causa problemas de alimentação, e então a icterícia fica pior. Um caso grave de icterícia pode causar problemas cerebrais, por isso é importante que qualquer incidência que não esteja dentro dos índices normais seja tratada. Quando houver preocupação, um exame de sangue do bebê monitorará os níveis de icterícia e, se preciso for, ele receberá fototerapia, quando luzes claras são usadas para ajudar a eliminar a bilirrubina. Ele pode ser tirado da incubadora para você aconchegá-lo e alimentá-lo.

infecções

Apesar de os bebês prematuros serem mais propensos a infecções, qualquer bebê pode nascer com uma infecção ou desenvolver uma, e uma série de exames será recomendada se houver suspeita disso. Entre os exames, incluem-se exames de sangue, de urina e de fluido espinhal. Podem ser retiradas amostras do cordão umbilical e dos ouvidos, e um exame de raios X pode ser necessário. As infecções podem fazer o bebê ficar doente com muita rapidez, e às vezes recomenda-se que ele comece a receber um tratamento com antibióticos antes mesmo da infecção ser confirmada.

problemas respiratórios

Alguns bebês, assim que nascem, apresentam problemas de respiração, enquanto outros podem desenvolvê-los depois de algumas horas. Um bebê com dificuldades de respiração geralmente precisará de oxigênio, e é importante que os níveis sejam medidos com cuidado, uma vez que o excesso ou a falta de oxigênio podem ser perigosos. Entre os equipamentos usados para ajudar o bebê a respirar estão:

Ventilador Essa máquina assume a respiração de um bebê que esteja muito fraco, ou cujos pulmões precisam amadurecer. Dependendo do problema que o bebê tiver, ele pode precisar de ajuda do ventilador por apenas um dia; é menos comum que tal auxílio se estenda por meses.

Pressão positiva das vias aéreas (CPAP) Uma máquina ajuda a manter os pulmões do bebê levemente inflados depois de cada respiração para que eles não entrem em colapso. Isso é benéfico para bebês muito pequenos e frágeis, pois eles precisam fazer um grande esforço para respirar.

Sonda nasal Um tubo plástico flexível inserido pelo nariz por meio do qual mais oxigênio é passado para dentro dos pulmões do bebê.

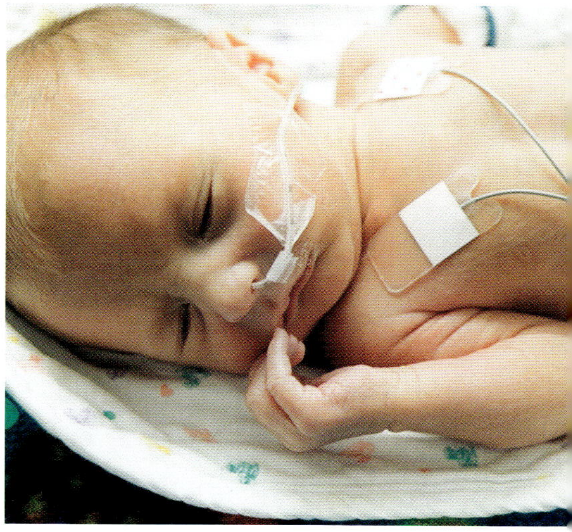

Muitos bebês que entram na UTI neonatal precisam ter a respiração monitorada.

"Paulo nasceu com um problema cardíaco que não havia sido detectado antes do nascimento. Depois de ter passado os dois primeiros dias na UTI neonatal enquanto o diagnóstico era feito, ele foi transferido para uma unidade especialista em outro hospital. Felizmente, pude ir com ele e fiquei ao seu lado até a cirurgia. Eu nunca tinha pensado que meu bebê poderia ter um problema, e de certo modo fico feliz por não ter sabido, pois teria passado a gravidez toda preocupada."

Anete, mãe de Paulo (8 meses)

experiência compartilhada

necessidades especiais

A maioria dos bebês é saudável e nasce sem problemas, mas alguns pais descobrirão que seu filho tem alguma doença ou deficiência. Isso pode significar que a vida da criança será significativamente afetada e, portanto, a sua também, com idas frequentes ao hospital e ao centro de desenvolvimento infantil. Você também, sem dúvida, terá preocupações em relação ao futuro.

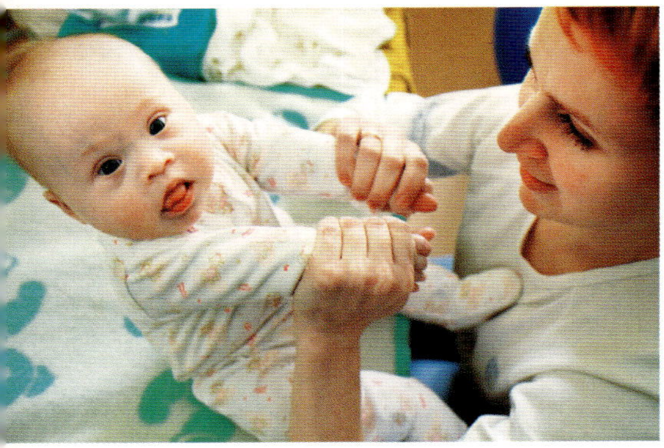

Esperar pelo diagnóstico de uma determinada doença pode ser tão traumático quanto ter suas suspeitas confirmadas.

atitudes

Os familiares e os amigos podem não saber como reagir quando descobrem que o bebê tem um problema, como síndrome de Down ou espinha bífida, e às vezes agem de modo inapropriado. É inevitável que alguém diga a coisa errada, mas não será intencional – tais comentários surgem, em geral, da ignorância ou do embaraço. Seja sincero a respeito do problema que seu bebê tem, uma vez que as pessoas se interessam em saber, mas têm receio de perguntar.

diagnóstico

Mesmo que decida fazer todos os exames durante a gravidez, nunca existe a garantia de que seu filho nascerá sem problemas. Alguns deles, como lábios leporinos, podem ser detectados no nascimento. Outros, como a síndrome de Down, podem levantar suspeitas, mas exigem confirmação por um exame de sangue. E há aqueles que não geram qualquer suspeita até que um sintoma se torne aparente, como num bebê com problema cardíaco que começa a ter dificuldades respiratórias depois do nascimento.

Todos os bebês são examinados quando nascem e depois passam por um exame mais detalhado poucos dias mais tarde (ver pp. 16-19). Se você tem preocupações a respeito do bem-estar do seu filho ou suspeita da existência de um problema, converse com um membro da equipe médica, uma vez que os instintos maternos costumam estar certos. Quaisquer testes que precisem ser feitos para confirmar um diagnóstico serão realizados rapidamente, uma vez que os funcionários compreendem como é ruim não ter um diagnóstico preciso quando se tem a suspeita de um determinado problema. O bebê provavelmente terá de ser examinado por mais de um médico, e o pediatra será chamado para dar sua opinião. Às vezes, uma segunda opinião é solicitada por outro médico.

recebendo a resposta

Até mesmo os pais que estavam preparados para o diagnóstico de um problema detectado durante a gravidez podem se questionar se ele está errado e procurarão por confirmação quando o bebê nascer. Alguns podem se sentir preparados, enquanto aqueles que não sabiam que existia um problema precisarão de tempo para se recuperar do choque. Muitos pais descrevem as emoções como semelhantes às do luto.

Quando o problema de seu filho for diagnosticado, você provavelmente se sentirá em uma montanha-russa de emoções, como:

Descrença ou negação quando o diagnóstico é feito. Você pode se ver questionando se deve procurar uma segunda opinião ou acreditando que a situação irá mudar e melhorar.

Raiva por não ter descoberto o problema antes ou por se passar com seu filho; uma raiva direcionada não só aos outros, mas também a si mesma.

Culpa por algo que fez ou deixou de fazer durante a gravidez que teria ocasionado o problema, mesmo que os médicos digam que isso não teria feito diferença. Pode também se sentir culpada pela forma como reagiu quando soube da notícia, ou pelo modo como se sente agora ao ver o problema do seu filho.
Depressão pelo que houve e uma enorme sensação de perda por não ter tido o bebê que esperava ter. Ele continua sendo o seu bebê, mas diferente do filho que imaginava quando pensava no futuro com ele.
Aceitação, que para uma minoria dos pais chega quase imediatamente ou, mais comumente, leva meses e até anos.

sistemas de apoio

A maioria dos pais de crianças com necessidades especiais precisa de apoio, que pode vir de diversas formas. Pode ser por parte da família ou dos amigos oferecendo ajuda prática, embora a ajuda que a maioria dos pais julga mais útil é a oportunidade de conversar com pessoas que tenham filhos com o mesmo problema. Seu médico pode lhe dar detalhes a respeito de grupos de apoio e outras organizações, e, se não houver um deles em sua região, você pode começar a pensar em criar um. A internet pode ser uma fonte de informação, com fóruns criados para pais de crianças com necessidades especiais nos quais existe troca de informações, apoio e experiências. Os grupos de apoio não são apenas uma ótima fonte de apoio emocional, mas, também, inestimáveis para a troca de dicas.

"Eu percebi imediatamente que Max tinha a síndrome de Down, e apesar de termos que esperar pelo resultado dos exames, já sabíamos qual seria o diagnóstico. O que mais nos magoou foi o fato de muitas pessoas não terem nos dado parabéns – todos pareciam estar sentindo pena de nós e muito envergonhados. Sim, ficamos chocados, mas ele ainda assim era nosso filho e sentíamos orgulho dele."

Cida, mãe de
Max (6 meses)

experiência compartilhada

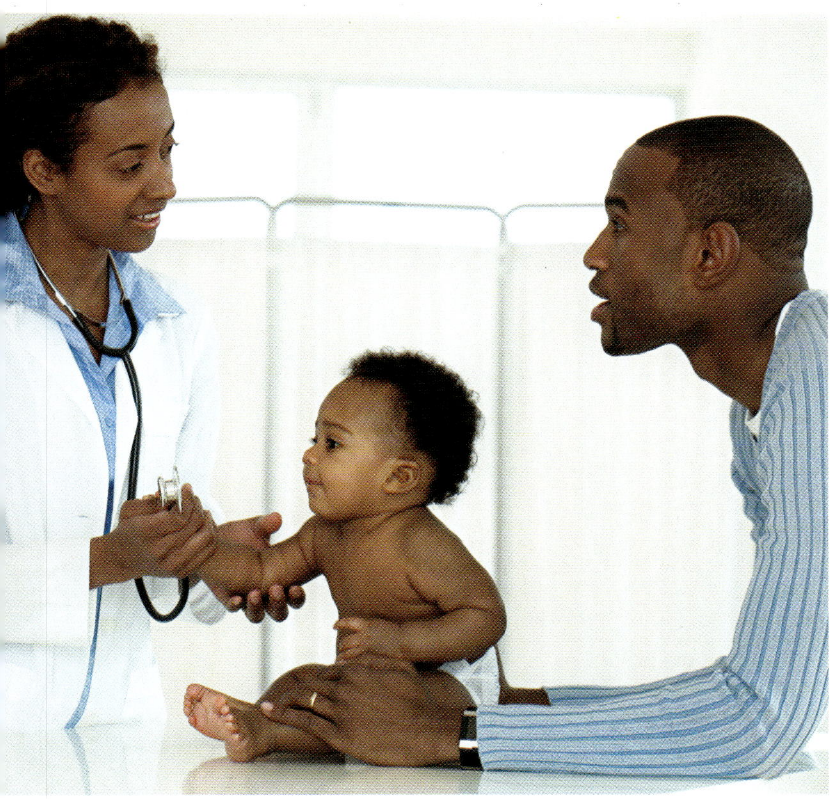

Os pais de bebês com necessidades especiais descobrem que existe muito apoio disponível para eles, tanto por parte dos médicos quanto dos pais em situações semelhantes.

cuidando de gêmeos

Provavelmente parece que faz muito tempo que você descobriu que estava grávida de gêmeos e, agora, eles finalmente chegaram. Seus sentimentos são, possivelmente, muito parecidos com as emoções que sentiu quando soube: por mais maravilhoso que seja, deve estar preocupada, pensando em como vai fazer para cuidar de dois bebês.

P Meus gêmeos choram muito e nunca mamam ao mesmo tempo. O que estou fazendo de errado?

R Você não está fazendo nada de errado: a vida com gêmeos sempre será corrida, principalmente enquanto eles forem pequenos. Você pode tentar criar uma rotina acordando um bebê e tentando fazê-los mamar ao mesmo tempo para que, talvez, consigam dormir ao mesmo tempo, desenvolvendo, aos poucos, um padrão. Se eles não ficarem tranquilos, experimente levá-los para fora de casa no carrinho – em geral, os movimentos, além do estímulo da mudança de temperatura e dos diferentes sons do lado de fora, farão com que eles sintam sono. Se eles chorarem demais e você precisar "escapar", coloque-os com segurança dentro do berço e afaste-se. Prepare um chá, tome-o calmamente e volte para perto deles. Nada de mau vai acontecer com eles se ficarem sozinhos por 10 minutos, e você terá a chance de recarregar as baterias.

preparação

É importante organizar-se durante a gravidez e estabelecer o máximo de apoio que puder com antecedência, preparando-se para o momento em que finalmente chegar em casa com os dois bebês. Estatisticamente, é mais provável que você seja submetida a uma cesariana por estar grávida de gêmeos, por isso precisa levar em conta que não vai estar muito disposta depois do parto e vai sentir desconforto por um período mais longo. Quando as pessoas se oferecem para ajudar, geralmente é porque, de fato, é o que desejam fazer. Pode ser difícil aceitar se não estiver acostumada a contar com a ajuda dos outros, mas com dois bebês para cuidar – e talvez um outro filho ainda pequeno ou maior –, você provavelmente vai agradecer por qualquer ajuda oferecida.

hora de dormir

Não há evidências de que é mais seguro para os bebês dormirem em berços separados, e durante os primeiros dias e semanas de vida, em geral, eles ficam mais tranquilos aconchegados juntos, pois já estavam acostumados a dividir um espaço apertado no útero. As mesmas diretrizes se aplicam a qualquer bebê: os detalhes são dados nas páginas 168-169. Apesar de, em pouco tempo, cada bebê passar a ocupar um berço diferente, se seus filhos ficam bem juntos, há alguns berços maiores especialmente criados para gêmeos. Para obter mais informações a respeito da hora de dormir para gêmeos, leia a página 171.

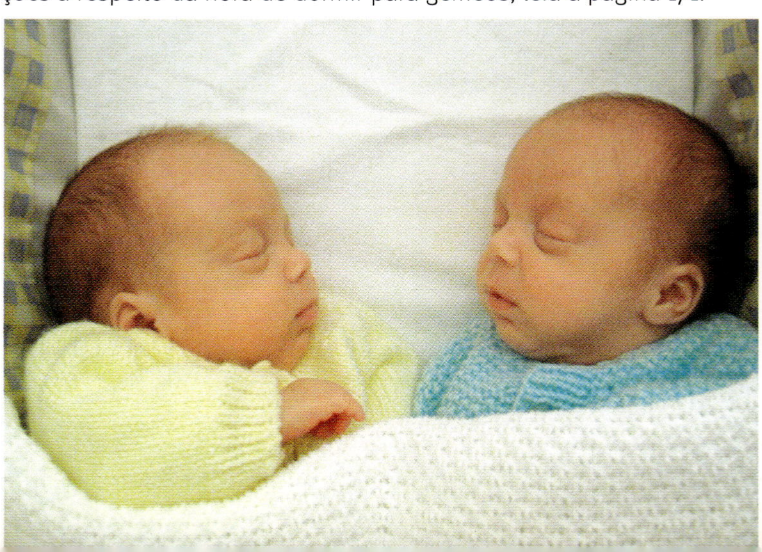

É seguro, até mesmo prático, que os gêmeos durmam juntos no mesmo berço até completarem 3 meses.

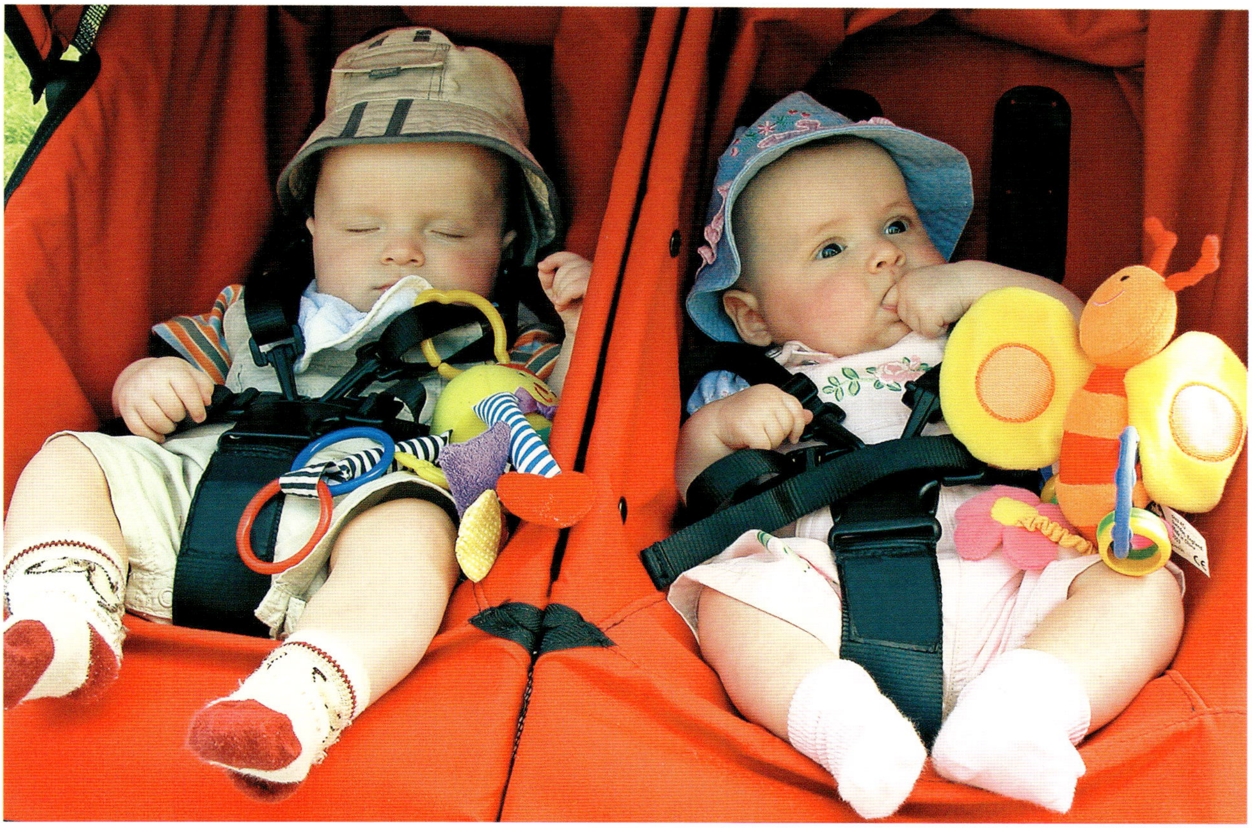

A organização extra necessária quando se sai de casa com dois precisa ser planejada.

fora de casa

Sair de casa com gêmeos pode exigir muita organização, mas é importante que você tenha confiança para fazer isso, ou os dias vão parecer muito longos! Existem muitos carrinhos disponíveis para gêmeos: com assentos lado a lado, dispostos um na frente do outro, e de três assentos para trigêmeos. Se você já tem outro filho, pode pensar em prender uma prancha com rodas ao carrinho para que a criança possa ficar em cima enquanto você empurra. Pode ser interessante entrar em contato com mães de gêmeos e descobrir quais os equipamentos que elas compraram e julgaram úteis. Outra opção é colocar um dos bebês no carrinho e levar o outro em um sling. Não tenha receio de testar os diversos equipamentos encontrados nas lojas, checando a rapidez com que eles se dobram, seu peso e a facilidade com que podem ser manejados em espaços estreitos e para subir e descer degraus.

a alimentação de gêmeos

Você é a única pessoa que pode decidir qual a melhor maneira de alimentar seus gêmeos. Algumas mães preferem amamentá-los apenas no peito, assim não precisam utilizar mamadeiras, esterilizadores e ficarão com menos coisas para carregar quando forem passar um dia fora de casa! Por outro lado, você pode escolher alternar o peito com o leite em pó, alternando os bebês e as mamadas, e dividir a tarefa de alimentá-los com a mamadeira com outras pessoas dispostas a ajudar. Apesar de, no começo, amamentar dois bebês no peito parecer muito cansativo, as coisas ficarão mais fáceis assim

fatos sobre gêmeos

- Os gêmeos fraternos (dizigóticos) são o resultado de dois óvulos fertilizados por dois espermatozoides, criando dois embriões completamente diferentes.
- Gêmeos idênticos (monozigóticos) são o resultado de um óvulo fertilizado por apenas um espermatozoide. Ele então se divide e se desenvolve como dois embriões separados, porém idênticos.
- Em média, a gravidez de gêmeos costuma durar por volta de 37 semanas. Cada bebê costuma pesar cerca de 2,5 quilos ao nascer.
- A duração média de uma gestação de trigêmeos é de 34 semanas. Cada bebê costuma pesar 1,8 quilo ao nascer.

P Em certos momentos eu me sinto muito sobrecarregada pelo volume de trabalho envolvido nos cuidados com os gêmeos – esse sentimento é normal?

R Nessa situação é que outras mães que tiveram gêmeos podem ser uma grande fonte de apoio, não só para lhe dar dicas, mas também para acalmá-la. Pergunte ao médico se ele conhece outras mães de gêmeos em sua região com as quais você possa entrar em contato. Também entre em contato com a universidade da região para saber se eles têm alunos de enfermaria cursando o último ano que possam ajudá-la.

"No dia em que meu marido voltou a trabalhar, caí na realidade de que não era a babá das crianças – elas eram meus filhos e eu precisava me virar sozinha. Na maioria dos dias, eu só conseguia abrir as cortinas na hora do almoço, e só à tarde conseguia tomar banho e tirar o pijama."

Mônica, mãe de
Karen e Leo (12 semanas)

experiência compartilhada

Cuidar de gêmeos é mais desafiador do que ter apenas um bebê e, às vezes, a pressão pode parecer insuportável.

que os bebês começarem a espaçar as mamadas e, por fim, você verá que uma rotina está se estabelecendo. Não importa se irá alimentar os dois bebês ao mesmo tempo, se alimentará um dos bebês em um dos seios e o outro bebê, posteriormente, no outro seio.

No início, amamentar os gêmeos provavelmente será muito complicado, independentemente do método adotado. Os gêmeos costumam nascer entre a 35ª e a 37ª semana de gestação e em geral são menores que um bebê comum, por isso precisam ser alimentados com mais frequência. Depois do nascimento, se os bebês forem levados para a UTI neonatal devido à chegada precoce, pode ser que você precise extrair leite até eles ficarem mais fortes e serem capazes de se alimentar no seio. Conforme os gêmeos crescerem, ainda haverá desafios, mas você encontrará uma maneira que seja a melhor para os dois bebês.

estratégias de "sobrevivência"

- Durante a gravidez, procure um clube de mães de gêmeos em sua região. Se não encontrar nenhum, pense em criar o primeiro.
- Se os amigos oferecerem ajuda, você pode pedir a eles para preparar uma refeição ou trazê-la da rua.
- Pense em pagar alguém para ajudá-la nas primeiras semanas, principalmente se tiver sido submetida a uma cesariana e precisar de tempo para se recuperar.
- Se não puder ir à clinica pediátrica, peça ao médico que vá à sua casa.
- Durma quando seus bebês dormirem, uma vez que, quando eles estiverem acordados, você não conseguirá fazer isso.
- Se morar num sobrado, manter fraldas e os produtos usados na troca de fraldas nos pisos superior e inferior é ainda mais importante quando se tem gêmeos.
- Cuidar de gêmeos e alimentá-los pode ser desgastante. Lembre-se de cuidar de si, comendo e ingerindo líquidos regularmente.

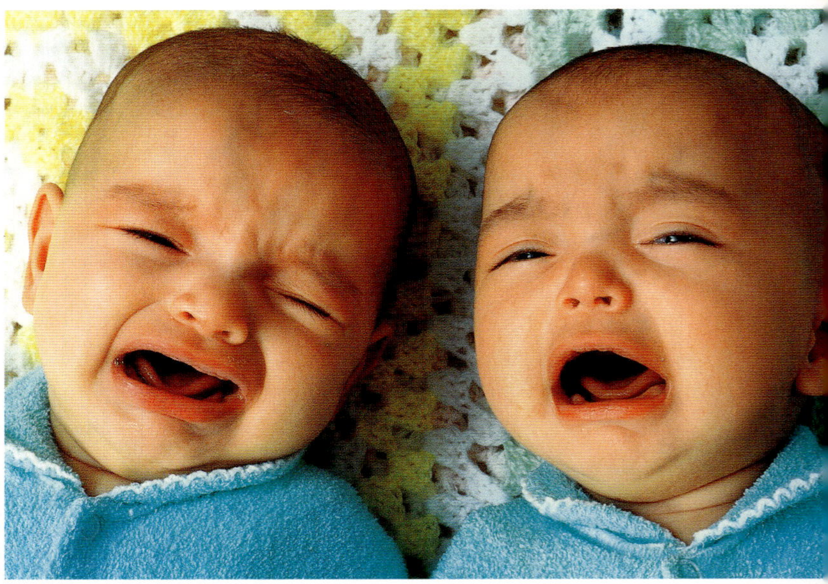

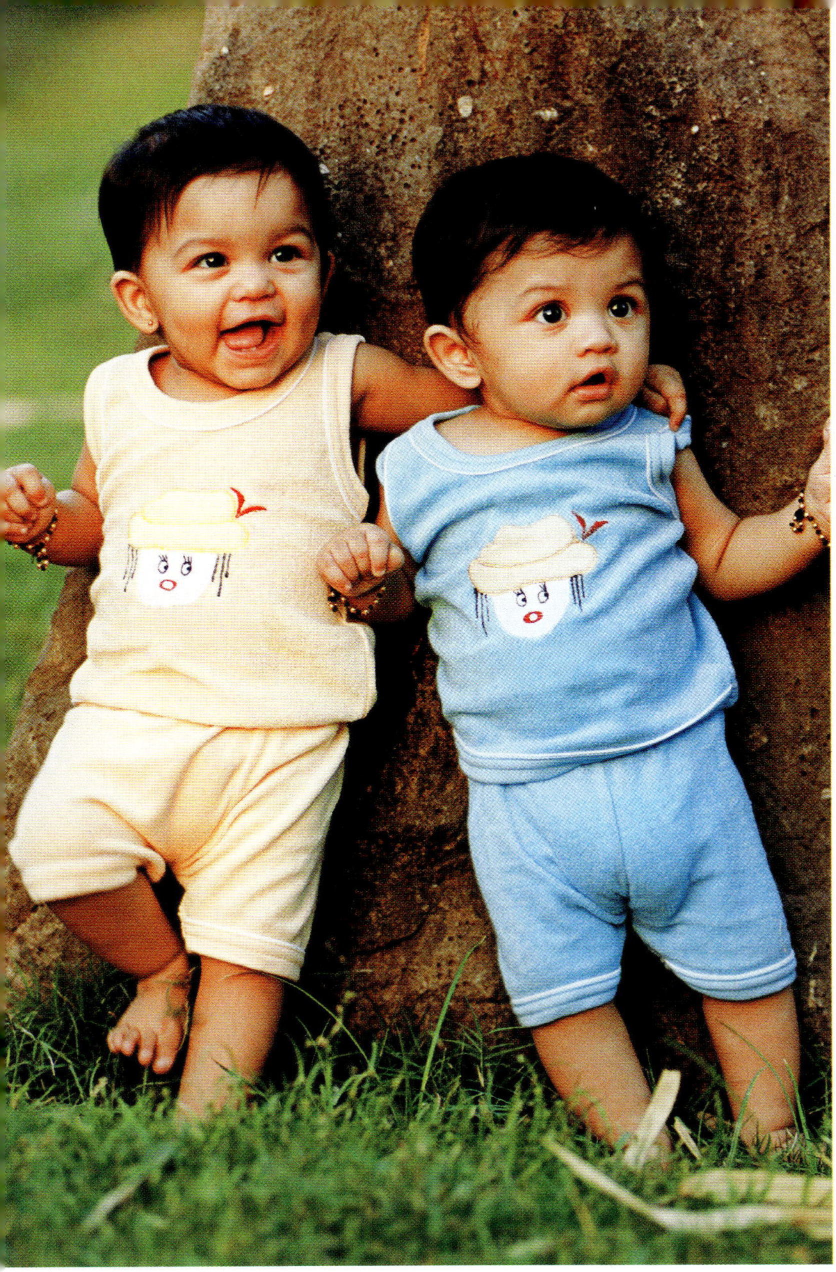

À medida que crescem, até mesmo gêmeos idênticos podem desenvolver personalidades, interesses e habilidades muito diferentes.

P Todos se referem a nossos bebês como "os gêmeos". O que posso fazer para que eles se desenvolvam como indivíduos diferentes?

R Ter consciência disso já é um passo para mudar as coisas. Se você se referir a seus filhos pelos nomes e não por "os gêmeos", as outras pessoas farão a mesma coisa. Pode vesti-los com roupas diferentes e manter suas roupas em gavetas separadas, em vez de dividir tudo entre eles. Também é importante tentar ter um tempo a sós com cada filho, e conforme eles forem ficando mais velhos incentive quaisquer interesses diferentes que surjam: não suponha que seus filhos terão os mesmos hobbies, pois se tiverem opções poderão escolher outras coisas. Nos aniversários e festas, dê a eles presentes que reflitam suas personalidades e passatempos preferidos. No entanto, apesar dos esforços para incentivar o desenvolvimento deles como indivíduos, muitos gêmeos mantêm um laço muito estreito e, em geral, têm os mesmos interesses.

idênticos ou não idênticos?

Durante a gravidez, você passa por diversas ultrassonografias, e o profissional que a atender pode identificar quantas bolsas amnióticas há. Se houver apenas uma, então seus gêmeos são idênticos, mas, se houver duas, eles podem ser não idênticos ou idênticos! Os gêmeos não idênticos têm placentas separadas, mas isso ocorre também com 30% dos gêmeos idênticos.

Infelizmente, nem sempre essa informação pode ser passada de modo preciso. Entretanto, depois do nascimento, o médico examinará a placenta e as bolsas, e ainda assim não terá provas conclusivas. Se os bebês forem de sexos diferentes, então, evidentemente, eles não são idênticos! Para ter um resultado conclusivo, alguns pais decidem fazer um exame de DNA depois dos gêmeos terem nascido, o que, em geral, se faz por uma amostra retirada de dentro da boca dos bebês.

a adoção de um bebê

Como pais adotivos, vocês terão muitas das mesmas preocupações que os pais biológicos têm, além de muitas outras. O processo de adoção costuma ser muito mais incerto e estressante do que qualquer gravidez e nascimento comuns, e existe a chance de que vocês tenham que esperar muito mais do que 9 meses pela chegada do bebê.

O processo de adoção pode ser demorado e o bebê pode ter várias semanas de vida quando finalmente chegar até você.

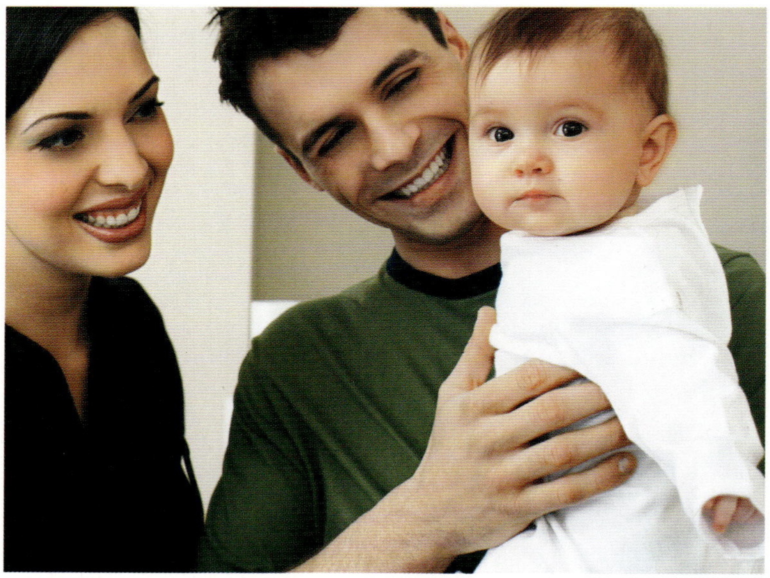

P É fácil adotar um bebê, como parece ser para as celebridades?

R O assunto tem recebido muita atenção nos últimos anos, graças às adoções praticadas por muitas celebridades.

Como resultado cria-se a ideia errada de que é fácil e comum. No entanto, os pais que desejarem adotar crianças precisam passar por avaliações rigorosas e pelo processo de aprovação.

Passar pelo processo completo, além de obrigatório, é a única forma legal de fazer uma adoção. Não dê ouvidos a outras sugestões.

prepare-se para seu bebê

Independentemente de estar adotando um recém-nascido ou um bebê maior, é importante dedicar-se à preparação para a chegada da criança, equipando-se com todos os itens e informações necessários para se sentir mais confiante.

Durante a gravidez, a maioria dos futuros pais frequentam cursos pré-natais com aulas sobre o parto e de como cuidar de um bebê recém-nascido. Só porque você não vai dar à luz não há por que não participar desses cursos, que serão úteis se não tiver muita experiência com bebês e se estiver preocupada sobre o que fazer quando levar o seu para casa. Você deve procurar aulas adequadas na região onde mora que lhe ensinem tudo o que precisa saber sobre como cuidar de bebês. Ou então, procure passar um tempo com pessoas que tenham crianças pequenas, ou ofereça-se para cuidar de crianças por algumas horas para adquirir um pouco de experiência prática. Será útil também procurar por um grupo de apoio a pais adotivos para poder discutir suas preocupações e preparar-se para o que está por vir.

Existe uma grande possibilidade de você só levar o bebê para casa quando ele já tiver várias semanas ou meses de vida. Assim, é aconselhável que leia sobre seu estágio de desenvolvimento, para saber exatamente o que esperar dele e que tipo de roupa, brinquedos e equipamentos você precisará comprar na ocasião da chegada dele.

a hora de levar o bebê para casa

Por mais ansiosa que esteja para receber o bebê, quando o grande dia finalmente chega, pode ser um choque perceber que você finalmente tem um filho. Entretanto, é importante lembrar que a maioria dos pais biológicos sente exatamente a mesma coisa. Tornar-se pai e mãe é uma experiência que muda a vida de qualquer um e é preciso um pouco de tempo para se acostumar.

Muitos empregadores, hoje em dia, oferecem a seus funcionários que adotam crianças os mesmos benefícios dispensados aos pais biológicos, por isso você pode acabar descobrindo que você e seu parceiro têm direito à licença maternidade e/ou à licença paternidade. Se for o caso, aproveite a oportunidade para passar o máximo de tempo com seu bebê. O elo se estabelece conforme vocês têm a chance de conhecer um ao outro, por isso mantenha-o perto de você, estabeleça as rotinas diárias, preste atenção às necessidades dele e aprenda como confortá-lo e acalmá-lo.

Quando finalmente puder levar seu filho para casa, como a maioria dos pais adotivos, você vai querer mostrá-lo para amigos e familiares. Porém, você não deve presumir que a criança esteja sentindo essa mesma vontade. Apresentá-la a muitas pessoas pode ser cansativo e irritante, principalmente se ela ainda não teve a oportunidade de se adaptar à mudança de ambiente. É preferível manter um ritmo calmo e tranquilo nos primeiros dias, até que vocês tenham tempo para se conhecer e se sentir como uma família.

Por fim, lembre-se de se referir à criança como "meu bebê" e aos pais dela como "pais biológicos" e não como "pais verdadeiros". A partir de agora, essa criança é seu filho e de seu parceiro, e isso deve ficar claro não apenas para vocês mesmos, como também para amigos e familiares. Não vai demorar para que criem um elo, e logo todos se sentirão de fato como uma família.

P **É possível amamentar uma criança adotada?**

R Mesmo que pareça surpreendente, muitas mães adotivas são capazes de amamentar seus filhos. No entanto, isso só será possível se você estiver adotando um recém-nascido que ainda não esteja acostumado à mamadeira. Se souber com antecedência quando o bebê vai chegar, pode começar a estimular sua produção de leite usando uma bombinha por algumas semanas antes. Seu médico também pode prescrever um spray nasal de oxitocina, a fim de estimular seu corpo a produzir prolactina, o hormônio essencial para a produção de leite. É importante ser realista e compreender que talvez você não consiga produzi-lo. E, mesmo que consiga, pode ser que não seja o bastante para alimentar o bebê apenas com ele. Nesse caso, vai precisar complementar a amamentação com leite em pó.

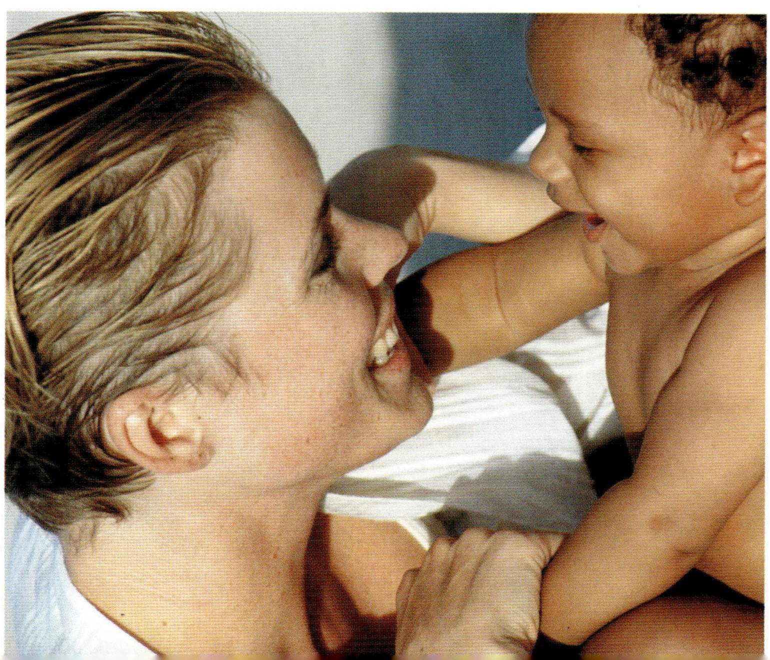

O processo de ligação é tão importante com um bebê adotado como com um filho biológico.

como apresentar o bebê aos irmãos

Muitas crianças ficam encantadas com a ideia de ter um irmãozinho ou irmãzinha, mas, quando se veem frente a frente com o novo membro da família, podem sentir ciúme ou ressentimento. Outras se adaptam bem, mas é importante lembrar que a transição de condição de filho único para irmão mais velho pode ser especialmente difícil, e a rivalidade entre irmãos pode trazer novos desafios.

o primeiro encontro

A menos que você tenha tido a criança em casa, seu filho pode ver o irmãozinho pela primeira vez no hospital. Se precisar ficar internada por alguns dias, pode ser esta a primeira vez em que você e seu filho mais velho ficam separados por mais de algumas horas, o que pode ser estressante para os dois. Faça tudo o que puder para prepará-lo para isso, e não deixe de fazer muita festa quando ele chegar ao hospital para a visita. Apresente o bebê pelo nome, se já estiver escolhido, aponte as semelhanças entre eles e tire fotos dos dois juntos. Mas não fique desapontada se ele parecer irritado, chateado ou desinteressado – todas essas reações são perfeitamente normais.

a hora de levar o bebê para casa

Por mais cansada e ocupada que você esteja nos primeiros dias e semanas, é importante cuidar para que o primogênito não se sinta deixado de lado ou excluído. Lembre-se, ele tinha atenção total até agora, por isso você terá de fazer com que ele se sinta seguro e amado.

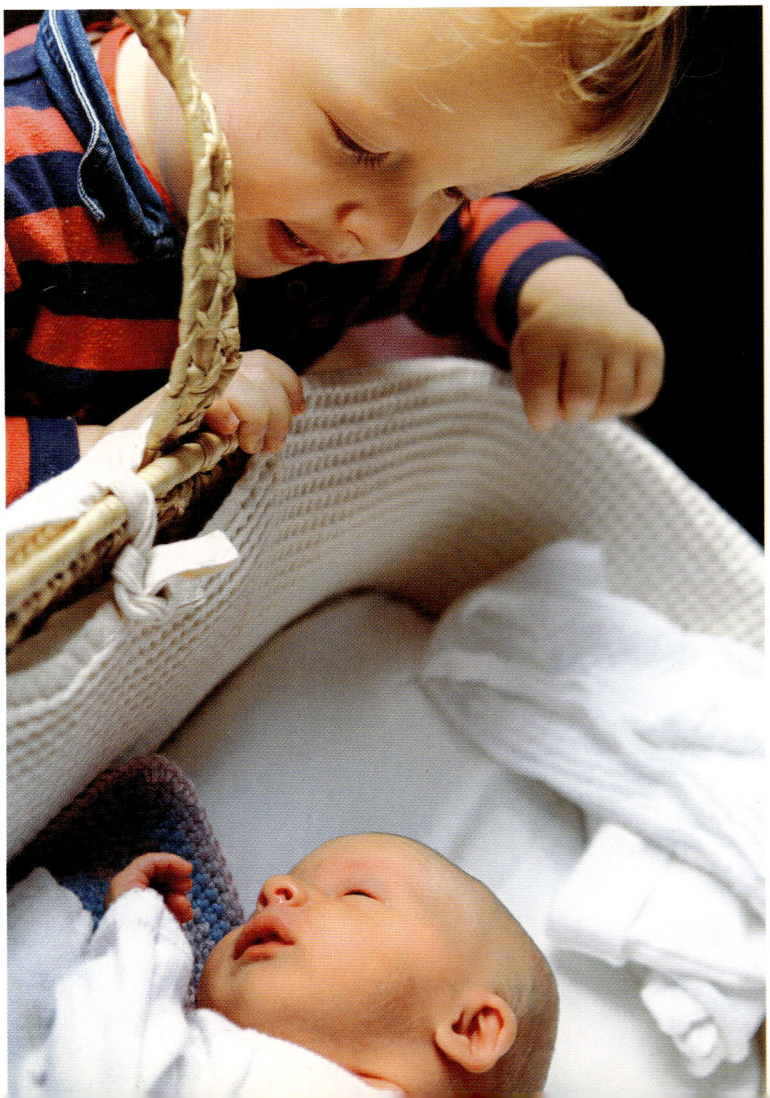

Muitos irmãos ficam animados ao conhecer um novo membro da família e gostam da ideia de ser o filho mais velho.

Quando chegar a hora de levar o bebê para casa, envolva seu filho mais velho nos preparativos. Se tiver disposição, faça uma pequena festa de "nascimento" com bolo e decoração para aumentar a animação da criança maior. Antes do nascimento, leve seu filho para fazer compras para escolher um pequeno presente para o bebê que vai chegar, e deixe um presente-surpresa pronto para dar a ele, "do bebê", pois isso ajuda a quebrar o gelo.

É uma boa ideia envolver seu filho mais velho nos cuidados dispensados ao bebê, fazer muitos elogios e incentivá-lo sempre que ele tentar ajudar. Nesse estágio, não deixe os dois sozinhos, pois o mais velho pode machucar o bebê sem querer, ou mesmo intencionalmente. Procure encontrar maneiras de ele ajudar enquanto você estiver alimentando, trocando a fralda ou dando banho no bebê, pois isso ajuda a evitar que ele se sinta excluído.

É possível que você receba muitas visitas nos primeiros dias, não deixe de pedir a elas que deem muita atenção à criança maior. Pode também aproveitar a visita de amigos íntimos e familiares para passar um tempo sozinha com a criança. Faça isso todos os dias, aproveitando o tempo em que o bebê estiver dormindo. Você pode também pedir aos avós que levem o bebê para passear enquanto lê um livro ou brinca com seu filho mais velho. Passarem um tempo juntos fará com que ele sinta que continua sendo muito importante para você.

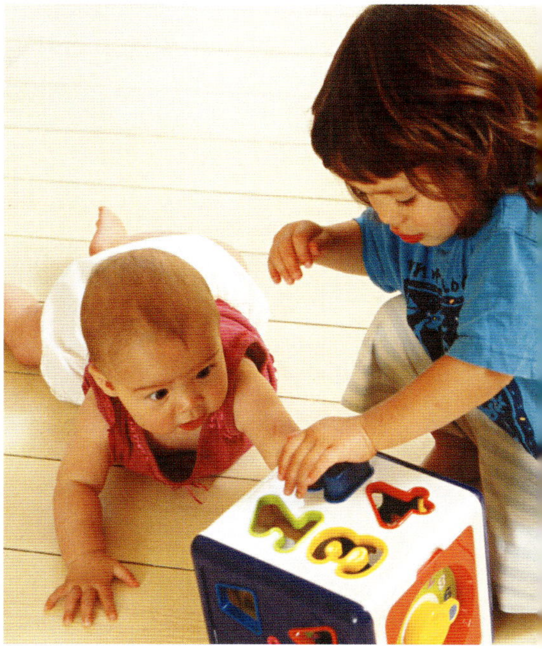

As crianças mais velhas gostam de mostrar aos irmãos menores como um brinquedo funciona.

como lidar com dois ou mais filhos

No início, seu filho mais velho (ou filhos) provavelmente vai ficar um pouco incomodado com a chegada do bebê. O choro constante pode atrapalhar seu sono, e ele pode ter dificuldades para lidar com as mudanças. Procure manter a rotina dele a mesma de antes, e faça as mudanças maiores antes de o bebê nascer. Por exemplo, se você planeja passar seu filho mais velho do berço para a cama, faça isso durante a segunda metade da gravidez. Se ele estiver pronto para deixar de usar fraldas, faça o treinamento do vaso sanitário durante a gravidez, para não ter que se preocupar com isso depois que o bebê nascer, quando ficará ocupada com outras coisas.

Será de grande ajuda estabelecer uma rotina com o bebê assim que possível, para poder controlar seu tempo de modo mais eficiente. A princípio, isso será ditado pelas mamadas e cochilos frequentes, mas, quando o bebê estiver com 6 meses, você já deverá estar sincronizando os horários de refeição, cochilos, banhos e hora de dormir com os do seu filho mais velho, o que lhe dará um tempo livre para si mesma, principalmente à noite.

Conforme seus filhos forem crescendo, inevitavelmente passarão a brigar e você terá de agir como juiz. Isso, em geral, começa quando o bebê aprende a engatinhar e andar e, de repente, passa a conseguir pegar os brinquedos de seu filho mais velho. Minimize os problemas tendo o cuidado de não deixar o bebê ter livre acesso aos brinquedos do mais velho, principalmente porque alguns podem não ser seguros para crianças pequenas. Mesmo que você se ocupe demais tendo de cuidar de duas crianças com pouca diferença de idade, lembre-se de que a vida ficará mais fácil quando eles puderem brincar juntos.

P Qual é a melhor diferença de idade entre dois irmãos?

R De modo geral, quanto menor for a diferença de idade entre seus filhos, mais cansativas as coisas serão para você no início. Por outro lado, uma diferença de 3 anos ou mais significa que você terá de se acostumar novamente com noites sem dormir e fraldas para trocar. Alguns pais preferem assim, pois têm mais tempo para se dedicar a cada filho, mas outros gostam de passar por esse estágio "de uma vez só". No entanto, no caso de gravidez não planejada e problemas de fertilidade, alguns casais não podem se dar ao luxo de escolher.

capítulo 2

você e as mudanças do bebê

O primeiro ano de vida do bebê é um ano de novidades: o primeiro sorriso, a primeira vez em que ele se sentará sem apoio, os primeiros alimentos, as primeiras palavras, até os primeiros passos. Você verá como as coisas mudam rapidamente, envolvendo todos os aspectos do desenvolvimento do bebê, desde os movimentos até a coordenação entre as mãos e os olhos, emoções e habilidades sociais. A vida em sua casa também vai mudar, e você enfrentará diversos desafios pelos próximos meses, como recuperar a forma, lidar com o estresse, estabelecer uma rotina e voltar ao trabalho.

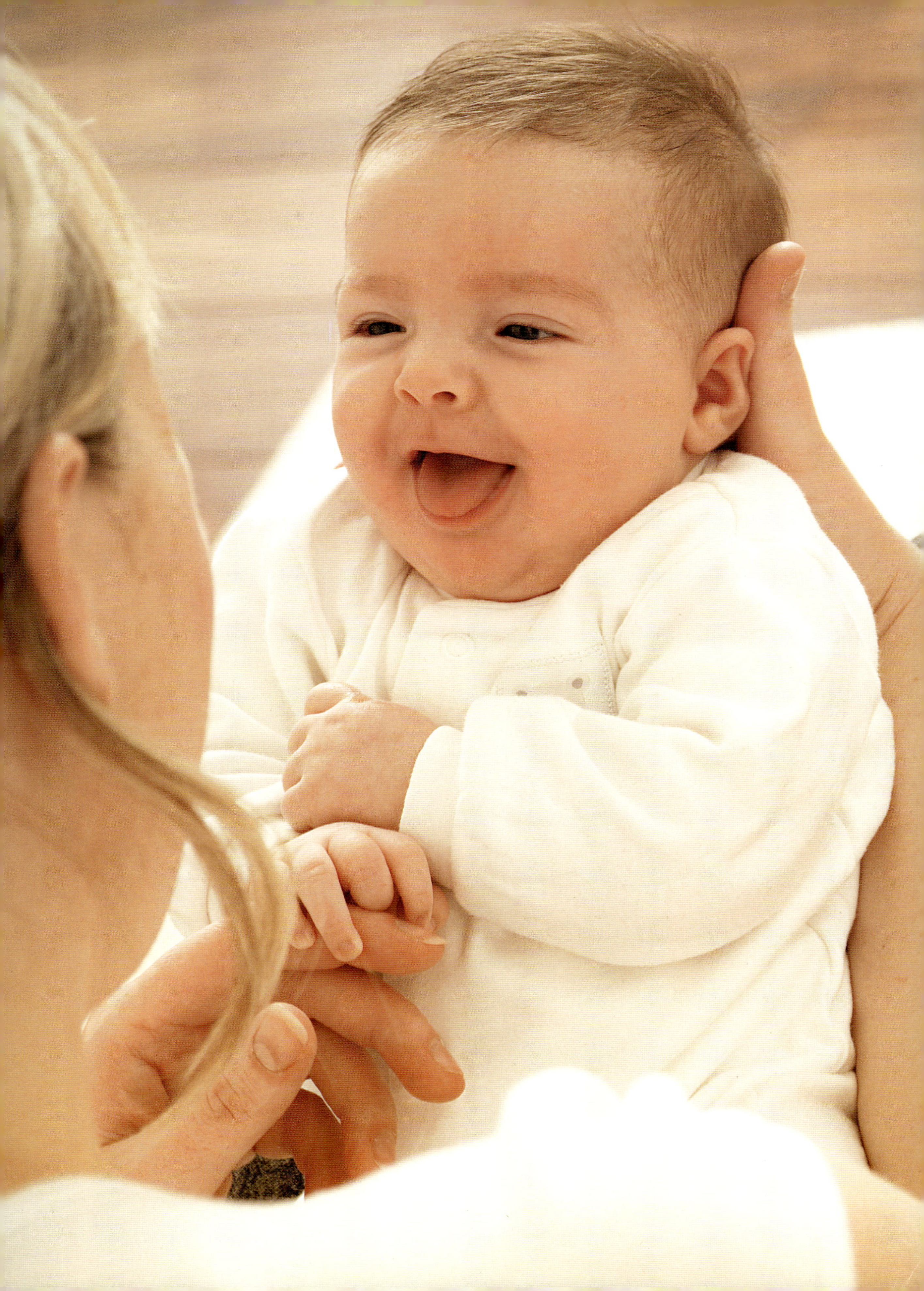

o bebê com 1 dia de vida

movimentos

- Os braços e as pernas do bebê tremem um pouco, principalmente quando ele chora ou fica incomodado.
- Ele tem a tendência de manter os braços e as pernas encolhidos e muito próximos do corpo, como fazia dentro do útero.
- Às vezes ele fica calmo em seus braços, outras vezes fica agitado.

coordenação mão-olho

- O bebê nasce com reflexos (reações automáticas) que o ajudam a explorar.
- Se colocar seu dedo esticado na palma da mão aberta do bebê, ele imediatamente o envolverá com seus dedinhos.
- Ele pode esticar os braços em sua direção de modo descoordenado enquanto mama.

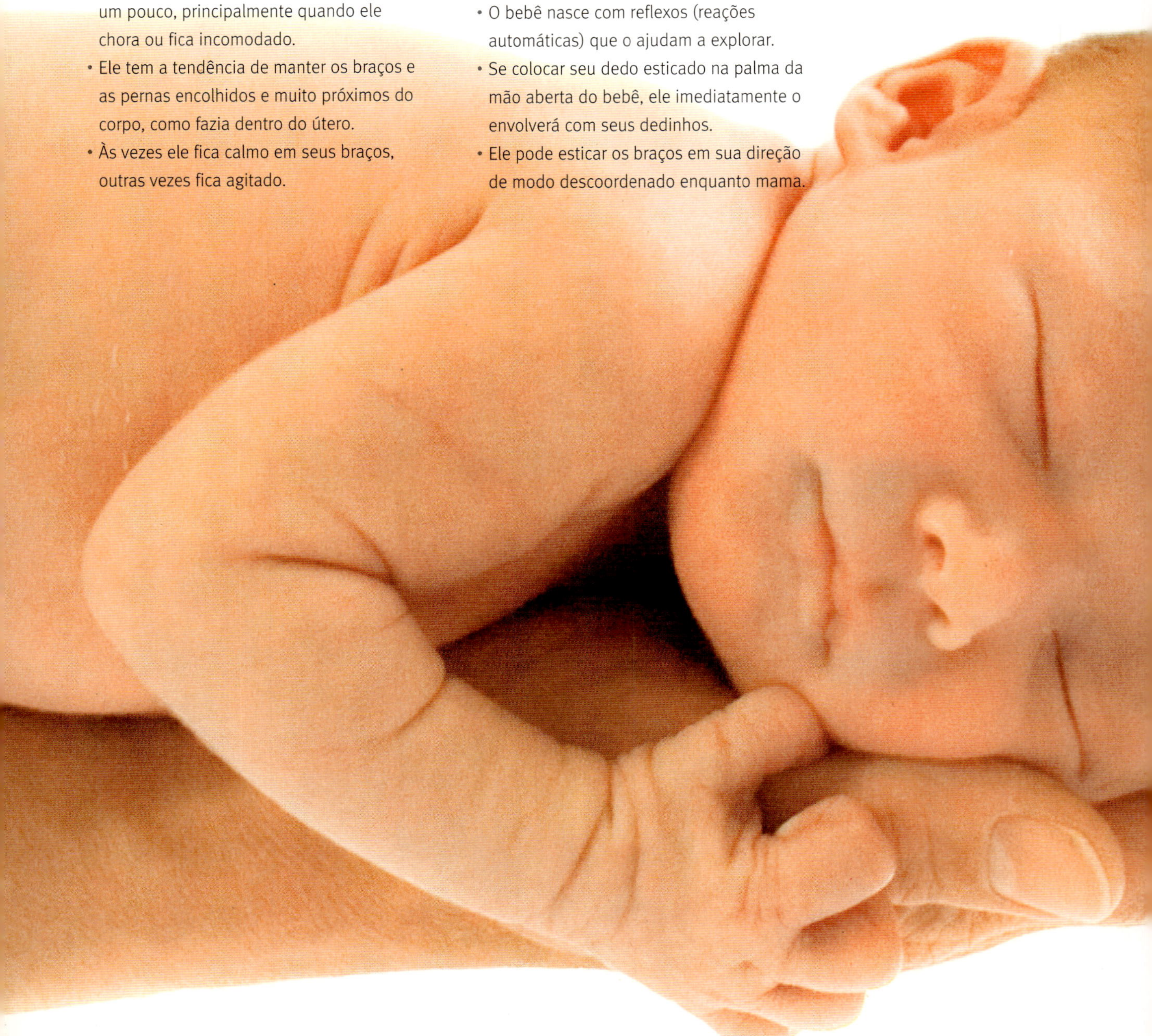

1 dia

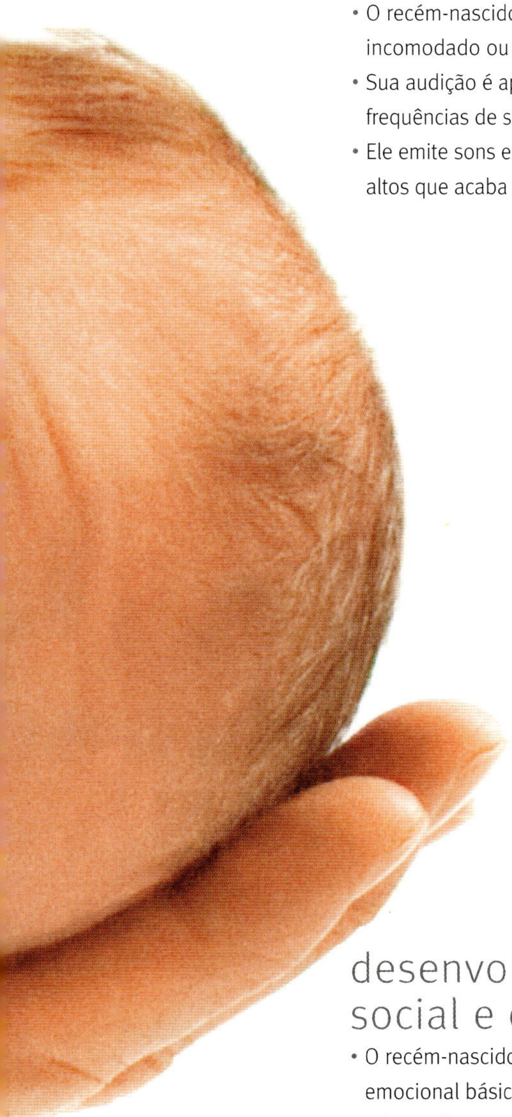

aprendizado

- O recém-nascido é um pensador e explorador ativo, apesar de passar a maior parte do seu primeiro dia de vida dormindo.
- A visão dele focaliza-se a cerca de 25 cm de seu rosto, o que possibilita ao bebê ver você de perto durante a amamentação.

linguagem

- O recém-nascido chora alto quando está incomodado ou faminto.
- Sua audição é aprimorada para perceber as frequências de som da voz de uma pessoa.
- Ele emite sons enquanto dorme, alguns tão altos que acaba acordando a si mesmo.

desenvolvimento social e emocional

- O recém-nascido tem uma necessidade emocional básica de ser amado e valorizado por você.
- O elo – a relação emocional forte e recíproca – entre vocês pode ou não se formar desde o primeiro momento em que se conhecem.
- Ele depende de sua atenção e se aconchega quando fica junto à sua pele.

desenvolvimento físico

Altura
O comprimento médio de um recém-nascido é de 50 cm.

Peso
O peso médio de um recém-nascido é de 2,812 kg a 4,173 kg.

Cabeça
É grande em comparação com sua altura: cerca de 25% do seu comprimento total.

Cabelo
Pode ser cabeludo ou completamente careca. Pode ainda ter penugem nas orelhas, ombros e costas, que desaparece naturalmente dentro de poucos dias.

Pele
Pode nascer com uma camada branca sobre a pele que é retirada com facilidade. Sua pele também pode ser seca e descascar a princípio, principalmente na região das mãos e dos pés.

Olhos
Podem estar inchados pela pressão do parto. Quase sempre azul-acinzentados, os olhos do recém-nascido não focalizam bem e podem parecer um pouco estrábicos.

Mãos
Provavelmente mantém as mãos fechadas, embora você possa abri-las com delicadeza.

Pernas
As pernas e os pés parecem magros e levemente curvados, com os dedos virados para dentro, devido à posição do corpo do bebê dentro do útero.

Costas
É preciso que você apoie o pescoço, a cabeça e as costas ao segurar o bebê em pé, pois ele não tem muita força nas costas.

o bebê entre o e 6 semanas

Essas primeiras semanas marcam uma grande transformação no bebê. A cada dia que passa, ele parece ficar cada vez mais atento e curioso a respeito do que acontece a seu redor. Ganha peso também: no primeiro mês, entre 453 e 907 gramas, variando de bebê para bebê em função da alimentação e do peso inicial.

P Vou machucar as pernas do bebê encolhendo-as e esticando-as?

R Desde que você faça isso com delicadeza, sem causar qualquer desconforto, provavelmente esse exercício será bom para os músculos das pernas. No entanto, não force o movimento se perceber que existe resistência. Seja muito delicada para que o bebê ache isso divertido.

Seu recém-nascido vai gostar de se aconchegar a você.

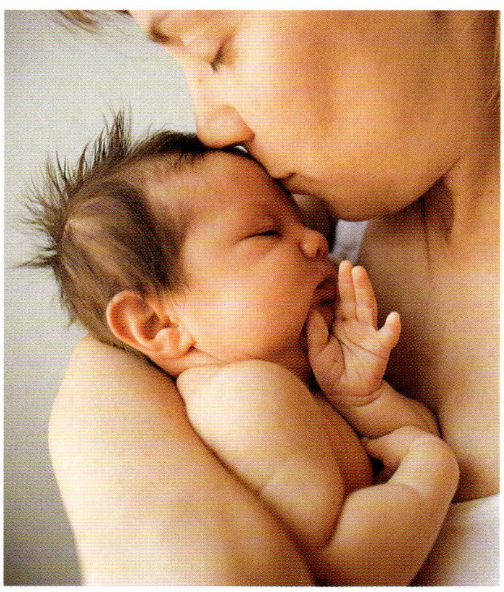

crescimento e aparência

O bebê pode parecer ter participado de uma luta de boxe quando nasce, mas, mesmo assim, você vai achá-lo bonito! Nos primeiros dias depois do nascimento, o bebê perde cerca de 10% do peso que tinha ao nascer – isso é perfeitamente normal. Mas nas semanas subsequentes ele recupera o peso perdido e começa a engordar. Depois de algumas semanas, normalmente ele passará a engordar 30 gramas por dia. Os meninos crescem cerca de 2,5 cm e as meninas 5 cm no total desse período. Geralmente há um estirão de crescimento na terceira semana, então vai observar que o bebê está comendo muito mais do que o normal.

Você provavelmente não vai perceber, mas a circunferência da cabeça do bebê aumenta cerca de 2,5 cm. O formato estranho que a cabeça do bebê pode ter apresentado por causa do parto agora fica menos acentuado, e com 4 semanas ela parece mais redonda. Se ele tinha cabelo ao nascer, ao final do primeiro mês ele começa a cair. Os pequenos pontos brancos que estavam presentes quando ele nasceu desaparecem dentro de poucas semanas (ver p. 15).

Às vezes surgem brotoejas faciais no final da terceira semana para a quarta, e a pele do bebê pode parecer cheia de pintas ou manchada algumas vezes, até a circulação amadurecer. Se ele tiver nascido com pelos finos (lanugo) nas costas e nos ombros, com a fricção normal do corpo contra as roupas, eles costumam sair em um mês.

movimentos

O ritmo de desenvolvimento de cada bebê é diferente, mas em geral o controle do bebê sobre os movimentos corporais segue duas direções:

Da cabeça para baixo Ele estabelece o controle da parte superior do corpo antes de controlar a inferior. Por exemplo, o bebê sustenta a cabeça erguida antes de sua coluna ser forte o bastante para que ele consiga se sentar sozinho, e aprende a se sentar antes de começar a andar.

A partir do peito O bebê ganha controle do meio do corpo antes de controlar as extremidades (mãos e pés). Por exemplo, ele ergue o peito do chão antes de conseguir esticar bem as mãos, e pega algo com os dedos antes de ser capaz de chutar uma bola com os dedos do pé.

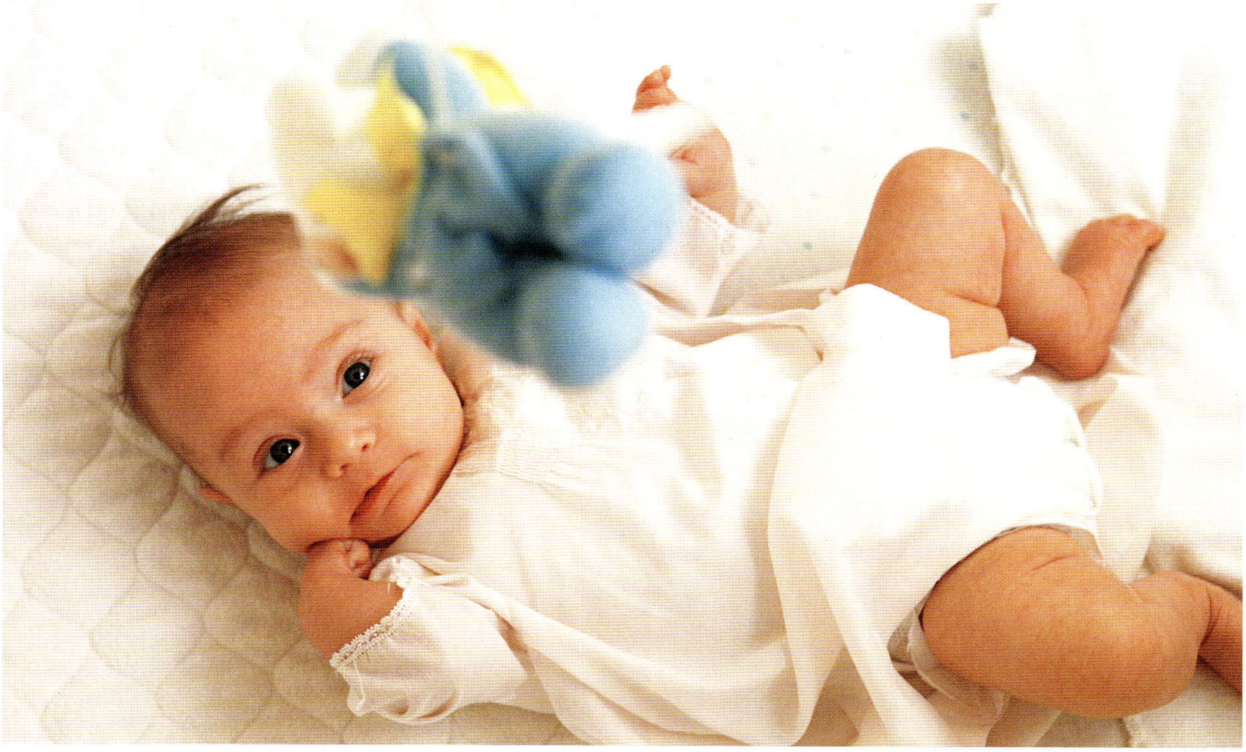

O recém-nascido não vai focalizar bem as imagens nas primeiras semanas, mas conseguirá distinguir formas simples e cores.

Pesquisas científicas sugerem que as duas direções da evolução dos movimentos combinam com a sequência de desenvolvimento do cérebro do bebê. Ou seja, a parte do cérebro responsável pelo controle da cabeça e do peito evolui mais rapidamente do que a parte que controla os movimentos de braços e pernas.

coordenação mão-olho

Você provavelmente perceberá que seu filho olha profundamente em seus olhos durante a amamentação – seja no peito ou na mamadeira –, quase como se estivesse tentando entender sua expressão. Às vezes, pode até parecer que ele tenta esticar o braço e tocar seu rosto. Ele também se interessa pelos rostos de outras pessoas, mas consegue distinguir o seu entre todos os outros. Você já se tornou uma parte muito importante da vida dele.

O bebê de um mês observa com atenção qualquer objeto grande à sua frente. Pode até tentar olhar para os lados para ver algo que atrai sua atenção, apesar de isso ser difícil para ele. Os músculos dos olhos ainda estão em desenvolvimento, o que pode dar a impressão de que os movimentos oculares são aleatórios. Se você lhe mostrar um objeto novo, ele vai parar de fazer o que estava fazendo e olhará para o objeto com atenção.

Grande parte do movimento das mãos do bebê é controlada pelo reflexo básico de preensão, por isso ele instintivamente fecha os dedos ao redor de qualquer coisa que toque a palma de sua mão. No entanto, esse ato não é intencional, assim como muitos dos movimentos das mãos nessa fase. O descontrole de braços e pernas passou, mas, quando fica irritado, ele encolhe os membros junto ao corpo.

brinquedos

Brinquedos muito coloridos, que toquem canções ou emitam barulhos são os melhores para o bebê nesse período. Ele tem mais facilidade para distinguir cores primárias (vermelho, amarelo, azul) do que cores secundárias (roxo, verde, laranja). Ele também se interessa por contrastes, como a oposição entre preto e branco. Os chocalhos são especialmente bons para chamar a atenção.

fatos sobre o sono

- O recém-nascido tem mais chances de ter dificuldades para dormir do que as outras crianças.
- Durante o sono, as pupilas do recém-nascido se contraem, ele respira menos ar, os batimentos cardíacos diminuem e ele produz urina de modo mais lento.
- O bebê precisa dormir: se não dormir bem, acabará ficando irritado e perderá o interesse pela alimentação e pelas brincadeiras.

aprendizado

O bebê aprende muito com o que acontece ao redor. Ao olhar para as coisas com atenção, ele consegue compreender melhor o ambiente que o cerca. É por isso que ele presta tanta atenção ao móbile pendurado no berço, que fica longe do seu alcance, mas perto o bastante para que ele veja as formas penduradas.

É estranho pensar que o bebê é um aprendiz tão sofisticado que já consegue diferenciar cores, mas é verdade. Experimentos mostraram que quando são apresentadas cores diferentes a um bebê, uma de cada vez, ele olha por mais tempo para os objetos azuis e verdes do que para os vermelhos. A preferência por cores surge logo no começo, e é por isso que os brinquedos de cores fortes são tão úteis para essa faixa etária.

A memória do bebê não abrange apenas as coisas que ele vê. Por exemplo, ele também se lembra dos sons, o que explica porque fica mais animado quando escuta você falar o nome dele de modo delicado. Também existem evidências claras de que o bebê consegue distinguir o cheiro do leite da própria mãe do leite de outras mulheres.

linguagem

Ao final da sexta semana de vida, o bebê usa uma variedade maior de choros do que antes, não apenas quando está faminto ou cansado, mas também quando está entediado e quer um pouco de atenção. Suas expressões faciais também passam a ganhar mais sentido: ele faz uma cara diferente para cada sabor, portanto percebe a diferença

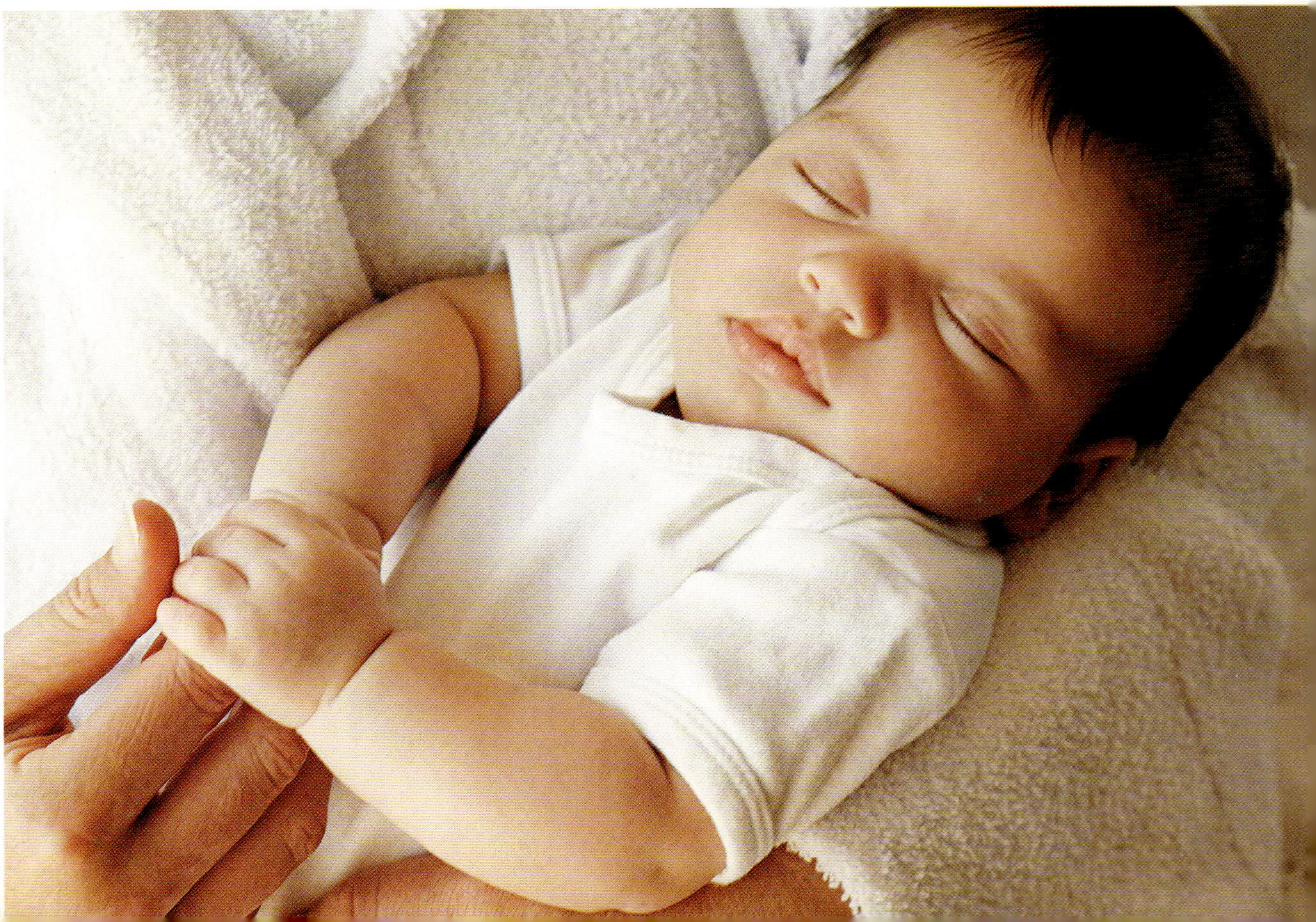

O recém-nascido dorme a maior parte do dia (e da noite), chegando, em alguns casos, a dormir 18 horas.

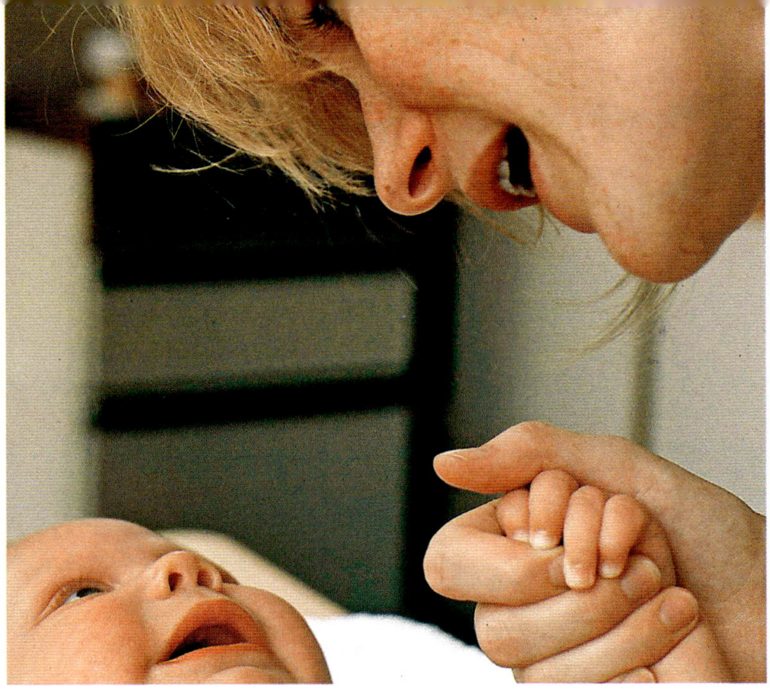

Logo você compreenderá as diferentes expressões faciais do bebê.

distinção de formas

O espaço de tempo durante o qual o bebê observa formas diferentes confirma que ele consegue distinguir entre um círculo, um triângulo, uma cruz e um quadrado. Os psicólogos não sabem ao certo o que os bebês veem quando olham para as formas, mas com certeza conseguem diferenciá-las.

entre doce, amargo ou azedo. Além disso, as expressões são as mesmas que você faz em reação a esses gostos – por exemplo, ele sorri com o doce e faz careta ao sentir o azedo.

Parece que suas palavras têm um efeito calmante sobre o bebê quando ele está irritado. Ele já começou a entender o impacto emocional que a fala e a linguagem podem ter. Da mesma maneira, ele emite mais sons, não apenas quando está irritado, mas, também, quando está feliz.

Conversar com o bebê é importante, mesmo que ele ainda não responda. Sua maneira de usar a linguagem faz bem para ele. Como ele a acha maravilhosa e fica fascinado por tudo o que você faz, presta atenção à grande variedade de sons que você emite, e assim começa a distinguir um do outro. Por fim, ele começará a imitá-los.

desenvolvimento social e emocional

Você consegue compreender as expressões faciais e a linguagem corporal do bebê suficientemente bem para saber que ele gosta de se aconchegar a você. Ele se acomoda bem juntinho, e você percebe que ele gosta do contato físico, próximo e amoroso. Você começa a compreender o temperamento do bebê, e desse modo passa a saber o que o agrada ou o incomoda e como ele responde aos seus cuidados. O humor dele é influenciado pelo seu – se você fica tensa, ele também fica.

O bebê passa muito tempo dormindo, em média 16 horas por dia. Como não é um sono ininterrupto, você o verá cochilar e acordar frequentemente ao longo do dia. Procure incentivá-lo desde logo a aprender que é à noite que ele deve passar mais tempo dormindo.

Os choros do bebê explicam muito sobre seu estado emocional. Talvez você já consiga diferenciar entre os choros básicos e saiba, por exemplo, quando ele chora de fome, de tédio ou de dor. Quanto mais conseguir acalmá-lo quando ele estiver irritado, mais seguro ele se sentirá com você.

P Quando meu bebê vai sorrir pela primeira vez?

R O primeiro sorriso de verdade do bebê não costuma aparecer antes de 6 semanas de vida. Apesar de muitos pais acreditarem que seus bebês sorriem muito antes, essas expressões faciais têm mais a ver com o vento ou outras causas físicas. Em um sorriso verdadeiro, o bebê usa o rosto todo, não apenas a boca.

recupere-se do parto

Além de se recuperar fisicamente do nascimento do bebê, você terá de se recobrar emocionalmente e se ajustar a seu novo papel como mãe. Se passou por um parto difícil, o processo de recuperação pode demorar mais do que o esperado, mas mesmo um parto tranquilo exige repouso, recuperação e cuidados amorosos – mesmo que seu recém-nascido tenha outros planos!

P Faz uma semana que dei à luz, mas ainda me sinto exausta, dolorida e raramente consigo me vestir antes da hora do almoço. Isso é normal?

R Totalmente! A recuperação é um enorme desafio, porque você também tem de cuidar de um bebê que exige atenção. Procure reservar um tempo para ajudar em sua recuperação: um banho relaxante, uma massagem, ou até uma hora para assistir TV podem ajudar muito. Reunir-se com outras mães também pode ser útil.

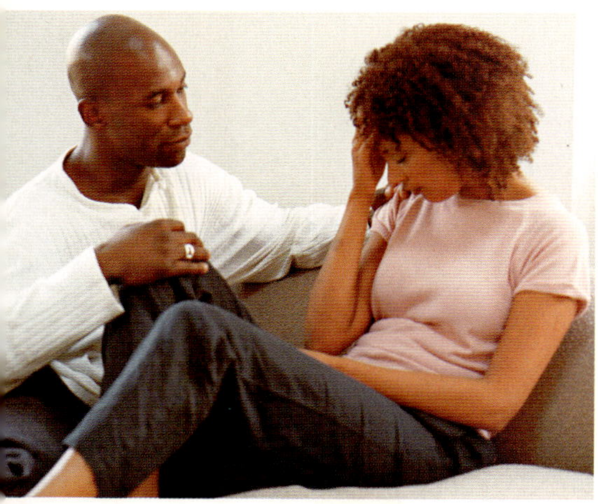

O apoio por parte de seu companheiro é valioso nas primeiras semanas depois do parto.

imediatamente depois do parto

Contrações leves e irregulares, conhecidas como contrações pós-parto, surgem esporadicamente conforme seu útero começa a encolher. Podem ocorrer quando você amamenta e continuar, esporadicamente, por 4 a 6 semanas, tempo que seu útero demora para voltar ao tamanho que tinha antes da gravidez. Você também terá sangramento pós-parto, que é uma perda normal de tecido da gravidez e de células sanguíneas. Além disso, pode ser que tenha hemorroidas. A maioria das mães teme a primeira evacuação depois do parto, mas não costuma ser tão ruim quanto elas pensam!

Depois do parto normal, dor pélvica e hematoma no cóccix são ocorrências comuns. Os pontos doem, mas mesmo sem eles o desconforto na vagina e no períneo é normal. Se você foi submetida a uma cesariana, pode se sentir zonza e com o local da incisão dolorido. Independentemente de como tenha sido seu parto, você se sentirá encantada, mas também exausta, por isso aproveite a ajuda que receber e descanse o máximo que puder.

os primeiros dias

Durante a gravidez, os níveis de estrogênio e de progesterona aumentam, mas voltam rapidamente ao normal nas primeiras 24 horas depois do parto. Assim como pequenas mudanças hormonais afetam o humor antes da menstruação, essa enorme mudança pode fazer com que você se sinta cansada, chorosa e deprimida. Essa condição psicológica é chamada de "tristeza materna" e passa depois de alguns dias.

Os seios ficam duros e mais sensíveis quando o leite "desce", entre 48 e 72 horas depois do parto, e pequenas dores e desconfortos costumam ocorrer conforme o corpo se restabelece. A base pélvica se alonga durante a gravidez e uma incontinência temporária (eliminar urina ao rir, ao se exercitar, tossir ou espirrar) é comum. A fadiga também afeta as novas mamães, principalmente enquanto estão se acostumando às mamadas noturnas. Prepare-se para suar enquanto perde o excesso de líquido acumulado na gravidez.

a longo prazo

Algumas mães se sentem bem ao fim do primeiro mês, enquanto para outras esse processo é mais longo. O peso da gravidez não é perdido, as estrias in-

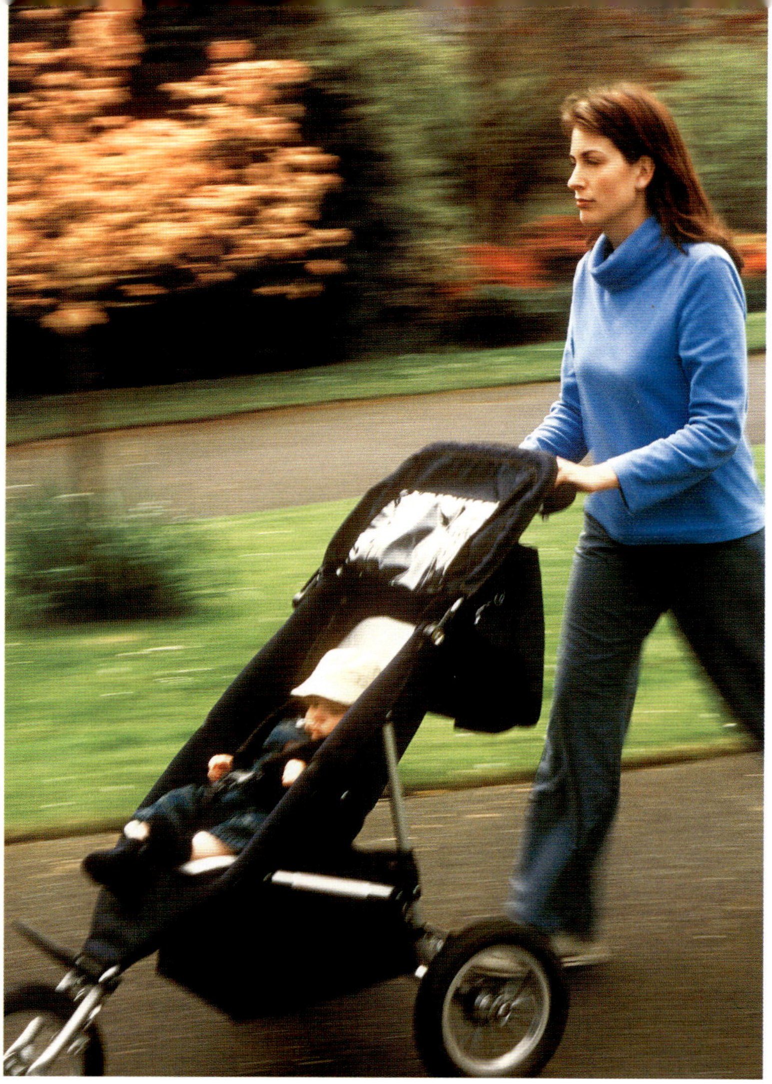

Levar o bebê para passear vai ser bom para vocês dois.

quando procurar ajuda

Se você sentir algum dos sintomas relacionados abaixo, entre em contato com seu médico:

- Sangramento que exija a troca de absorvente a cada hora ou eliminação constante de coágulos.
- Dor mais intensa, inchaço, vermelhidão ou vazamento de líquidos de sua episiotomia ou incisão feita na cesariana.
- Muita dor nas costas.
- Náusea ou vômitos.
- Eliminação de sangue ou sensação de ardor ao urinar.
- Aumento de sensibilidade no abdome.
- Sensação de tristeza que dure mais de uma semana.

comodam e talvez você precise de um sutiã maior. Veja isso de modo positivo: seu corpo fez um trabalho incrível e você tem as cicatrizes para provar!

Emocionalmente, talvez esteja estressada e ansiosa, especialmente se teve um parto traumático, e é normal sentir-se sobrecarregada pela responsabilidade de cuidar de um bebê. Converse sobre seus sentimentos e peça ajuda a profissionais de saúde – vale a pena conversar com um médico se o problema persistir. Por mais que sua recuperação demore, seja gentil consigo mesma e peça a compreensão das pessoas que a cercam.

como melhorar

- Saia de casa assim que puder – até mesmo empurrar o carrinho pelas ruas do bairro pode fazer a diferença.
- Aumente os níveis de ferro em seu corpo comendo vegetais folhosos, ovos e carne vermelha.
- Não se esforce demais: a família e os amigos compreenderão se você não quiser fazer as tarefas domésticas ou sair.
- Peça ajuda e apoio. Você pode retribuir depois.
- Evite exercícios pesados ou carregar pesos, principalmente depois de uma cesariana, e tome cuidado ao carregar a cadeirinha do carro ou *baby sling*.
- Negocie algum tempo de folga das "tarefas relacionadas ao bebê", mesmo que seja apenas para tomar um banho.

P **Meu marido leu que se pode fazer sexo em 4 semanas depois do parto sem problema – ele está sendo otimista demais?**

R Depois de um parto normal ou cesariana, você pode fazer sexo assim que se sentir física e emocionalmente pronta. Se levou pontos ou sofreu uma episiotomia, espere até o corte cicatrizar e os pontos serem retirados. Muitas mulheres preferem esperar até a sexta semana, quando passam por um exame médico. Converse sobre sua insegurança com relação ao desconforto no ato sexual com seu parceiro, e um creme lubrificante diminuirá a secura ou sensibilidade.

o bebê entre 7 e 12 semanas

Agora, você e o bebê se conhecem melhor. Ele ainda dorme muito, mas os períodos de sono são mais longos. Os músculos da cabeça, do pescoço e dos ombros começam a se fortalecer, permitindo que ele fique sentado mais firme em seu colo, recostado em você, enquanto olha ao redor. Durante esse período, sua personalidade começa a surgir, conforme ele começa a deixar sua marca no mundo.

ele não para quieto!

Por medida de segurança, fique de olho no bebê quando ele não estiver no berço. Você vai ficar surpresa ao ver como ele consegue mudar de posição, apesar da aparente falta de coordenação. A combinação de curiosidade e determinação para explorar significa que, de algum modo, ele consegue mudar de posição. A partir da oitava semana, ele pode até começar a tentar rolar.

crescimento e aparência

O bebê tem uma aparência muito melhor em relação àquela que tinha nas seis primeiras semanas de vida, quando ainda estava se recuperando do parto. A pele facial é mais macia, e qualquer brotoeja que tivesse provavelmente já desapareceu. Se os olhos eram azulados ao nascer, provavelmente assumiram outro tom aos três meses. É possível que ele tenha pouco cabelo, mesmo que fosse cabeludo ao nascer.

Lembrando que existem variações nos índices de crescimento mesmo nessa idade, com oito semanas uma menina costuma pesar cerca de 4,8 kg e medir cerca de 56,5 cm. A circunferência da cabeça é de 38,5 cm. Um menino costuma pesar cerca de 5,2 kg, medindo cerca de 58 cm, com a circunferência de cabeça de aproximadamente 39 cm.

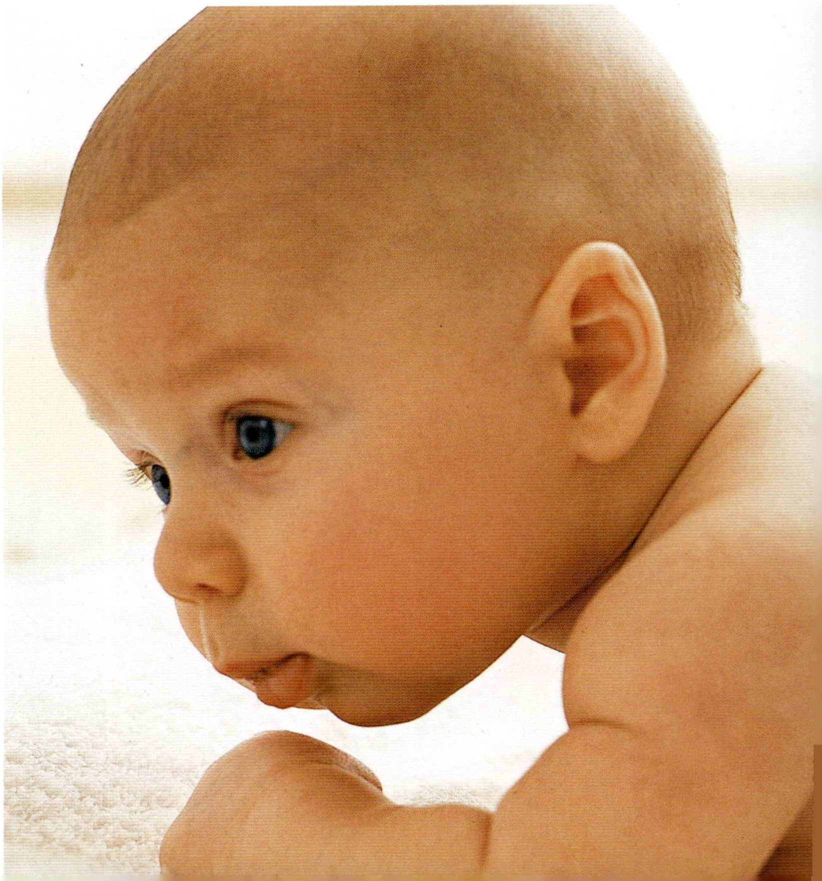

É bom deitar o bebê de bruços para que ele seja incentivado a usar os músculos do pescoço para levantar a cabeça.

O bebê costuma reagir mais a você e também ao que vê e escuta, por isso ele parece mais atento e interessado. Os movimentos do corpo são menos desajeitados e inconstantes, e dá para perceber que ele passa a ter mais controle. Quando as pessoas olham ou conversam com ele, ele olha para elas por mais tempo – essa é a maneira instintiva que ele encontra para conseguir a atenção de que precisa.

movimentos

O bebê ainda tem controle limitado dos braços e das pernas, mas o suficiente para movê-los de maneira geral quando quer. Quando ele estiver deitado de modo confortável de barriga para cima no berço, sorria para ele e faça um barulho para mostrar que está feliz em vê-lo. Como resposta, ele vai mexer os bracinhos e as perninhas sem parar. Você pode perceber que ele movimenta as pernas como se estivesse andando de bicicleta, erguendo uma das pernas e abaixando a outra. Os músculos das pernas ainda são fracos, por isso esse é um ótimo exercício.

A curiosidade natural do bebê em relação ao ambiente que o cerca faz com que ele fique determinado a ver o que acontece ao redor. Deitado de bruços, ele pode empurrar com força e erguer a cabeça do colchão por alguns segundos. Ele fica encantado com essa conquista – o mundo se torna muito mais interessante desse ângulo! Mesmo assim, quando se coloca o bebê sentado, ele ainda não consegue sustentar a cabeça, pois os músculos do pescoço e das costas ainda não estão bem desenvolvidos.

Alguns dos primeiros reflexos de movimento (ver pp. 17-19) já não são tão fortes quanto eram quando ele nasceu. Por exemplo, o reflexo de pisar – que faz com que o bebê faça movimentos como se estivesse caminhando quando as solas dos pés entram em contato com uma superfície lisa – provavelmente já desapareceu completamente.

coordenação mão-olho

O controle das mãos melhora perceptivelmente nessa idade. No segundo mês, os dedos do bebê se tornam mais flexíveis e menos crispados. Ele os observa com interesse e às vezes consegue pôr a mão na boca. Deixe-o vê-la colocando um objeto pequeno delicadamente na mão dele. Dentro de poucos segundos, os dedinhos se fecharão com força e ele pode mexer a mão como se tentasse levar o objeto ao rosto. Ele não consegue alcançar um objeto à frente dele que atraia a sua atenção, por ser uma habilidade complexa, mas tenta, mesmo assim. Esfregue um brinquedinho na mão dele e depois coloque-o afastado alguns centímetros – você vai ver sua mãozinha tentando pegá-lo.

Movimentar objetos chama a atenção do bebê conforme ele vai ficando mais atento e mais capaz de se concentrar; por exemplo, ele está olhando atentamente para uma pessoa ou um objeto que está perto e, conforme a pessoa se movimenta pela sala, seus olhos a seguem. Ele pode sustentar o olhar desde que o movimento não seja rápido demais. Se escutar um barulho, ele para o que está fazendo, dá uma pausa para se orientar, vira a cabeça a fim de olhar para a fonte do barulho e fica olhando, como se esperando para ver o que acontece depois.

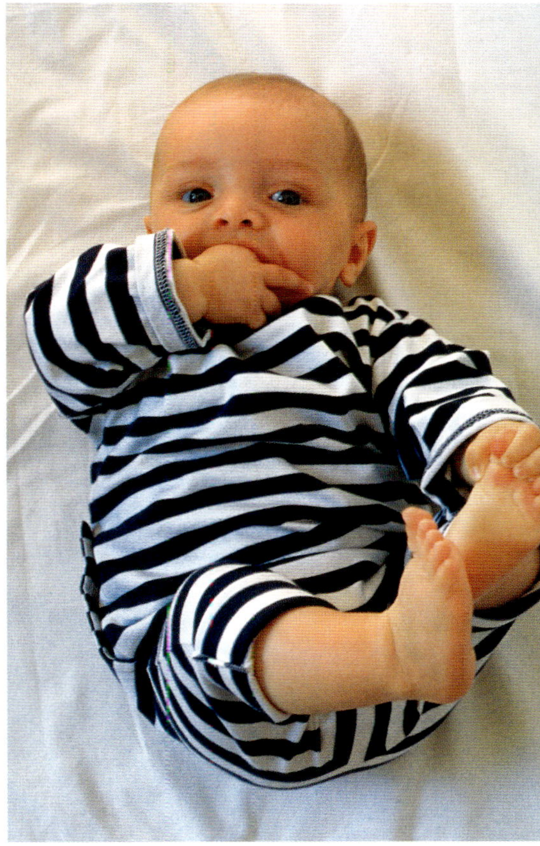

O bebê vai mexer os braços e pernas, e pode até conseguir segurar os dedos dos pés.

P Por que os movimentos das pernas e dos braços do bebê se tornam mais agitados quando ele está irritado?

R Essa é a maneira que ele tem de dizer que não está confortável. Não consegue expressar seu incômodo com palavras, então usa os braços e as pernas para mostrar como se sente. As lágrimas, acompanhadas por rápidos movimentos dos membros, passam a você a mensagem inconfundível de que ele está irritado.

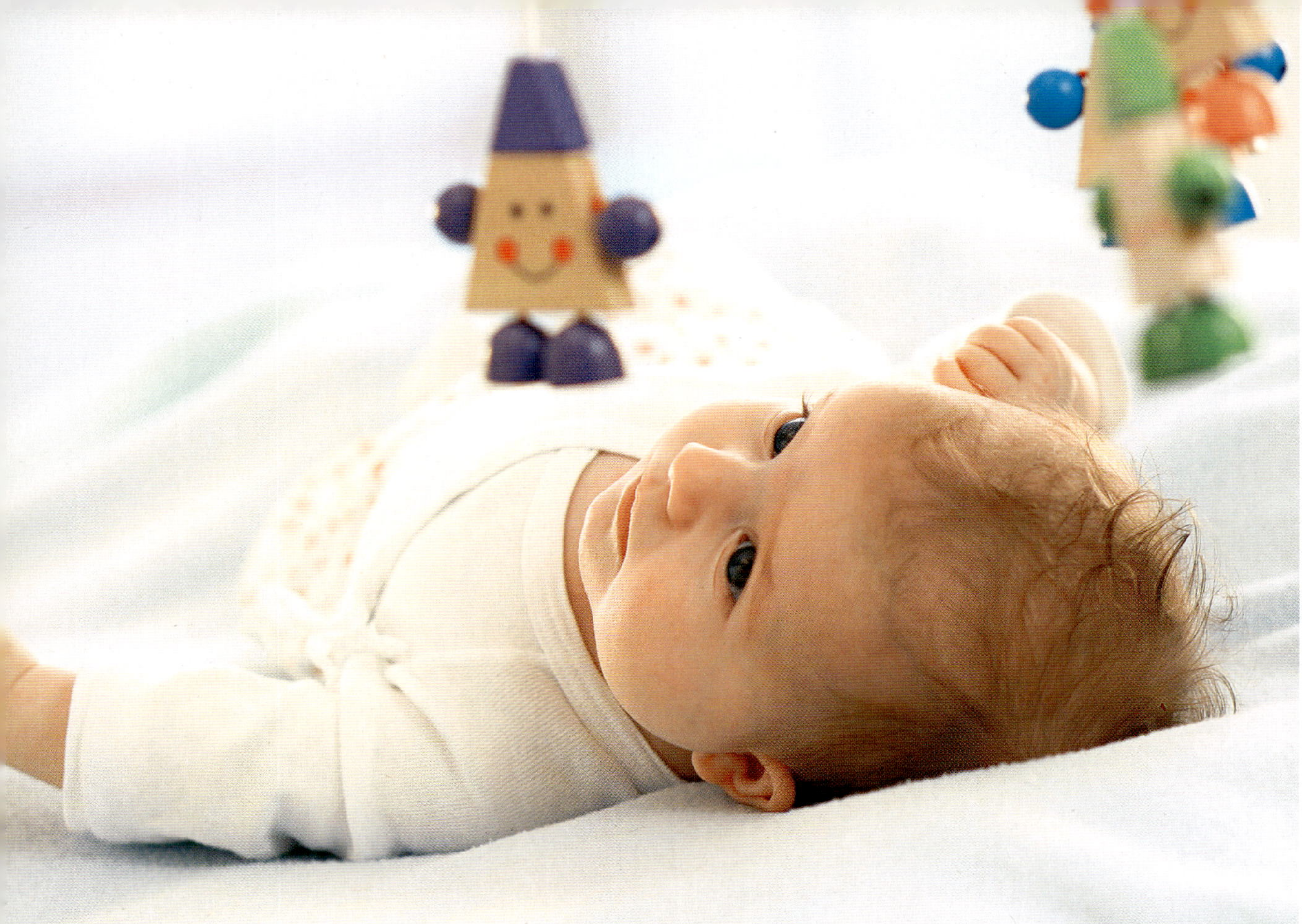

Os bebês passam grande parte do dia no berço, por isso é bom colocar alguns brinquedos onde ele possa vê-los.

aprendizado

Como você já sabe, o bebê ainda passa grande parte do dia comendo ou dormindo – ou chorando! Mas não se deixe enganar: ele tem aprendido muita coisa. Nesse estágio, ele está muito interessado em aprender novas habilidades e novas informações e absorve tudo o que ocorre ao redor. Olha fixamente para tudo que vê, tentando compreender. Melhor ainda: ele prefere experiências nas quais possa usar o toque, porque essa é a maneira mais eficiente pela qual consegue aprender. Quando você dá banho e troca o bebê, os olhos dele não param, observando suas mãos, seu rosto e tudo o que você faz. Ele também presta muita atenção quando você fala – não compreende as palavras, mas entende alguma coisa por meio delas.

A preferência por cores se torna mais estabelecida, e mesmo no início da vida o bebê já gosta de livros com fotos bem coloridas. Escolha livros resistentes feitos de pano ou papel grosso, pois ele vai tentar tocar as páginas deles.

linguagem

O bebê agora faz mais de um som de vogal bem claro, como "ah-ah-ah" e "oh-oh-oh". Ao prestar atenção à vocalização dele – dizemos que ele está "arrulhando" –, você descobre que os sons nem sempre são os mesmos: ele faz pelo menos dois sons diferentes. É claro que tais sons não se parecem com palavras e não têm sentido, mas o uso deles reflete uma importante mudança.

observando objetos

O bebê pode, agora, controlar a visão de modo mais concentrado. Pegue um brinquedo pequeno de berço e amarre-o à ponta de um barbante com cerca de 30 cm de comprimento. Balance esse brinquedo na frente do bebê até chamar a atenção dele, depois mova-o de modo circular. Os olhos dele acompanharão o brinquedo conforme ele fizer o movimento em círculo.

A preparação para falar se forma de outras maneiras também. Aos 2 meses, o bebê reage de modo diferente a sons consonantais únicos. Por exemplo, se o som "p" for repetidamente pronunciado para ele e então o som "b" for introduzido, sua frequência cardíaca vai se alterar nesse momento, indicando que ele percebeu que houve uma mudança. E ele também pode perceber a diferença entre sons de vogais, que podem ser mais difíceis de detectar porque as vogais têm mais semelhança: por exemplo, a diferença entre "a" e "e" não é tão forte quanto aquela entre "t" e "z".

Agora, você já tem uma ideia mais clara do que representam os diferentes choros do bebê, mesmo que eles sejam parecidos para as outras pessoas. Você simplesmente sabe, por exemplo, quando ele chora de fome e quando chora de dor. Talvez você não consiga explicar isso com palavras, mas aprendeu a reconhecer as diferenças nos últimos meses.

desenvolvimento social e emocional

Agora, você já está mais em sintonia com o temperamento e mudanças de humor de seu filho. Reconhece quando ele está apenas mal humorado e precisa de carinhos para se acalmar, ou quando ele está irritado e é hora de dormir. Quanto mais capaz você se torna de responder às necessidades das mudanças emocionais ao longo do dia, mais forte se torna o elo emocional entre vocês. O bebê adora quando você conversa com ele, por isso, por mais tola que se sinta por falar com um bebê de 2 meses que não sabe responder, continue falando mesmo assim.

Você também pode auxiliar o desenvolvimento social dele permitindo que outros adultos o peguem no colo. Ele está acostumado com sua maneira de segurá-lo, com seu calor e cheiro, e gosta de tudo isso, mas não há problema em deixar que outros familiares e amigos amorosos peguem seu filho no colo durante uma visita. Isso não põe em risco a integridade do elo entre vocês e permite que ele se acostume a estar com outras pessoas desde cedo, preparando a base para relacionamentos sociais no futuro.

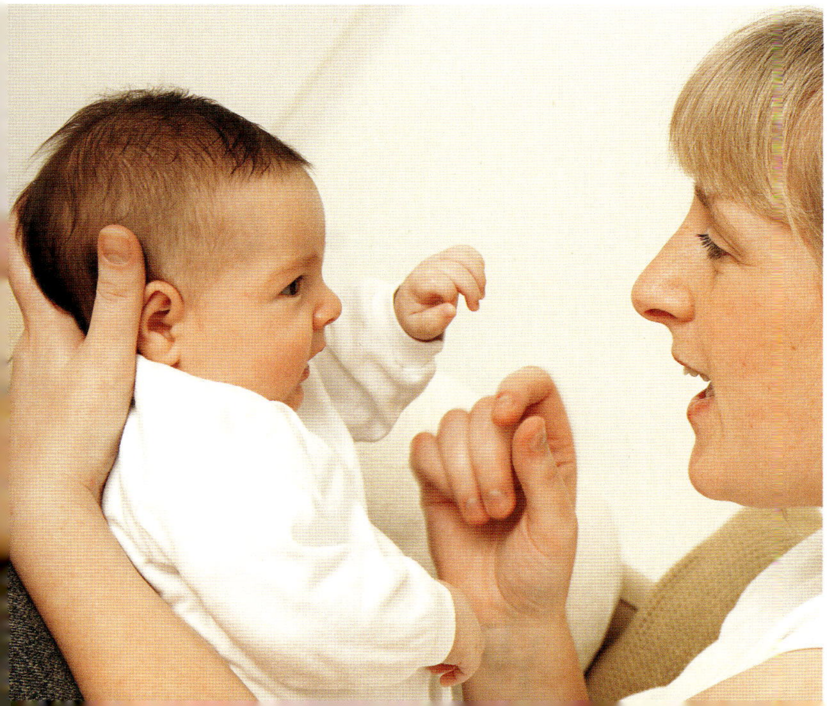

P Atender o bebê sempre que ele chora é um incentivo para que ele fique dependente de atenção e se torne mimado?

R O perigo aqui é que, se você não atender seu bebê dessa idade quando ele chorar, ele pode se sentir solitário, isolado e inseguro. Quando ele estiver um pouco mais velho, você pode decidir esperar um pouco mais antes de atendê-lo para ver se ele se acalma sozinho, mas nessa idade ele chora porque precisa de você.

imitação

Em um estudo, foram mostradas aos bebês imagens do rosto de um adulto com a boca aberta, de outro com a língua para fora e de um adulto com o lábio inferior projetado para a frente. Os pesquisadores descobriram que os bebês rapidamente imitavam a expressão facial do adulto, o que sugere que eles tentaram interpretar a linguagem corporal e reagiram de modo receptivo.

O bebê observará seu rosto com atenção conforme você fizer sons diferentes para tentar copiá-la.

crie um vínculo com o bebê

O vínculo – a ligação emocional forte que se forma entre um bebê e sua mãe e seu pai – é uma parte essencial da criação. O bebê precisa se sentir feliz e seguro, e são seus sentimentos intensos de amor e apego que motivam você a sair da cama no meio da noite para trocar uma fralda suja! Uma vez estabelecida essa ligação, você sentirá um amor que durará a vida toda.

o mistério do vínculo

Muitas pessoas pensam que o vínculo é um processo um tanto "misterioso", mas se trata apenas de amar e cuidar do bebê. Você saberá que estão criando esse laço quando compreender alguns dos choros dele e instintivamente o alimentar, trocar, dar banho e acalmá-lo antes de dormir. Existem muitos mitos, mas não se preocupe acreditando que precisa passar por um parto normal, ser mulher, amamentar, deixar de trabalhar ou se apaixonar pelo bebê assim que o vê para que haja a formação de um elo. Mostre a ele o quanto você se importa, do modo que puder, e o vínculo entre vocês ficará cada dia mais forte.

vínculo natural

Para algumas mães, o vínculo é natural e acontece imediatamente ou poucos dias após o nascimento. Para outras, ele se forma algum tempo depois. Não existe regra que determine em quanto tempo o vínculo deve se formar, mas ao mostrar afeição e atenção a seu bebê você estará no caminho certo. À medida que o bebê crescer e mudar, seu amor por ele mudará também. Algumas mães não percebem que se formou um vínculo, por isso ficam surpresas e maravilhadas ao descobrirem que um primeiro sorriso ou gargalhada as enche de amor.

problemas na formação do vínculo

Alguns pais têm sentimentos confusos logo depois do nascimento do filho, principalmente se o parto tiver sido problemático. As mães que têm os filhos por meio de uma cesariana costumam dizer que a decepção por não terem tido um parto natural faz com que elas se sintam distantes do bebê. Outros problemas na formação do vínculo podem ocorrer se você ou o bebê passarem muito tempo em uma unidade de terapia intensiva, se sofrer

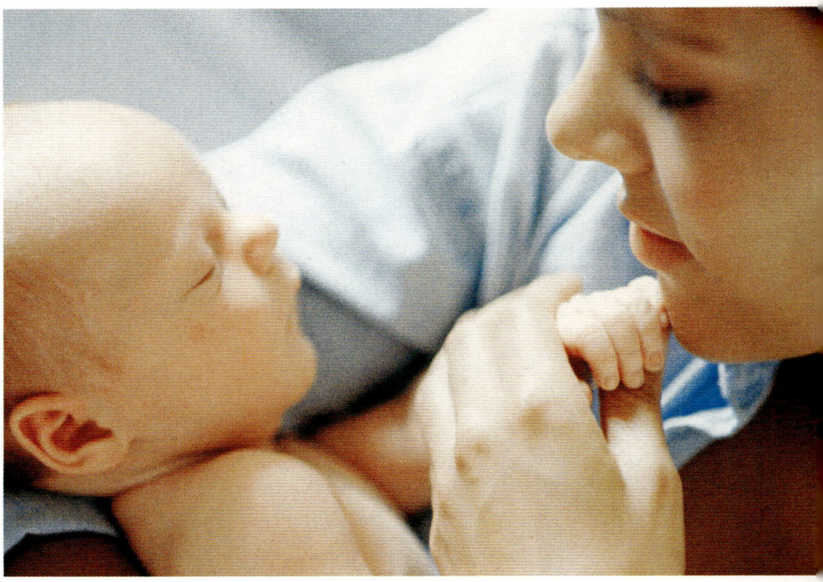

Os primeiros sentimentos de amor que sentir por seu bebê não deixarão de crescer.

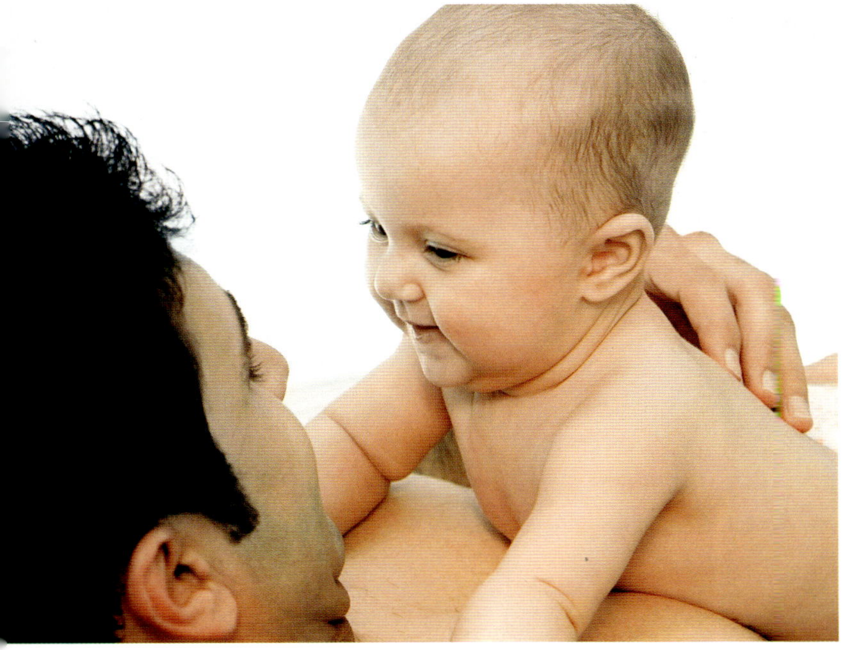

O contato pele a pele é uma ótima maneira de os pais se ligarem a seus bebês.

"Eu não amamento a Ofélia, mas isso não faz qualquer diferença no vínculo entre nós. Eu a acaricio e beijo e demonstro como ela é importante e amada."

Nicole, mãe de Ofélia (8 semanas)

experiência compartilhada

de depressão pós-parto ou se o bebê for adotado (pp. 32-33, 119 e 40-41). Nessas circunstâncias difíceis, cuide de seus sentimentos conversando com seu parceiro, médico ou psicólogo. Não seja dura consigo mesma – o vínculo pode não se formar imediatamente, mas isso não quer dizer que você não é uma boa mãe ou que seu amor pela criança não vai aumentar.

incentive a formação do vínculo

Há muitas coisas que podem ser feitas para acelerar a formação do vínculo:

- Se planeja amamentar, comece o mais rápido possível depois do parto.
- Olhe nos olhos do bebê e mantenha o rosto perto do dele para que ele possa conhecer e reagir a você.
- Os bebês adoram contato pele a pele, por isso abra espaços em seu dia para momentos de carinho.
- Dar banho (pp. 144-145), fazer massagem (pp. 158-163) ou tirar cochilos de dia com o bebê são maneiras amorosas de estabelecer um relacionamento.
- O bebê pode ainda não compreender o que você diz, mas ele adora o som da sua voz. Nunca é cedo demais para ler histórias ou cantar para ele.

vínculo do parceiro

O pai também precisa estabelecer um vínculo – o que não significa copiar tudo o que a mãe faz! O pai desenvolve um relacionamento único com seu bebê e passar um tempo sozinho com a criança ajuda a estabelecer esse vínculo. Imitar expressões faciais, usar o *sling* para carregar o bebê, trocar a fralda e envolver-se na alimentação são ótimas maneiras do pai criar um vínculo. Se você estiver amamentando, seu parceiro pode procurar ficar perto de vocês nesse momento, cantando ou contando histórias enquanto o bebê mama.

Se apenas um dos pais criar o vínculo a princípio, não deixe o ciúme acontecer. Deixe-o liderar a situação até que o vínculo do outro se forme.

P **Eu fiquei deprimida depois do parto e, dois meses depois, as coisas ainda não melhoraram. Como posso criar um vínculo se me sinto tão triste?**

R Apesar de o vínculo ser essencial, sua saúde também tem muita importância. Converse com o médico sobre sua depressão e pergunte qual tratamento existe para o seu caso. A família e os amigos também podem oferecer apoio valioso. Não se pressione a criar a ligação – passar o máximo de tempo que puder com o bebê permitirá que você aproveite a companhia dele conforme se recupera.

o bebê aos 3 meses

Muitos pais acreditam que esta fase é um divisor de águas – você e o bebê já adotaram uma rotina que é apropriada para vocês dois. Ele se interessa por tudo ao redor e sua personalidade se mostra de modo intenso. Assim, você consegue prever o modo com que ele reagirá, por exemplo, a um desconhecido, a uma brincadeira ou a algo rotineiro. Em comparação com um bebê novinho, seu filho de três meses de repente parece bem crescido.

A partir de cerca de 3 meses, você pode segurar o bebê para que ele fique sentado, para variar suas posições.

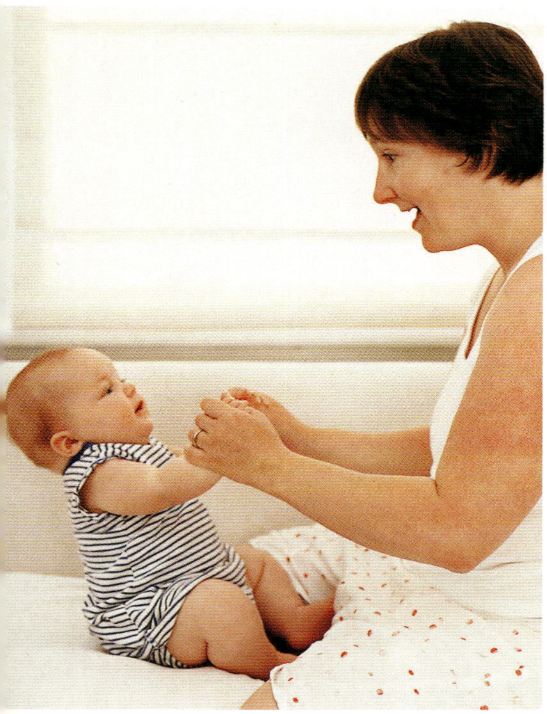

crescimento e aparência

Com maior controle da cabeça, a ponto de conseguir mantê-la firme ao ser colocado na posição sentada, seu bebê parece mais atento e mais maduro. Você percebe que ele é muito curioso, olhando para tudo que entra em sua linha de visão e tentando explorar qualquer coisa que pega.

É claro, ele já está maior e mais comprido (apesar de ainda só ingerir leite materno ou em pó) – a cada mês desde o nascimento, ele ganhou cerca de 0,5 a 1 kg e seu comprimento aumentou cerca de 2,5 cm. As visitas frequentes ao pediatra vão confirmar se a taxa de crescimento do bebê é satisfatória.

A linguagem corporal do bebê está muito mais expressiva. Às vezes, ele olha tanto para você a ponto de fazê-la se questionar sobre o que ele vê em seu rosto. Os sorrisos são frequentes – assim como os "bicos" e as lágrimas quando ele se sente irritado. Ele reage de modo positivo com o corpo todo quando está animado: segure-o pelas axilas para ele a veja, e ele vai agitar os braços, as mãos e as pernas, em uma demonstração de alegria.

movimentos

O controle da cabeça está agora bem desenvolvido, permitindo que o bebê veja melhor o ambiente que o cerca. Quando ele estiver deitado de barriga para cima em um cobertor confortável no chão, segure as mãozinhas dele como se fosse puxá-lo para cima, e ele vai começar a erguer a cabeça de modo firme na esperança de ser erguido, apesar de a cabeça ainda não estar completamente firme, caindo um pouco para trás. Quando mantido em pé, ele começa a suportar um pouco de seu peso nas pernas e pés.

Além de ficar deitado de barriga para cima, o bebê também gosta de ficar de bruços sobre o colchão ou chão limpo. Nessa posição, sua curiosidade natural faz com que ele tente erguer a cabeça. Os músculos mais desenvolvidos do pescoço permitem que ele erga a cabeça da posição de repouso até ficar a 45º por mais de dez segundos por vez.

O bebê adora ser segurado para poder ficar sentado. Quando fica sem auxílio, ele passa muito tempo tentando sair de uma posição parada. Mesmo com os movimentos descoordenados de braços e per-

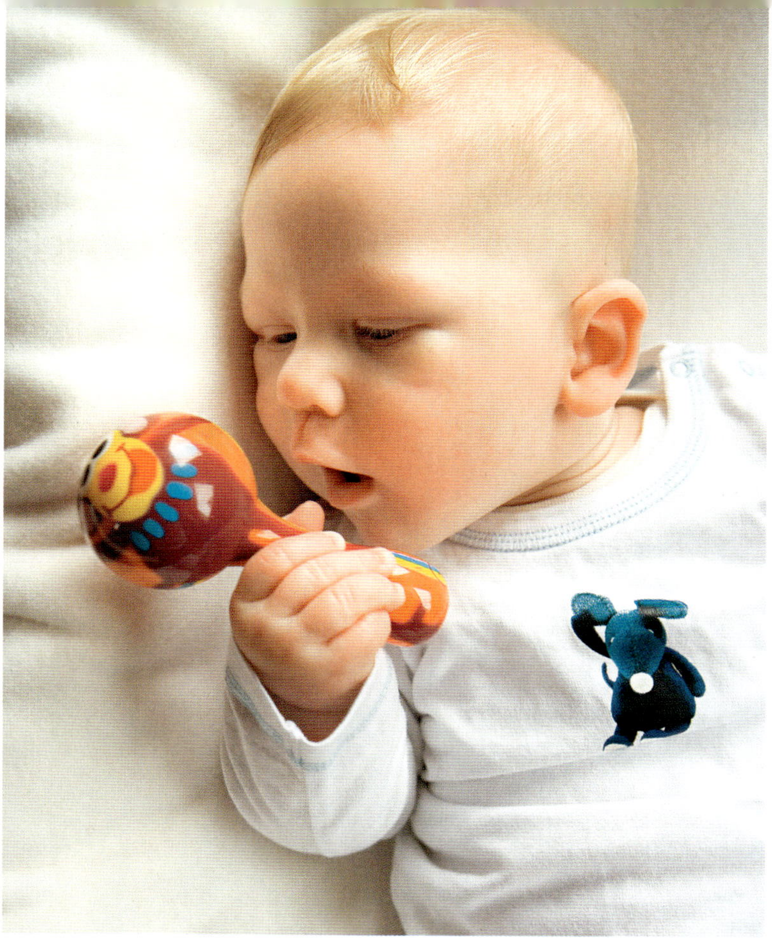

Escolha brinquedos com formas macias e arredondadas para evitar que o bebê se assuste ao colocá-los na boca.

nas, ele consegue se movimentar pelo chão. Você perceberá também os primeiros sinais dos movimentos do engatinhar, conforme ele tentar puxar a perna em direção à barriga.

coordenação mão-olho

As mãos do bebê agora ficam abertas enquanto ele tenta tocar e explorar. Ele as observa com atenção e gosta de colocá-las na boca. O reflexo de preensão de seu bebê ainda é involuntário, mas às vezes ele segura coisas usando o punho ou as duas mãos.

Por ser curioso e ativo, o bebê utiliza suas habilidades cada vez mais aprimoradas de alcance para procurar por brinquedos que estão perto dele. Colocado em um assento confortável, com um brinquedo pequeno fora do seu alcance, ele estica a mão em diversas tentativas para pegá-lo. Quando um objeto pequeno, como um chocalho, é colocado em suas mãozinhas, ele consegue segurá-lo por mais de alguns segundos.

O bebê gosta de brincar de cabo de guerra de modo delicado com um brinquedo – desde que ele vença! Você pode balançar uma argola de brinquedo acima do bebê até que ele a pegue com firmeza. Então, puxe delicadamente do outro lado, sorrindo para ele. Ele vai segurá-la com tanta força que você pode balançá-lo para a frente e para trás enquanto brinca.

Quando recebe alguma coisa para segurar, a tendência natural do bebê é colocar o objeto diretamente na boca. É por isso que você precisa escolher os brinquedos dele com cuidado. Em conjunto com a visão e a audição já mais desenvolvidas, ele gosta de usar as mordidas e as lambidas como outros métodos de exploração.

a escolha dos brinquedos

Ofereça uma boa variedade de brinquedos ao bebê, se possível. Mesmo que todos os chocalhos, por exemplo, pareçam iguais para você, cada um deles é especial para o seu bebê, e ele vê qualidades diferentes em todos eles. Entre os outros brinquedos apropriados para essa idade, estão o móbile de berço, a caixa de música, brinquedos fofinhos, mordedores, livros de desenhos, imagens de rostos e brinquedos para usar no banho.

P Devemos escolher cortinas e papel de parede com desenhos para o quarto do bebê?

R Sim, você quer que o quarto do bebê seja atraente, e as estampas com motivos infantis (como personagens coloridos de desenhos sobre um fundo branco ou de cor clara) também são ótimas para o bebê. Ele passa muito tempo olhando para seu ambiente imediato, e as cores e as estampas atraentes incentivam seu interesse.

olho no olho

Olhe muito no olho do bebê. Ele adora quando você olha profundamente nos olhos dele, porque a atenção fortalece sua autoestima e ele percebe que é importante para você. Também ensina a ele a habilidade social essencial de olhar nos olhos de outra pessoa quando conversa com elas

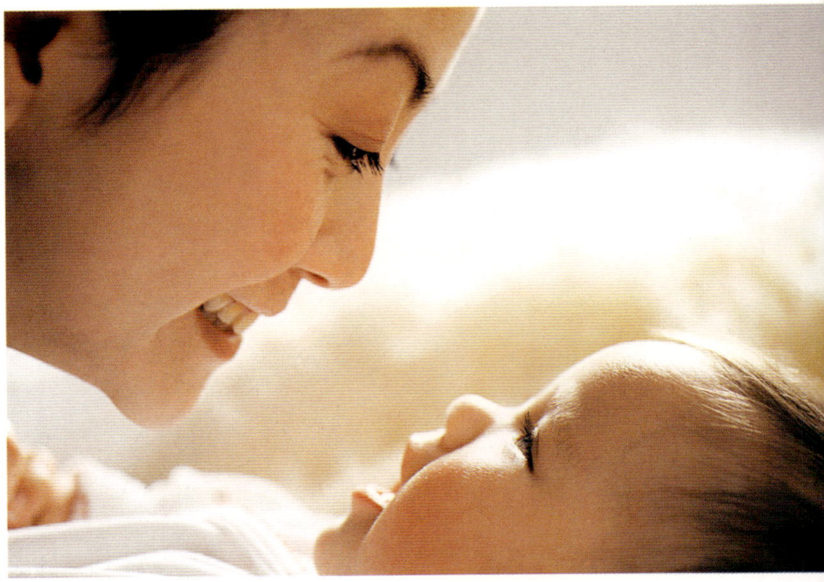

Interagir com o bebê se torna mais recompensador conforme ele reage de modo positivo a você.

aprendizado

O bebê agora vê uma ligação entre o comportamento dele e uma determinada reação. Quando ele estiver deitado de costas, chame sua atenção para que ele a observe. Depois, com delicadeza, coloque um paninho limpo sobre o rosto dele, mas continue conversando para ele saber que você continua por perto. Ele vai se remexer até o pano cair.

Tudo o que o bebê vê ou faz desenvolve suas habilidades de aprendizado um pouco mais. Brincar e conversar com ele durante uma troca de fralda, por exemplo, aumenta sua curiosidade. Ele observa a fralda chegar e tenta entender como ela chegou ali; sente a sensação do creme de limpeza em seu bumbum; observa admirado a maneira com que suas roupas são vestidas. Há muita coisa que ele pode aprender com a rotina do dia a dia.

A memória já mais desenvolvida do bebê permite que ele preveja acontecimentos. É por isso que ele agita braços, mãos e pés quando vê você começar a preparar seus alimentos. Ele se lembra do que vem depois e assim se sente muito animado no início da sequência. Da mesma forma, ele fica alegre ao escutar uma música que já conhece, porque bastam as primeiras notas para ele se lembrar de que gosta da canção.

linguagem

As habilidades de escuta de seu bebê melhoraram muito. Em vez de apenas reagir de modo assustado quando ouve um som alto, agora ele passa a procurar a fonte do barulho. Usa seu controle limitado da cabeça para tentar virar-se na direção do som. Também fica muito quieto quando escuta um barulho baixo, enquanto se esforça para descobrir o que o causou e de onde veio.

O bebê agora faz muitos barulhos: entre eles, estão os sons de gargarejo, talvez entre dois ou três sons vocálicos distintos (alguns dos quais podem ser feitos juntos), gritos, risos e choros. Ele gosta muito de ouvir música, principalmente se você o segurar diante de seu rosto

P Alguém me disse que assistir à televisão fará com que meu filho de seis meses perca o interesse em começar a falar. Isso é verdade?

R É verdade que o bebê que passa muito tempo na frente da televisão em vez de receber estímulos dos pais pode se tornar entediado, preguiçoso e menos propenso a vocalizar. Entretanto, essa é uma situação extrema que você não vai permitir que aconteça. Períodos curtos e esporádicos diante da televisão podem, na realidade, estimular o desenvolvimento da linguagem do bebê.

enquanto canta. Essas atividades estimulam o entusiasmo do bebê pela fala, apesar de ele ainda não ter essa habilidade.

A sua fala e a dele começam a formar um tipo de sincronia. Quando você fala com ele, os sons que ele reproduz podem ser mais altos e intensos ou pararem totalmente, e então recomeçarem quando você se calar. Essa é uma versão muito prematura de uma "conversa", que inclui o componente básico de falar e ouvir. Seu bebê percebe que fazer sons assim é uma maneira de vocês se relacionarem e, como ele adora sua atenção, esse é um bom incentivo para que ele desenvolva a fala ainda mais.

desenvolvimento social e emocional

A consciência social do bebê aumentou e ele sorri quando vê um rosto familiar, principalmente se a pessoa também estiver sorrindo. Ele se torna muito mais receptivo a qualquer adulto que demonstre interesse nele, e sua necessidade por atenção é óbvia. Ele costuma chorar quando fica sozinho, mas para, assim que você chega para ver o que está acontecendo. De repente, ele passa das lágrimas ao sorriso, da tristeza ao prazer, conforme suas necessidades sociais e emocionais são satisfeitas por você estar em sua companhia.

Apesar de os estudos científicos deixarem claro que a amamentação é a maneira mais eficaz de proteger o bebê de infecções durante esse período, não existe nenhuma pesquisa que sugira que o aleitamento materno ou a mamadeira ajude você e seu bebê a formar um vínculo. Mas o modo pelo qual a alimentação é dada tem seus efeitos. Por exemplo, se você estiver tensa e apressada para amamentar o bebê, ele também vai se sentir tenso; se estiver irritada, ele vai perceber e terá dificuldades em se alimentar.

P **É bom deixar o bebê usar uma chupeta nessa fase?**

R A dependência extrema da chupeta pode desestimular o bebê a fazer vocalizações e impede que ele experimente colocar as mãos na boca. No entanto, a chupeta ajuda a acalmar o bebê irritado, uma vez que o ato de sugar a que ela induz costuma relaxá-lo. Mais importante ainda, uma pesquisa recente, validada pela Foundation for the Study of Infant Deaths ("Fundação para o Estudo de Mortalidade Infantil"), tem mostrado que oferecer a chupeta ao bebê pode reduzir o risco de Síndrome da Morte Súbita Infantil.

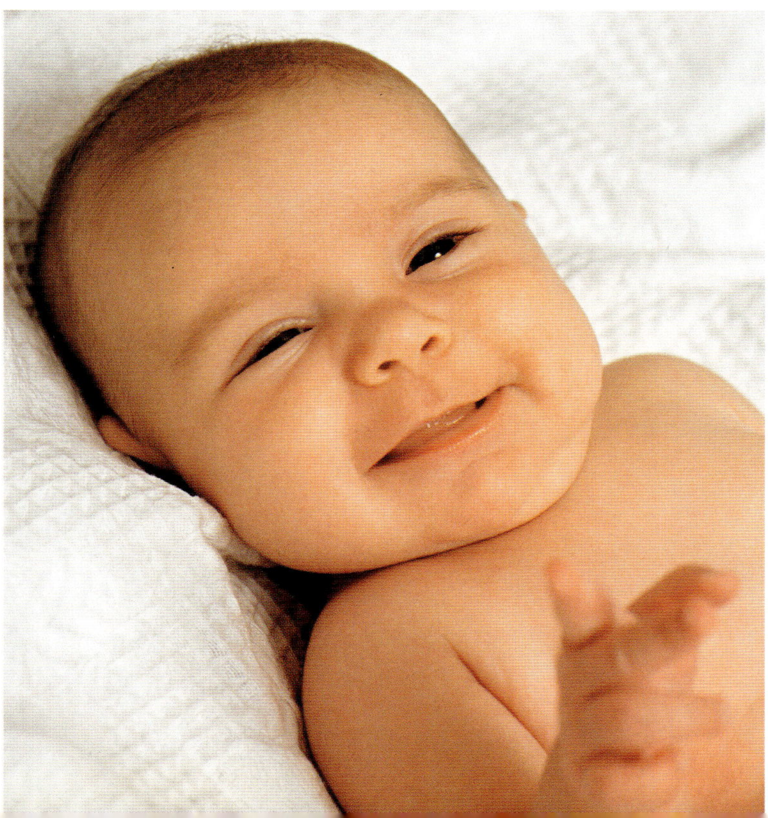

Seu bebê já sorri de modo voluntário, sempre que vê você – e sorri para qualquer pessoa que o receber com um sorriso.

estabeleça uma rotina

Amigos e familiares bem intencionados dirão a você que a vida será muito mais fácil quando conseguir começar a seguir uma rotina com o bebê. Uma rotina tem muitos benefícios, mas quando e como você a estabelece vai depender de você. Alguns pais usam métodos testados e aprovados, outros combinam as preferências próprias e as do bebê. Uma rotina oferecerá confiança para a família toda – e, se tudo der certo, uma boa noite de sono!

P Meu parceiro e eu vivemos de modo espontâneo e queremos que nosso bebê seja flexível. Ele será feliz sem uma rotina?

R Os bebês são indivíduos, e o seu tem uma rotina flexível. No entanto, os bebês, em sua maioria, precisam de pelo menos um pouco de rotina para se sentirem seguros, por isso talvez você precise se comprometer um pouco, mudando seu estilo de vida para encaixar os horários de alimentação e de dormir. Mesmo que seu filho seja completamente flexível, lembre-se de que você não pode evitar a rotina quando ele começar a frequentar o jardim de infância e, mais tarde, a escola.

para começar

Estabelecer uma rotina envolve incentivar o bebê a comer e a dormir no mesmo horário todos os dias. A maioria dos pais se concentra nos horários de sono, principalmente nas primeiras oito semanas, e depois expandem a rotina para incluir a alimentação e os cochilos ao longo do dia conforme o bebê cresce. Alguns bebês adotam uma rotina própria, mas a maioria precisa de um pouco de ajuda, principalmente se você quiser que o seu filho se encaixe em seu estilo de vida. Bebês que têm uma rotina costumam se alimentar, dormir e ficar bem, mas isso pode demorar, por isso não desista.

benefícios da hora de dormir

Introduzir uma rotina calma e relaxante na hora de dormir é uma ótima maneira de preparar o bebê para um sono tranquilo. Diferentemente das rotinas de alimentação e cochilos, você pode estabelecer a rotina para a hora de dormir a qualquer momento a partir do nascimento.

- Procure colocar o bebê para dormir no mesmo horário todas as noites. Talvez seja preciso mudar a sua rotina para conseguir isso – jantar mais cedo ou mais tarde, por exemplo.
- O bebê pequeno deve ser acalmado à noite depois de ser alimentado, seja por meio de uma brincadeira tranquila, um banho (ver pp. 144-145) ou uma massagem (ver pp. 158-163).

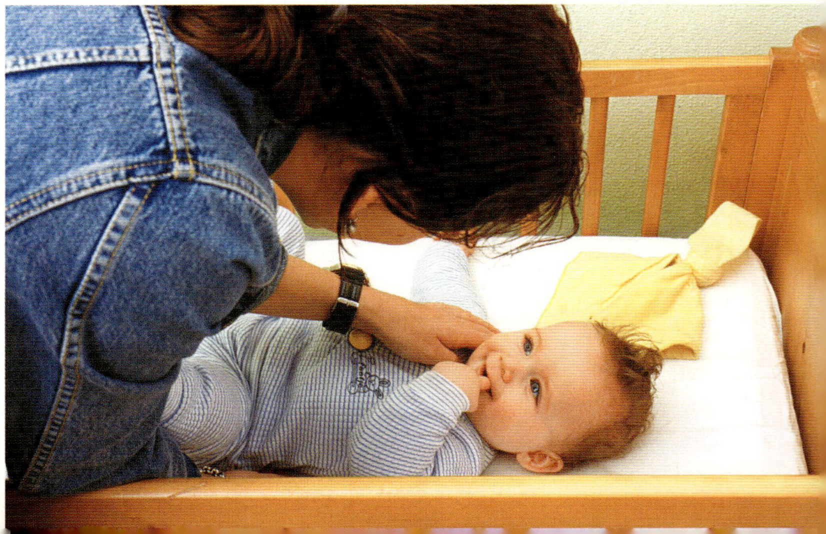

A maioria dos bebês reage de modo positivo à rotina e rapidamente se acostuma a comer, tomar banho e dormir nos mesmos horários todos os dias.

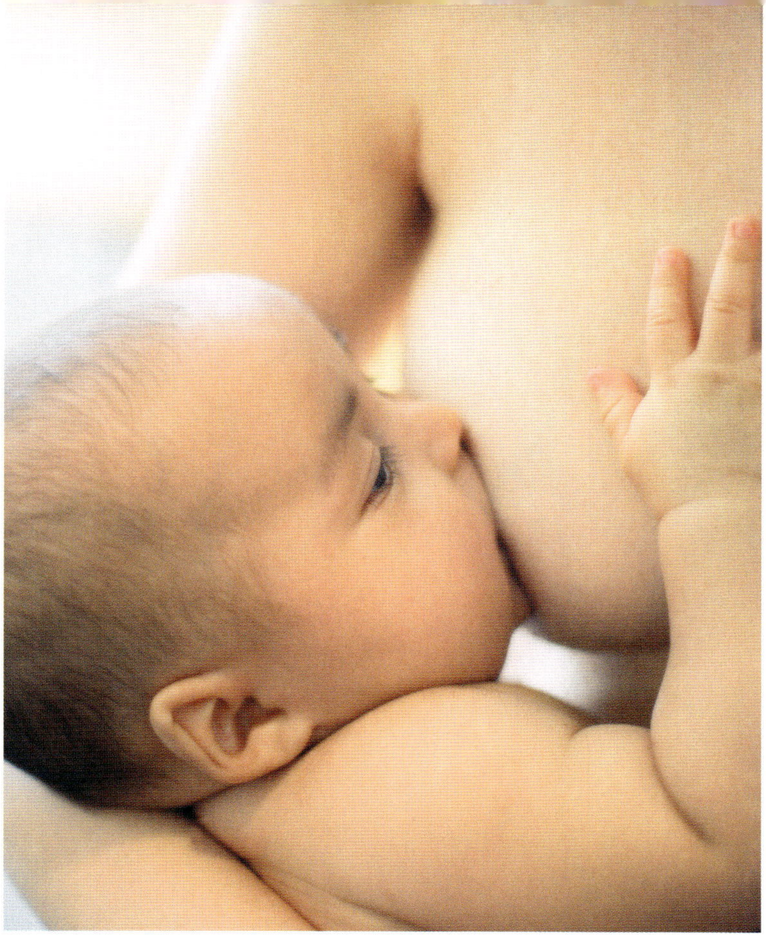

Amamentar o bebê sempre que ele demonstrar que quer funciona bem para as mães e os bebês.

amamentação livre *versus* planejada

As mães de hoje cada vez mais definem horários para as mamadas para conseguir estabelecer uma rotina. Esse método envolve intervalos rígidos, geralmente desde o nascimento, para incentivar o bebê a dormir e comer bem. Apesar de isso funcionar bem para alguns bebês, não funciona para todos, e algumas mães preferem amamentar quando o bebê demonstra estar com fome e colocá-lo para dormir quando ele dá mostras de cansaço. Nenhum dos métodos é errado ou certo, mas, se não conseguir estabelecer horários, não desanime – isso simplesmente não funciona para todas as pessoas. Você não precisa introduzir um horário desde o nascimento para que as coisas deem certo, por isso não é tarde demais para mudar se seu método não estiver funcionando.

- Fale com calma e em voz baixa quando contar histórias antes de dormir.
- Acalmar a si mesma vai ajudar seu bebê a dormir a noite toda. Tente colocá-lo no berço enquanto ele estiver acordado, em vez de balançá-lo para dormir ou permitir que ele durma mamando no peito ou na mamadeira.

rotina durante o dia

A maioria das mães alimenta os bebês sempre que eles demonstram querer, mas agora seu bebê tem mais de 8 semanas de vida e vai começar a se alimentar em intervalos mais regulares. A mesma coisa acontecerá com os cochilos dele ao longo do dia, que mudam conforme ele dorme por períodos mais longos à noite. Você poderá estruturar uma rotina como quiser, mas considere suas circunstâncias individuais e lembre-se de que o bebê está mudando constantemente e as rotinas devem se adaptar.

- O bebê que dorme na maior parte do dia pode não dormir bem à noite, por isso cuide dos cochilos e incentive-o a passar mais tempo acordado fazendo brincadeiras tranquilas, lendo histórias e saindo para passear.
- O bebê muito cansado também tem dificuldades para dormir à noite, por isso cuide para que ele durma o suficiente durante o dia.
- Passar períodos com brincadeiras, leitura, ou fazendo carinhos ajudará o bebê a estabelecer uma rotina nova e a prepará-lo para refeições e cochilos. Isso também ajudará você a planejar seu dia de modo eficiente.

Independentemente de como decidir estabelecer sua rotina, lembre-se de que o que funciona para uma família não necessariamente serve para outra, então, apesar de valer a pena ler livros e pedir dicas a outras mães, não se desespere se seu bebê tiver outras ideias.

> "Sofremos para estabelecer uma rotina. Tentei três sistemas distintos, mas tentar me manter dentro da programação me causava mais estresse. Depois de 6 semanas, a Maíra criou uma rotina e tudo deu certo. Anotar os horários das mamadas e dos cochilos para manter um registro da rotina funcionou muito bem."
>
> Raquel, mãe de Maíra (12 semanas)
>
> **experiência compartilhada**

o que o bebê consegue fazer 3 meses

movimentos

- Quando é mantido em pé, o bebê consegue apoiar um pouco do peso do corpo nas pernas e nos pés.
- Deitado de bruços, ele consegue erguer a cabeça da posição de repouso por mais de 10 segundos.
- Apesar da falta de coordenação entre braços e pernas, ele consegue se movimentar no chão.

coordenação mão-olho

- Diante de um brinquedo fora do alcance, o bebê estica a mão para pegá-lo.
- Ele segura um objeto pequeno que seja colocado em sua mão por alguns segundos.
- Ele tenta colocar tudo o que pega na boca – incluindo os pés.

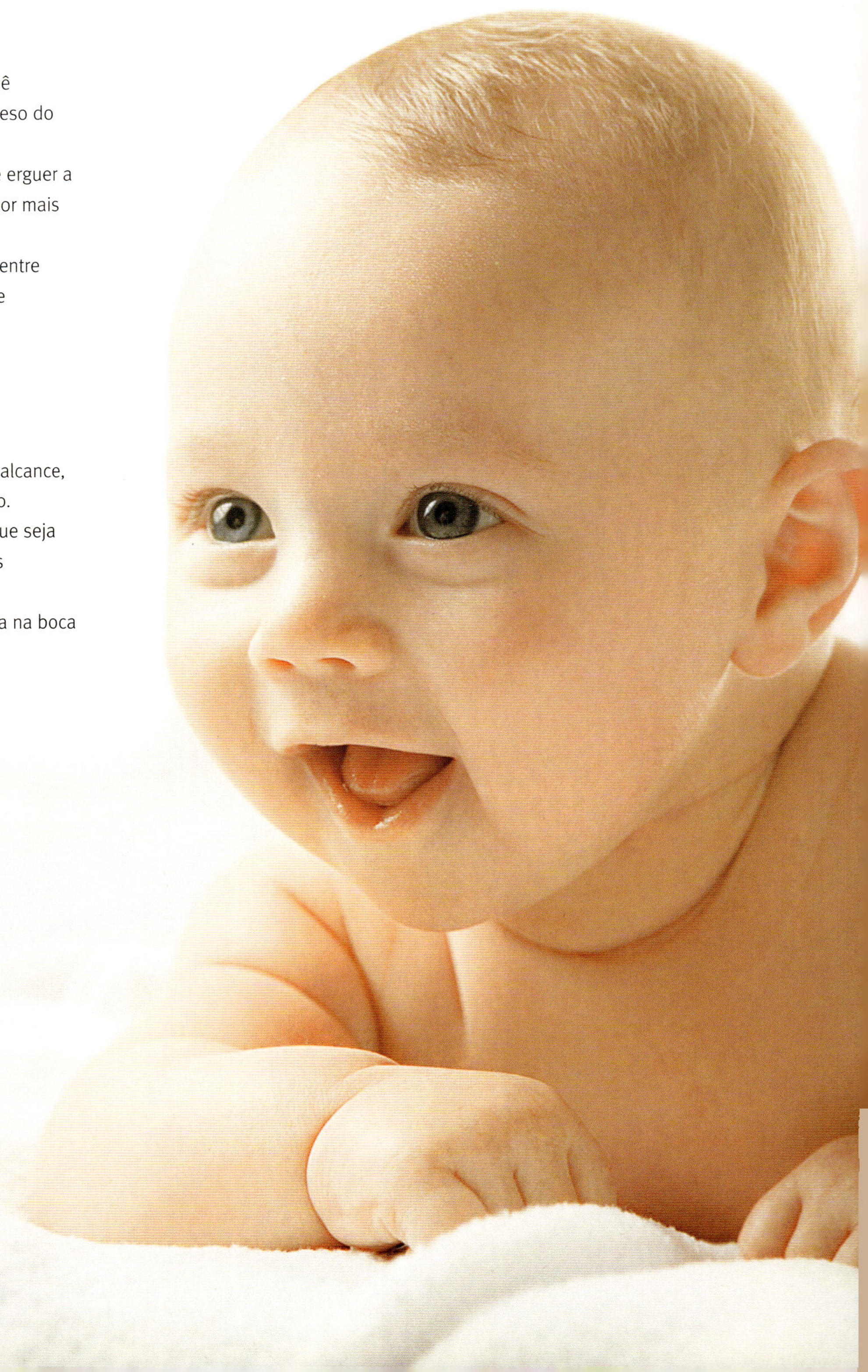

3 meses

aprendizado

- O bebê começa a compreender o funcionamento de causa e efeito e que pode fazer com que algo aconteça mexendo os braços e as pernas.
- A memória já mais desenvolvida significa que, quando uma rotina familiar é estabelecida, ele pode prever o que vai acontecer em seguida.
- Ele é fascinado por mãos e dedos, mexendo neles ou mordendo-os.

linguagem

- O bebê faz sons de gargarejo e dois ou três sons vocálicos diferentes, além de rir, gritar e chorar.
- Ao escutar um barulho baixo, o bebê presta atenção para ver de onde ele veio.
- O bebê adora escutar você cantando ou recitando rimas infantis.

desenvolvimento social e emocional

- O bebê já está muito mais receptivo a qualquer adulto que prestar atenção a ele, principalmente se essa pessoa sorrir.
- O humor dele costuma ser igual ao seu – se você estiver tensa e nervosa, por exemplo, ele fica irritado e arredio.
- Ele pode passar da alegria à irritação, e vice-versa, com muito rapidez.

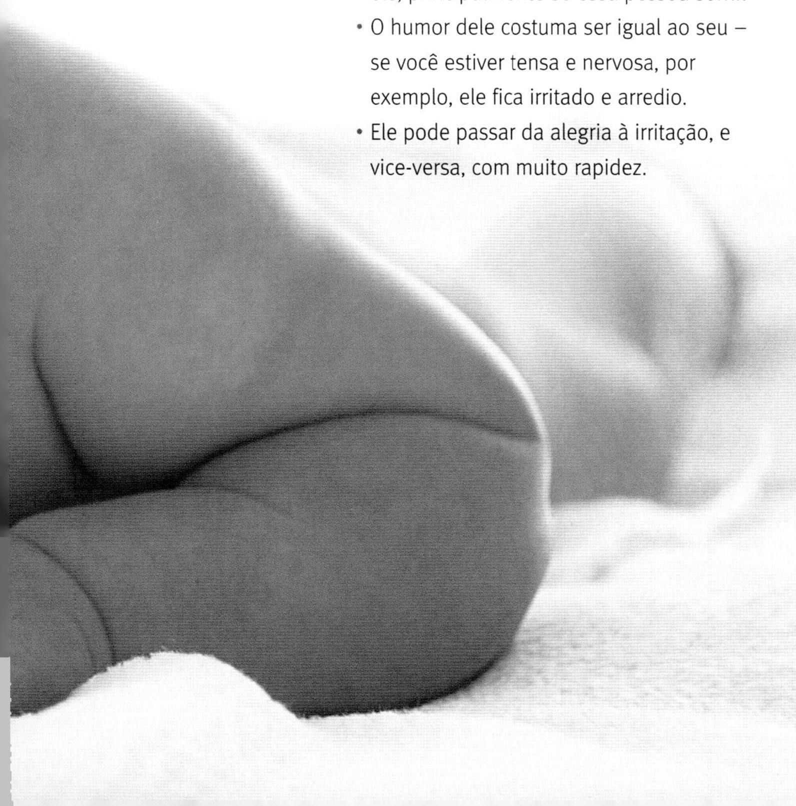

desenvolvimento físico

Comprimento
Cerca de 61 cm para meninos e 59 cm para meninas.

Peso
Cerca de 6 kg para meninos e 5,5 kg para meninas.

Cabeça
A circunferência média é de 41,[illegible] cm para meninos e 39,8 cm para meninas

Cabelo
Se nasceu careca ou se os primeiros cabelinhos logo caíram, provavelmente já conta com alguns fios novos.

Dentes
Os primeiros dentes podem começar a aparecer, mesmo que isso em geral costume acontecer perto dos 6 meses.

Olhos
O foco é muito melhor e mais controlado. O bebê acompanha seus movimentos pelo quarto e consegue prestar atenção a um objeto do tamanho de uma ervilha.

Mãos
Estica as mãos em direção a um objeto que esteja perto dele, pega-o e segura-o com força.

Pernas
Os músculos das pernas estão mais fortes e os movimentos dos membros mais coordenados.

Costas
A força aumenta – o bebê consegue manter a cabeça erguida enquanto você o sustenta sentado em seu joelho.

o bebê aos 4 meses

Com as costas mais retas e melhor controle da cabeça, o bebê parece muito mais alerta. Ele mexe a cabeça e se vira o tempo todo, como se estivesse com medo de perder alguma coisa! Também se torna muito mais receptivo a você, sorrindo e gargalhando quando faz cócegas nele. A vida é muito interessante com um bebê dinâmico de quatro meses que não se cansa das coisas. A rotina dele pode estar começando a se ajustar à sua.

adeus aos reflexos

Alguns dos reflexos que existiam desaparecem completamente neste mês. Por exemplo, o reflexo de preensão – que forçava o bebê a segurar com firmeza um dedo colocado na palma de sua mão – não funciona mais, permitindo que ele escolha quando prender e quando soltar.

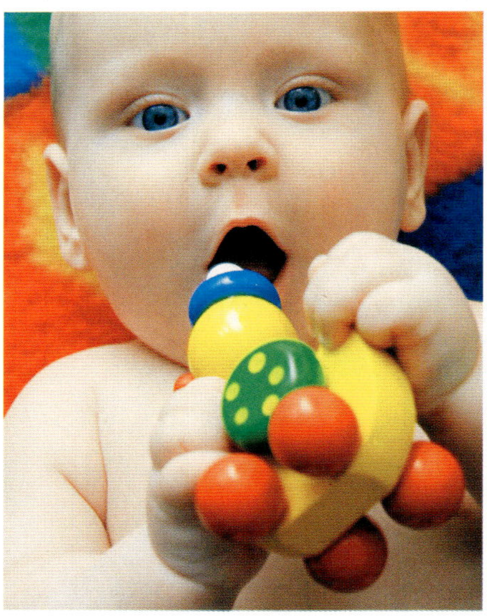

O bebê explora a textura, a temperatura e a maciez de um brinquedo colocando-o na boca.

crescimento e aparência

Sentado em uma posição apoiada, o bebê observa tudo ao redor. Ele está engordando e seu corpo está mais firme, o que o deixa com uma aparência menos frágil. Você verá que ele gosta de se divertir – por exemplo, bate as mãos na água na hora do banho, apesar de começar a chorar de repente quando a água entra em seus olhos inesperadamente.

Ele mede cerca de 63 cm e pesa cerca de 6,6 kg; no caso das meninas, essas medidas são de 61,5 cm e 6,2 kg. Ele está crescendo, ficando mais pesado e mais robusto. Os olhos dele agora assumiram uma cor definitiva.

Agora que consegue usar as mãos e os braços de modo mais eficiente, a curiosidade natural do bebê surge com força total. Exploração é o nome de sua atividade favorita nessa fase, já que ele puxa, empurra, estica-se e toca as coisas que o cercam. De repente, ele se mostra extremamente ativo, mesmo que ainda não consiga sair do lugar. Suas expressões faciais são mais vivas, os olhos brilham mais e o riso é mais forte.

movimentos

Apesar de os músculos das costas do bebê estarem começando a ficar fortes e o equilíbrio estar melhorando, ele ainda não consegue se sentar sem apoio. Mas ele vai se divertir sentado em uma cadeirinha ou assento de balanço, ou apoiado em almofadas, pois gosta de olhar ao redor.

O controle da cabeça aumenta também. Você não precisa mais apoiar a cabeça dele, e ele consegue virá-la para o lado quando algo interessante atrai sua atenção ou quando ele não quer mais comer. Você perceberá que se a cabeça dele virar com muita rapidez de um lado a outro, começa a vacilar.

O bebê agora ergue a cabeça a 90º quando colocado de barriga para baixo – pode até ser capaz de se levantar com os braços quando estiver nessa posição. Quando colocado no chão, ele pode conseguir rolar para ficar de costas e provavelmente rolar de novo para voltar à posição original. Deitado de costas, se puxá-lo pelos braços, ele vai manter a cabeça alinhada com o corpo.

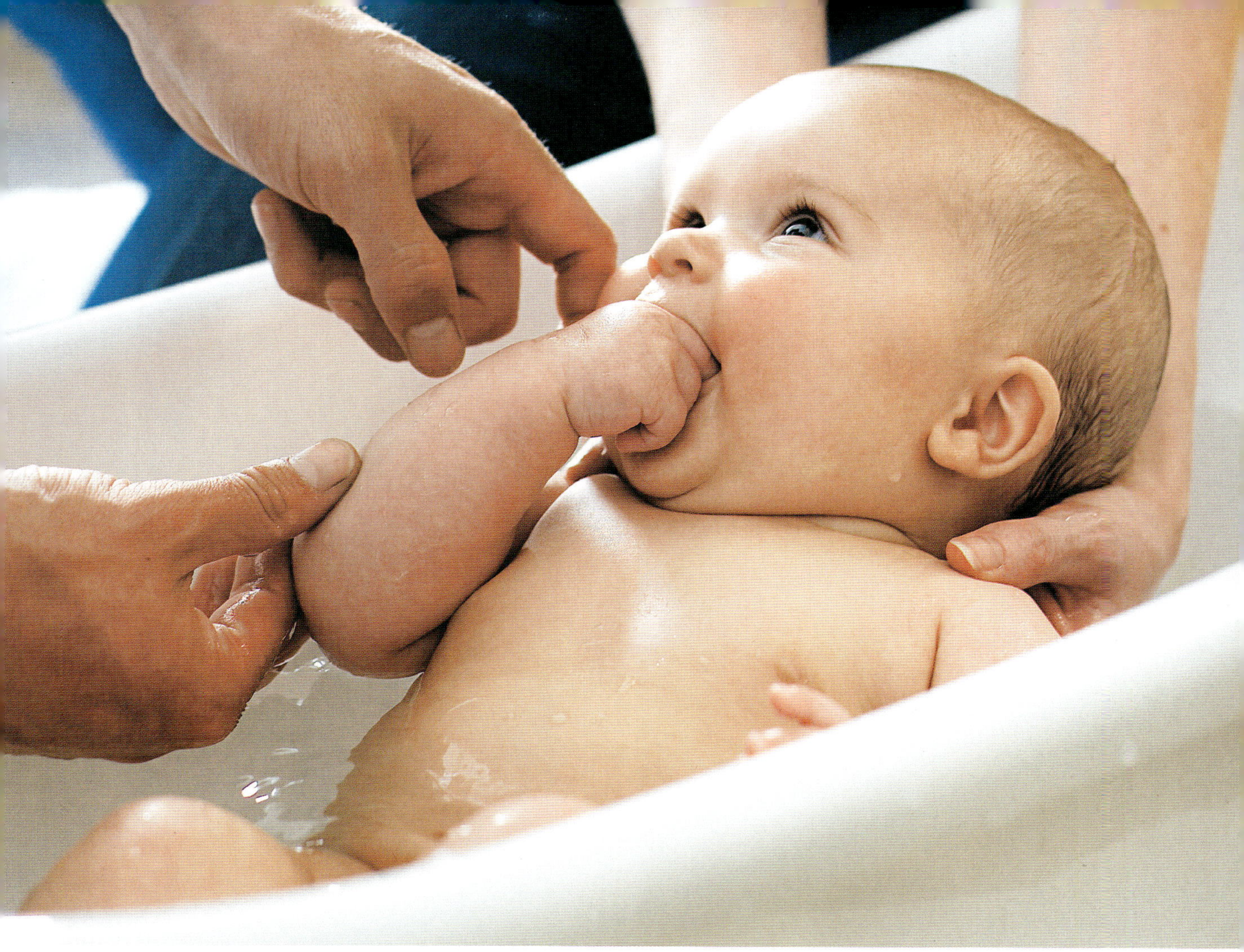

coordenação mão-olho

Quando o bebê está segurando um chocalho, ele o balança de modo vigoroso sem soltá-lo, animado com a própria habilidade. Mas ele precisa tomar cuidado: o brinquedo solta-se de sua mão por acidente, atingindo-o no rosto! Ele está muito mais confiante e consegue pegar objetos que estejam por perto e usa as duas mãos para isso.

O bebê adora brincar quando está tomando banho, mas ainda precisa de um apoio firme, pois pode escorregar. As mãos dele entram e saem da água, brincando com as bolhas, batendo na superfície para espirrar gotas para todo lado ou apenas deixando que a água escorra por entre os dedos. Ele também procura alcançar brinquedos pequenos que estejam flutuando perto dele.

A maior coordenação entre mãos e olhos significa que o bebê pode ver objetos pequenos que estão perto dele, fixá-los em sua linha de visão e então deliberadamente levá-los direto para a boca. Sem ter noção do perigo, ele tenta engolir tudo o que consegue, e você precisa cuidar para que ele não engula objetos pequenos – esteja atento e mantenha-os longe de seu filho. Ele costuma gostar de brinquedos molinhos de apertar, porque fica fascinado com os sons que eles fazem quando ele os pressiona com seus dedinhos. Isso dá a ele uma sensação maior de controle, que resulta em aumento de sua autoconfiança.

Você pode brincar com o bebê na banheira, desde que o segure com firmeza.

P **Por que meu filho coloca tudo o que pega na boca?**

R O bebê acha tudo fascinante e quer explorar todas as coisas. Cada novo brinquedo, cada novo objeto doméstico, o deixa animado. Uma das melhores maneiras para ele descobrir as qualidades de um objeto é colocando-o dentro da boca – é assim que ele aprende.

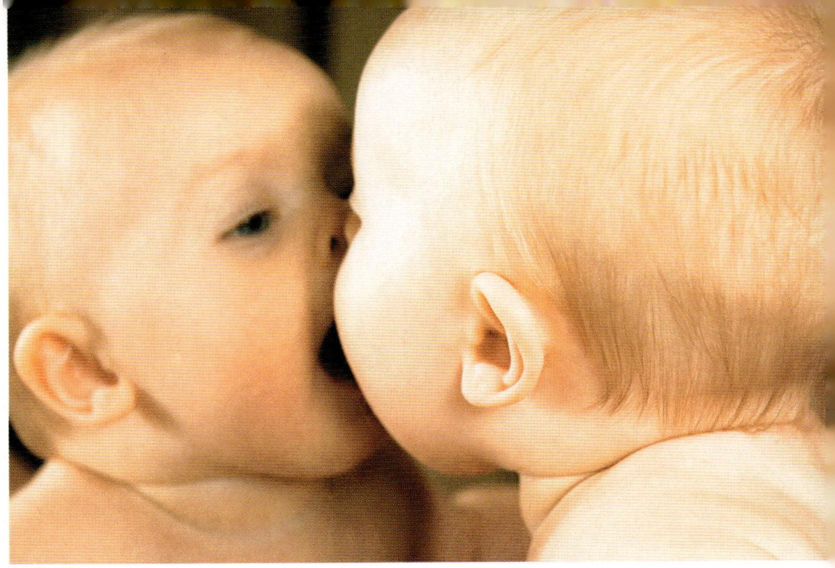

O bebê não sabe que o bebê que ele vê no espelho é ele mesmo.

P Quais sons meu filho vai fazer nesta fase?

R Um mês atrás, seu filho conseguia fazer alguns sons vocálicos, mas agora ele já começa a emitir sons com consoantes. Ele também pode unir os sons em combinações únicas, como "ba", "ga" e "da". Costuma repetir as mesmas porque gosta do que escuta; essa também é uma maneira de ele praticar suas habilidades de linguagem.

preste atenção em mim

O bebê tenta chamar sua atenção sempre que pode. Às vezes ele usa sons, da mesma maneira com que algumas pessoas chamam o garçom em um restaurante. Outras vezes ele chora alto para que você olhe para ele. No entanto, cada vez mais, ele sorri ao vê-la – além de expressar sua felicidade verdadeira com sua chegada, ele sabe que você reage de modo positivo a isso.

aprendizado

A memória do bebê aumenta a ponto de ele se lembrar de como brincar com determinado brinquedo ou de determinado modo. Por exemplo, pegue um brinquedo com diferentes partes móveis e mostre a ele como mexer em uma delas. Depois de permitir que ele brinque com esse objeto por alguns minutos, guarde-o por alguns dias. Quando voltar a lhe dar o brinquedo, ele vai saber exatamente o que fazer.

Os espelhos começam a fascinar o bebê, e ele gosta de olhar seu reflexo, mesmo sem saber que aquele bebê é ele mesmo. Ele também gosta quando você fica ao lado dele e os dois rostos aparecem refletidos. Mas vai demorar um tempo e será preciso um salto no desenvolvimento para o bebê perceber que o que o espelho reflete são as coisas que estão fora dele.

O bebê agora passa mais tempo acordado durante o dia – dorme por apenas 13 ou 14 horas, a maioria delas à noite – e também fica mais atento. Ele percebe muito mais coisas, incluindo os pequenos detalhes que costumavam passar em branco. Ele observa suas roupas com atenção e olha fixamente e sem timidez para as pessoas que se aproximam.

linguagem

O bebê agora passa a participar mais quando você conversa com ele – dá até a impressão de que quer participar da conversa, apesar de ainda emitir sons aleatórios que não lembram palavras claras. É por isso que precisa fazer pausas ao conversar com ele, do mesmo modo com que faz com um adulto – pode ficar surpresa quando ele começar a balbuciar enquanto você faz uma pausa em sua fala.

Os sorrisos e o riso são mais abundantes na vida do bebê agora. Ele ri animado para qualquer coisa que o divirta. Por exemplo, cócegas geram gritinhos de alegria, e o seu sorriso recebe como resposta um sorriso bem grande dado por ele. Ele não se cansa de brincadeiras interativas que o façam rir.

A variedade de sons que o bebê faz se torna mais clara. Seus balbucios são mais variados e distintos, e ele emite sons com vogais e também com consoantes. Às vezes dá a impressão de que ele está tentando imitar os sons que você emite, e provavelmente é o que ele está fazendo, mesmo porque esse é outro modo que ele tem de melhorar suas habilidades com a linguagem.

desenvolvimento social e emocional

Agora você entende a personalidade do bebê com muito mais clareza. Ele passa a demonstrar as coisas de que gosta ou de que não gosta – por exemplo, há brinquedos dos quais gosta mais, ignorando os outros. Existem certas brincadeiras das quais você simplesmente percebe que ele não gosta, enquanto que, de outras, ele participa várias vezes. Ele chora quando não consegue o que quer.

Rostos familiares lhe trazem muita alegria. Você consegue perceber, pela expressão facial e movimentos de braços e pernas, que ele fica feliz ao ver você chegar, e a mesma reação é demonstrada com qualquer outro adulto da família. Mas também chegou a uma fase em que, ao ver um rosto desconhecido – algo que não o assustava antes –, ele pode começar a chorar. Não há como prever quais os desconhecidos que farão com que ele chore, porque às vezes ele lida muito bem com rostos não familiares.

O bebê agora consegue relaxar e se divertir mais. Qualquer atividade que envolva você dando atenção a ele é fácil de ser feita. Os choros em momentos de rotina familiar, como na hora do banho, tornam-se menos frequentes, porque ele já sabe o que esperar e tem mais confiança em si mesmo. O contentamento do seu filho ajuda você a relaxar na companhia dele, o que aumenta a alegria do bebê.

achou!

Uma das brincadeiras mais populares para os bebês nessa idade é a de esconder o rosto. Deixe o bebê ver você tapar o rosto com as mãos e, de repente, abra as mãos para que ele veja seu sorriso. Ele sabe que você está atrás das mãos, mas mesmo assim se joga um pouco para trás e começa a rir. Mas, se você fizer isso muito rapidamente, ele pode ficar assustado e começar a chorar.

Esconder o rosto é uma brincadeira que você pode fazer com o bebê durante meses.

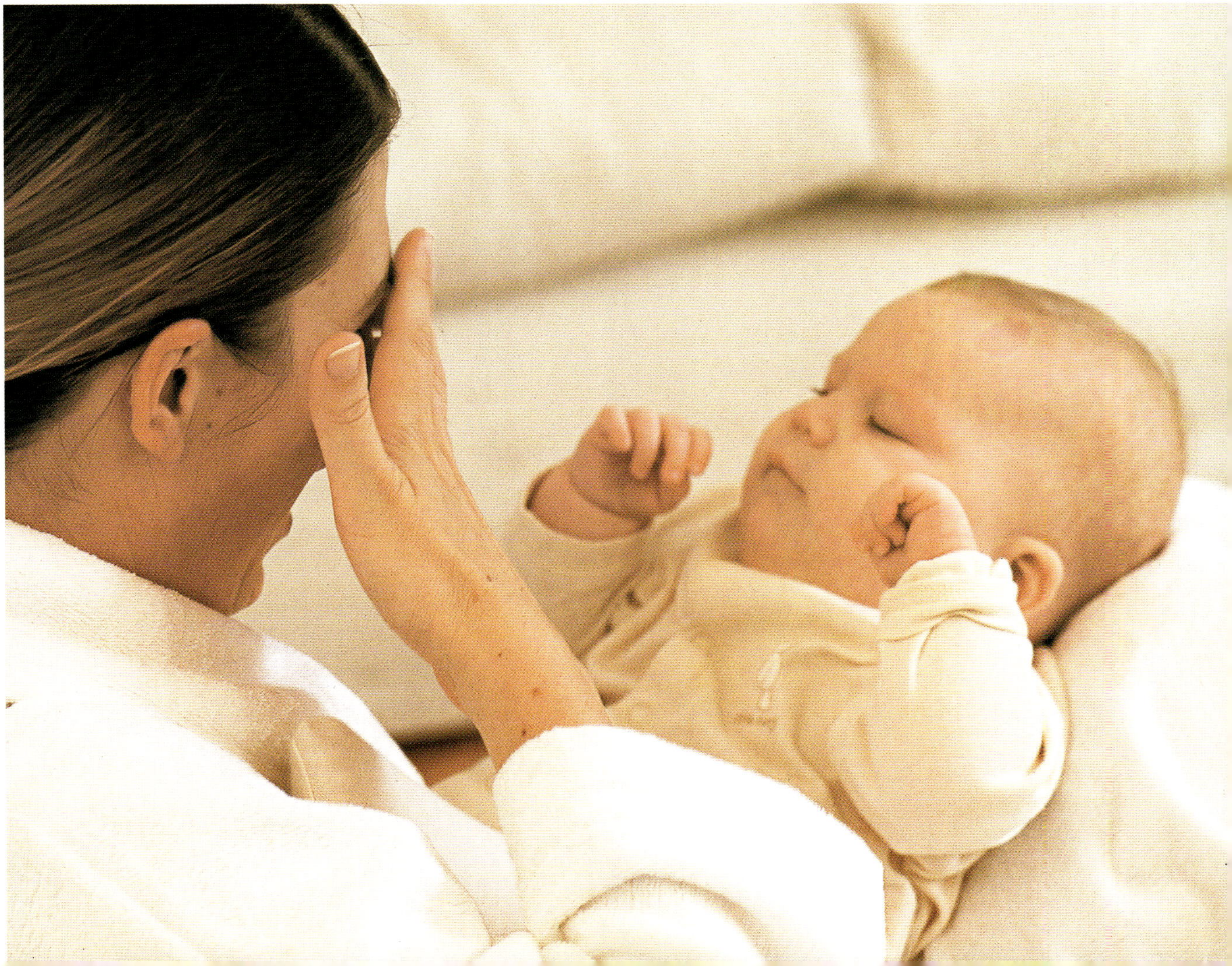

equilibre os relacionamentos

Receber um bebê em casa traz um período de mudanças, enquanto os relacionamentos já existentes se adaptam para firmar seu papel de mãe. Além de alterar a maneira com que você se relaciona com seu parceiro e familiares próximos, tornar-se mãe também afeta sua interação com colegas, amigos e com as novas pessoas que você conhecerá. Pode também descobrir que a maternidade lhe dá mais confiança.

P Depois de ter meu filho, sinto-me diferente em relação ao meu marido – ele simplesmente não parece mais tão importante para mim. Sempre vou me sentir assim?

R Você está passando por uma fase de ajustes que não deve durar para sempre. Invista algum tempo em seu relacionamento para que o modo como se sente agora não o afete a longo prazo. Você se apaixonou por outra pessoa, mas não abandone seu marido. Pense na química que vocês tinham quando se conheceram, reconheça que ele tem se dado muito bem nesse novo papel de pai e, quando olhar com carinho para sua cria, pense que ela só existe porque você e seu marido se amam.

amor pelo bebê

Conhecer seu bebê foi uma experiência excitante e maravilhosa. A princípio, o relacionamento não parecia ser recíproco: você dava toda a sua atenção enquanto ele comia, dormia e sujava as fraldas. Agora, ele está crescendo e, quando ele sorri, balbucia ou prefere você acima de qualquer outra pessoa, você percebe que o relacionamento está progredindo.

tudo muda

Ter um bebê muda o relacionamento com seu parceiro, não necessariamente para pior. A gravidez e o nascimento podem fortalecer a ligação entre vocês, assim como a experiência de criar um filho e amá-lo juntos. Conforme você se adapta ao novo estilo de vida, o relacionamento muda. As exigências de ter um bebê podem limitar seu tempo de diversão e, quando vocês ficam sozinhos, você pode estar cansada demais para aproveitar o momento.

Seu parceiro pode sentir que o bebê monopoliza sua atenção, e as

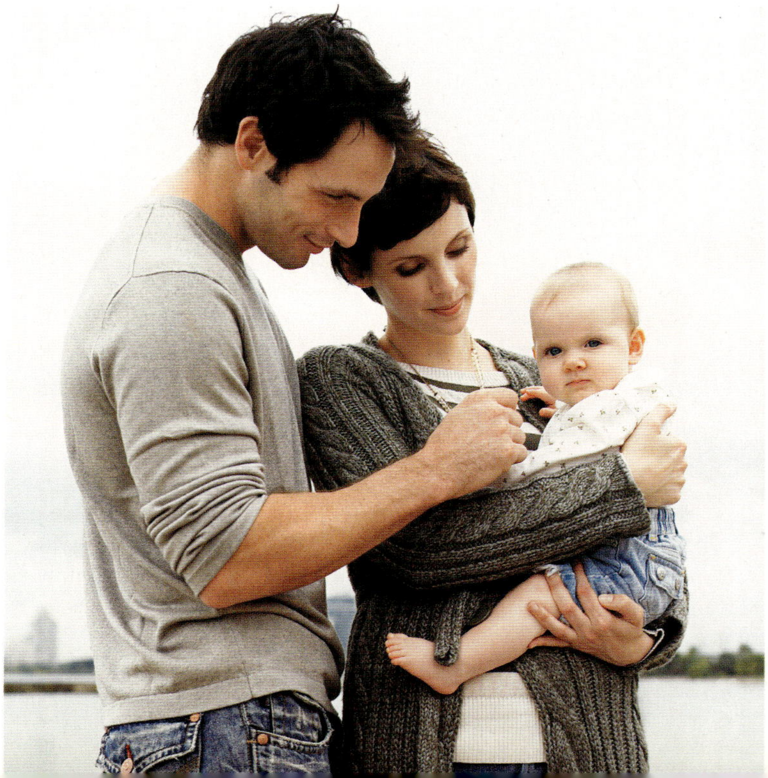

Dois se tornam três: ter um bebê pode melhorar e fortalecer seu relacionamento.

noites sem dormir também podem desgastar seu relacionamento, principalmente se elas continuarem sendo constantes no terceiro e quarto meses. Vocês não serão o primeiro casal a discutir para decidir quem vai alimentar ou acalmar o bebê no meio da noite!

Apesar de ser um período estressante e às vezes desafiador, existem estratégias que você pode empregar para manter o relacionamento saudável:

- Pense em deixar o bebê com um familiar ou uma babá para que vocês possam sair juntos (ver pp. 104-105).
- Reserve um tempo para conversar. Além de falarem sobre as coisas maravilhosas que o bebê tem feito, também é importante falar sobre outras coisas, para que o bebê não seja o único assunto.
- Não procure fazer tudo sozinha: ao deixar que seu parceiro se envolva e resolva os problemas, aumentará o respeito existente entre vocês.
- Apimente sua vida sexual fazendo amor à tarde, quando o bebê estiver dormindo. Se ele dormir em seu quarto, transforme outra área da casa em seu ninho de amor.
- Evitem corrigir o comportamento um do outro em relação ao bebê, preferindo fazer elogios e reforçar os pontos fortes de cada um.
- Conversem, e pequenos problemas não se tornarão grandes obstáculos.

rivalidade entre irmãos

Os filhos mais velhos podem ficar animados ou irritados com a chegada de um novo membro à família, mas mesmo assim existem coisas que você pode fazer para incentivar o relacionamento entre eles. Chame o filho mais velho para participar dos preparativos para a chegada do bebê, incentive-o a ajudar com os cuidados ao recém-nascido e reafirme que você o ama tanto quanto antes, passando um tempo só com ele sempre que possível.

fora de casa

É saudável entrar em contato com colegas e velhos amigos depois do nascimento do bebê, mas muitas mães preferem a companhia de outras mães que possam oferecer conselhos, apoio e ajuda, principalmente nos primeiros meses. Se os amigos forem competitivos ou possessivos, não leve para o lado pessoal. Algumas pessoas podem se afastar depois de terem dificuldades para aceitar as mudanças em sua vida social, mas as amizades com pessoas que já têm filhos costumam ser reavivadas. Você pode usar a internet para manter contato por meio de e-mails com colegas e entrar para uma comunidade de pais para formar novos relacionamentos.

sucesso sozinha

Se você for mãe solteira, o relacionamento que se formar entre você e seu filho pode ser mais próximo e mais intenso do que seria em uma família com dois pais. Encontrar tempo para administrar relacionamentos com amigos e familiares será mais desafiador do que para as mães que têm um parceiro por perto para ajudar, mas você precisa ainda mais de apoio. Não deixe de pedir ajuda a amigos e familiares, entre em grupos de mães e filhos para fazer novas amizades e visite fóruns on-line especificamente para mães solteiras, onde você possa desabafar um pouco.

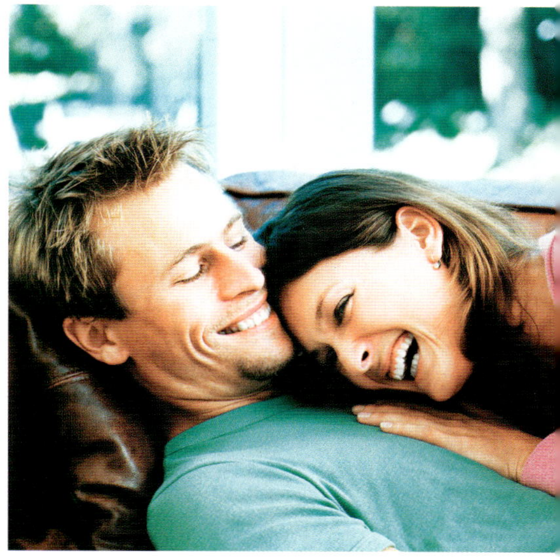

Reservem tempo para ficarem juntos – lembrem-se de que vocês são um casal, além de pais.

"Antes de Lana nascer, eu tinha dúvidas se conseguiria amar outra criança tanto quanto amava Oliver – mas assim que ela chegou, percebi que era a mesma coisa. O Oliver adora a Lana e eu adoro a maneira com que o nascimento dela mudou nosso relacionamento. Nós a estamos conhecendo e dividindo a experiência de ter uma pessoa nova em nossas vidas."

Clara, mãe de Oliver (2 anos) e Lana (14 semanas)

experiência compartilhada

o bebê aos 5 meses

O nível de energia do bebê agora parece estar no máximo. Seu desenvolvimento físico constante significa que ele consegue controlar braços e mãos, pernas e pés de modo muito melhor, e suas habilidades de aprendizado são mais avançadas, por isso ele se torna mais ousado. Ele tem grandes expectativas em relação a si mesmo e, se não atinge sua meta, fica arredio e frustrado.

segurança em primeiro lugar!

Você precisa observar a habilidade cada vez maior do seu bebê de se mover e explorar lugares que antes eram inacessíveis. Por exemplo, aqueles buraquinhos escuros nas tomadas os deixam fascinado e ele não consegue se conter, querendo enfiar os dedinhos ali. Previna isso vedando as tomadas com capas de plástico.

Apesar do bebê ainda não conseguir engatinhar, ele já tem força suficiente para tentar alcançar um brinquedo.

crescimento e aparência

O bebê sorri muito mais agora, em parte porque se diverte com tudo o que ocorre ao lado dele e por estar feliz quando você está com ele, mas também porque aprendeu que sorrir é um ótimo meio de conseguir atenção. Um estudo descobriu que a emoção mais frequente expressada de modo não verbal pelos bebês de 5 meses é a alegria. A segunda emoção mais frequente é o desconforto e, a terceira, o interesse.

Os movimentos dos olhos tornam-se parte da linguagem corporal do bebê, principalmente agora que ele tem mais controle sobre eles. Você sabe exatamente o que ele quer quando pega um brinquedo e o bate na lateral do berço. Ele poderia estar simplesmente brincando, mas sua testa franzida demonstra que nesse momento ele está irritado.

O comprimento dele aumenta para 65 cm e 7,3 kg – as meninas são um pouco menores e mais leves. Ele gosta que você o segure pelas axilas, para que possa apoiar o peso do corpo nos pés.

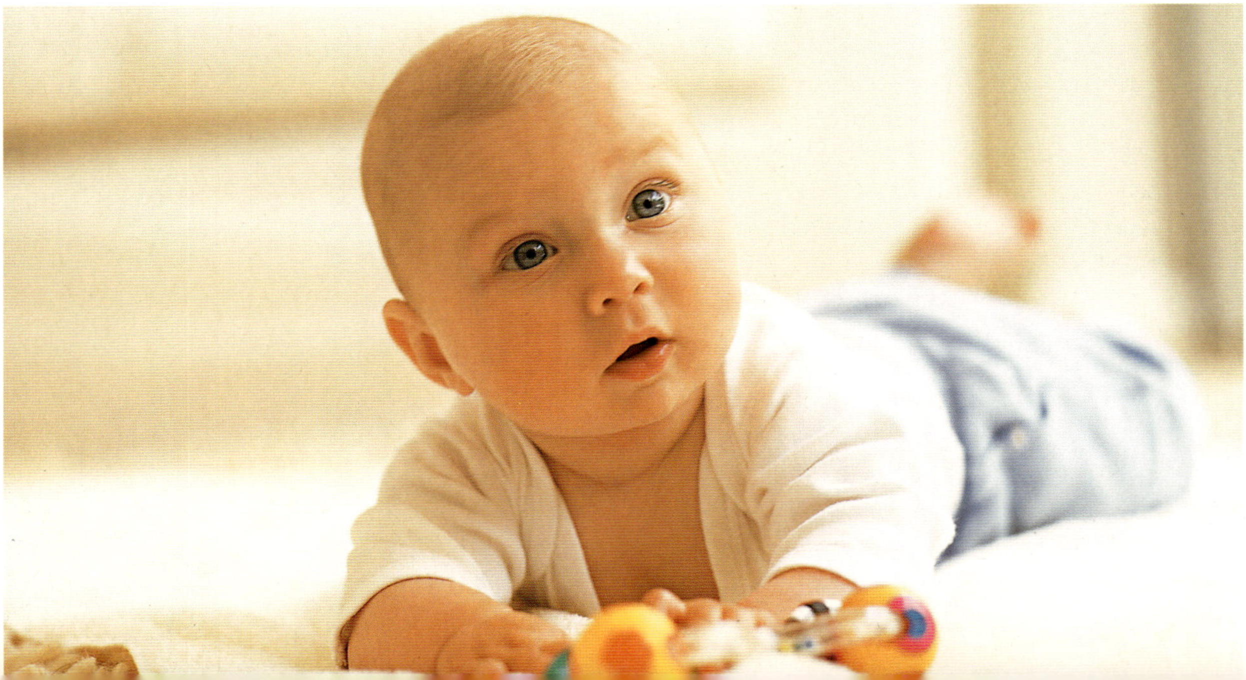

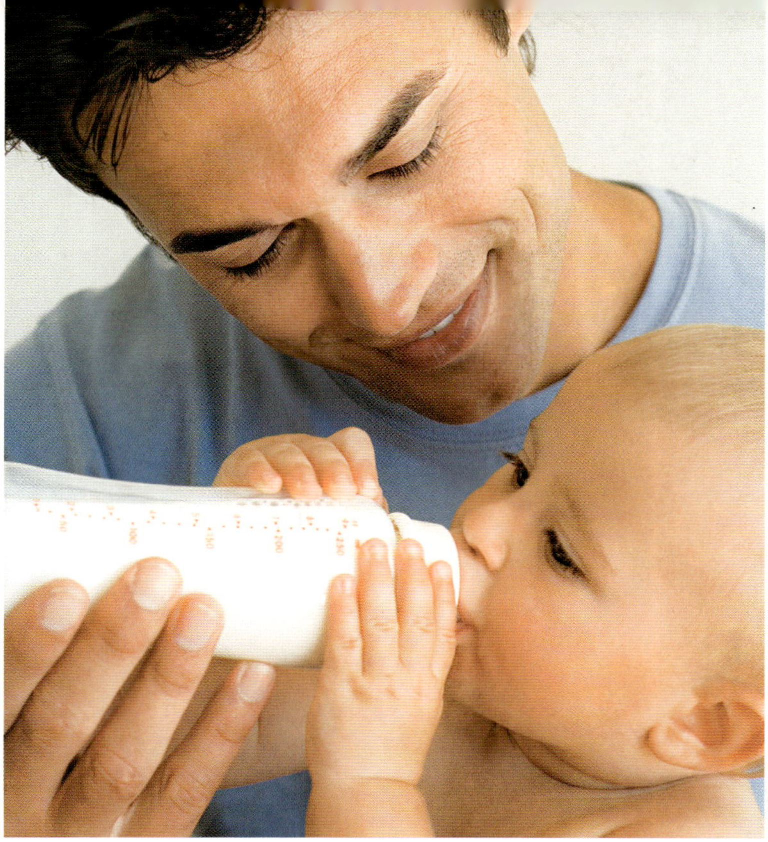

nada é seguro

O bebê tenta pegar tudo o que vê. Seus óculos, especialmente, podem despertar muito interesse, e ele pode pegá-los antes que você se dê conta. Ele faz a mesma coisa com joias delicadas, principalmente brincos e colares.

O bebê ainda não é capaz de segurar a mamadeira sem sua ajuda.

movimentos

Com mais força nas costas, o momento em que o bebê vai conseguir sentar sem apoio se aproxima rapidamente, mas ainda não chegou: quando você o solta, ele começa a cair para o lado. Cercado por almofadas, o bebê pode brincar sentado com seus brinquedos.

Os braços e as pernas mais fortes lhe garantem mais força nos movimentos dos membros. Quando está deitado no berço, ele se vira e empurra com firmeza as laterais com os pés. Quando você o segura em pé com os pés tocando o chão, ele mantém os joelhos tensionados – não compreende que precisa relaxá-los e flexioná-los.

Deitado de bruços, o bebê reúne toda a sua força e empurra o peito, os ombros e a cabeça, apoiando o peso do tronco nos braços. Quando ele consegue chegar lá em cima, mexe a cabeça de um lado a outro enquanto observa o ambiente que o cerca. Ao tentar alcançar alguma coisa, ele mexe o tronco e acaba fazendo movimentos em círculo com o corpo.

coordenação mão-olho

As habilidades de alcance do bebê se tornam seu meio de explorar durante qualquer atividade, incluindo a alimentação. Consegue segurar as coisas que o interessam – segura a mamadeira enquanto mama (mas você não deve soltá-la). A capacidade de preensão dele é mais eficiente do que antes porque ele usa a palma da mão e os três dedos de fora. Procura alcançar tudo no banho, por isso você precisa segurá-lo com firmeza.

A busca visual e a coordenação mão-olho melhoram. Estique a mão segurando um brinquedo pequeno para entregar ao bebê e, quando as mãozinhas dele encostarem no objeto, deixe-o cair no chão. Pergunte: "Onde está o brinquedo?". Ele provavelmente vai olhar para baixo para procurá-lo e, quando encontrá-lo, vai olhar fixamente e tentar pegá-lo.

P Por que meu bebê mantém as pernas fora do colchão do berço se antes ele costumava apoiá-las sobre ele?

R Esse é apenas o efeito do crescimento nos músculos da perna, e o fato de ele não ser mais tão passivo. Ele mantém as pernas para cima porque se sente mais confortável assim e também porque gosta de observar os dedos dos pés e brincar com eles. Além disso, nessa posição as pernas dele podem se mover com mais liberdade, sem bater em nada.

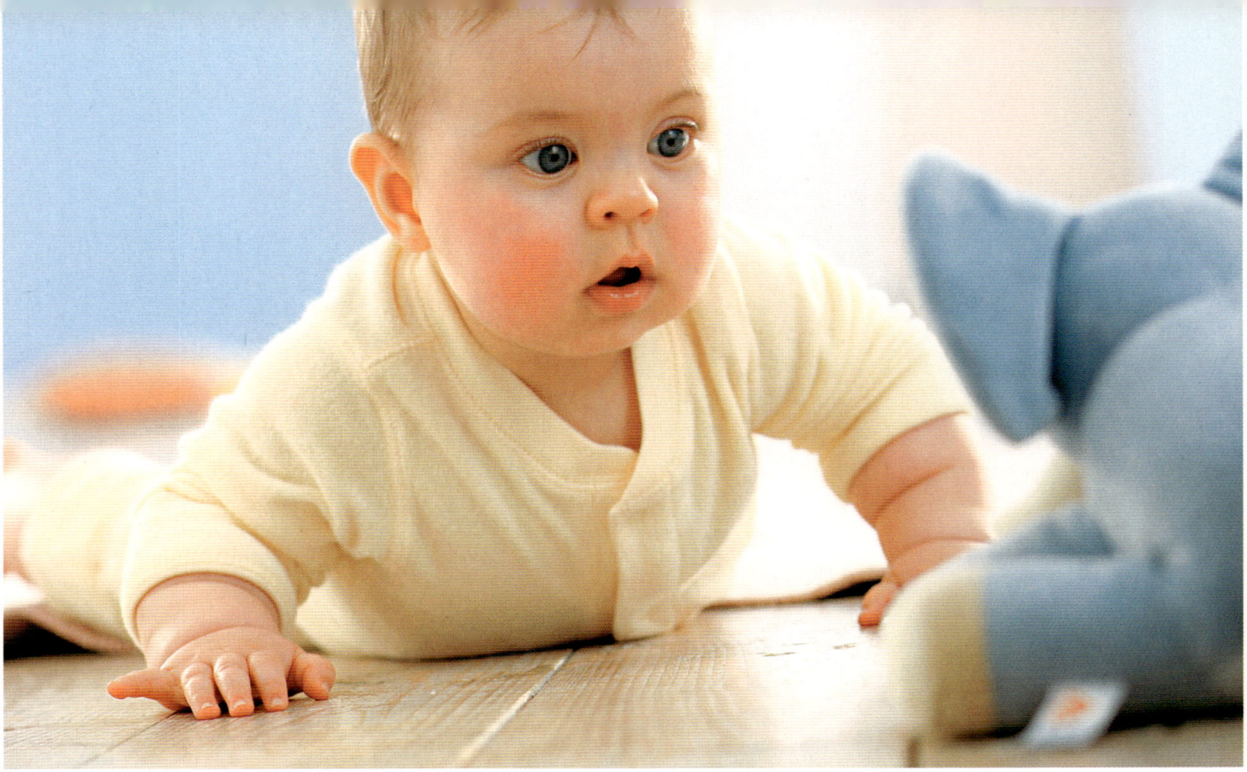

O bebê dessa idade olha atentamente para um brinquedo novo, avaliando sua forma.

aprendizado

A confiança cada vez maior do bebê em sua capacidade de explorar faz com que seja um curioso ativo sempre que pode. Se você colocar diversos brinquedos diante dele, ele vai pegar um por um e brincar até perder o interesse, pegando o próximo em seguida. Ele solta um objeto sem perceber quando outro chama sua atenção.

A compreensão do bebê acerca de causa e efeito aumentou. Ele empurra um brinquedo para determinada direção porque sabe o que acontece: empurrar os blocos de montar com os pés faz com que eles se distanciem.

Um período maior de atenção e concentração permite que o bebê brinque com o mesmo brinquedo por alguns minutos antes de procurar por outra coisa. Enquanto brinca desse jeito, ele costuma ficar muito quieto – percebe mais detalhes nos brinquedos quando olha para eles, incluindo cores, formas e textura. Sua percepção profunda amadurece durante esse mês, dando a ele um sentido mais apurado de perspectiva visual.

P Quais os brinquedos educativos que devo escolher para o bebê dessa idade?

R Apesar de muitos brinquedos serem vendidos como sendo "educativos", nesse estágio todo brinquedo é educativo, porque o bebê aprende com tudo com que brincar. É por isso que a embalagem do brinquedo caro que você comprou pode despertar mais a atenção dele do que o brinquedo em si! Suas cores fortes, superfície lisa e tampa de papelão ensinam a ele sobre forma, textura, cor e movimento.

linguagem

A variedade de sons que emite aumenta, em parte pelo desenvolvimento dos músculos e das cordas vocais associados à fala, em parte graças a seu amadurecimento geral. Ele usa três ou quatro sons diferentes de balbucio – como "b", "m" ou "p" – de modo constante, mas não sempre na mesma ordem. Ele pode combiná-las para formar sons mais longos, como "baba", às vezes com três ou quatro sílabas. Ele parece muito satisfeito com esses sons, apesar de, em algumas ocasiões, ele usar o balbucio apenas para chamar sua atenção.

O bebê pode se mostrar sensível ao som do próprio nome. Converse com um amigo quando seu bebê estiver sentado confortavelmente divertindo-se com um brinquedo. Quando ele estiver distraído, diga o nome dele em uma de suas frases. Não faça uma pausa artificial nem dê ênfase ao dizer o nome. Pode ser que ele dê uma paradinha, sorria e olhe para você, apesar de algumas crianças só começarem a reconhecer seus nomes meses mais tarde.

O bebê adora jogos de palavras que combinem palavras e movimento. Recitar um poema que inclua ações torna a experiência muito mais vívida para ele e aumenta sua consciência a respeito do movimento como parte da comunicação. Uma historinha que acabe em cócegas deixa o bebê muito feliz.

desenvolvimento social e emocional

O sono chega com mais facilidade quando o bebê tem seu brinquedo favorito ao lado dele. O apego a um objeto – seja ele um brinquedo macio ou cobertor – pode começar nessa idade. Ficar aconchegado a ele de noite ajuda a acalmá-lo para dormir. Às vezes ele até procura esse objeto durante o dia quando sente que precisa relaxar.

O bebê começa a aprender a habilidade social de reciprocidade, se receber um bom exemplo a seguir. Quando o bebê sorrir ou emitir sons para chamar sua atenção, responda, vá para perto dele e brinque com ele. Seja recíproca em relação aos seus gestos: se ele sorrir, sorria também. Se ele lhe der um brinquedo, dê um brinquedo a ele, e assim por diante. Isso reforça as habilidades sociais.

O bebê já é capaz de se divertir sozinho quando acorda mais cedo que as outras pessoas da família. Em vez de chorar pedindo atenção ou gritar, ele brinca em silêncio com os brinquedos dentro do berço. Cuide para que ele tenha muitos brinquedos à sua disposição logo de manhã: se ele se sentir entediado, vai acordar a todos.

P **É verdade que os bebês meninos são mais difíceis de lidar do que as meninas?**

R Existe pouca evidência que defenda essa ideia. Tudo depende da personalidade e da capacidade de sociabilizar-se da criança. No entanto, costuma ser verdade que os meninos nessa fase são mais ousados que as meninas. Só que isso pode ser ocasionado porque os pais permitem que os meninos se comportem assim e desencorajam as meninas nesse sentido, e talvez não tenha nada a ver com diferenças entre os sexos.

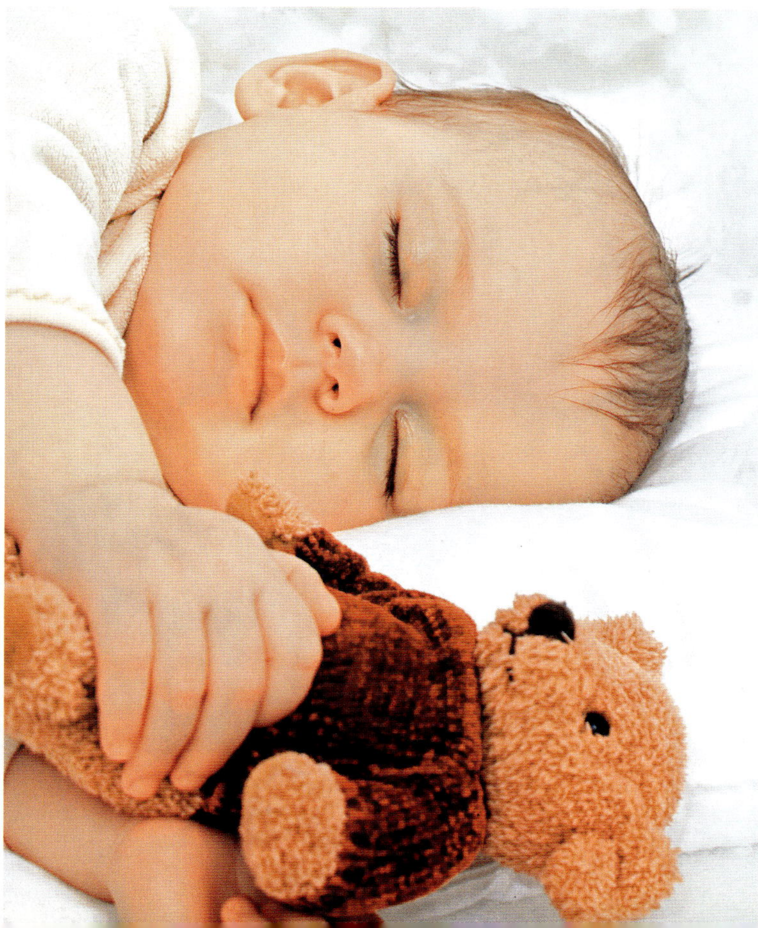

É comum que o bebê prefira um brinquedo a todos os outros para se sentir tranquilo.

faça perguntas

Você pode incentivar a fala, a linguagem e as habilidades de raciocínio do bebê fazendo perguntas a ele. Evidentemente ele não vai conseguir dar respostas coerentes às perguntas que você faz, como “Você se sente mais confortável agora que eu troquei sua fralda?” ou “Isso foi divertido, você gostou?”. Mas não há problema nenhum em demonstrar que você espera uma resposta. Por meio dessa interação, ele aprende a importância da ênfase e do tom.

relaxe na companhia do seu bebê

Se você tem um bebê agitado de 5 meses, pensar em relaxar com ele pode parecer impossível, mas agora que vocês estão aprendendo a se conhecer melhor, é importante dividir com ele alguns momentos de "tranquilidade". Para alguns pais, é fácil relaxar com o bebê, enquanto outros precisam de prática e de algumas ideias inspiradoras. Quando você chegar lá, o relaxamento será extremamente benéfico para os dois.

P Sempre que o bebê dorme ou meu namorado cuida dele, estou lavando, passando roupas ou lendo minha correspondência. Como posso encontrar tempo para relaxar?

R É difícil encontrar tempo para si mesma quando se tem um bebê, mas relaxar é essencial para sua saúde e bem-estar. Procure relaxar com o bebê, e quando não estiver cuidando dele priorize suas tarefas para sobrar um tempo para si mesma. Passe as roupas apenas quando for preciso, organize-se para que as tarefas não fiquem acumuladas e mantenha contato com os amigos criando um blog ou enviando e-mails para as pessoas em grupos. Se for impossível relaxar em casa, peça a algum parente ou uma babá para cuidar do bebê e passe algumas horas em um spa, shopping center ou cinema.

relaxamento e vínculo

O período de relaxamento é perfeito para a formação do vínculo, pois envolve vocês dois (ou vocês três, se seu parceiro também participar). Você pode aproveitar o contato de pele com pele, fazer cócegas no bebê e permitir que ele explore seu rosto e seus dedos. É um bom momento para a massagem (ver pp. 158-63) e para estimular os sentidos dele com uma música bonita, lendo histórias e brincando sem muita agitação. Até mesmo ficarem deitados em um quarto tranquilo, fortalecerá a ligação entre vocês.

tempo em família

Se você tem filhos mais velhos, relaxar em uma casa cheia de movimento e barulho pode ser um pouco mais difícil. Envolva os outros filhos no "momento de relaxamento", incentivando-os a se aconchegarem ao bebê enquanto vocês cantam ou brincam. Eles podem gostar de cantar para o irmão mais novo ou de aprender técnicas de massagem. Se não conseguir, aproveite o tempo em que eles estão na escola ou cochilando para relaxar com o bebê.

É importante descansar sozinha quando seu parceiro estiver por perto para cuidar do bebê, mas também é uma ótima ideia passar algum tempo relaxando juntos. Deixe seu filho com alguém de confiança quando a oportunidade surge, mas compartilhar a experiência do relaxamento de vez em quando ajudará vocês a recarregar as baterias e se unirem como família.

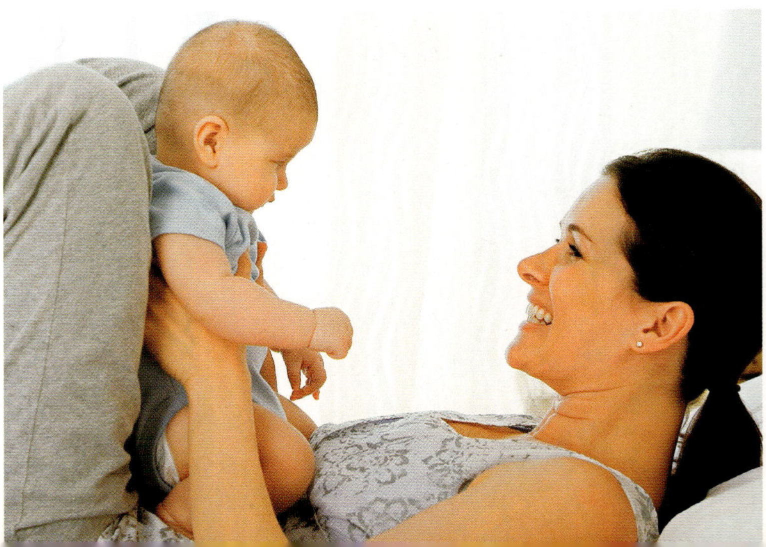

O bebê consegue sentir como você está se sentindo e vai reagir de modo positivo se você se acalmar e relaxar.

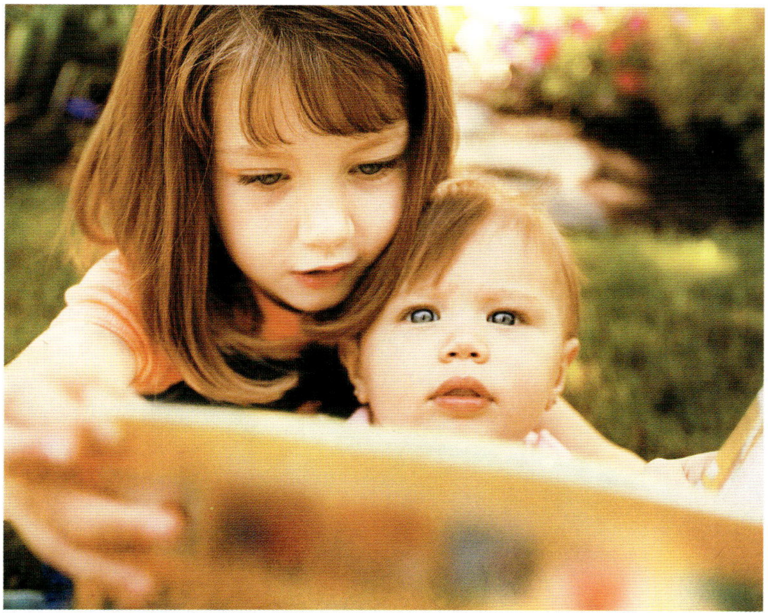

É importante que o bebê tenha momentos de relaxamento com os irmãos e outras crianças.

sair de casa

Aprender a relaxar com o bebê em situações sociais é importante, principalmente agora que ele está crescendo e você pode sair mais de casa com ele:

- Se você fica irritada quando o bebê chora em público, leve-o a um local tranquilo e cuide dele longe dos olhares das pessoas.
- Se não gosta que outras pessoas segurem seu bebê, seja honesta em relação a seus sentimentos – as pessoas compreendem.
- Se estiver num hotel ou com amigos e familiares, passe um tempo sozinha com o bebê para que ele se acostume ao novo ambiente. Meia hora brincando ou descansando na cama ajudará vocês dois a se acostumar.
- Carregue uma sacola contendo fraldas extras, lenços e algodão, uma troca de roupas para vocês dois, remédios essenciais (como analgésico infantil e creme antiassaduras), um cobertor leve, mamadeiras e leite, se você os usar, e um lanche para você, especialmente se estiver amamentando. Ter esses itens por perto ajudará você a relaxar.

os segredos do relaxamento

Experimente estas dicas de relaxamento:

- Volte a fazer os exercícios de respiração que praticava para manter a calma durante os primeiros estágios do parto.
- Reserve um espaço em sua casa – um sofá, cama extra ou sacos de dormir, por exemplo – para relaxar.
- Elimine distrações desligando a televisão, o telefone e eletrodomésticos.
- Não se sinta pressionada a usar artifícios como fitas de relaxamento – seu CD favorito, um espaço confortável e o brinquedo preferido de seu filho são tudo de que você precisa.
- Se o bebê começar a chorar, leve-o para longe do espaço para relaxamento, atenda as necessidades dele, acalme-o e tente de novo.

desde o começo

A vida com um recém-nascido é tão repleta de preocupações que os pais acham difícil relaxar. Você fica tão ocupada verificando se ele está com febre ou respirando, que parece impossível parar, mesmo que seja por um segundo. Mas relaxar com o bebê é um fator essencial para ajudá-lo a se sentir seguro e confortável. Ele tem aprendido a entender suas mudanças de humor e emoções desde o nascimento, e observar você relaxando mostrará a ele como é importante ter períodos de tranquilidade.

"Edu é muito curioso e quer sempre estar em movimento. Comprei-lhe um enorme tapete macio com espelhos, brinquedos e chocalhos presos a ele, e o bebê adora ficar rolando sobre ele, explorando. Eu me deito ao seu lado, lendo um livro. Isso nos ajuda a relaxar e tem se tornado uma atividade muito especial."

Laura, mãe de Edu (4 meses)

experiência compartilhada

o bebê aos 6 meses

Duas grandes mudanças ocorrem neste mês: em primeiro lugar, talvez o bebê já consiga sentar-se sozinho sem apoio, o que aumentará muito sua autoconfiança; e, em segundo lugar, ele pode começar a dominar os primeiros movimentos para engatinhar. Combinados com o maior entusiasmo pela comunicação, esses surtos de independência significam que a vida com ele fica mais agitada à medida que ele exige cada vez mais estímulos!

crescimento e aparência

O bebê agora tem o dobro do peso que tinha ao nascer, e é difícil imaginar que ele era tão pequeno e frágil apenas alguns meses atrás. Ao lembrar dos movimentos descoordenados e trêmulos de braços e pernas, você percebe como ele se desenvolveu. Agora, quando você o segura pelas axilas com os pés tocando uma superfície, ele começa a fazer movimentos como se quisesse pular, flexionando levemente os joelhos e esticando-os. Ao começar a comer alimentos sólidos, ele passa a ficar mais gordinho.

O bebê pode ter bastante cabelo agora, apesar de haver muitos bebês carecas com seis meses de idade. Talvez você já consiga perceber os primeiros dentes, geralmente os do meio da arcada inferior, mas será preciso mais um mês para que eles apareçam.

movimentos

O bebê talvez já consiga se sentar sem apoio. Talvez até consiga usar as mãos para se equilibrar nessa posição.

O bebê agora será capaz de apoiar o peso do tronco nos bracinhos esticados.

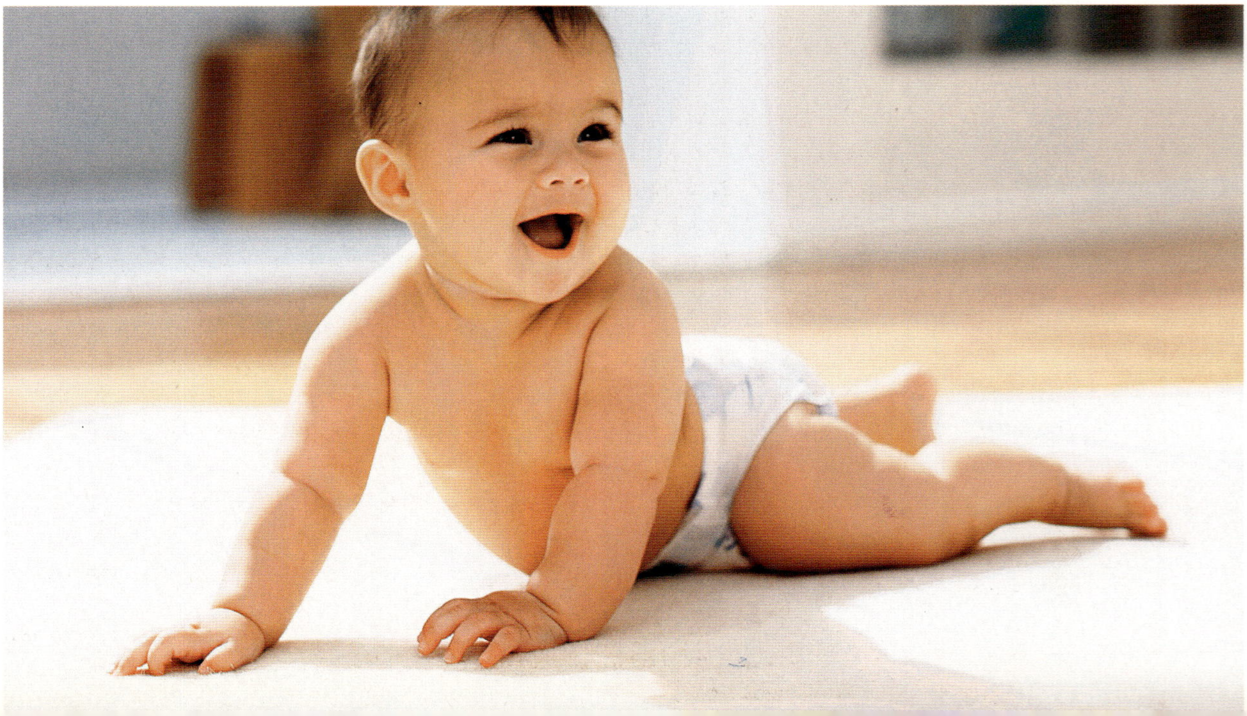

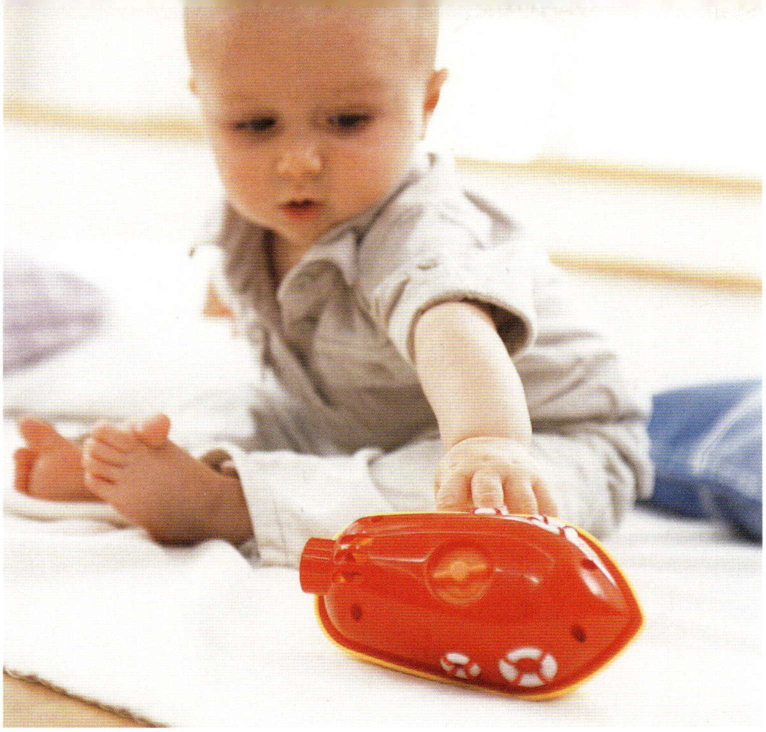

Muitos bebês dessa idade já conseguem se sentar sem apoio e aproveitam essa nova perspectiva de ver o mundo.

Faça o possível para manter os brinquedos perto dele – se ele tiver de se esticar demais, pode perder o equilíbrio e cair, o que pode prejudicar sua confiança. Quando é seguro pelas axilas, fica muito mais feliz em assumir a responsabilidade por sustentar o peso nos pés. Ele costuma fazer movimentos que lembram pulos, porque adora ver o mundo em movimento.

O bebê se torna muito mais ativo. Por exemplo, quando fica deitado no chão, ele consegue rolar com facilidade para ficar de costas, e depois para ficar de bruços – ou então fica rolando até chegar ao outro lado do quarto. Talvez até já comece a fazer movimentos para começar a engatinhar. Quando ele estiver deitado de bruços no chão, observe enquanto ele tenta levar os joelhos em direção à barriga, com os braços esticados na frente do corpo – com determinação suficiente, ele consegue chegar adiante.

coordenação mão-olho

Os movimentos da mão são menos incertos do que antes e mais coordenados. Enquanto antes o bebê só conseguia segurar um brinquedo por vez, agora provavelmente há momentos em que ele segura dois, um em cada mão ao mesmo tempo, e, depois de alguns segundos, acaba deixando um deles cair. Quando um brinquedo escapa de sua mão, ele costuma procurá-lo – certamente o ditado "o que os olhos não veem, o coração não sente" não se aplica mais a ele.

O bebê também faz movimentos usando apenas uma das mãos. Por exemplo, ele pega um objeto, balança-o enquanto olha com atenção, bate-o contra a parede e o joga longe quando perde o interesse. Todos esses movimentos de mão-olho são intencionais. Ele também tenta usar a mão em concha para puxar os brinquedos na sua direção para tentar erguê-los.

Cada vez mais fascinado com o próprio corpo, o bebê nunca se cansa de explorar todos os buraquinhos – não se surpreenda se flagrá-lo com o dedo no ouvido, no nariz, na boca... ou em outro lugar! Uma vez que alcança os dedos do pé, também gosta de brincar com eles. Às vezes, ele retorce o corpo em posições estranhas como parte de suas explorações manuais.

P Um andador seria adequado para meu bebê de seis meses?

R Ele adoraria ser colocado em um andador, porque conseguiria ir de um lado para outro com facilidade. No entanto, profissionais da saúde não aconselham o uso do andador, pois ele pode impedir o desenvolvimento da capacidade de caminhar. Os andadores desenvolvem os músculos inferiores das pernas, mas os músculos superiores ficam enfraquecidos, e são eles os necessários para o ato de caminhar. Os andadores também são associados a um índice mais alto de acidentes domésticos.

estabeleça limites

Seu bebê ainda é pequeno, mas mesmo assim você precisa estabelecer regras a respeito do que ele pode tocar. Decida quais objetos ele não deve tocar (por exemplo, sua louça, aparelhos elétricos, fogão) e diga a ele para não tocá-los. É claro que ele se esquece e continua colocando a mão onde não deve, por isso você vai precisar lembrá-lo sempre.

televisão

A televisão pode ser uma ótima fonte de estímulos para o bebê, desde que você permita que ele assista a programas educativos voltados especificamente para crianças dessa faixa etária, e desde que o período diante da televisão seja apenas uma pequena parte entre todas as atividades diárias dele. Use o bom senso para decidir quais são os melhores programas para ele e quanto tempo o bebê deve passar assistindo a eles.

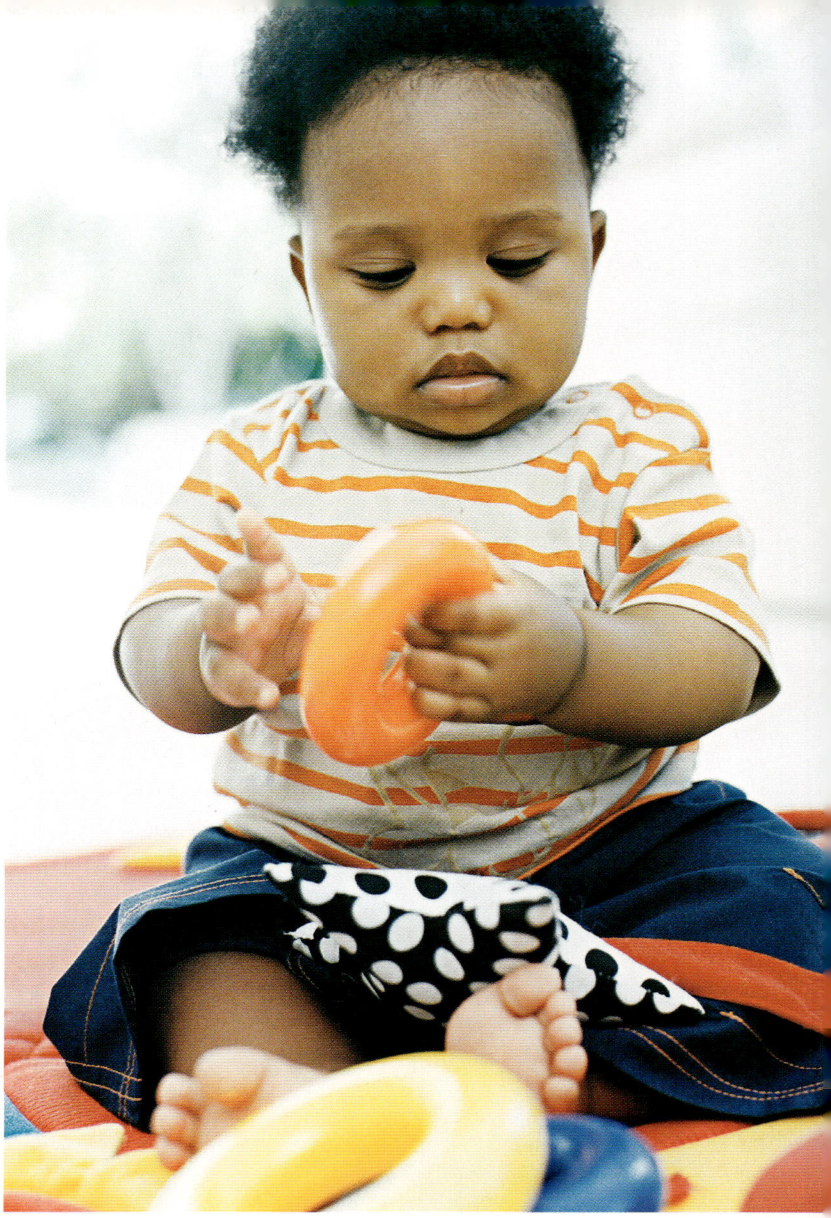

Você pode dar a seu filho brinquedos mais complexos agora, como argolas.

P Por que meu bebê costuma se assustar quando eu apareço diante do berço, mesmo que já esteja falando antes de me aproximar?

R Ele depende de diversos sinais para se preparar para ver alguém que está prestes a entrar em seu campo de visão: o som dos passos e a voz dessa pessoa são bons indicadores de uma chegada prestes a ocorrer. Talvez seu bebê não escute esses sons com clareza e, daí, se mostra surpreso quando você aparece diante dele. Marque um exame de audiometria.

aprendizado

O bebê já está mais criativo em sua forma de brincar, por isso parece mais esperto. Por exemplo, ele bate dois blocos de madeira pequenos um no outro ou tenta acertar o botão grande e macio do brinquedo de vai-e-vem. É quase como se ele estudasse seus brinquedos e depois pensasse em novas maneiras de brincar com eles.

Uma vez que a capacidade de concentrar-se é fundamental para o aprendizado – nem mesmo a criança mais inteligente vai aprender, a menos que se concentre o tempo suficiente para absorver novas informações –, é bom o fato de seu bebê, agora, conseguir se concentrar mais. Ele também consegue procurar objetos que não estão exatamente à sua frente. Deixe-o ver você colocando o urso de pelúcia em uma cadeira em outra parte do quarto que ele consiga enxergar. Brinque com ele por alguns minutos e depois pergunte: "Onde está o ursinho?". E ele vai procurar pelo brinquedo.

Quando dá a seu bebê um espelho apropriado para crianças, ele explora a imagem com mais atenção. Tenta olhar diretamente dentro dele.

Apesar de não compreender totalmente que está olhando para si mesmo, ele sente que o que vê no espelho está relacionado a ele de certa forma.

Depois de analisar a própria imagem por algum tempo, ele pode sorrir porque gosta do que vê.

O bebê já consegue compreender a quais objetos você se refere quando diz o nome de alguns itens de uso doméstico – é possível saber porque ele olha para eles quando você diz os nomes. Ele também olha na direção em que você aponta para saber quais itens você está indicando, e às vezes aponta também.

linguagem

O bebê adora escutar música, e seus braços e pernas movem-se com animação quando a canção favorita dele começa a tocar. Às vezes, músicas tranquilas podem ajudá-lo a dormir.

Apesar de ele ainda balbuciar, você já tem a impressão de que ele está tentando participar de uma conversa com você. É como se houvesse algum sentido oculto em seus balbucios. Ele é mais ligado ao lado social da linguagem: ele balbucia, para quando você responde, e balbucia de novo. Esse padrão é parecido com o falar-escutar que ocorre nas conversas.

A variedade de sons do bebê aumentou de novo – emite pelo menos quatro ou cinco balbucios diferentes, como “aa”, “goo”, “da”, e assim por diante. Eles incluem sons de vogais e consoantes, e serão combinados em sequências de até três ou quatro sílabas. Quando brinca sozinho, ele usa sons parecidos com gargarejos mais do que balbucios coerentes.

O bebê agora começa a entender o sentido da palavra “não” e o tom de voz que você usa quando a diz. Ele não gosta quando você bloqueia seus desejos dessa forma, mas percebe sua intenção. A compreensão cada vez maior do contexto e do modo com que as palavras são ditas, e não apenas dos sentidos das palavras em si, significa amadurecimento de suas habilidades linguísticas.

desenvolvimento social e emocional

O bebê já consegue identificar a sua voz imediatamente, e sua capacidade de diferenciá-la entre outras que escuta ao mesmo tempo também aumenta. Esse é um dos muitos sinais de que o vínculo emocional entre vocês está se intensificando.

Conforme a vontade de explorar e de ter aventuras maiores aumenta nessa fase, aumenta também a frustração que ele sente quando as coisas não acontecem do jeito que ele planejou. Em vez de simplesmente desistir no primeiro obstáculo, seu filho persiste até alcançar sua meta – e se não alcança a meta, pode ficar irritado, e precisará de você para acalmá-lo.

Se você ainda não deu início a uma rotina para a hora de dormir, verá que nessa idade a criança se beneficia tendo padrões constantes e estruturados. Por exemplo, você pode tirar a fralda suja, dar-lhe um banho, vesti-lo, aconchegá-lo e cantar uma canção de ninar antes de ele dormir. Rapidamente o bebê se acostuma a essa rotina e começa a relaxar assim que ela começa, e quando for para a cama estará pronto para dormir (vejas as páginas 64-65).

brincadeiras no carrinho

Não se surpreenda se o bebê adorar jogar os brinquedos para fora do carrinho. No entanto, resista à tentação de amarrá-los a um barbante. Apesar de isso resolver o problema dos brinquedos caindo no chão, existe o perigo do bebê enrolar o barbante no pescoço, então você teria de mantê-lo mais curto do que 15 cm. É melhor devolver o brinquedo algumas vezes e depois guardá-lo em seu bolso.

O bebê não se reconhece no espelho, mas pode tentar interagir com o reflexo que vê.

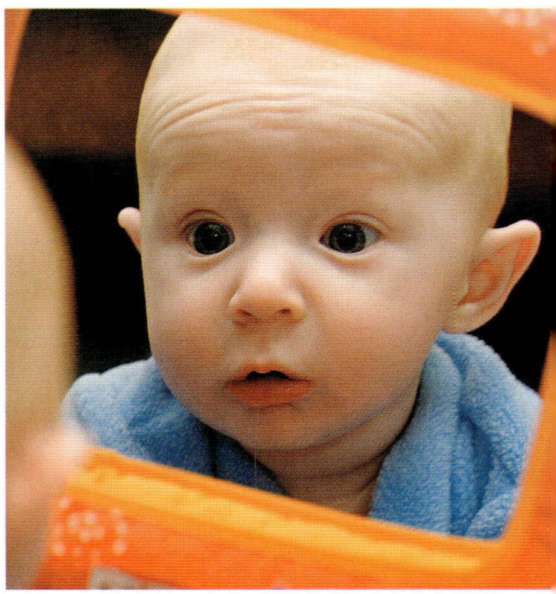

recupere a forma

Avisaram a você para não levar a calça jeans que usava antes de engravidar para sair do hospital, mas mesmo assim você provavelmente não estava preparada para a realidade do seu corpo depois do bebê – mesmo 6 meses depois do parto. Apesar de algumas mulheres voltarem à forma original naturalmente, a grande maioria tem de dedicar tempo e esforço. Esse é um objetivo positivo, e é uma jornada que você pode compartilhar com seu bebê.

o fator bem-estar

Uma dieta saudável e um programa de exercícios vão fazê-la sentir-se bem. Os exercícios físicos alteram a química do cérebro, causando sensações de bem-estar. Os exercícios também podem ser um tratamento eficaz para a ansiedade, diminuindo os sintomas da depressão pós-parto.

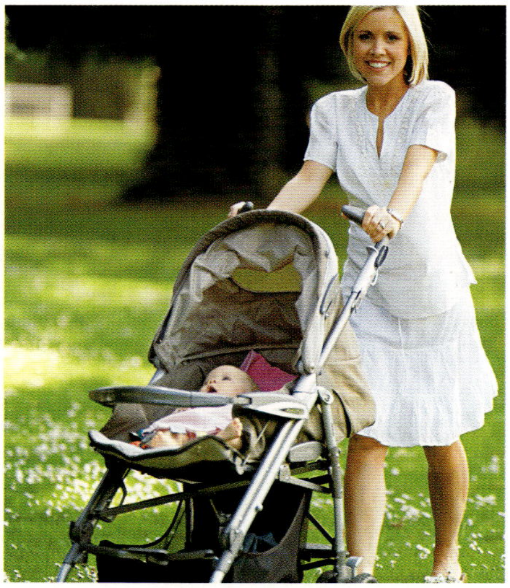

acima Caminhar empurrando o carrinho é uma ótima maneira de entrar em forma se você não tiver muito tempo livre.

à direita Uma dieta saudável e balanceada é essencial, principalmente para as mães que estão amamentando.

seu corpo depois da gravidez

Durante a gravidez, o corpo passa pela maior mudança desde a puberdade. Você ganhou peso, e depois do parto os seios podem estar maiores ou menores, a barriga mais flácida, os pés maiores e o formato do corpo diferente.

Muitas mulheres podem ficar chocadas ao descobrir que seu corpo não tem a forma de antes da gravidez, e o parceiro, a família, os amigos e a mídia podem ajudar a aumentar essa pressão. Algumas podem ter dificuldade para voltar à forma anterior, mas a amamentação e os cuidados com o bebê ajudarão, e com a combinação certa de dieta, exercícios e tempo, você pode ficar, e se sentir, melhor do que nunca.

para começar

- A caminhada e os exercícios delicados para o assoalho pélvico e o abdome podem ajudar você a se recuperar. Comece quando se sentir pronta e sempre converse com o médico para esclarecer dúvidas.
- Depois de uma cesariana, você deve esperar no mínimo seis semanas para que a incisão cicatrize antes de começar um programa de exercícios. Mesmo que tenha tido um parto normal é aconselhável esperar que o espaço entre os músculos abdominais tenha se fechado, o que costuma demorar seis semanas.
- Mantenha uma dieta equilibrada de legumes, frutas, carnes magras, alimentos integrais, ovos, produtos derivados do leite desnatados e grãos, evitando alimentos doces, como chocolate e bolos.

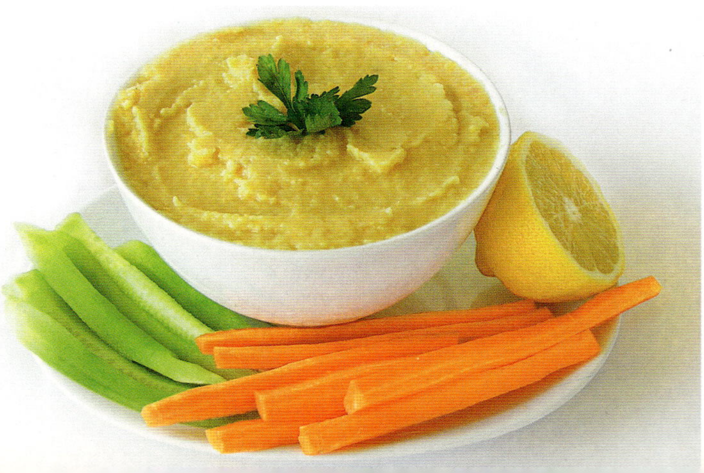

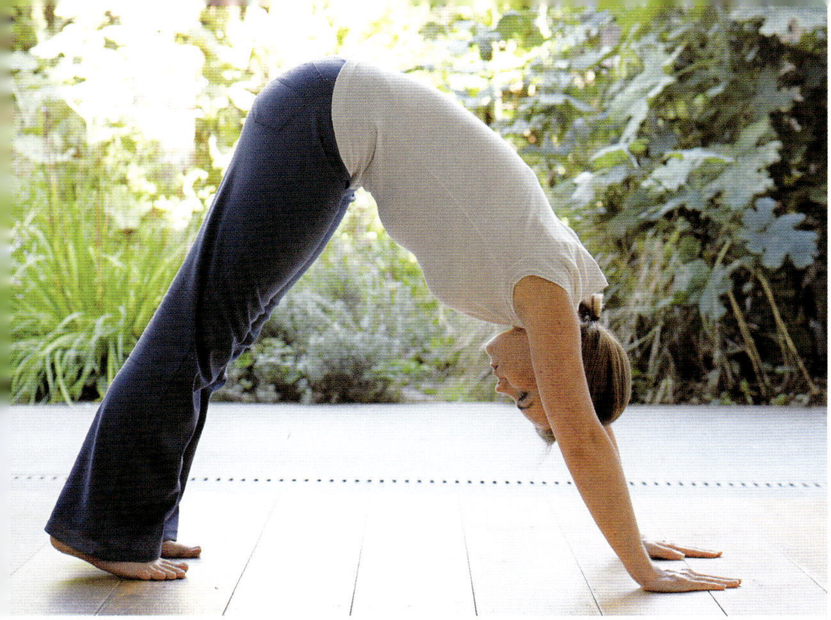

Apesar de os exercícios leves serem benéficos, você não deve fazê-los em excesso nessa fase, principalmente se passou por uma cesariana ou por um parto difícil.

- Não tente perder peso ainda, principalmente se estiver amamentando.
- Comece devagar – cinco minutos por dia podem ajudar no começo. Seu corpo ainda está se recuperando, por isso dê tempo ao tempo.
- Caminhar é uma ótima maneira de entrar em forma. Se estiver empurrando um carrinho ou usando um *sling*, observe sua postura para não prejudicar os músculos das costas.
- Procure uma academia que ofereça exercícios próprios para o pós-parto.
- As aulas de ioga pós-parto ou de pilates são exercícios perfeitos.
- Seja realista. Você não vai conseguir participar de uma maratona nem entrar em sua calça jeans de antes da gravidez em pouco tempo, mas muitas mulheres que se exercitam e se alimentam bem afirmam que voltaram à forma dentro de seis meses a um ano depois do parto.

mexa-se

Nas primeiras seis semanas, faça estes exercícios leves:

- Para fortalecer o assoalho pélvico, deite-se no chão, inspire e, ao expirar, contraia suavemente o assoalho pélvico, como se estivesse tentando reter a urina. Segure por cinco segundos e solte lentamente, respirando normalmente. Quando puder, aumente o tempo de retenção para dez segundos. Comece com quatro ou cinco contrações, gradualmente chegando a dez.
- Tonifique os músculos da barriga puxando-os para dentro enquanto expira, e segurando por alguns segundos. Relaxe e repita com a frequência que puder.

Depois de seis semanas, passe, aos poucos, para exercícios simples:

- Deite-se de costas com os joelhos flexionados e os pés apoiados no chão. Contraia os músculos abdominais e lentamente escorregue os pés, tentando fortalecer as duas pernas. Quando as costas arquearem, pare e escorregue os pés para trás em direção às nádegas. Repita dez vezes.
- Inclua seu bebê no exercício, deitando-se na posição do exercício anterior e colocando-o sobre sua barriga. Inspire e o levante, contraindo os músculos abdominais. Expire e desça o bebê de novo. Repita quantas vezes conseguir, mas prepare-se: pode ser que ele não queira parar!

Se você se sentir desconfortável ou zonza em algum momento, pare de se exercitar e converse com seu médico. Tome cuidado caso tenha um histórico de problemas nas costas, na pelve ou no abdome.

"A amamentação certamente me ajudou a perder peso depois do parto. Meu apetite é grande, mas eu o sacio com frutas e legumes e não com bolos e biscoitos. É difícil resistir a alimentos doces, principalmente quando estou cansada, mas minha despensa está sempre cheia de petiscos saudáveis."

Ana, mãe de Jair (6 meses)

experiência compartilhada

P Estou pensando em ter mais um bebê – quando meu corpo estará preparado para outra gravidez?

R A maioria dos estudos médicos indica que o intervalo mais seguro entre gestações é de 18 a 23 meses, o que dá a seu corpo grande chance de se recuperar. É uma decisão pessoal e muitas mulheres engravidam bem antes. Leve em consideração os aspectos físicos, emocionais e práticos, e tome cuidado se você passou por uma cesariana no primeiro parto: nesse caso, é melhor esperar mais de um ano.

o que o bebê consegue fazer 6 meses

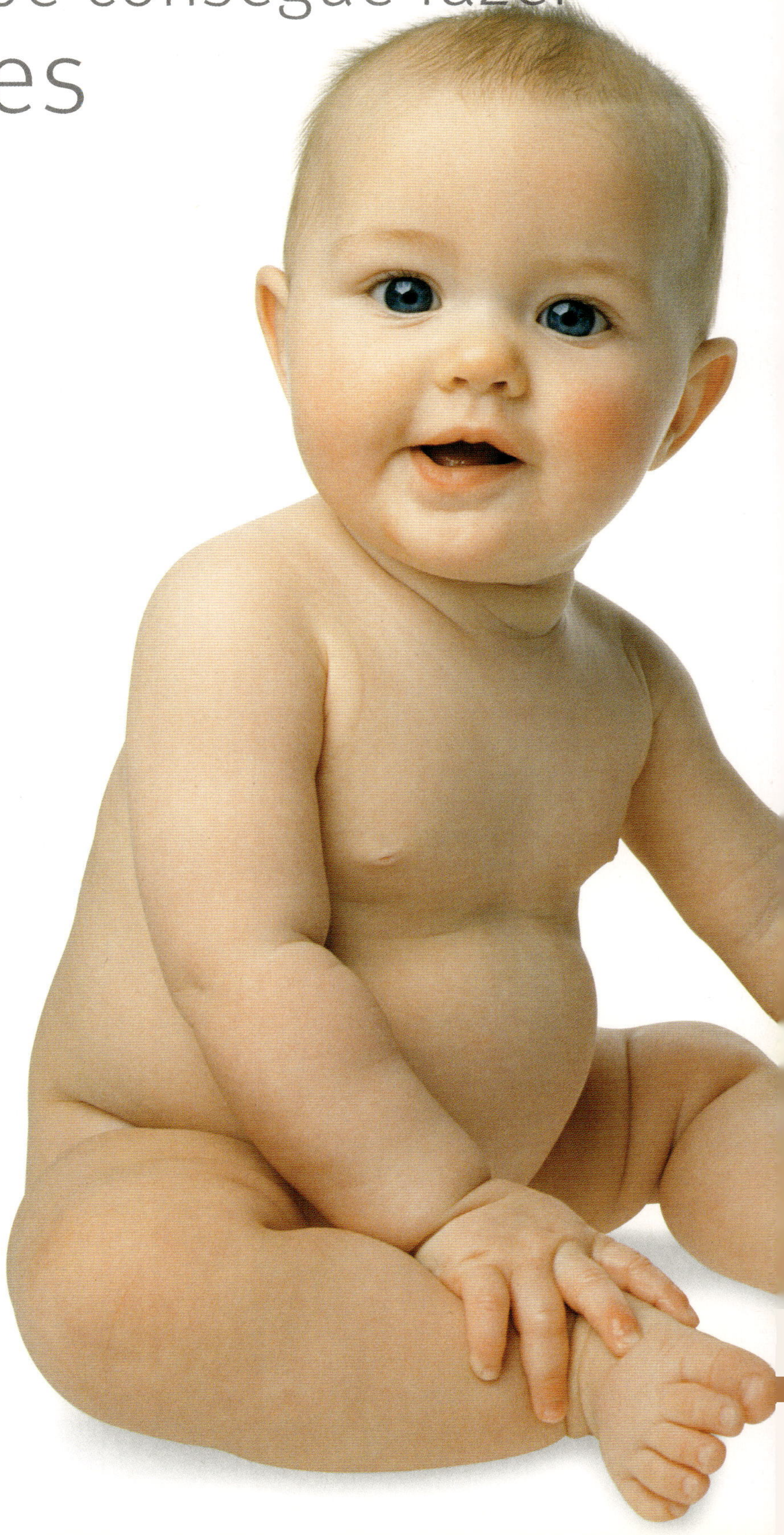

movimentos

- Quando é segurado em pé, ele sustenta um pouco do peso e flexiona levemente os joelhos para começar a simular movimentos de pulos.
- Deitado no chão, ele rola com facilidade de bruços e de costas.
- Deitado de bruços, levanta do chão com firmeza a cabeça, o pescoço, os ombros e o peito e olha ao redor.

coordenação mão-olho

- O bebê segura dois brinquedos ao mesmo tempo, um em cada mão, por alguns segundos, antes de soltar um deles.
- Ele tenta levantar um brinquedo pequeno do chão para observar.
- Ele começa a apontar, mesmo que você não saiba se ele quer pegar o objeto ou se apenas o está mostrando para você.

6 meses

aprendizado

- A concentração do bebê melhora e ele é capaz de brincar com o mesmo brinquedo por muitos minutos.
- Ele fica animado ao olhar em um espelho, apesar de nem sempre entender que está olhando para si mesmo.
- Aprende os nomes de alguns objetos domésticos.

linguagem

- O bebê adora música, às vezes fica animado ou então relaxa tanto que acaba adormecendo.
- A variedade de balbucios aumenta para cinco, incluindo vogais e consoantes.
- Ele sincroniza os balbucios com a sua fala, como se estivesse conversando de verdade com você.

desenvolvimento social e emocional

- O bebê gosta de ter companhia, principalmente se for o centro das atenções.
- Ele pode demonstrar frustração, principalmente quando não consegue fazer o que quer.
- Ele escolhe com quais brinquedos quer brincar e tem seus favoritos.

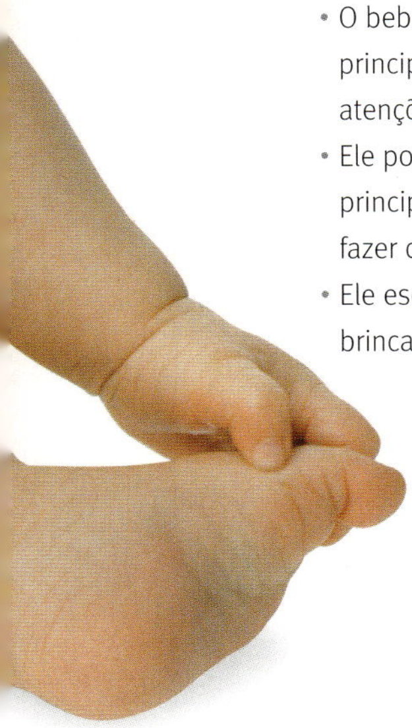

desenvolvimento físico

Comprimento
Cerca de 67 cm para meninos e 65 cm para meninas.

Peso
Cerca de 7,8 kg para meninos e 7,2 kg para meninas.

Cabeça
A circunferência média é de 43,7 cm para meninos e 42,4 cm para meninas.

Cabelo
Provavelmente tem bastante cabelo, apesar de muitos bebês nessa fase ainda serem carecas.

Dentes
Um dente pode ter aparecido, geralmente no centro da gengiva da arcada inferior.

Olhos
Escolhe para onde olhar, concentra-se mais e muda seu foco de atenção como quer. Consegue enxergar tão bem quanto um adulto.

Mãos
Estica a mão para pegar brinquedos e os segura, levanta, balança, bate-os contra a mesa e depois os deixa cair.

Pernas
Realiza movimentos de engatinhar com os braços e com as pernas, que fazem com que ele se mova, apesar de não ser necessariamente para onde ele quer ir.

Costas
Senta-se ereto no chão com seu apoio e inclina-se de vez em quando, apoiando-se nas mãos para se firmar.

o bebê aos 7 meses

O bebê começa agora a segunda metade de seu primeiro ano de vida e continua crescendo. Senta-se, pega objetos e os segura, rola quando deita no chão e faz progressos em suas tentativas de engatinhar. Com sua autoconfiança, ele se frustra quando as coisas não ocorrem de acordo com o planejado e nesses momentos procura por apoio emocional em você.

P Meu bebê às vezes se apoia na lateral do berço e bate a cabeça contra ela. Por que ele faz isso?

R Ninguém sabe ao certo por que os bebês fazem isso. Talvez seja uma forma de se tranquilizar – o modo como ele consegue relaxar. No entanto, esse hábito não é perigoso e não há com que se preocupar, desde que as batidas não sejam realizadas de modo furioso. Seu bebê vai abandonar esse hábito.

crescimento e aparência

O bebê agora parece bem mais velho. Isso, em parte, se deve ao fato de ele estar engordando e crescendo, mas também porque reage mais ao ambiente. Ele quer fazer mais, preferindo tentar coisas novas sozinho a ficar sentado de modo passivo enquanto você faz tudo por ele. É claro que, em alguns momentos, as vontades dele estão além de suas capacidades, mas na maior parte das vezes sua determinação faz com que ele alcance o objetivo.

E tem senso de humor – ele já ri bastante. Às vezes dá gargalhadas com coisas que consideramos sem graça, e dentro de segundos o som de seu riso faz com que você também dê risada. Divertir-se e rir com o bebê faz com que vocês dois fiquem mais felizes. Ele parece gostar da vida como nunca.

movimentos

Além de sentar-se sozinho quando está deitado – apesar de nem todos os bebês dessa idade conseguirem isso –, ele começa a demonstrar habilidade para engatinhar. Por exemplo, quando o bebê ficava deitado de barriga para baixo no berço, esticava o braço para pegar um brinquedo que estivesse mais à frente. Agora, no entanto, ele tenta mover o corpo todo em direção ao brinquedo levando os joelhos até a barriga. Às vezes, rasteja erguendo a barriga e apoia-se nas mãos e nos joelhos.

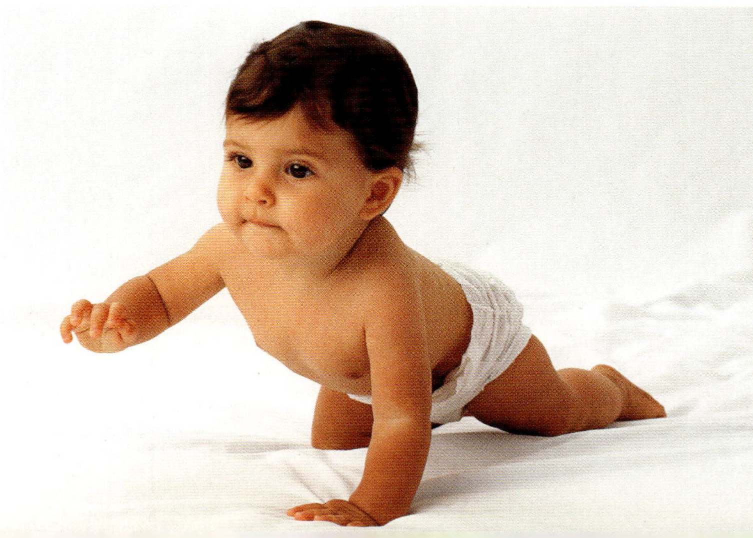

Muitos bebês demonstram sinais de que querem engatinhar aos sete meses, mesmo que ainda demorem algumas semanas para que consigam executar o movimento.

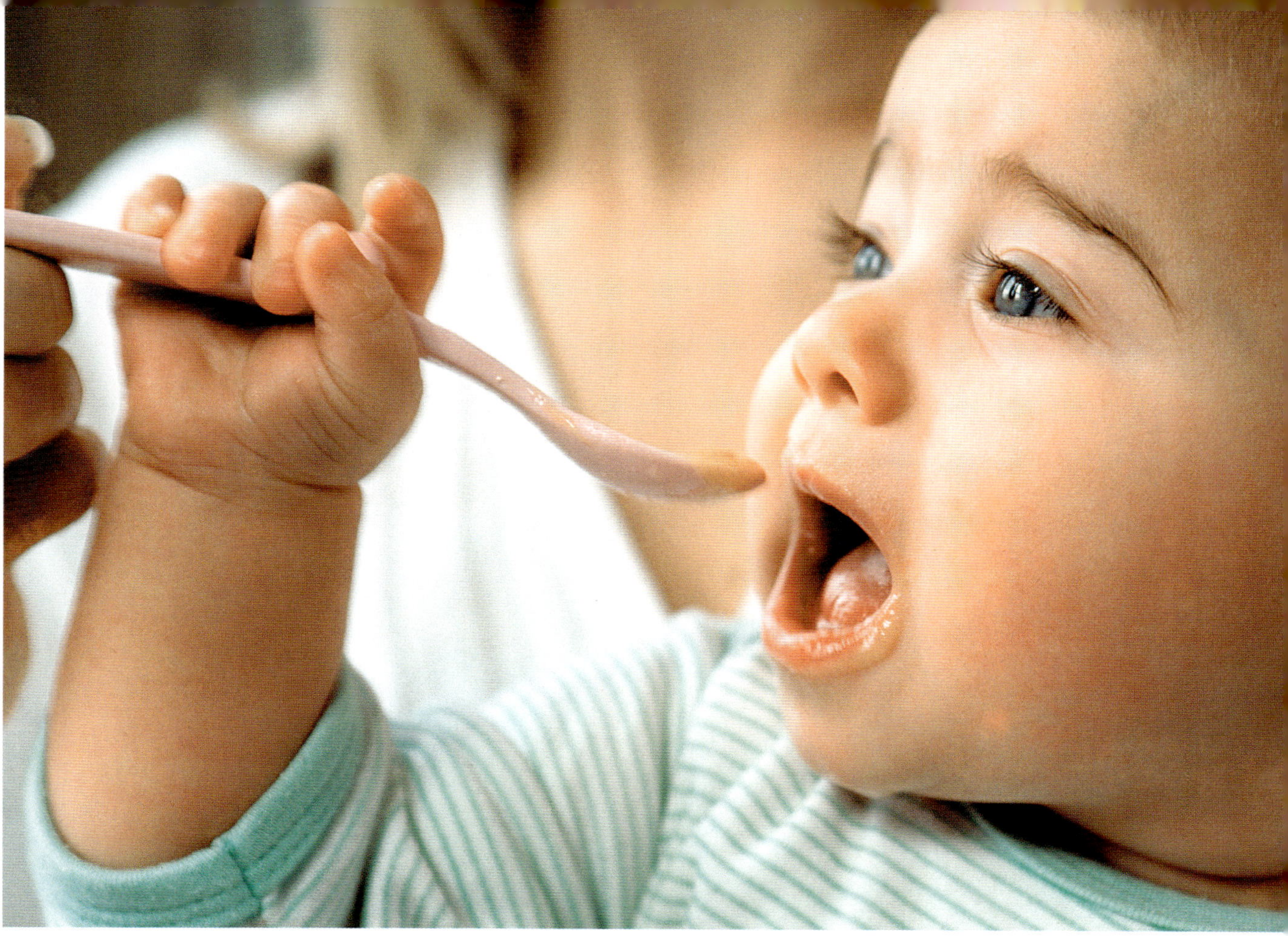

O bebê pode tentar se alimentar com uma colher, mas terá um pouco de dificuldade para manter o alimento nela.

Quando é seguro pelas axilas, em pé, o aumento da força nas pernas e nas costas do bebê permite que ele sustente o próprio peso nos pés, e faz isso com alegria. Além de dar pulinhos quando é segurando na posição vertical, ele começa a dar passinhos sem sair do lugar. É como se já se imaginasse caminhando. A força no pescoço e nas costas permite que ele consiga manter a cabeça levantada por períodos mais longos sem se cansar. Gosta de olhar para o mundo dessa posição.

coordenação mão-olho

A hora da refeição se torna muito mais interessante. O bebê quer tentar comer sozinho, e às vezes consegue pegar um pedaço pequeno de comida da bandeja do cadeirão e levá-lo à boca. Inicialmente, ele faz isso prendendo o alimento na palma da mão, mas logo passa a pegar com o dedo indicador e o polegar. Só que muitas vezes a comida escapa de sua mão antes de chegar à boca. Sem se deixar abater, o bebê tenta de novo. Tenha cuidado e mantenha objetos inadequados longe do alcance de seu filho.

A melhor coordenação mão-olho leva a explorações mais avançadas. Quando recebe um brinquedo, ele o observa completamente. Você vai perceber que ele o puxa, empurra, balança, leva-o à boca e o vira nas mãos. Ele quer saber tudo sobre o objeto. E se você não lhe dá o que ele quer, ele o agarra. Os objetos passam de uma mão à outra sem cair, e quando está segurando uma coisa em cada mão ao mesmo tempo, gosta de bater os dois objetos, um no outro.

engatinhando por estágios

Existem diversos estágios no desenvolvimento do ato de engatinhar – o bebê não começa a engatinhar de um dia para o outro. Na verdade, um estudo confirmou que existem até 14 progressos diferentes pelos quais o bebê passa antes de conseguir engatinhar com competência.

O bebê vai adorar rimas e canções infantis, e já vai saber quais são as atividades ou os barulhos dos animais.

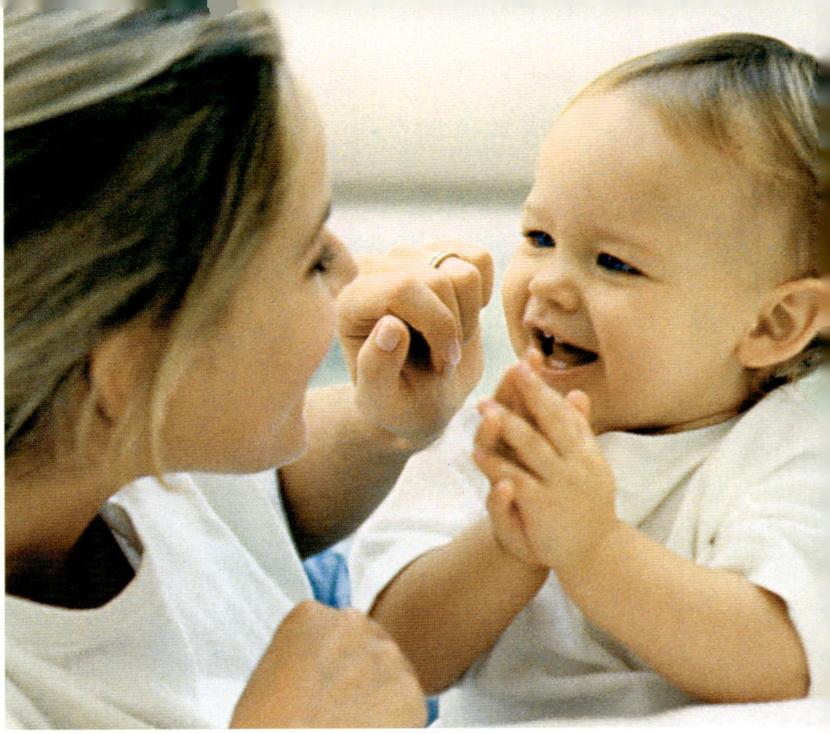

conversa de bebê

Existe muita divergência em relação a ser certo ou errado os pais usarem "palavras de bebês" e não palavras comuns ao conversarem com seus filhos. Algumas pessoas dizem que é melhor, por exemplo, falar "au au" em vez de "cachorro", por ser um termo mais próximo da fala de um bebê nesse estágio e, assim, chamará a atenção dele rapidamente. Outros afirmam que o perigo dessa estratégia é a criança aprender uma "palavra de bebê" antes e ter de reaprender a palavra certa depois, quando as habilidades da fala estiverem mais maduras.

P Quando meu bebê balbucia, ele usa sons que não fazem parte de nosso idioma. Por que isso ocorre?

R Os pesquisadores descobriram que bebês de diferentes países e de idiomas distintos costumam ter a mesma variedade de sons de balbucio (incluindo alguns sons de fala que eles nunca escutaram antes). Seu filho vai acabar se concentrando nos sons que são importantes para seu idioma.

aprendizado

A memória do bebê melhorou muito e suas lembranças duram mais. Por exemplo, é possível perceber que ele reconhece alguém, mesmo que tenha passado dias sem ver essa pessoa. Os olhos dele brilham ao ver o visitante, pode até abrir um largo sorriso, e não apresenta qualquer sinal de ansiedade que seria normal diante de um desconhecido.

A permanência de um objeto – ou seja, a consciência do bebê de que um objeto continua existindo mesmo que ele não o veja – começa a surgir neste mês. Se ele vir um brinquedo parcialmente escondido atrás de uma almofada, ele tentará levantar a almofada para pegar esse brinquedo, porque sabe que ele está ali. Alguns meses antes, ele teria parado de olhar no momento em que parte dele estivesse oculta. Além disso, o fato de estar mais atento lhe permite continuar olhando até a tarefa ser completada, sem desviar a atenção.

As habilidades de previsão também progridem. Se o bebê vir uma bola pulando diante dele, ele acompanhará a linha de movimento com os olhos, prevendo onde será o próximo pulo. Isso confirma que ele consegue pensar adiante usando informações atuais.

linguagem

O bebê tem uma compreensão melhor da língua falada, e agora reage a instruções muito básicas. Segure um brinquedo pequeno e mova-o na direção dele. Ao fazer isso, diga claramente: "Pegue o brinquedo". Ele provavelmente vai esticar os braços para tentar pegá-lo. Ele não apenas compreende seu comando, como também consegue reconhecer que se refere a ele e que ele precisa agir.

Os sons de vogais e consoantes se tornam mais compridos, e ele consegue dizer até quatro ou cinco vogais ou consoantes em sequência – por exemplo, "gagagaaga" ou "bebebebebe". Quando ele escuta você falando, tenta imitá-la da melhor maneira que consegue. De vários modos, os sons da fala dele parecem com os de um adulto – mesmo sem fazer sentido.

Ele gosta de canções e poemas que tenham rimas claras no final de cada frase – palavras com o mesmo som parecem chamar mais sua atenção. Os gargarejos e risadas confirmam que ele gosta desses jogos de palavras. Uma nova brincadeira surge nessa idade: ele se diverte fazendo bolinhas de saliva, acompanhando essa ação com vários sons diferentes.

desenvolvimento social e emocional

O bebê está mais extrovertido socialmente e tenta responder às outras pessoas. Apesar de ainda não ter uma fala compreensível, balbucia alto quando alguém fala com ele – essa é sua forma de manter uma conversa sociável. Também gosta de bater palmas.

O bebê não tem dificuldades de demonstrar quando está de mau humor. Se as coisas não ocorrerem conforme ele planejou, ele pode ficar muito irritado. Só é preciso que um brinquedo caia de sua mão, ou que você retire sua comida antes de ele terminar de comer, e as lágrimas logo vêm.

Ele não gosta de ficar longe de você, nem mesmo por pouco tempo. Quando percebe que você está prestes a sair, ou vê que você partiu, começa a chorar. O bebê simplesmente quer ficar com você o tempo todo. Entretanto, sua volta é recebida com felicidade e ele se recupera milagrosamente! Muitas mães que estão voltando a trabalhar e deixam os filhos nas escolinhas acham a separação muito difícil, exatamente por causa da reação chorosa do bebê. Entretanto, a maioria dos bebês logo se adapta à escola, e aos poucos se acostuma com uma rotina confortável (ver pp. 92-93).

mexendo em tudo

Se o bebê começou a engatinhar ou a rastejar, ele pode estender o círculo de aprendizado e descoberta a novos territórios. É por isso que logo você vai descobrir que ele enfiou a mão no aparelho de DVD: ele não está sendo um bebê levado, está apenas curioso para saber o que acontece dentro da fenda misteriosa que recebe o disco. Agora, ele já consegue apertar o botão para abri-lo e fechá-lo sozinho.

Todos os bebês se interessam por equipamentos com botões – telefones, controles remotos –, ainda mais se eles fazem barulho quando são pressionados.

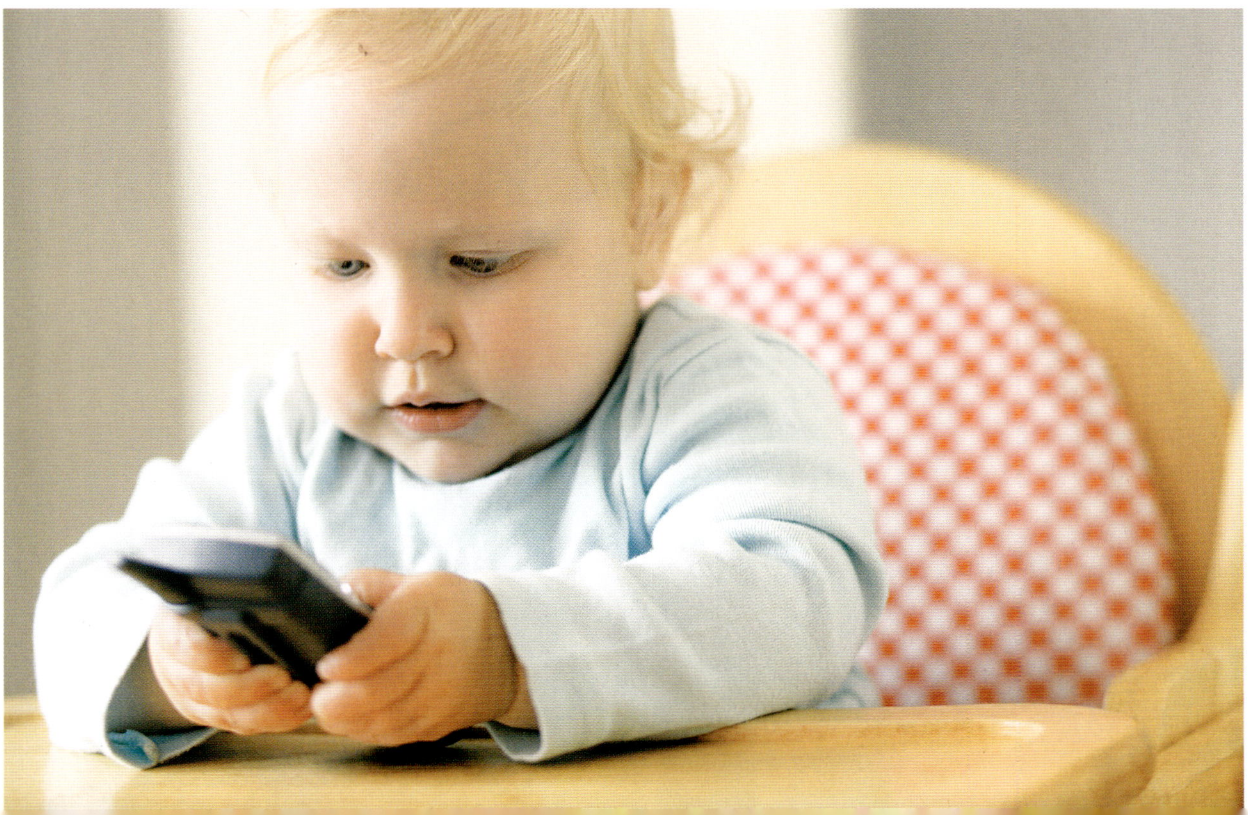

encontre a escolinha certa

Deixar seu bebê aos cuidados de outra pessoa pode ser ruim – e ótimo! Você provavelmente terá sentimentos conflitantes, e escolher a escola é uma das decisões mais importantes que terá de tomar. Existem muitas opções para as mães que trabalham, e mesmo que você não volte a trabalhar pode, de vez em quando, precisar de ajuda de "emergência" ou de um tempo para cuidar de si mesma.

P Se eu contratar uma babá, meu bebê vai amar mais a ela que a mim?

R Essa preocupação é comum – mas se o bebê ama e confia nessa babá, é um bom sinal. Nada pode substituir o vínculo que vocês têm: a babá está fazendo o trabalho dela, mas você ama seu filho incondicionalmente. Um dia, a babá vai embora, mas você sempre estará por perto. Caso se sinta ansiosa ou com ciúmes, converse com a babá, e quando estiver com seu bebê, torne esses momentos especiais com brincadeiras, carinhos, histórias e atividades.

benefícios da escolinha

A escolinha pode ser benéfica tanto para você quanto para o bebê. Você pode se concentrar no trabalho e em seu bem-estar, enquanto seu filho se torna mais independente e aprende a receber cuidados de outros adultos responsáveis. É impossível prever exatamente como ele vai reagir.

a escolha da escolinha

Encontrar a escolinha certa pode ser um processo demorado, por isso, se for voltar a trabalhar, comece analisando suas opções assim que possível. A escolinha pode ser cara, por isso pense em suas finanças. Pense também em suas necessidades como pessoa: por exemplo, algumas mães preferem deixar o bebê em uma escolinha com muitas crianças e não apenas com uma babá, mas se você trabalha muito, ou precisa de mais ajuda à noite, uma escolinha pode não ajudar em suas necessidades.

creches

Muitas creches aceitam bebês e geralmente reúnem entre 25 ou mais crianças. Entre em contato com todas as creches para perguntar sobre a lista de espera, custos, horário de abertura e políticas de segurança, educação, rotina e número de funcionários por criança.

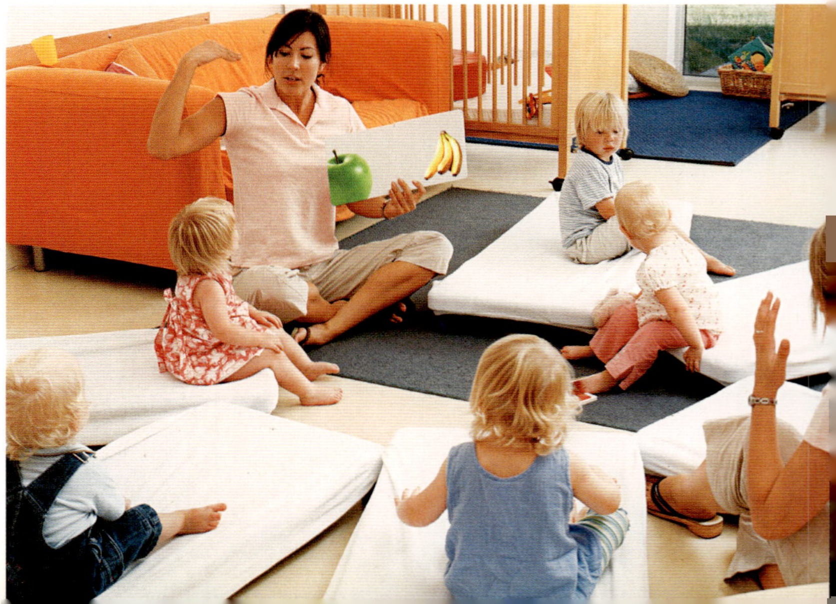

É normal que haja uma pessoa da equipe para cuidar de duas ou três crianças. Os bebês gostam de estar entre outras crianças na escolinha.

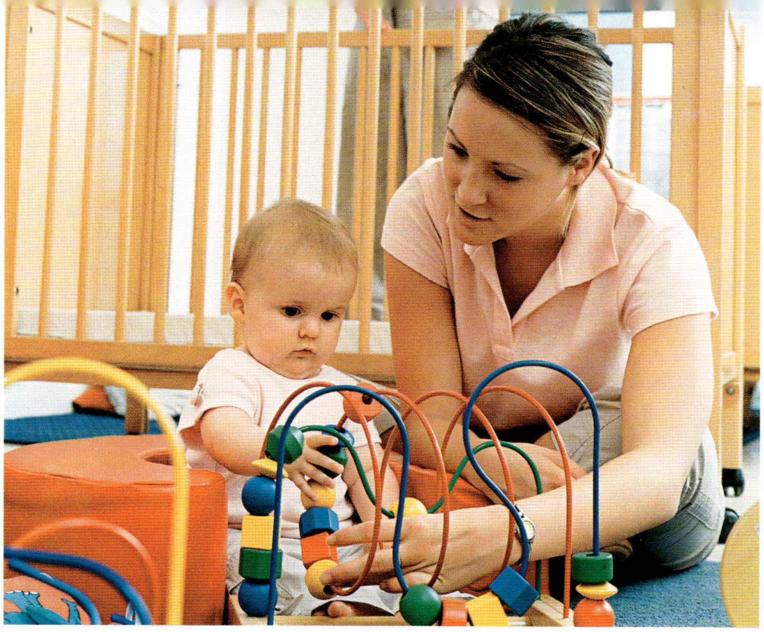

As creches costumam ter rotinas diárias bem estruturadas, com horários fixos para brincadeiras, alimentação e leitura.

Crianças felizes, calmas e interessadas são o melhor indicador de uma boa creche. As creches são dirigidas por profissionais, mas seu filho pode receber cuidados de diversas pessoas diferentes. A mensalidade nesses estabelecimentos costuma ser cara e o bebê não poderá ficar ali quando estiver doente.

babá

Uma babá cuida do bebê em casa. Algumas vivem com a família, enquanto outras trabalham por dia. A babá trabalha no horário que for mais adequado para você e segue sua rotina. Você se torna a empregadora da babá, formalizando um contrato, pagando salário, direitos trabalhistas e impostos, e oferecendo uma condição adequada de trabalho. É preciso que você se relacione bem com a profissional, principalmente se ela morar em sua casa. Se a babá for jovem, verifique se ela tem experiência com bebês.

babás autônomas

Em alguns países já existe a profissão de babá autônoma, que costuma ter experiência e oferece horários flexíveis. O bebê recebe cuidados juntamente com um pequeno grupo de crianças em um ambiente doméstico. Uma babá autônoma em geral trabalha sob contrato, estabelece o próprio preço, e em geral não cuida do bebê se ele estiver doente.

Independentemente do sistema que você escolher, peça por um período de teste, peça referências, uma cópia do currículo ou registro a uma agência adequada ou a uma instituição profissional. Se possível, converse com outras mães que contratam babás. Você deve passar os primeiros dias com seu bebê para que possa observar a babá interagir com ele.

familiares

Os familiares são a opção mais barata e menos preocupante para as mães, mas antes de pedir aos avós, pense se eles têm saúde para cuidar de um bebê. Os parentes podem ter dificuldades para se desligar de seus papéis de responsáveis e podem ter ideias inflexíveis sobre disciplina, rotina e dieta. Os acordos informais costumam dar errado e podem prejudicar as relações familiares.

quando nenhum sistema funciona

Os sistemas existentes de cuidados ao bebê nem sempre são bem-sucedidos. Pode ser que o bebê não se acostume à escola, ou você pode ter um conflito de personalidade com a babá, discordar dos métodos de sua sogra ou decidir que está infeliz com a volta ao trabalho. Se o bebê estiver tendo problemas, converse com a pessoa que cuida dele e tente ajudar. A pessoa que cuida de seu filho deve informar sobre o progresso. Se estiver insatisfeita com o serviço prestado, a ação a ser tomada depende do tipo de método e do contrato estabelecido. Mas, lembre-se, o bem-estar do bebê é o mais importante.

"Comecei a trabalhar meio período depois de 9 meses do parto, e minha cunhada se ofereceu para cuidar da minha filha. Ela engravidou e não pôde mais me ajudar. Uma vizinha estava cuidando de crianças e meus empregadores permitiram que eu mudasse meus horários para que se adequassem aos dela, o que funcionou muito bem."

Catarina, mãe de Heloisa (12 meses)

experiência compartilhada

o bebê aos 8 meses

O desejo de seu bebê curioso em aprender agora é influenciado de modo muito forte por dois fatores. Por um lado, ele está começando a aumentar sua mobilidade, o que permite que amplie seus limites. Por outro lado, sua consciência social aumenta, tornando-o vulnerável quando encontra pessoas novas – de repente, a curiosidade dá espaço ao medo e ele começa a chorar.

P O bebê de minha amiga é cheio de energia e animado o tempo todo, mas o meu é muito mais passivo. Estou preocupada, pensando que ele pode ter algum problema.

R Toda criança é diferente. O nível mais baixo de descoberta e exploração do seu bebê provavelmente está mais ligado à personalidade dele do que com a falta de habilidade. Ele, possivelmente, é apenas tranquilo. O que importa é que ele tem curiosidade em relação a brinquedos e é receptivo quando você fala com ele. Parece que ele simplesmente é um daqueles bebês que não se sente motivado a se movimentar o tempo todo.

crescimento e aparência

O peso e o comprimento comuns para uma menina são de cerca de 8,1 kg e 68,5 cm; para um menino, cerca de 8,8 kg e 70 cm. A aparência do bebê também se modifica pelo surgimento de mais dentes. Ele provavelmente já tem entre seis e oito, ao todo, o que faz com que ele pareça muito crescido!

O bebê adora olhar nos seus olhos o máximo possível. Ele usa outra linguagem corporal de modo positivo para envolver você, incluindo

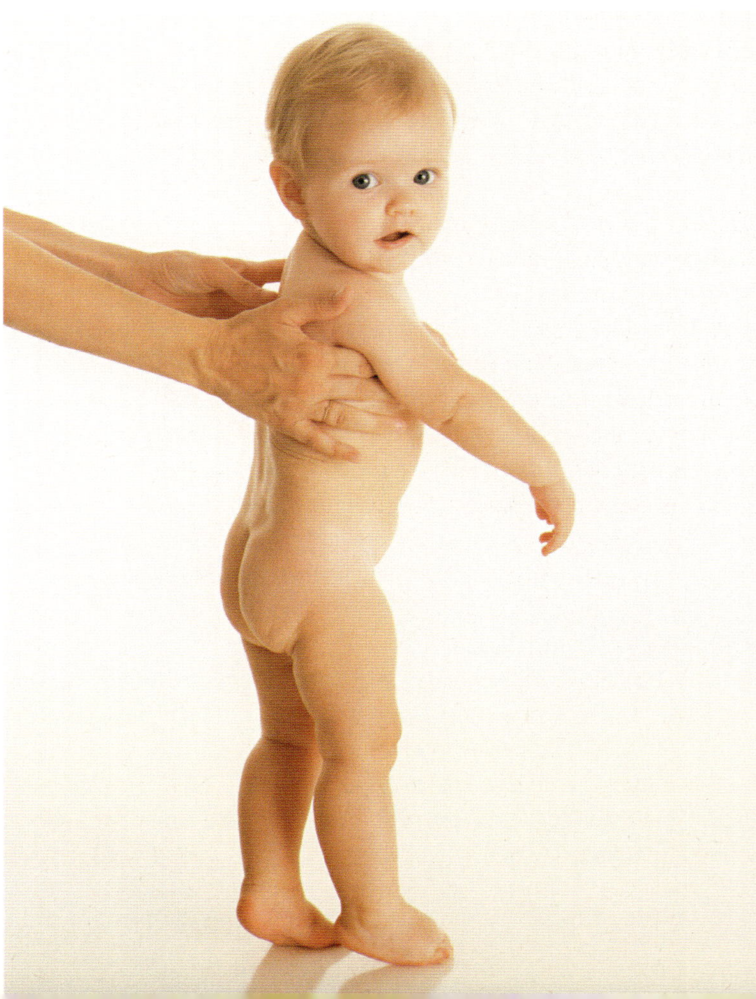

O bebê pode dar um primeiro passo cuidadoso com o seu apoio, mas ele não consegue caminhar sozinho ainda.

muitos sorrisos, e estende os braços e as mãos para a frente quando vê você. Essas duas coisas a atraem irresistivelmente para ele.

Fisicamente, seu bebê está se tornando muito mais maduro. Ele se senta de modo confiante enquanto brinca rodeado de brinquedos, e a maneira com que os manipula nas mãos é impressionante. Ele consegue engatinhar muito mais prontamente para onde quer ir, e também se envolve mais na hora da refeição, fazendo muito esforço para se alimentar. São essas qualidades dinâmicas que realmente desabrocham.

movimentos

Agora que os músculos das pernas do bebê estão mais fortes, ele gosta de passar mais tempo em posição ereta. Apesar de ainda não conseguir ficar em pé sem ajuda, se você segurá-lo pelas axilas, de modo que ele fique na posição vertical, o bebê estica as pernas para tocar o chão. Agora ele não apenas apoia o peso do corpo e pula, mas já tenta empurrar o chão com os pés, como se estivesse nos primeiros estágios para se preparar para seu primeiro passo.

Um dos pontos negativos dessa maior mobilidade é que o bebê passa a cair muito. A mão que segura com força na mobília, e que lhe dá apoio enquanto ele fica em pé, pode escorregar, ou ele pode mover a parte superior do corpo muito à frente de seus pés. Outro problema é que ele não consegue girar na altura da cintura, o que faz com que ele caia no chão.

Se o bebê estiver engatinhando, ele vai continuar a melhorar, apesar de descobrir que às vezes engatinha para trás por engano. Ele ainda não domina a sincronia de braço, perna e movimento corporal necessária para ir para a frente, apesar de às vezes se mover nessa direção; como parte do processo de aprendizagem, ele pode acabar engatando a ré.

coordenação mão-olho

Combinando o polegar e o dedo indicador em um movimento parecido com o de uma pinça, o bebê segura um brinquedo com firmeza. Seu toque é tão seguro que ele levanta o brinquedo sem deixá-lo escorregar entre os dedos. Bater os brinquedos contra uma superfície dura pode se tornar uma de suas atividades preferidas, apesar de isso terminar em lágrimas se ele acidentalmente balançar a mão para trás o suficiente para que o brinquedo bata em sua cabeça. Ele gosta de pegar formas diferentes, como blocos, triângulos e esferas.

O bebê consegue, agora, passar um objeto pequeno de uma mão à outra e para a primeira de novo. Ele faz isso quase sem perceber, pois isso não exige raciocínio nem concentração. Ainda não consegue soltar as coisas por querer. Também faz um grande esforço para alcançar um brinquedo que não esteja muito perto: ele se inclina o máximo que consegue, e se isso não resolve o problema, move o corpo todo.

As habilidades visuais também estão mais apuradas. O bebê se vira com firmeza na direção de uma voz e a escuta, virando primeiramente a cabeça e depois se colocando em uma nova posição, se preciso. Ele faz uma busca acurada até conseguir identificar a fonte do som.

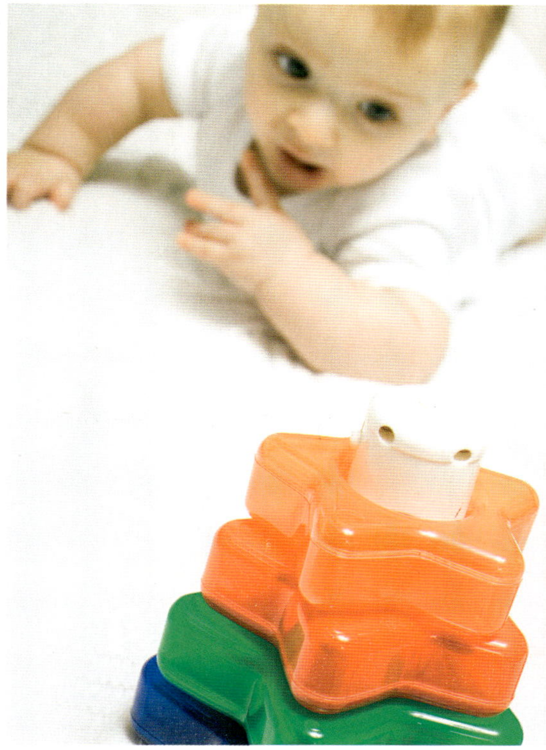

O bebê dessa idade não tem dificuldade em engatinhar na direção de seu brinquedo favorito.

destro ou canhoto?

Nessa idade, seu bebê pode começar a mostrar que prefere usar uma mão à outra. Permita que ele escolha. Certamente você não deveria pressioná-lo para usar a mão direita se achasse que ele tem tendência a ser canhoto. No entanto, a preferência só será definida completamente meses depois.

Empilhar copos e argolas agora é menos difícil para o bebê, e ele começa a entender como eles funcionam.

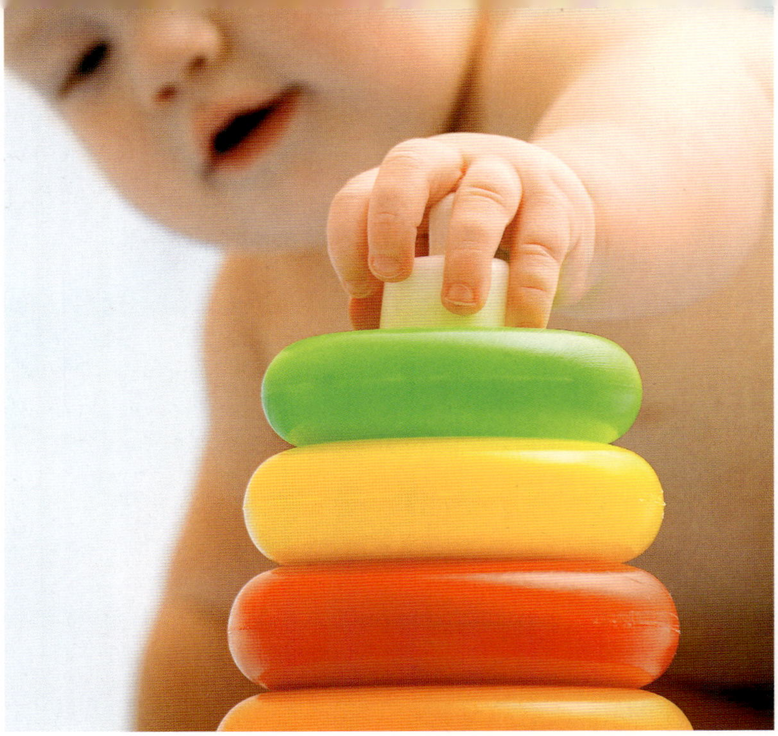

atração

O bebê costuma se interessar mais pelos objetos quando eles estão mais distantes – é por isso que você vê que ele se esforça para alcançar um objeto situado no alto de uma estante. Ele não resiste à atração pelo desconhecido. Se ele vir você pegar um objeto e depois colocá-lo a alguns metros dele, vai fazer um esforço para alcançar o objeto, segurá-lo e inspecioná-lo com atenção.

P **Por que meu filho chora com tanta facilidade? Como posso incentivá-lo a ser menos chorão?**

R Pode ser que ele chore tanto porque aprendeu que é uma boa maneira de fazê-la ficar ao lado dele! Comece a ignorá-lo por pelo menos alguns segundos quando o choro começar, a menos que tenha certeza de que há um problema. O choro dele pode diminuir quando perceber que suas lágrimas não fazem com que você vá correndo atendê-lo.

aprendizado

O bebê compreende dois novos conceitos que antes estavam além de sua capacidade. Em primeiro lugar, ele vê a conexão entre dois brinquedos que estão relacionados de certa forma. Por exemplo, quando você entrega a ele uma xícara e um pires de plástico, ele segura cada peça com uma mão e depois tenta equilibrar o pires sobre a xícara. Isso é muito difícil para ele, porque as habilidades de coordenação necessárias estão além de sua capacidade, mas demonstra que ele compreende a relação entre elas. Os movimentos das mãos durante a brincadeira são, consequentemente, mais direcionados.

O segundo conceito que agora ele compreende completamente é o da permanência de um objeto – já percebe que um objeto continua existindo mesmo que esteja totalmente fora de vista e tenta procurar por ele. Por exemplo, deixe que o bebê veja você cobrindo um brinquedo pequeno com um copo emborcado. Faça isso bem na frente dele. Depois, pergunte: "Onde está o brinquedo?". Assim que você termina a pergunta, ele estica a mão para levantar o copo. Sorri com o êxito de sua busca e não demonstra surpresa por tê-lo encontrado. O rosto dele também demonstra alegria quando vê um brinquedo com o qual não brinca há algumas semanas.

linguagem

O bebê tenta imitar palavras ou sons que escuta. Se você sempre canta uma canção de modo que ele esteja totalmente familiarizado com a letra, verá que mesmo sem incentivá-lo ele vai querer participar. É claro que não consegue dizer as palavras de modo correto, mas você percebe que ele está tentando cantar com você. Quanto mais você demonstra alegria com as atitudes dele em relação a isso, mais ele tenta dizer as palavras corretamente.

Os movimentos da boca e dos lábios são uma parte essencial da linguagem falada. O bebê testa novos movimentos orais, como se estivesse se preparando para o estágio de palavra falada do desenvolvimento da linguagem; ele abre e fecha a boca ao observá-la comendo, faz bolhas com qualquer líquido em sua boca e costuma repetir o mesmo som diversas vezes.

Nesse estágio, o bebê conhece os nomes de muitos membros da família e também de muitos itens domésticos de uso diário e de brinquedos, e olha com mais atenção para um objeto quando você diz o nome dele. Em determinadas ocasiões, ele pode gritar apenas para chamar sua atenção, que é outro sinal claro de que compreende o propósito da fala.

desenvolvimento social e emocional

A confiança do bebê em relação a desconhecidos fica, ao mesmo tempo, cada vez mais forte e mais frágil. Por um lado, ele fica mais confiante na presença de adultos que não conhece muito bem e não mais chora quando um desconhecido se aproxima. Ele pode ter reações mais neutras, e pode até sorrir para essa pessoa desconhecida em resposta ao sorriso dela. Na verdade, o bebê vai além disso – seu entusiasmo social permite que ele inicie contato com outros adultos, mesmo aqueles que ele não conhece muito bem. Por outro lado, essa aparente autoconfiança pode se desfazer em um segundo, e o bebê de repente se agarra a você diante de um estranho quando você imaginava que ele estivesse tranquilo.

Seu bebê agora brinca alegremente sozinho, mas fica muito ansioso se achar que você está prestes a sair do quarto ou se sair do seu campo de visão, apesar de não ficar tão triste como antes. Mesmo assim, quer sua presença o tempo todo, mesmo quando você está fazendo outra coisa e não está ocupada apenas com ele. O bebê não gosta de nenhuma forma de separação temporária de você. Quando você volta para onde o bebê está, ele rapidamente para de chorar e fica feliz de novo.

frustração

A falta de linguagem falada nessa idade pode levar a uma frustração acumulada, porque o bebê não consegue dizer exatamente o que quer. Em vez de se expressar por meio de palavras, ele acaba fazendo isso demonstrando raiva. Quando perceber a frustração do bebê se acumulando, procure acalmá-lo antes que chegue a ponto de explodir. Procure atrair a atenção dele para outra coisa.

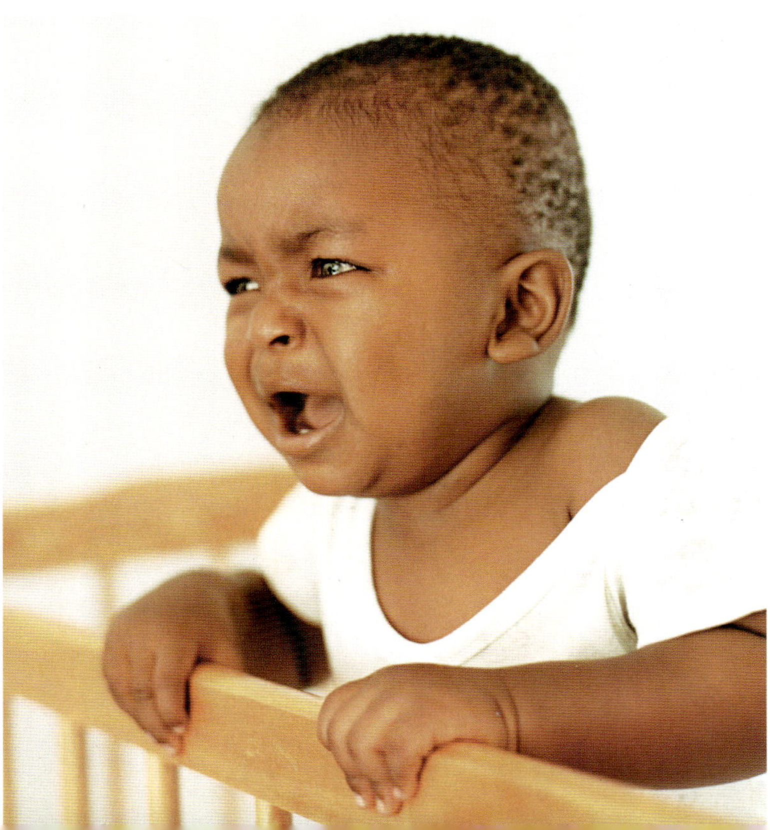

O bebê tende a ficar cada vez mais frustrado com sua incapacidade de articular o que precisa e quer.

a volta ao trabalho

Para muitas mães, voltar ao trabalho não é uma escolha, mas, sim, uma necessidade financeira. Apesar do bebê estar chegando aos 9 meses, a decisão de voltar pode vir carregada de preocupação e de sentimentos de culpa e frustração. Independentemente de você estar com medo de voltar ou se sentindo ansiosa para se concentrar em sua carreira, trabalhar depois de ter um bebê não será a mesma coisa que era antes.

P Estou alimentando meu bebê exclusivamente no peito, mas quero voltar ao trabalho no próximo mês – posso continuar a amamentar?

R Na prática, se onde você trabalha não contar com uma creche, a movimentação para garantir todas as mamadas acabará por criar um estresse para você e para o bebê. Por outro lado, você pode extrair leite e deixá-lo para ele, mas acostume-se agora, fazendo a extração duas ou três vezes por semana, e complementando a alimentação com mamadeira para que o bebê se habitue a ela. Ele pode mamar o preparado de leite em pó enquanto você estiver trabalhando e ser alimentado no peito quando estiver em casa – a combinação funciona bem para algumas mães e até mesmo uma mamada no peito por dia é benéfica.

a tomada de decisão

Sua decisão provavelmente será influenciada pela parte sentimental, financeira e por seus direitos de mãe. Existem leis, mas converse com seu empregador para confirmar sua posição e seus benefícios, e peça por novos horários por escrito. Se a empresa para a qual você trabalha tiver uma creche, descubra se há uma vaga para o seu bebê e como a creche funciona.

como você pode se sentir

Se você achou os últimos meses dedicados exclusivamente ao bebê pouco gratificantes ou se estiver muito concentrada em sua carreira, provavelmente vai gostar de voltar ao trabalho. Se ficou apaixonada pela maternidade e adorou o tempo que passou em casa, vai demorar mais para se acostumar. Se o bebê estiver feliz e satisfeito com a pessoa que está cuidando dele (ver pp. 92-93), será mais fácil para você. Algumas mães acham os primeiros dias muito difíceis, mas coloque uma foto dele sobre sua mesa e leve o bebê para seus colegas conhecerem – assim eles vão ficar sabendo de quem você sente falta.

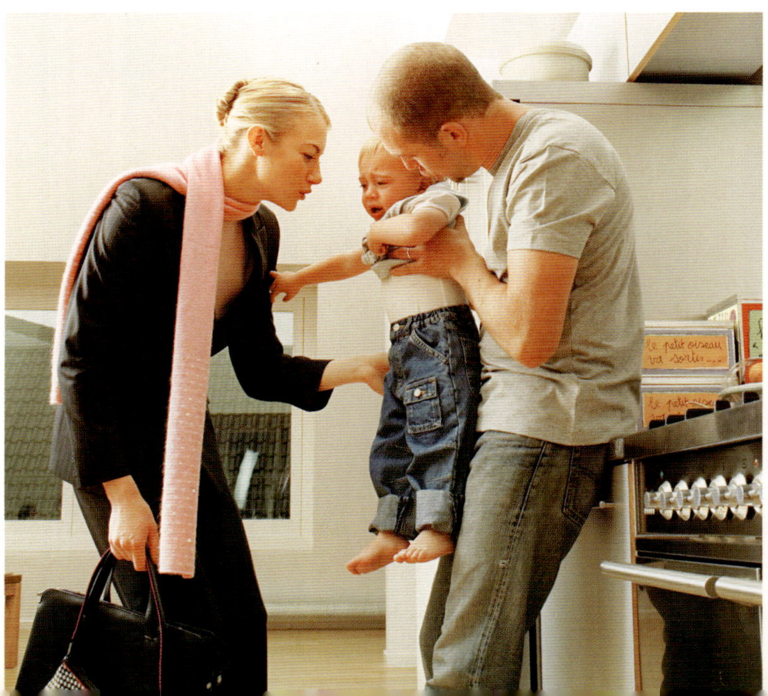

O primeiro dia da volta ao trabalho é um marco que pode desestabilizar todos os envolvidos.

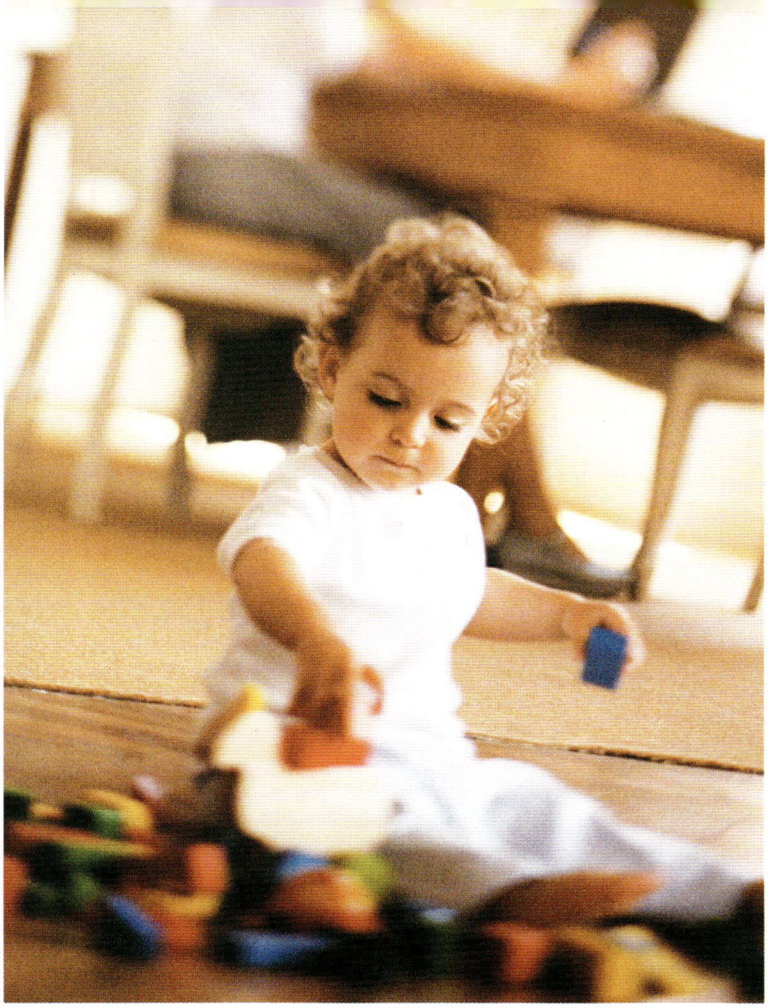

Trabalhar em casa pode ser uma opção, mas você pode ter dificuldade para dar a seu bebê toda a atenção de que ele precisa.

Se sentir culpa, lembre a si mesma de que está trabalhando para a sua família e que estar com outras pessoas e crianças ajudará o bebê a melhorar sua linguagem e o desenvolvimento social e emocional.

possíveis problemas

Se você não quer voltar ao trabalho, mas precisa de dinheiro, pense em alternativas de trabalho, como um emprego flexível ou em se tornar freelancer. Converse com seu empregador sobre a possibilidade de fazer seu trabalho em casa ou em meio período. Dependendo do sistema em que seu filho esteja sendo cuidado, você pode precisar se ausentar quando ele adoecer, por isso converse com seu empregador. Se não funcionar, entre em contato com o departamento de recursos humanos e verifique os benefícios a que tem direito. Se sofrer discriminação ou dificuldades para se ausentar, procure aconselhamento profissional independente.

equilíbrio entre trabalho e vida

Quando você voltar, será importante encontrar o equilíbrio entre o trabalho e vida doméstica. Torne o tempo que passa com seu filho especial, mas não compense sua ausência enchendo-o de presentes. Evite levar trabalho para casa e mantenha um fluxo saudável de comunicação com seu empregador. Mais importante ainda: mantenha-se informada a respeito de leis trabalhistas para mães que trabalham – elas estão sempre mudando, e a nova legislação pode trazer benefícios para as circunstâncias do momento.

novas formas de trabalhar

Voltar ao trabalho não significa necessariamente passar 5 dias por semana longe de casa. Você pode montar um esquema de trabalho para que ele seja compatível com sua vida como mãe:

- O trabalho em meio período possibilita a você combinar o lado profissional com os cuidados à criança.
- Se um colega também estiver a fim de um esquema flexível, você pode dividir o trabalho com ele.
- Como freelancer, você escolhe quando trabalhar, para quem trabalhar e quanto de trabalho vai assumir, o que significa que será capaz de equilibrar trabalho e cuidados aos filhos.
- O esquema flexível significa trabalhar sempre que seu parceiro não estiver trabalhando. Isso limita o tempo que vocês dois passam em família, e pode envolver trabalho à noite e nos finais de semana. No entanto, também poupa dinheiro e possibilita a vocês dois passar bastante tempo com o bebê.
- Fazer o trabalho em casa para uma empresa pode economizar o tempo de locomoção, mas mesmo assim você precisará de alguém para cuidar de seu filho.
- Talvez você consiga um intervalo em sua carreira, voltando ao trabalho quando seus filhos estiverem maiores. Converse sobre essa possibilidade com seu empregador.

o bebê aos 9 meses

Para muitos bebês, esse é um período de consolidação das habilidades que já têm, quase como se tivessem consciência do próprio desenvolvimento. O bebê pode fazer muita coisa sozinho, como se levantar para ficar em pé, engatinhar sempre que quer, alcançar objetos que atraiam seu interesse, sorrir e balbuciar para chamar sua atenção e até comer sozinho alimentos em pequenos pedaços.

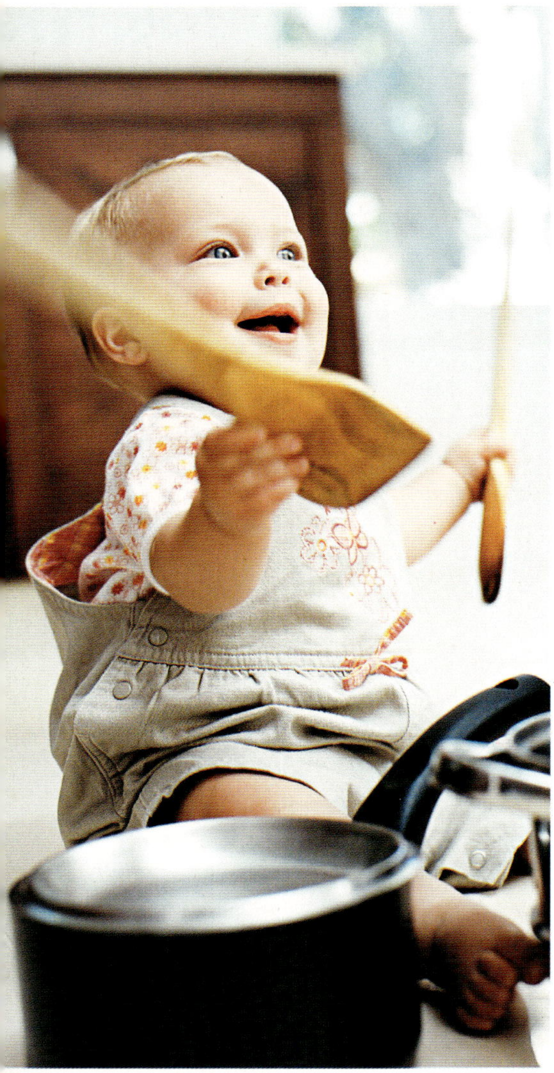

O bebê fica tão feliz com uma panela e uma colher de pau quanto com um brinquedo.

crescimento e aparência

O bebê tem bastante cabelo, vários dentinhos aparecendo e continua ganhando peso e crescendo. Em todos os aspectos, ele já está bem diferente do bebê que era há poucos meses.

A capacidade que o bebê tem de fazer movimentos controlados de corpo, braços e pernas já permite que ele use mais gestos para expressar suas ideias. Sua capacidade de expressar sentimentos de modo não verbal – usando movimentos mais elaborados, como tocar, apontar, lançar objetos e empurrar – cria uma relação mais forte com você. Quanto mais ele percebe que você o entende, mais forte se torna a ligação emocional dele com você.

O bebê parece mais seguro quando segue uma rotina estruturada. Por exemplo, ele demonstra familiaridade com suas rotinas antes do banho e antes de dormir, porque as ações envolvidas indicam o que está prestes a acontecer. Ele começa a sorrir ao ver você pegar uma toalha de banho ou quando vê você ajeitando os brinquedinhos do berço. É claro que você precisa ser flexível; mas, em geral, o bebê se mostra mais satisfeito quando segue uma rotina.

movimentos

Sentar-se provavelmente não será mais um desafio. O bebê se senta com as pernas à frente do corpo, os dedinhos dos pés apontando para fora, e usa as mãos para manter o equilíbrio enquanto se inclina para um lado e para o outro. A mesma coisa acontece com os movimentos para engatinhar, que provavelmente são mais coordenados, e ele move o corpo todo. Deitado de bruços no chão, ele faz vigorosas tentativas de ir para a frente. Encolhe os dois joelhos na direção da barriga e estica os braços. Mas saiba que alguns bebês simplesmente preferem se arrastar no chão com o traseiro em vez de engatinhar – e podem começar a andar sem nem tentarem se arrastar ou engatinhar.

A curiosidade do bebê mais uma vez supera sua habilidade, e ele não fica muito feliz ao descobrir que não consegue passar pela mesa que se interpõe em seu caminho. As lágrimas de frustração fluem livremente nessa fase. Ele precisa encontrar um equilíbrio entre seu desejo

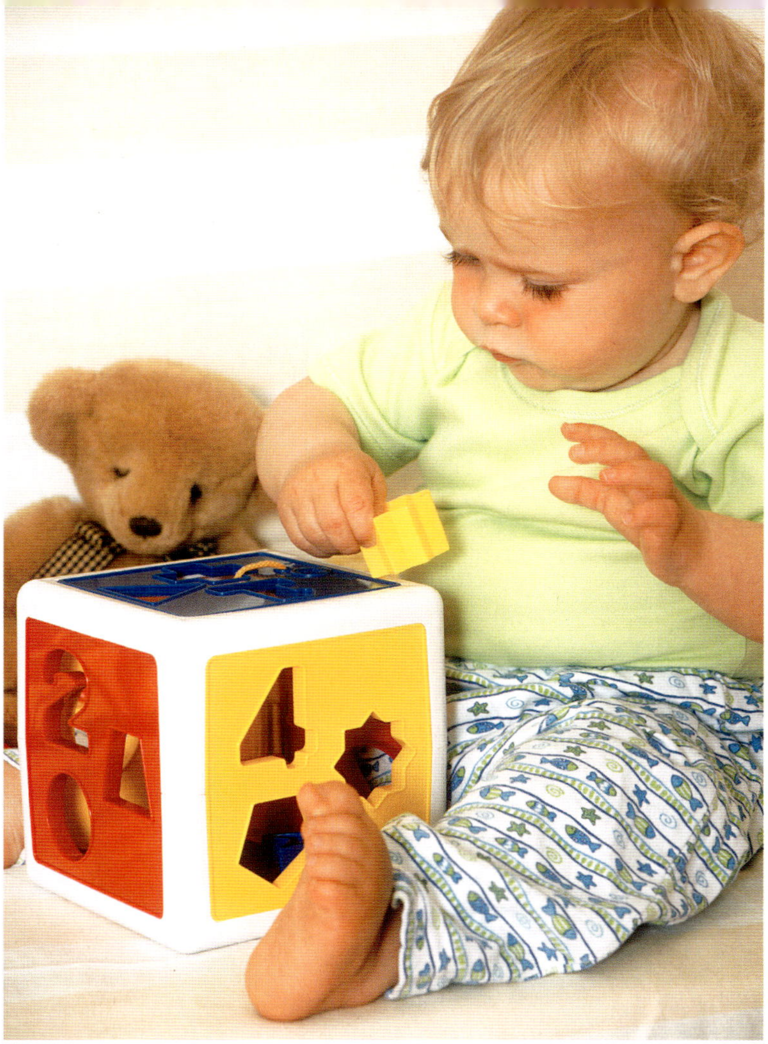

Peças de encaixar chamam a atenção de bebês dessa idade, desde que as formas sejam básicas e facilmente encaixáveis nos espaços.

enchendo e esvaziando

Quando seu bebê vir você colocar um pequeno brinquedo ou bloco de madeira em um copo de boca para cima e então virar o copo para baixo para que o bloco caia, ele vai querer fazer a mesma coisa. É claro que esse movimento parece mais fácil do que é, mas, com seu apoio e incentivo, o bloquinho vai acabar entrando no copo. Talvez você precise mostrar o movimento para ele algumas vezes até que ele consiga fazê-lo sozinho.

de explorar novos territórios e se frustrar demais.

A mesma coisa pode ser dita a respeito de subir escadas: isso agora lhe interessa, mas ele tem dificuldade para passar do primeiro degrau.

coordenação mão-olho

Os movimentos das mãos agora são mais controlados por seu bebê e ele consegue coordená-los com muito mais eficiência. Pegue um pedaço de pano e amarre uma das pontas ao redor de um brinquedo pequeno. Chame a atenção do bebê para ele, demonstre como você consegue fazer com que o brinquedo vá em sua direção puxando o pano e então coloque a ponta do tecido na mão de seu filho. Ele provavelmente vai imitar o seu movimento até conseguir pegar o brinquedo com o dedo indicador e o polegar. Isso dá a ele uma sensação de conquista. Ele também usa o dedo indicador para apontar, furar e empurrar, e agora consegue soltar os objetos quando quer.

Você e o bebê podem se divertir muito tocando "instrumentos musicais" juntos. Ele adora fazer barulho batendo dois objetos, um no outro. Encontre algumas panelas e tampas velhas e uma colher de pau, ou duas, e entregue esses instrumentos ao bebê. Quando você se der conta, ele vai bater a colher na panela, a panela na tampa e a tampa na colher. Quanto maior for o barulho, maior será o sorriso de seu filho. Ele até consegue bater palmas com seu desempenho.

P Tenho muito medo de que meu bebê se machuque quando cair. Como posso mantê-lo em segurança?

R A única maneira do bebê aprender novas habilidades de movimento é testando novos desafios, e sempre existe um risco pequeno de se ferir numa situação como essa. Em vez de restringir seus movimentos, mantenha-se perto do bebê enquanto ele contorna os móveis – assim, você estará mais bem posicionada para evitar um possível acidente.

a sensação de êxito

Mesmo tão novinho, o bebê reage de modo positivo ao sucesso – isso aumenta sua sensação de êxito e auto-confiança. Não importa qual seja o êxito: simplesmente atingir seu objetivo faz com que ele fique mais satisfeito consigo mesmo. Bater em um brinquedo pequeno, agarrar um objeto que ele conseguiu alcançar ou completar um quebra-cabeça simples são algumas maneiras pelas quais o bebê alcança o sucesso. O efeito positivo é ainda mais forte quando você reconhece a conquista dele dando-lhe um abraço ou fazendo elogios e sorrindo.

O bebê examina pedaços de papel e de tecido para sentir as diferentes texturas e sons.

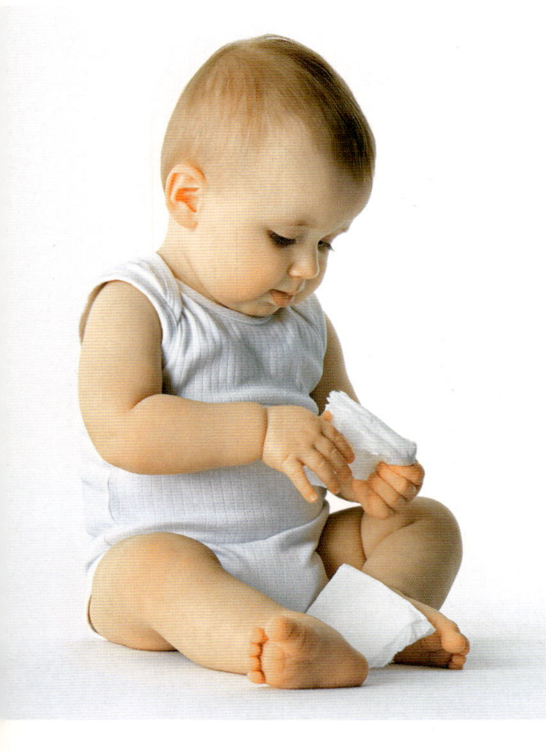

aprendizado

Pedaços de papel e de tecido fascinam o bebê. Ele imediatamente pega qualquer pedaço do material que esteja ao lado e o esfrega no rosto. Se for um pedaço de papel, seus dedinhos começam a amassá-lo até virar uma bolinha – ele pode até arrancar um pedaço com a boca. Você também vai perceber que ele compara objetos diferentes em cada mão.

O bebê também aprende brincando com a água na hora do banho. Ele costuma olhar com atenção enquanto enche um potinho com água, esvazia-o e volta a enchê-lo. Esse é o primeiro estágio para aprender sobre volume e sobre como o líquido "muda de forma" dependendo do pote que o contém. Esse é outro exemplo de como a brincadeira desenvolve a capacidade de raciocínio do bebê.

Lembre-se de que seu bebê também aprende brincando com brinquedos conhecidos. Talvez ele já tenha uma bola há algum tempo. Mas, aos 9 meses, ele ainda aprende alguma coisa nova – por exemplo, que a bola pula quando é solta de determinada altura e que, a menos que a superfície seja perfeitamente reta, ela não fica parada quando é colocada ali. Em outras palavras, ele aprende coisas novas com brinquedos velhos.

linguagem

O bebê começa a usar a mesma sequência vocálica para aplicar a um mesmo objeto e você pode pensar que essa é sua primeira palavra. Ele também aponta e fala ao mesmo tempo para que você compreenda o que está dizendo, e na maior parte do tempo você entende o que ele quer dizer. Os balbucios têm novos sons, incluindo algumas consoantes novas. Ele compreende o sentido de dezenas de palavras.

A audição ainda não está totalmente desenvolvida, mas ele é bom em diferenciar e localizar uma fonte de som, desde que não esteja diretamente acima ou abaixo dele. Sente o bebê no berço, virado para a porta. Quando ele parar de prestar atenção a você, vá para um canto do quarto atrás dele e coloque um CD para tocar. Imediatamente ele vai se virar para olhar na direção da música.

As pesquisas mostram que os meninos costumam desenvolver a linguagem de modo mais lento que as meninas em todos os estágios. Mas isso é uma tendência e não quer dizer, necessariamente, que todos os meninos se desenvolvem de modo mais lento. De qualquer maneira, isso ajuda a explicar por que sua filha aprendeu a falar mais cedo do que seu filho.

desenvolvimento social e emocional

Em um grupo formado por pais e filhos pequenos, o bebê olha com atenção para as outras crianças; ele as observa com atenção, analisando todos os seus movimentos. Sente curiosidade em relação a outros bebês de sua idade, mesmo sem poder conversar ou brincar com eles. Ele pode esticar os braços para tocá-los, empurrá-los ou puxá-los, até o foco de sua atenção começar a chorar incomodado.

Agora, você já deve ter começado a formar ideias claras sobre disciplina para usar com o bebê. Lembre-se de que disciplinar não significa

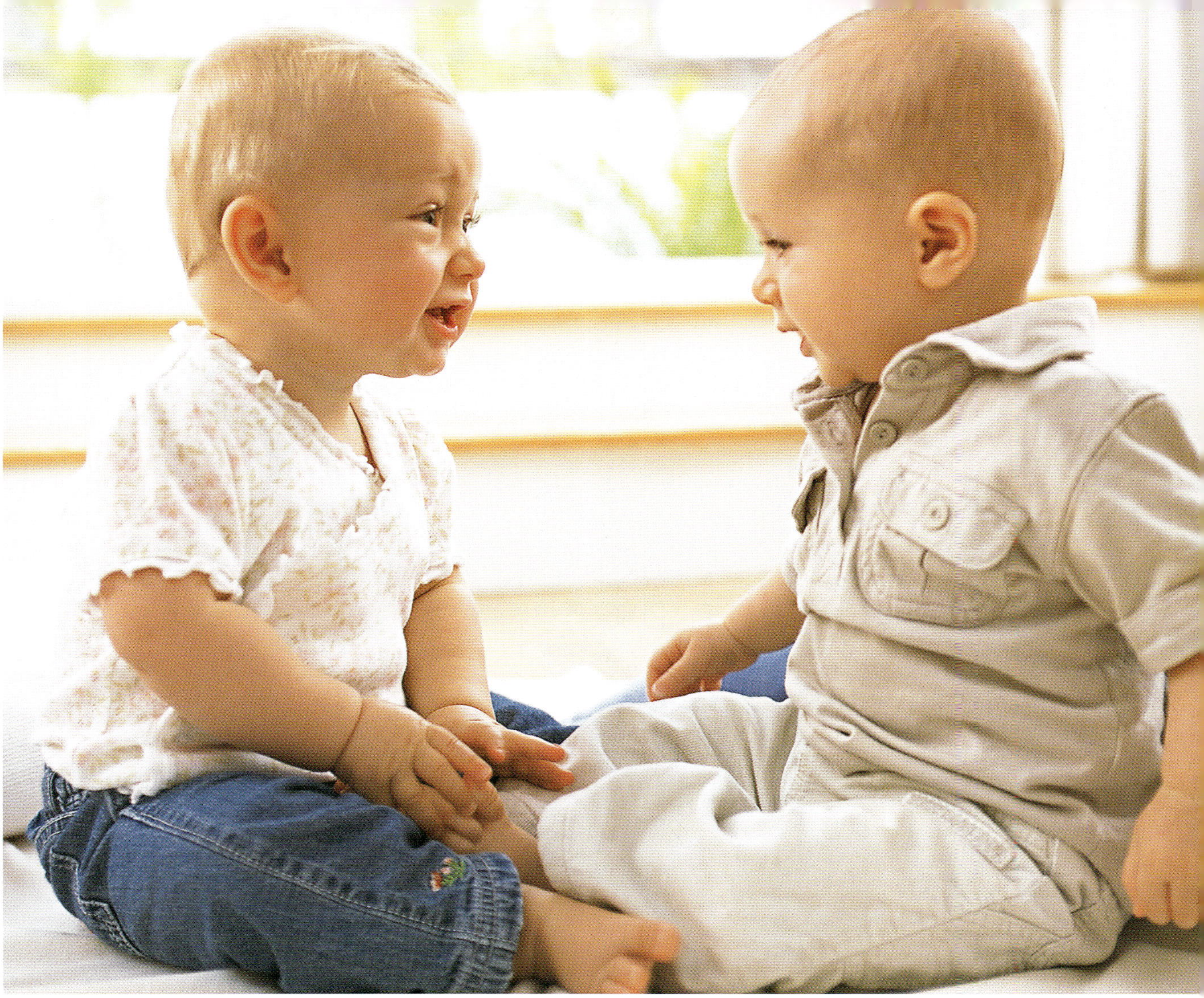

controlar a criança, mas, sim, incentivar sua consciência em relação aos outros e sua compreensão de que as outras pessoas têm sentimentos como ele. As regras sobre comportamento aumentam a consciência social e o ajudam a estabelecer o autocontrole. No entanto, isso não quer dizer que ele vá fazer o que você pede com satisfação!

O bebê agora sabe exatamente o que você quer dizer quando diz "não", mesmo sem conseguir pronunciar a palavra – e não gosta de ouvi-la. Ele pode até ter um acesso de raiva ao perceber que você o impede de fazer alguma coisa. É uma reação comum nessa idade. Mantenha-se calma e tente não ceder. Ele logo vai aprender a controlar a própria raiva e a ter consideração por outras pessoas, não apenas por si mesmo.

explorando a comida

Não há problema nenhum em deixar o bebê fazer uma bagunça ao se alimentar. A comida o fascina não apenas pelo gosto e por satisfazer sua fome, mas, sim, porque pode ser moldada e amassada de diversas formas. Evidentemente você quer que a hora da alimentação seja organizada, rápida e limpa, porque você tem uma rotina a seguir. Mas, quando houver tempo, deixe seu filho brincar com os alimentos se ele quiser, em vez de esperar que ele coma assim que a comida for servida.

Os bebês dessa idade interagem uns com os outros, mas ainda não brincam juntos.

P Os elogios são bons ou ruins para o bebê? Posso acabar exagerando?

R O elogio é um dos maiores incentivos para a autoestima do bebê. Ele adora saber que você o valoriza e que aprova seu comportamento e nunca se cansa de suas palavras de incentivo e admiração. Mas os elogios são mais eficientes quando marcam uma conquista em especial; se forem usados demais sem motivo perdem a importância para ele.

orientações para as babás

Quando o bebê era recém-nascido, você provavelmente pensava que nunca mais conseguiria sair à noite! Agora ele está próximo de completar seu primeiro ano de vida e é mais fácil cuidar dele, e você pode voltar a ter sua vida social. Sair de casa é um alívio, principalmente se você for a principal responsável pelos cuidados com seu filho. Uma saída noturna lhe dá um merecido descanso, e você só precisa de uma babá responsável e de confiança para se sentir segura.

P Quero muito sair à noite com meu marido. Meu filho ainda é pequeno demais para ficar com uma babá?

R Isso depende muito de como você se sente em relação a ficar longe de seu filho. Se você é a única pessoa que consegue confortá-lo ou alimentá-lo, pode ser cedo demais. Por outro lado, se o bebê gosta de ficar com outras pessoas ou dificilmente acordaria na sua ausência, tente!

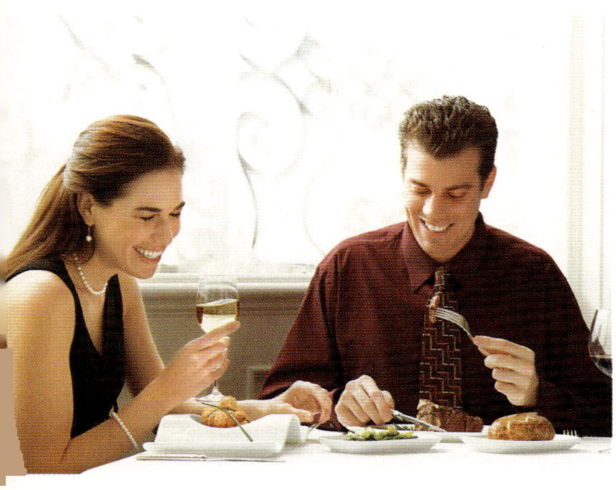

Quando se sentir confiante para que uma babá assuma o controle, sair à noite será ótimo.

vantagens de uma babá

Se você está tendo dificuldades para passar um tempo com seu parceiro, sair à noite pode reacender seu relacionamento. É libertador aceitar convites de amigos e colegas para eventos sociais, e manter contato com pessoas de fora de seu círculo familiar aumenta sua sensação de estar fazendo algo por si mesma. Se você cuida de seu filho o dia todo, aprender a confiar em uma babá é um bom progresso, pois, em algum momento, terá de deixar seus filhos sob os cuidados de outra pessoa.

quando começar

O momento certo para contratar uma babá é quando você se sentir pronta – não será divertido sair de casa se você não conseguir relaxar. Alguns pais sentem que o melhor momento é quando eles já têm uma rotina estabelecida e o bebê vai para a cama no mesmo horário todas as noites. Para planejar sua saída, é bom saber a que horas ele pode acordar para ser alimentado ou aconchegado. Se estiver insegura, chame uma babá para ficar apenas uma ou duas horas e vá para um lugar próximo à sua casa.

como encontrar uma babá

Muitos pais começam pedindo a ajuda de pessoas da família. Isso funciona bem, principalmente se o parente tiver uma relação próxima com a criança. No entanto, se não estiver pagando nada para que a pessoa cuide de seu filho, você pode se sentir em dívida, e familiares mais velhos podem não querer ficar acordados até tarde. Se preferir, pague a uma profissional, peça recomendações de amigos ou procure na internet por uma empresa que ofereça esses serviços. Entreviste possíveis babás e pergunte sobre sua experiência, qualificações e referências. Os preços variam, por isso pergunte quanto cobram. Se estiver contratando através de uma agência, descubra se os funcionários passaram por avaliação recentemente. Apresente seu filho à babá antes de sair ou um dia antes – observar como eles interagem ajudará você a tomar a decisão final. Mesmo que o bebê esteja dormindo quando você sair, não deve permitir que ele se assuste ao encontrar uma pessoa desconhecida quando acordar.

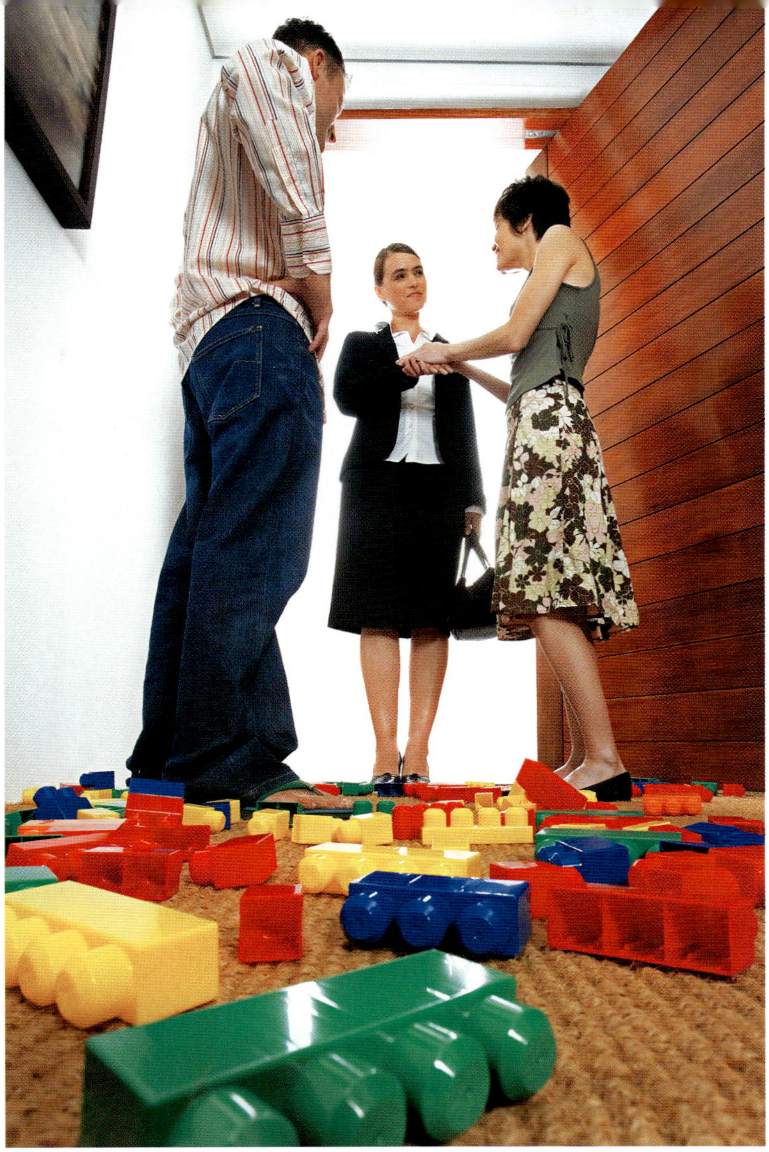

Se você não tiver parentes dispostos a ajudar, pense em contratar os serviços de uma agência.

lista de tarefas da babá

Esta lista serve para que a babá não precise telefonar diversas vezes a você.

- Telefones celular e de emergência.
- Alergias que o bebê tenha.
- Como acalmar o bebê se ele acordar.
- Horários preferidos para alimentação e para dormir.
- Brinquedos favoritos.
- Onde você mantém itens essenciais de primeiros socorros, fraldas, trocas de roupa e leite/mamadeiras.
- Qualquer pomada de que seu bebê precise ou que você deseje que a babá aplique nele.
- Quem tem permissão de entrar em casa enquanto você estiver fora.
- Circunstâncias nas quais ela deve telefonar para você.

primeira noite

Na primeira vez em que deixar seu bebê com a babá, deixe bem claras as regras básicas que ela deve seguir. Seja assertiva e diga à babá exatamente o que você quer que ela faça se o bebê acordar e, se for o caso de ela pôr seu filho para dormir, explique a rotina da criança para essa hora com detalhes. Se não quiser que a babá use seus equipamentos, como telefone ou computador, diga. É melhor ser franca do que criar mal-entendidos, e você vai aproveitar mais a noite se deixar tudo claro. Seja gentil e deixe refrescos e petiscos para a babá; e também telefone ou envie uma mensagem de texto enquanto estiver fora para ter certeza de que está tudo bem.

babás-problema

Ao escolher uma agência conhecida, profissionais qualificados, um amigo ou familiar de confiança, você não deveria ter problemas, mas se tiver, como uma babá que costumeiramente chega atrasada ou falta, lide com a questão logo. As babás eventuais não precisam de aviso prévio, mas as agências têm os próprios termos a respeito de cancelamentos, principalmente em cima da hora. Quando encontrar uma nova babá, repasse o processo de aprovação de novo e apresente o bebê a ela como fez anteriormente.

"Minha sogra costumava cuidar do nosso bebê, mas não queria passar a noite e voltava para sua casa dirigindo sozinha de madrugada. Eu me sentia mal com isso e perguntei a uma amiga se eu podia chamar a babá dela. Pagamos a Linda para que fique até a hora que queremos, e assim não surge qualquer tipo de culpa, e ela se dá perfeitamente bem com Ênio."

Lia, mãe de Ênio (9 meses)

experiência compartilhada

o que seu bebê consegue fazer 9 meses

desenvolvimento social e emocional

- O bebê observa outras crianças com atenção, estudando todos os seus movimentos.
- Ele reage de modo positivo a elogios e até bate palmas animado.
- Ele pode ter um brinquedo, objeto, ou pedaço de pano, que ele adora.

movimentos

- Deitado de bruços, o bebê leva os joelhos em direção à barriga e estica os braços enquanto tenta se mover para a frente.
- Ele se frustra com facilidade quando não consegue subir a escada ou dar a volta em torno de um objeto que esteja bloqueando sua passagem.
- O bebê se senta com as pernas para a frente, com os dedos dos pés apontando para fora, e usa as mãos para se equilibrar quando se inclina para o lado.

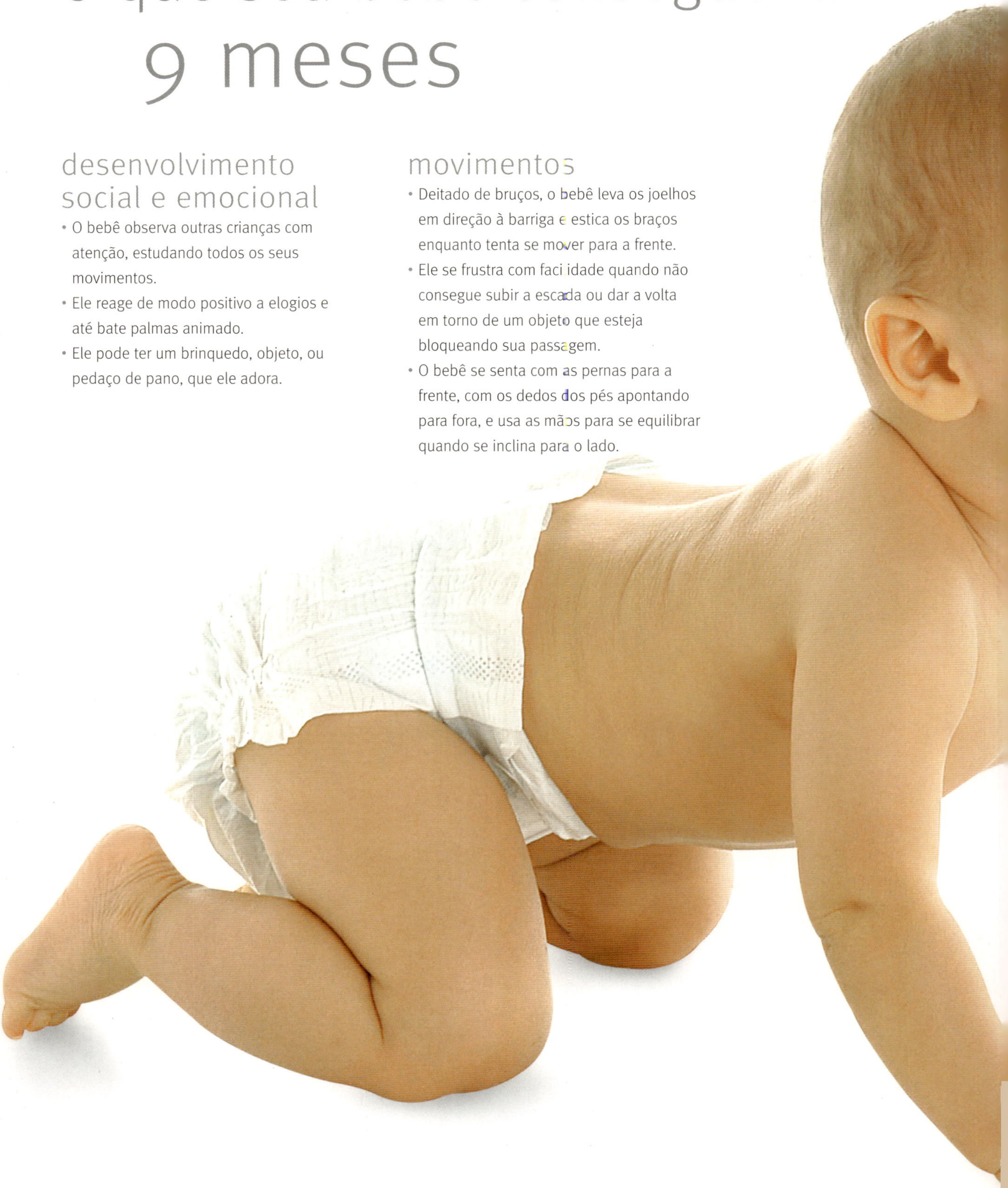

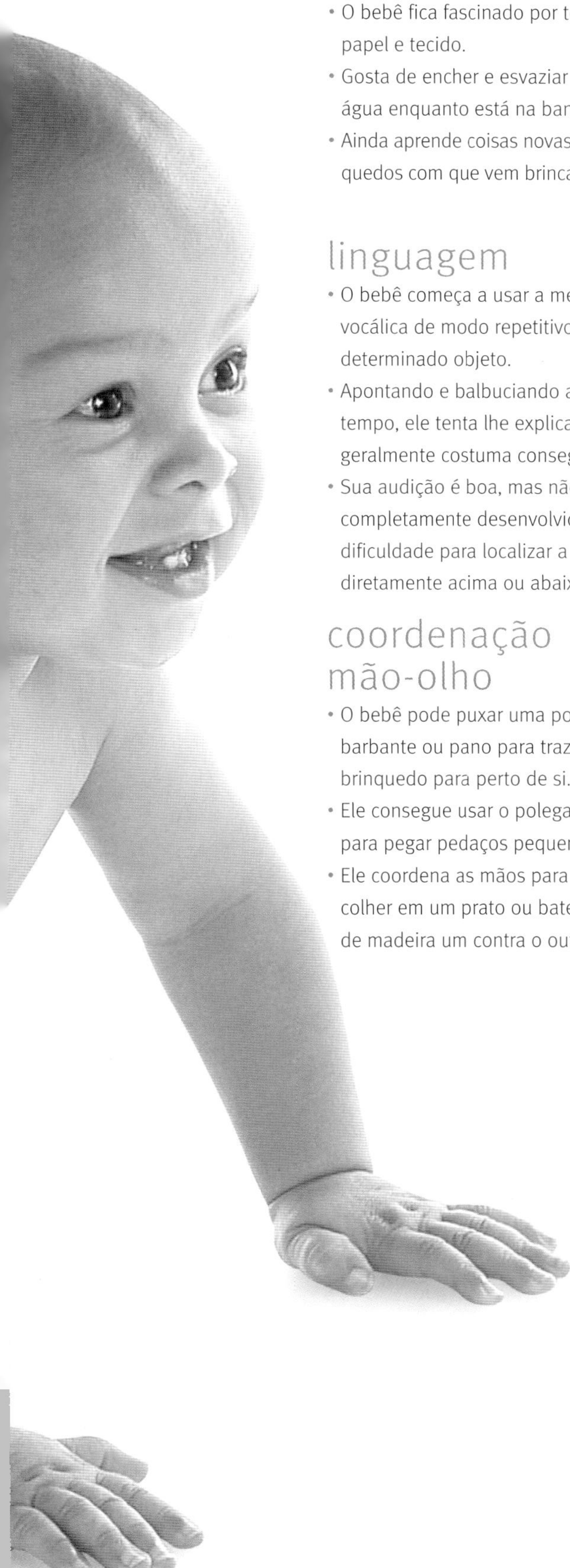

aprendizado

- O bebê fica fascinado por texturas de papel e tecido.
- Gosta de encher e esvaziar um potinho de água enquanto está na banheira.
- Ainda aprende coisas novas com os brinquedos com que vem brincando há meses.

linguagem

- O bebê começa a usar a mesma sequência vocálica de modo repetitivo para um determinado objeto.
- Apontando e balbuciando ao mesmo tempo, ele tenta lhe explicar algo, o que geralmente costuma conseguir.
- Sua audição é boa, mas não está completamente desenvolvida – tem dificuldade para localizar a fonte dos sons diretamente acima ou abaixo dele.

coordenação mão-olho

- O bebê pode puxar uma ponta de um barbante ou pano para trazer um brinquedo para perto de si.
- Ele consegue usar o polegar e o indicador para pegar pedaços pequenos de comida.
- Ele coordena as mãos para bater uma colher em um prato ou bater dois blocos de madeira um contra o outro.

9 meses

desenvolvimento físico

Comprimento
Cerca de 72 cm para meninos e 70 cm para meninas.

Peso
Cerca de 9,2 kg para meninos e 8,5 kg para meninas.

Cabeça
A circunferência média é de 45,2 cm para meninos e 44 cm para meninas.

Cabelo
Provavelmente tem bastante cabelo, talvez até alguns cachinhos.

Dentes
Pelo menos dois dentes na arcada superior e dois na inferior já nasceram, e talvez até outros mais.

Olhos
O contato visual é forte e o bebê analisa seu ambiente de modo mais metódico para encontrar o que procura.

Mãos
O movimento de pinça permite a ele pegar objetos menores e segurá-los por períodos mais longos.

Pernas
Consegue puxar as pernas na direção da barriga quando fica de bruços, para começar a engatinhar.

Costas
Senta-se ereto no chão, e também gira, vira e estica os braços sem cair.

o bebê aos 10 meses

Com muitas habilidades para brincar, explorar e se conectar com você e com outras pessoas ao redor, o bebê está se divertindo muito. Começam a surgir mais habilidades novas: o progresso no movimento e a compreensão da linguagem são notados, e ele, de modo geral, está mais confiante socialmente. Ele sabe do que gosta e do que não gosta, e você pode ter dificuldades em ajudá-lo a gostar de outras coisas.

crescimento e aparência

O sorriso com dentes, o cabelo sedoso e a expressão traquinas do bebê são os pontos principais de sua aparência. Ele tem seus momentos de raiva e frustração, mas na maior parte do tempo é uma alegria e um grande prazer estar com ele. O bebê também ri muito, o que ajuda a gerar uma atmosfera muito positiva ao seu redor. Seu humor está se desenvolvendo e agora ele compreende brincadeiras simples.

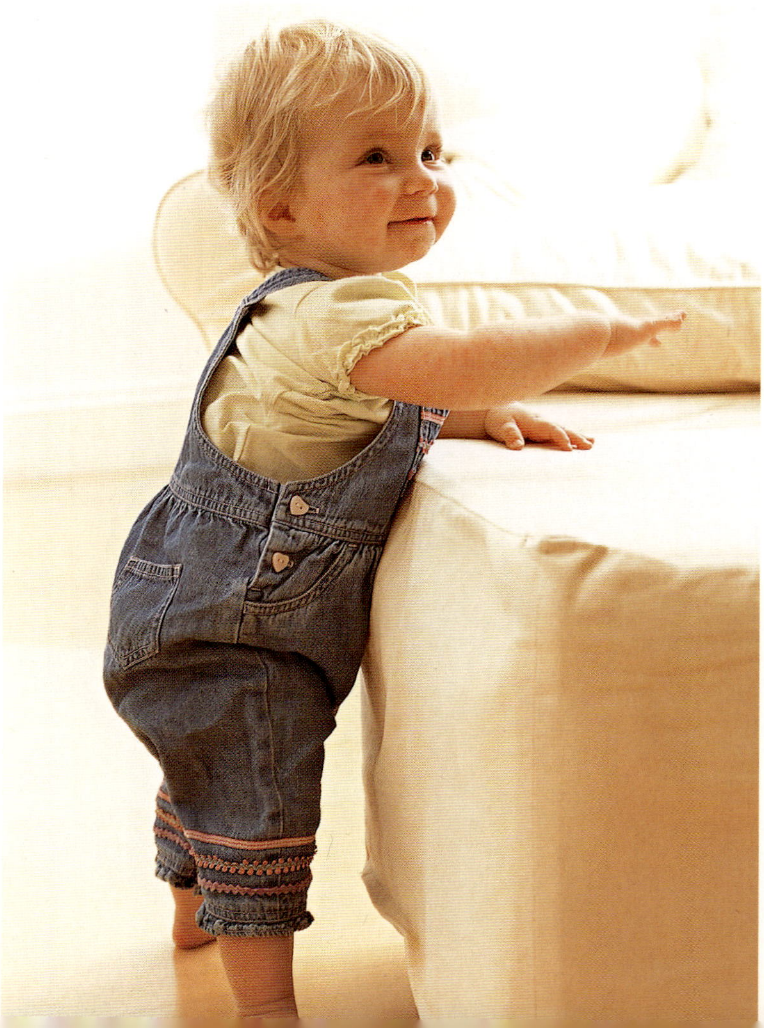

Assim que o bebê estiver ficando em pé e passando entre a mobília, não vai demorar para ele andar sozinho.

Quando ele está acordado, provavelmente prefere ficar em pé. É assim que a vida lhe parece mais interessante, e ele tem curiosidade a respeito de coisas simples para as quais não damos valor, como a almofada no encosto da cadeira ou uma colher sobre a mesa, longe do seu alcance. Costuma se sentar para brincar tranquilamente, quando se cerca de seus brinquedos preferidos. De modo geral, ele parece mais organizado do que antes.

O bebê também parece estar muito mais firme do que antes. Seu desenvolvimento natural, aliado à ingestão de bons alimentos – ele já come diversos alimentos sólidos e também leite em todas as refeições –, fez com que ficasse maior e mais forte. Ele ainda pode se machucar quando cai, mas seus músculos fortes e o crescimento corporal o deixam menos frágil (não só na aparência).

movimentos

O bebê agora já deve passar por entre os móveis, ficar em pé e, apoiado neles, lentamente, ir caminhando. Sua confiança cresce de modo constante, e você percebe que ele tenta dar passos laterais. As quedas o atrapalham, mas ele costuma voltar a ficar em pé depois de alguns minutos. Se você acha que ele está pronto para o desafio, lentamente amplie o espaço entre os móveis para que ele tenha de se esforçar para chegar ao próximo. Se ele não estiver pronto para isso, vai parar no primeiro espaço entre a mobília.

O bebê agora já consegue subir escadas, pelo menos passa do primeiro degrau, e até pode tentar descer sozinho. No entanto, ele precisa que você o supervisione o tempo todo, pois ele pode rolar escada abaixo com facilidade. Quando ele "empacar" – talvez porque a confiança dele desapareceu no meio do caminho –, levante-o, acalme-o e coloque-o sentado de novo no chão, diante da escada. Ele vai aprender com a prática que subir os degraus é mais fácil do que descê-los.

coordenação mão-olho

O bebê adora brinquedos que se movem pelo chão, apesar de ele mesmo ainda não conseguir andar sozinho. Bolas pequenas são uma fonte de diversão. Ele se senta no chão com as pernas abertas, distante apenas alguns metros de você. Quando você pega uma bola pequena e macia e a rola delicadamente na direção dele, ele interrompe o movimento e a segura. Pode até tentar rolá-la de volta para você.

As caixas com tampas fascinam o bebê. Pegue uma caixa pequena de papelão com uma tampa que se encaixe bem, coloque um objeto pequeno dentro dela e depois recoloque a tampa. Leve a caixa até o bebê e a balance para que o objeto faça barulho lá dentro. Depois de alguns segundos, entregue a caixa a ele sem dizer nada. Ele imediatamente vai tentar tirar a tampa para ver o que está lá dentro. Depois disso, ele vai passar alguns minutos tentando colocar a tampa de novo na caixa.

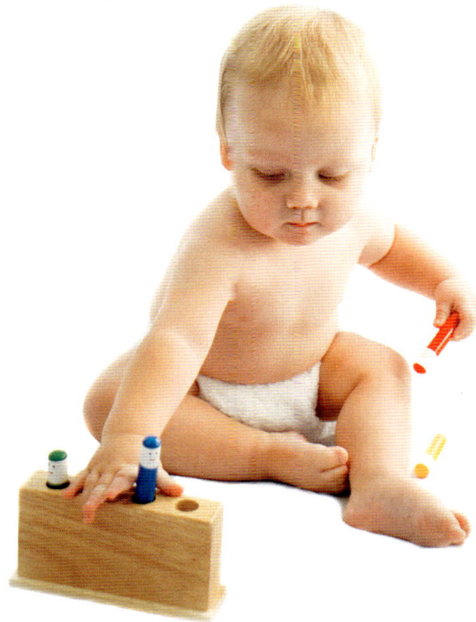

Apresente brinquedos que desafiem o bebê, tanto física quanto mentalmente.

P Meu bebê adora enfiar as formas nas aberturas do brinquedo de encaixar, mas muitas vezes não consegue. Devo mostrar a solução a ele?

R Ele gosta de colocar as formas de plástico nos espaços sozinho. No entanto, se você perceber que uma determinada forma está muito difícil para ele encaixar, pode mostrar-lhe como fazer. Depois, deixe-o tentar sozinho.

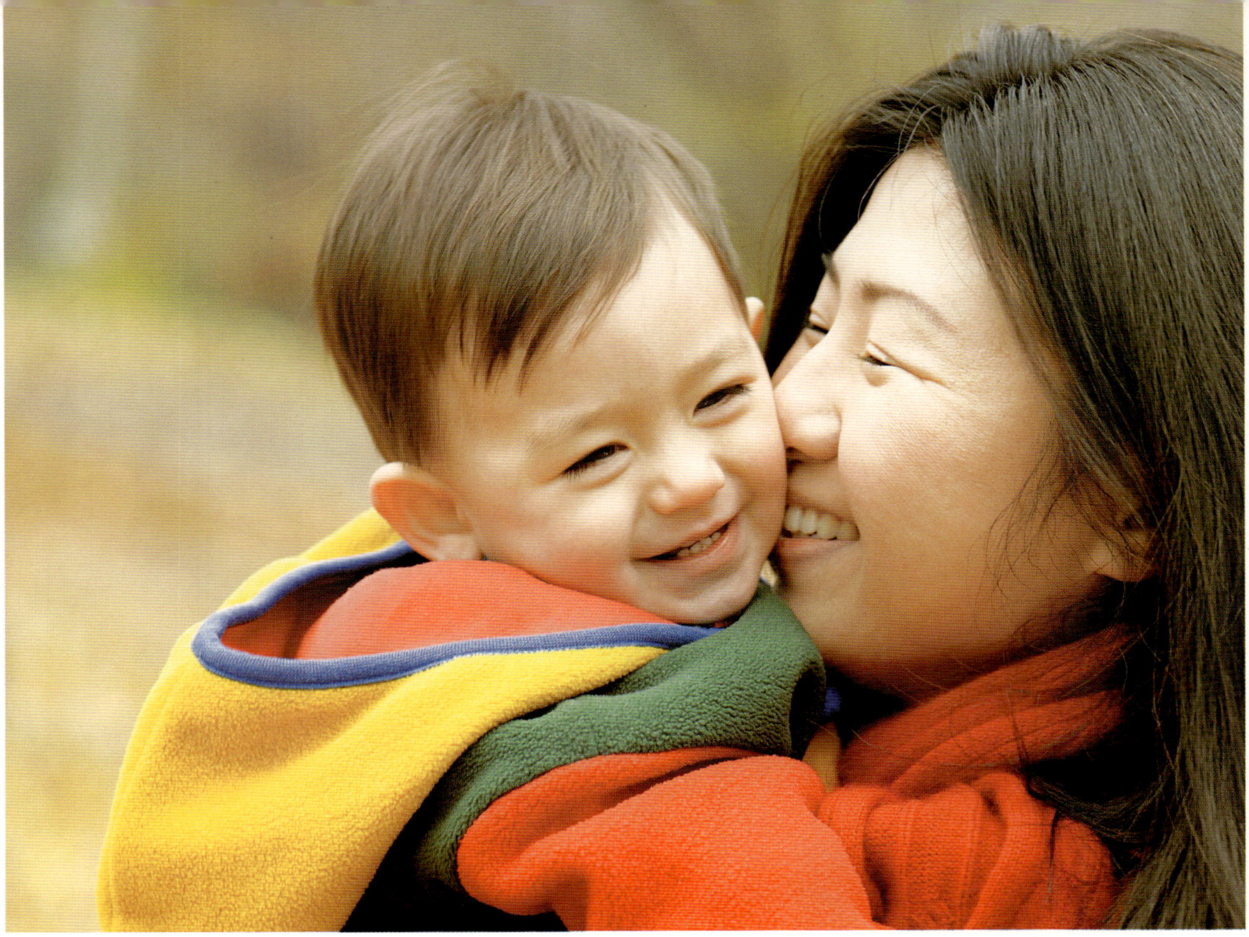

Aconchegar o bebê se torna mais gratificante nessa idade, já que ele retribui de vez em quando.

diga!

O bebê quer falar tanto quanto você quer que ele fale. Levada por seu desejo de escutá-lo dizendo sua primeira palavra, você pode acabar se recusando a dar ao bebê o que ele quer, a menos que ele diga uma palavra que se pareça com o nome do objeto desejado. Mas ele não reage bem a isso. Simplesmente fica frustrado quando você não entrega o que ele quer, o que não ajuda no desenvolvimento da fala e da linguagem.

aprendizado

O bebê compreende melhor o conceito de imitação. Com maior compreensão e melhor noção de si mesmo, ele percebe que pode observar uma ação realizada por você e então fazer uma tentativa de copiá-la. Se ele a vir sorrindo para ele e depois batendo palmas delicada e repetidamente (mas não tão alto a ponto de ele piscar), ele vai tentar imitá-la, batendo as mãozinhas também.

O bebê começa a olhar para objetos ou páginas de um livro de modo mais metódico. Antes, o olhar dele passava de um item a outro de modo aleatório, captando uma impressão visual muito rápida por alguns segundos e então passando para o próximo desenho. Agora, ele olha com mais atenção, observando o objeto de cima a baixo, reunindo o máximo de informações possível, antes de passar para o próximo.

O bebê compreende comandos simples e consegue segui-los até o fim. Por exemplo, se ele segurar um copo e você esticar a mão dizendo delicadamente "Dê-me o copo, por favor", ele se inclina para fazer o que você pediu (desde que esteja com vontade de fazer isso!).

linguagem

O bebê adora conversar com você da maneira dele, usando vários balbucios com vogais e consoantes combinadas em sequências mais longas e que podem ser repetidas. Ele também passa mais tempo olhando para você ao falar, uma vez que sua compreensão das dimensões sociais da comunicação vai se desenvolvendo.

A atenção do bebê melhora e agora ele observa mais atentamente quando você aponta para diversas pessoas e objetos para mostrá-los a ele. Às vezes, ele fica olhando para um objeto por muito tempo, como se tentasse absorver mais informações sobre ele.

Você pode escutar o que parece ser a primeira palavra dele nessa fase. No entanto, você não tem certeza porque o bebê provavelmente não diz a palavra toda, apenas a primeira parte, e não a usa o tempo todo. Mesmo assim, pode-se considerar que ele está perto desse marco.

O bebê usa a linguagem corporal de modo mais criativo e livre. É quase como se a frustração dele ao perceber que quase consegue falar aumente sua necessidade de usar a comunicação não verbal. As expressões faciais se tornam mais claras e mais intensas, ele aponta com mais frequência, o contato visual é usado para expressar sentimentos negativos e positivos e ele balança a cabeça para dizer "não".

desenvolvimento social e emocional

Você pode descobrir que o bebê se assusta facilmente com sons comuns da casa. O barulho de uma porta batendo ou da máquina de lavar em funcionamento o deixam agitado. Esse comportamento é normal e um sinal de maior sensibilidade ao que acontece ao redor. Ele reage melhor diante de uma abordagem calma e tranquilizante. Quando ele vê que você sorri e o consola quando se sente nervoso, ele se sente muito melhor. Se reagir ao medo dele com ansiedade, ele simplesmente terá mais medo. Com seu apoio, esses medos passarão.

O bebê se torna mais consciente da importância emocional de carinhos e abraços, e agora ele consegue retribuir tais gestos. O controle mais efetivo dos braços e das mãos, unido à compreensão maior a respeito do impacto que causa em você, permite que ele retribua de modo amoroso. Os abraços servem para serem dados e recebidos, e ele não se vê mais como um recipiente passivo. Quando você lê uma história ou se senta ao lado dele, ele se aconchega em você.

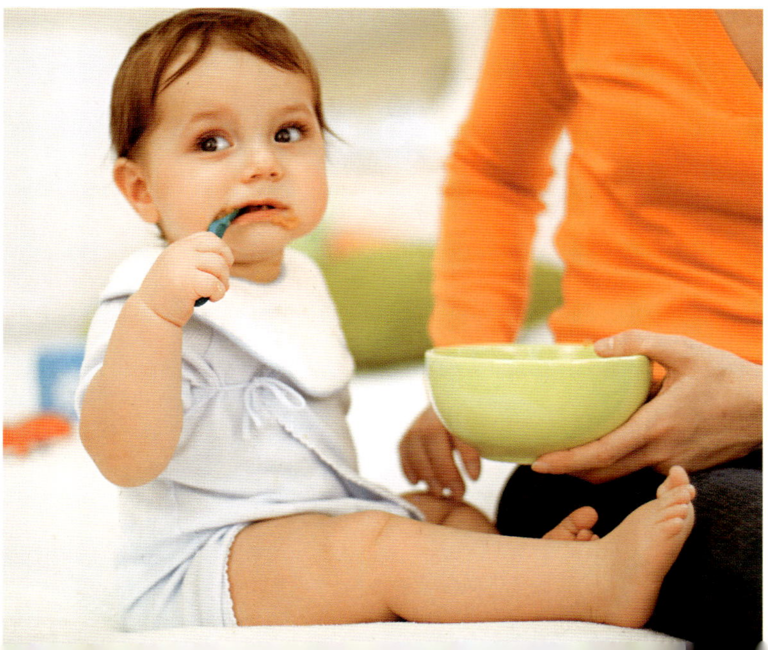

P Meu bebê fica triste quando o deixamos com a babá. Ele vai conseguir se acostumar com outra pessoa?

R Sim, ele vai se adaptar. Você pode ajudá-lo usando uma rotina familiar quando o deixa com a babá. Quando sair sem ele, siga a rotina de dizer adeus, dar-lhe um beijo e acenar. Incentive-o a fazer as mesmas ações voltadas para você, e então vá embora. A constância dessa abordagem o ajuda a lidar com a separação temporária. Para obter mais informações sobre babás, leia as páginas 104-105.

diversão na hora de comer

A hora de comer não é mais um momento apenas para comer ou explorar – é uma experiência que dá muito prazer ao bebê. Ele se diverte mastigando com os novos dentes (às vezes isso está mais ligado à brincadeira do que com o ato de comer), gosta de segurar a colher e tenta se alimentar (às vezes a comida vai parar em todos os lados, menos em sua boca). Também é um momento em que ele consegue interagir com você, principalmente quando você se senta ao lado dele. Sua presença torna a hora da refeição mais animada e ajuda a experiência a ser mais fácil.

O bebê segura melhor a colher, mas ainda deixa cair grande parte da comida.

o envolvimento com os avós

Se o bebê tiver a sorte de ter avós, ele provavelmente terá uma vida repleta de porções extras de amor – e belos presentes de aniversário! No entanto, pode levar um tempo para que esse novo relacionamento se desenvolva. Enquanto você se ajusta à maternidade, seus pais também estão se acostumando com os novos papéis. É uma mudança que pode fortalecer relacionamentos, mas pode haver altos e baixos.

P Minha sogra não para de se intrometer. Devo pedir a ela que deixe de ir a minha casa?

R Impedir as visitas dela é uma medida drástica que pode piorar a situação, e é importante para seu bebê ter uma ligação com a avó. Você precisa conversar com ela ou, se você se sentir pouco à vontade, peça a seu parceiro que aja com diplomacia. As atitudes de sua sogra podem ser bem intencionadas, mas ela precisa saber que você está ficando incomodada com isso. Se você lidar com a situação de modo sensível, é possível que ela passe a respeitá-la mais e que o problema seja cortado pela raiz.

o que é um avô?

Não existe um papel definido para um avô, e a maioria das famílias encontra uma maneira de manter as relações e a proximidade existentes. Alguns avós ficam ansiosos para se envolver com a criança, oferecendo cuidados, ajudando na casa e dando amor e apoio moral. Incentivando o bebê a se aproximar deles, você estará oferecendo a ele a chance de conhecer outra geração de sua família e contar com uma dose a mais de amor incondicional.

tudo muda

Seus pais eram os relacionamentos mais próximos que você tinha até agora, e essa mudança é tão grande que pode causar um impacto. Compreender o amor que um pai ou uma mãe sente por um filho pode aproximar você dos seus pais, mas, se eles gostam de estar no comando, você receberá conselhos indesejados e será pressionada a fazer tudo do jeito deles. Apesar de ser irritante, procure ser paciente. Pode dizer-lhes que você valoriza a preocupação e a experiência deles, mas não deixe de impor-se como mãe. Não há nada de errado em cometer alguns erros tentando acertar.

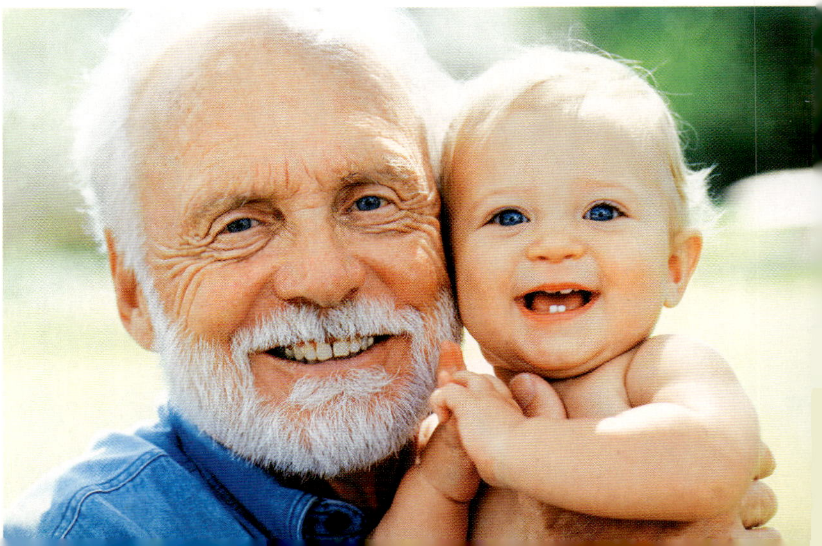

Com os avós morando perto, o bebê poderá ter uma valiosa e nova dimensão para formar relações próximas.

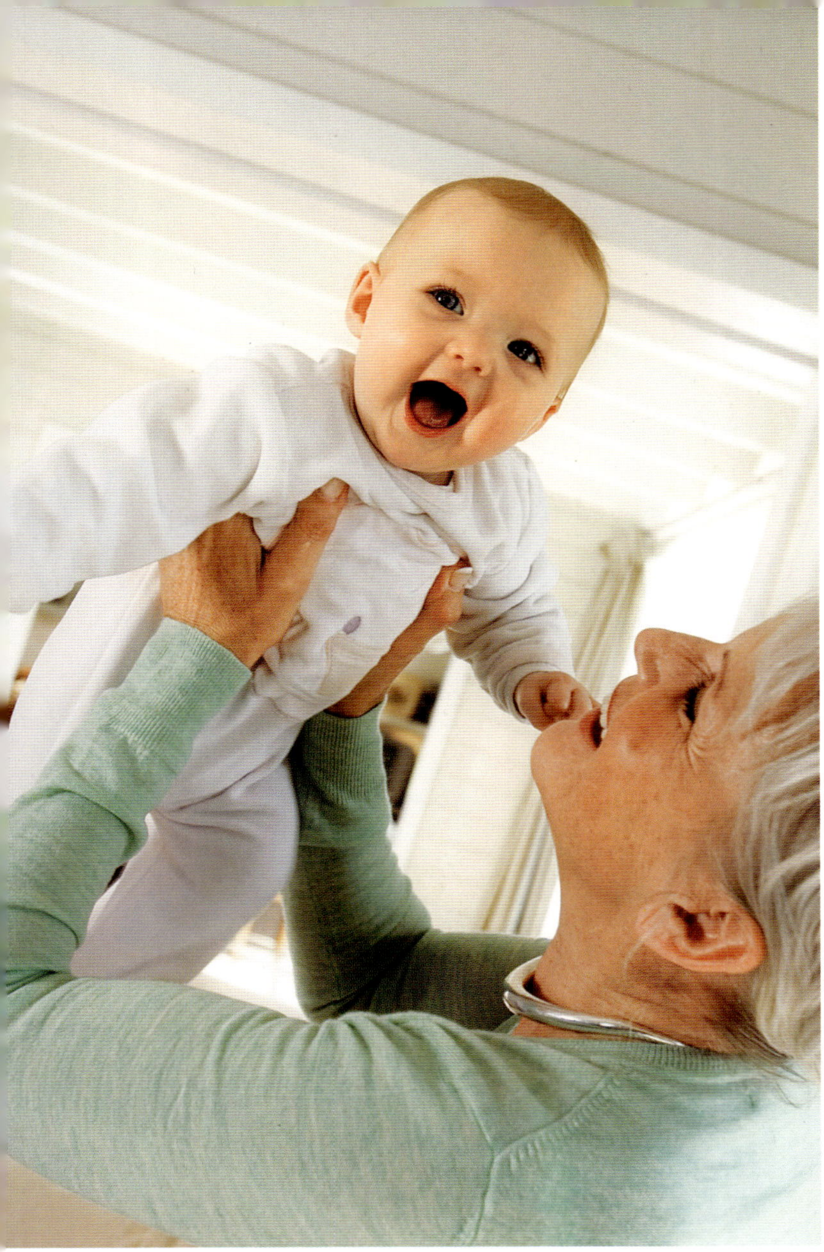

Deixar o bebê com os avós permitirá que você reponha as energias.

acerte as pendências com os avós

- Incentive os avós a ajudá-la em vez de cuidar sozinha do bebê – a dar banho, por exemplo.
- Se os avós estiverem causando tensões entre você e seu parceiro, peça a eles um pouco de espaço para ficar com sua família.
- Se os avós estiverem mimando seu filho, aborde o assunto com delicadeza. Sugira que eles coloquem dinheiro em uma poupança em vez de comprarem tantos brinquedos.
- Se os avós não estiverem vendo seu filho tanto quanto você gostaria, ofereça-se para visitá-los, pois talvez eles se sintam melhor em sua própria casa.

P Desde que tive meu filho, preciso de ajuda e apoio de meus pais. Devo me mudar para mais perto deles?

R Muitos pais querem ficar mais perto dos parentes depois de começarem uma família e isso pode ser muito útil, pois você terá mais pessoas para ajudá-la a cuidar de seu filho, para lhe fazer companhia e com quem realizar atividades familiares. É uma decisão muito importante e pessoal, por isso leve em conta os prós e os contras. Pergunte a seus pais se eles desejam cuidar do bebê, pense nos amigos e na infraestrutura que você terá e pense com cuidado nas implicações financeiras e para a sua carreira.

ao se tornarem avós

Seus pais podem ficar confusos com o novo papel: podem se sentir velhos ou rejeitados porque você não precisa mais deles como antes. Eles se apaixonaram por seu bebê assim como se apaixonaram por você, e apenas assistir a tudo pode ser muito difícil para eles. A dinâmica do novo relacionamento entre vocês pode demorar um pouco para se estabelecer, mas tranquilize seus pais e continue conversando com eles.

viver sem os avós

Se os avós do bebê vivem longe, coloque fotos no quarto dele e mostre vídeos a ele. Você também pode comprar uma webcam. Eles logo se tornarão rostos conhecidos, e o bebê vai adorar receber a visita deles. Se o bebê não tiver avós, ou se as circunstâncias tornarem o relacionamento impossível, ele ainda pode sentir os benefícios de ter uma família se você o mantiver perto de outros parentes, vizinhos, amigos ou outras mães.

o bebê aos 11 meses

Prestes a andar – talvez ele tenha até dado os primeiros passos –, já ensaia falar algumas palavras. Ele precisa de menos ajuda para se movimentar, brincar e comer, adora ficar em pé e consegue se divertir sozinho por muitos minutos seguidos. Mas, ainda assim, vocês gostam da companhia um do outro: ele tenta incluir você em suas brincadeiras e fica feliz quando você canta para ele ou lê uma história.

Você pode incentivar o bebê a caminhar colocando pequenos objetos em posições nas quais ele precise ficar em pé para conseguir alcançá-los.

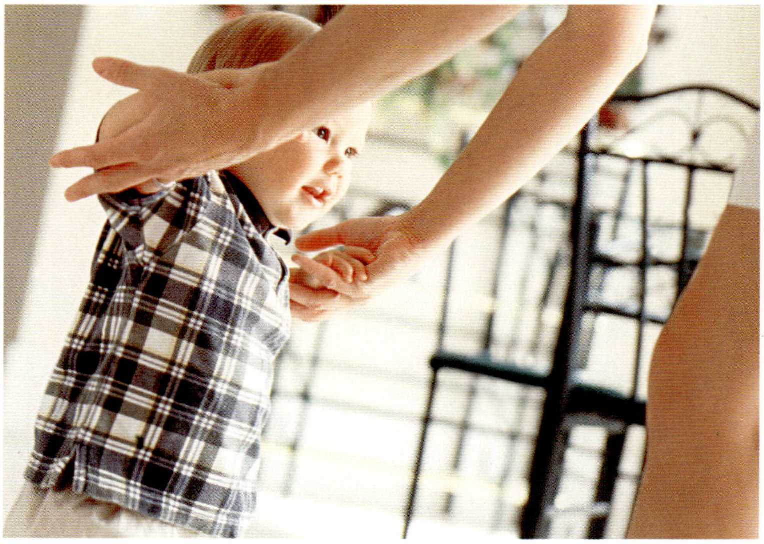

incentivo para andar

Nesse estágio, o bebê precisa de um pouco de incentivo para dar o primeiro passo. Uma maneira de fazer isso é colocá-lo em pé e segurar as mãos dele com firmeza para que ele não caia. Quando você se afastar dele, ele pode tentar dar o primeiro passo. Dê a ele muitos incentivos verbais – você pode até puxar as mãozinhas dele com delicadeza.

crescimento e aparência

Apesar de se divertir, o bebê frequentemente parece muito sério. A concentração intensa enquanto tenta montar quebra-cabeças, a forte determinação para dar o primeiro (ou segundo) passo sozinho e a atenção que ele presta ao livro de histórias dão a impressão de que ele estuda a vida com seriedade. O fato de ele agora usar um copinho em vez da mamadeira reforça essa aparência mais madura.

Os músculos do bebê estão mais fortes e volumosos, assegurando mais força à movimentação dos membros. Com ossos mais compridos e fortes nos braços e nas pernas, o corpo está se preparando para andar. Quando ele fica em pé, as pernas parecem arqueadas, mas os pés ficam firmes no chão. Ele parece bastante estável quando se senta ou fica em pé.

Agora que ele tem uma boa rotina de descanso, com um cochilo a menos durante o dia, o bebê parece mais alerta no tempo em que passa acordado. Os momentos de cansaço que causam o comportamento choroso são menos frequentes, no entanto, ele pode ser tão determinado a ficar em pé que chega a cochilar enquanto se segura aos móveis.

movimentos

O bebê provavelmente está pronto para dar o primeiro passo. No entanto, lembre-se de que cada criança se desenvolve em um ritmo próprio e ele só vai andar quando estiver pronto. Por isso, se ele ainda não anda, não se preocupe. Enquanto isso, o bebê gosta de ficar em pé e dar passinhos para praticar. Você pode tornar as coisas mais interessantes para ele oferecendo pequenos desafios – ele se sente mais confiante quando vence esses desafios. Por exemplo, pode colocá-lo na ponta de um sofá comprido ou fileira de cadeiras pequenas e esperar no outro lado por ele.

Engatinhar é uma atividade independente, ativa e direcional – ele sabe aonde quer chegar e vai até lá da maneira mais rápida e mais direta. Pode engatinhar ou se arrastar para chegar lá. Cada bebê tem seu estilo de movimentar-se antes de começar a andar. Independentemente de qual seja o método, ele se desloca muito bem pelo chão. Quando se senta, ele é muito competente em inclinar-se sem cair; na verdade, ele consegue alcançar atrás de si sem muita dificuldade.

coordenação mão-olho

O progresso na coordenação mão-olho do bebê permite que ele tente mexer com brinquedos mais complexos, como ordenar formas de diferentes tamanhos. Ele gosta de brincar com os cubos de encaixar. Ele encontra dificuldade para fazer isso, mas aceita o desafio e fica feliz em mostrar que conseguiu encaixar pelo menos duas ou três caixas. Da mesma forma, ele se concentra bastante quando coloca argolas de tamanhos diferentes em um brinquedo de montar, apesar de não colocá-las na ordem correta.

O bebê gosta de soltar um brinquedo e então olhar para ver se ele foi parar onde ele queria. Também vira as páginas de um livro e consegue segurar duas coisas com uma só mão sem derrubar nenhuma das duas. Gosta de brincadeiras em que a música é acompanhada pelo movimento das mãos.

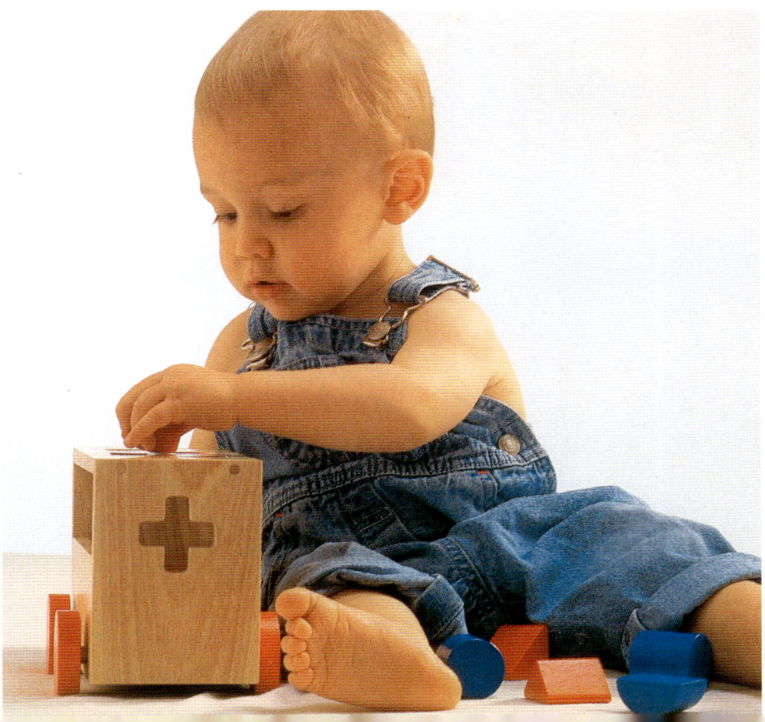

continue de olho

Apesar de o bebê ficar firme sentado na banheira e de conseguir se divertir ao brincar com brinquedinhos na água, você nunca deve deixá-lo sozinho. Ele pode escorregar e ficar submerso. Não tire os olhos dele durante o banho.

P Seria errado soltar as mãos do meu bebê de repente, quando ele estiver em pé, para que se veja forçado a dar o primeiro passo sozinho?

R Isso poderia funcionar, mas parece muito radical. Possivelmente ele até se sentasse assim que percebesse que você tinha deixado de segurá-lo. Você pode incentivá-lo, mas não force uma situação, pois isso pode diminuir a confiança dele – ou, se cair, ele pode até se machucar.

Nessa idade, a maioria dos bebês consegue mexer com peças mais difíceis na caixa com peças de encaixar.

P O uso da chupeta nessa fase interfere na fala e no progresso do bebê?

R Muitos profissionais se preocupam com a possibilidade de que chupar chupeta restrinja os movimentos que um bebê dessa idade faz com os lábios e músculos da língua e da garganta. Quando a chupeta está na boca dele, ele não consegue balbuciar nem falar. No entanto, é uma questão de bom senso. O uso moderado da chupeta nessa idade não é um problema, desde que você cuide para que ele não fique com ela na boca muitas horas por dia.

aprendizado

A concentração do bebê amadureceu a ponto de ele continuar fazendo algo até a tarefa ser completada, às vezes por 10 minutos ou mais. Quando você o põe em seu colo para ler uma história, ele não tenta escapar, mas fica ali, observando as páginas do livro conforme você o folheia e olhando de modo interessado para as ilustrações. Também consegue associar melhor dois acontecimentos: por exemplo, quando vê a foto de um passarinho em um livro, ele aponta na direção do céu.

A atenção do bebê agora lhe permite testar novas ideias e praticar habilidades de aprendizado já existentes em novas situações – ele está em um estágio no qual pode adaptar velhas estratégias a novos problemas. Por exemplo, consegue encaixar caixas do cubo de modo adequado. Quando recebe outros itens que se encaixam da mesma forma, como copos ou pequenos potes de plástico, a princípio ele hesita, mas logo aplica o conhecimento que já tem para resolver o problema. Experiências desse tipo aumentam sua confiança em sua qualidade de aprendiz, deixando-o motivado para solucionar problemas, adaptando e aplicando seus conceitos de aprendizagem.

linguagem

O bebê talvez já esteja dizendo "mama" ou "papa" referindo-se aos pais. Ou pode até dizer algumas outras palavras também, como o no-

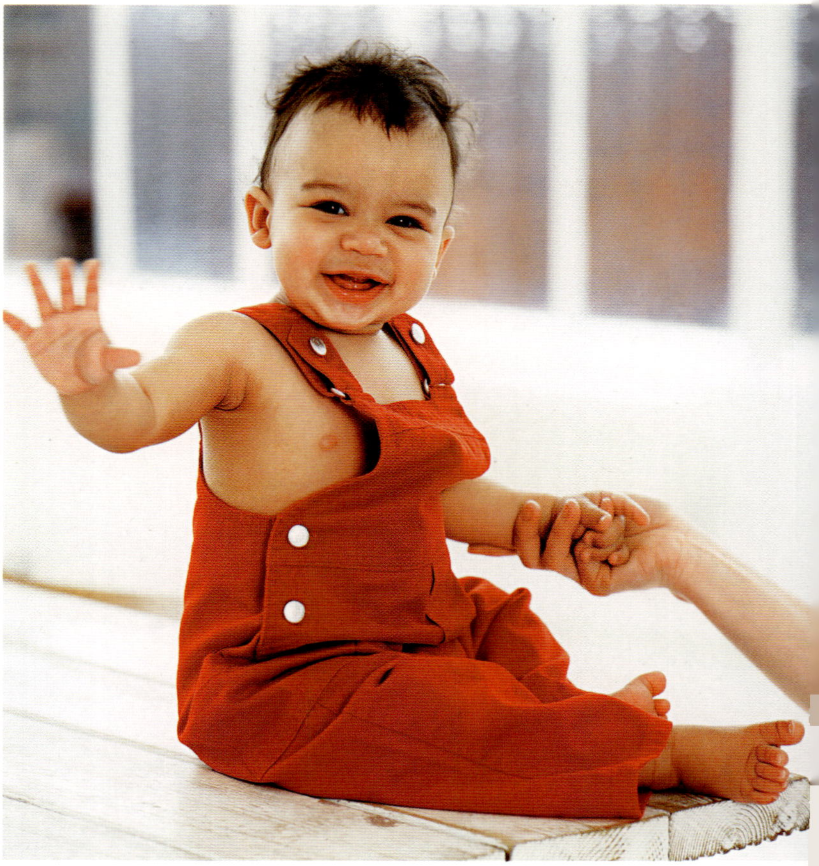

O bebê fica fascinado com os gestos dos outros e prontamente imita um aceno, um movimento de cabeça ou um sorriso.

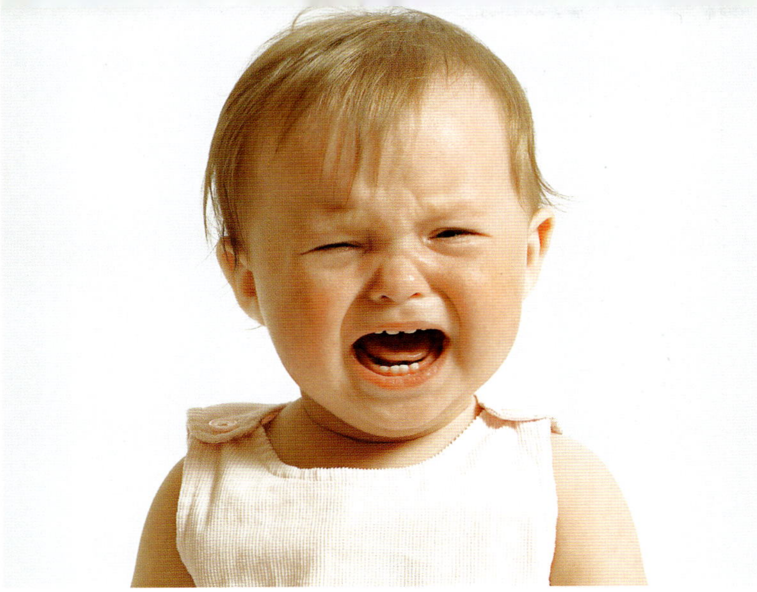

Tome mais cuidado ao dizer "não" ao bebê, pois ele logo vai se entristecer achando que você está insatisfeita com ele.

me do irmão mais velho ou do animal de estimação da família.

Ele também compreende que as palavras se referem a algo que pode não estar na frente dele, por isso, quando você faz sons que lembram o miado de um gato, por exemplo, ele se vira e aponta para o cesto do gato, mesmo que o animal não esteja ali.

O bebê segue instruções básicas sem precisar de incentivos visuais. Por exemplo, conforme se encaminhar para a porta ao sair da sala, vire-se, acene para ele e diga: "Tchau, tchau". Abaixe as mãos e peça a ele que faça "tchau" para você – ele sabe o que você quer que ele faça, e ele se lembra de como acenar.

O bebê absorve tudo o que escuta. Reage positivamente se você conversar com ele, cantar, ler histórias ou mesmo se fizer perguntas. Talvez por já conseguir dizer algumas palavras sozinho, ele esteja mais consciente da importância da linguagem. Ele adora balbuciar no telefone de brinquedo, apesar de provavelmente você não conseguir entender nada do que ele diz.

desenvolvimento social e emocional

O controle do humor se torna bastante inconsciente. Sempre que os desejos do bebê não são realizados, ele tem um acesso de frustração e perde a paciência com facilidade. Quando ele brinca com algum brinquedo de montar, ou quando você diz que ele não pode fazer alguma coisa, ele se transforma rapidamente de um bebê feliz em um bebê rebelde. A intensidade dos sentimentos do bebê pode até surpreender a ele mesmo, por isso ele precisa que você seque suas lágrimas e o ajude a se acalmar.

O bebê sabe que a palavra "não" significa não apenas que você quer que ele pare de fazer alguma coisa – mas, também, que você desaprova suas atitudes. Isso piora sua consternação, porque ele prefere deixá-la feliz.

O fascínio dele por outros bebês aumenta. Enquanto antes ele simplesmente olhava para eles sem timidez, abertamente, sem perceber que seu olhar insistente poderia deixá-los pouco à vontade, ou tentava tocá-los se estivesse perto, agora ele se aproxima para ficar ao lado de outras crianças. Sem inibição social, ele passa a olhar com atenção todos os movimentos delas! E aprende muito com essas observações.

ele disse "papa", não "mama"

Não fique chateada se a primeira palavra do bebê se referir a seu parceiro e não a você – isso não quer dizer que ele tem mais amor por um do que pelo outro, mas, sim, que essa palavra é mais fácil para ele dizer. Fique contente com a grande conquista da primeira palavra, seja ela qual for. Você pode estar certa de que o vocabulário dele só vai aumentar daqui para a frente e que logo ele vai dizer seu nome também.

lide com o estresse

Cuidar de um bebê é estressante. Você entrou no mundo da maternidade há 11 meses e, apesar de estar se acostumando com ele, novos problemas surgem em todos os estágios de desenvolvimento do bebê. Lidar com o estresse pode ser desafiador porque você está muito ocupada, mas vale a pena enfrentar o problema pelo bem da sua saúde e o das pessoas ao redor.

P Às vezes sinto-me frustrada com o comportamento do bebê e sinto vontade de bater nele. Como posso controlar meus sentimentos?

R Respire fundo, coloque seu filho em um lugar seguro e saia do local por alguns minutos. Os bebês e as crianças pequenas podem ser muito cansativos, mas controle-se antes de fazer qualquer coisa de que possa se arrepender. Alguns minutos para colocar os pensamentos em ordem podem fazer toda a diferença, mesmo que ele esteja chorando. Quando se sentir mais calma, volte e faça um carinho nele. Seu filho é pequeno demais para que você discuta com ele sobre seu comportamento, mas vai compreender que você está se sentindo chateada por causa de algo que ele fez.

causas e sintomas

O estresse é comum nos pais. Noites sem dormir, problemas de amamentação, a recuperação física e emocional de uma cesariana ou de um parto difícil e mudanças de estilo de vida e de responsabilidade aumentam o desgaste. Depois das primeiras semanas, as preocupações com o trabalho, a escolinha, avós intrometidos e acessos de nervosismo podem deixar você estressada. O estresse apresenta muitos sintomas, dentre eles dificuldade para dormir, dor de cabeça ou pressão alta, falta de ar ou ansiedade.

estratégias para acabar com o estresse

- Evite álcool, nicotina e cafeína, pois eles pioram os sintomas.
- Administre seu tempo de modo eficiente, mantendo o controle sobre as tarefas domésticas.
- Reserve um espaço seguro, como um “cercadinho”, onde o bebê possa ficar enquanto você faz as tarefas domésticas. Ter um tempo para brincar sozinho também ajuda o desenvolvimento dele.
- Reserve um tempo para relaxar, para encontrar as amigas e para passar um tempo com seu parceiro, se possível.
- Seja realista – assumir muitas tarefas aumentará seu estresse.
- Exercícios e uma dieta saudável são ótimos recursos contra o estresse, assim como uma boa noite de sono. Peça ao seu marido para cuidar do bebê à noite, de vez em quando, para que você possa dormir.
- Analise seus problemas de um novo ângulo. Se estiver cansada de passar noites sem dormir direito, lembre-se de que isso não durará para sempre e experimente novas maneiras de fazer o bebê dormir a noite toda.

a verdade sobre o estresse

Como mãe de primeira viagem, acessos de estresse são muito normais. Isso não quer dizer que você é uma mãe ruim ou que não consegue suportar a responsabilidade. Se estiver se sentindo sobrecarregada, se não consegue parar de chorar ou se sente constantemente triste e deprimida, pode ser que esteja sofrendo de depressão pós-parto e precise conversar com alguém para conseguir ajuda e terapia. Se seu parceiro estiver estressado, incentive-o a falar sobre seus sentimentos.

Continuem trabalhando como equipe, mas pense em procurar a ajuda de um terapeuta de casais se as brigas e discussões se tornarem constantes ou se vocês passarem a ignorar um ao outro.

Alguns pais dizem ter os mesmos sintomas da depressão pós-parto, por isso a ajuda profissional pode ser necessária. Pais estressados não são pais felizes. Seu bebê quer que você seja calma e relaxada, por isso tome medidas positivas para lidar com o estresse pelo bem dele, também.

lide com a depressão pós-parto

A depressão pós-parto é uma doença que costuma aparecer entre 10 e 14 semanas e depois dos 8 aos 12 meses, mas os sintomas podem surgir até um ano depois e talvez levar muitos meses para serem resolvidos. É uma doença temporária tratada por meio de terapia ou uso de antidepressivos. Se você se sente deprimida, tente conversar com seu médico ou terapeuta, além de familiares e amigos, para que o diagnóstico possa ser feito. Falar sobre seus sentimentos pode ser difícil, mas pedir ajuda será o primeiro passo para a recuperação. Se estiver sofrendo de depressão pós-parto e sente sintomas graves, como vontade de ferir a si mesma ou ao bebê, procure ajuda médica imediatamente. Os profissionais vão entender e conseguem sempre ajudar.

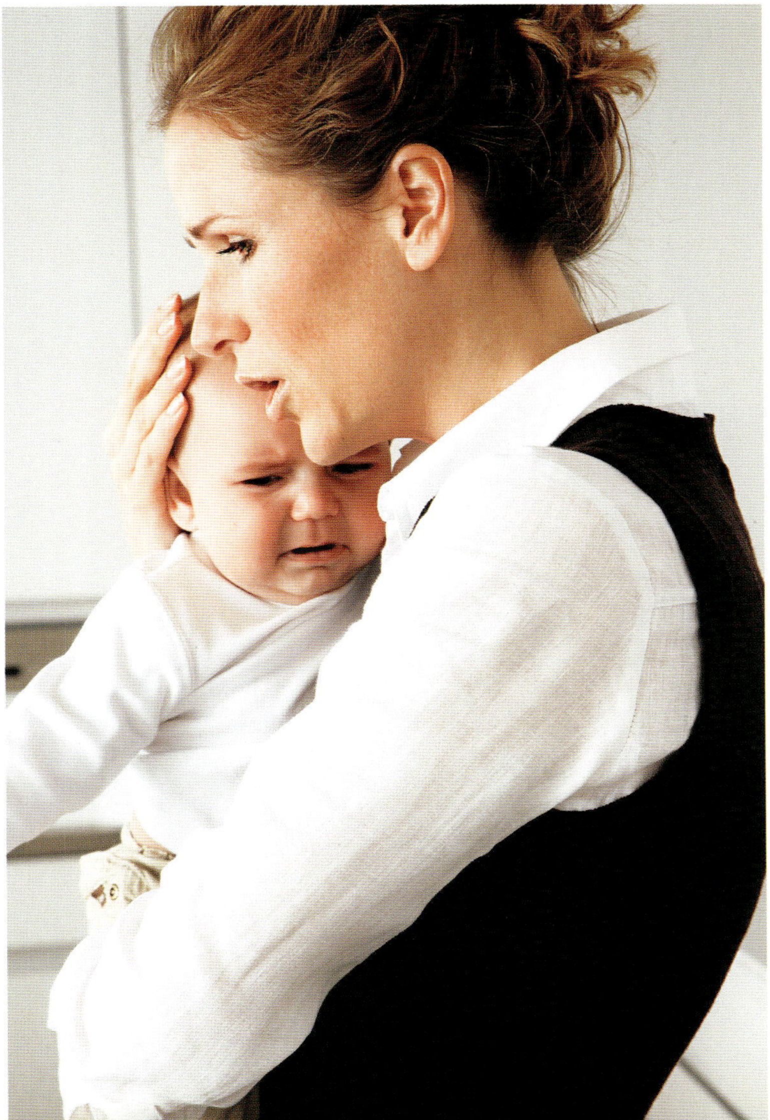

P Desde o nascimento da minha filha, eu me preocupo com a saúde dela. Ainda vou ao quarto dela à noite para ver se está respirando. Isso é normal?

R Os pais, em sua maioria, passam a vida toda preocupados com os filhos, mas se o seu caso for exagerado peça conselhos ao médico. Se a ansiedade foi provocada por um parto complicado, você pode estar sofrendo de choque pós-traumático e seu médico pode ajudar.

"Ter filhos pequenos pode ser estressante, e eu me sentia constantemente ansiosa depois do parto difícil do meu segundo filho. Conversei com o médico e ele me encaminhou para a terapia, que ajudou muito. Depois disso, quando as coisas ficavam pesadas demais para mim, eu telefonava para uma amiga e íamos passear, fazer compras ou sentar em um café com nossos filhos. Estar em um ambiente diferente com uma amiga diminuía a sua tensão."

Liane, mãe de
Eros (2 anos) e Carlos (1 ano)

experiência compartilhada

A maternidade é gratificante, porém é estressante – procure por ajuda se precisar.

o bebê aos 12 meses

Que diferença um ano faz! Seu filho parece uma pessoa completamente diferente daquela criaturinha que você trouxe para casa um ano atrás. E é, mesmo. Ele não depende mais de você para pegá-lo ou carregá-lo, ele leva o dia fazendo o que quer. É claro que ele depende de você para ter estrutura e rotina, mas pensa sozinho e tem personalidade própria.

P **Devo dar ao bebê um brinquedo para ele puxar enquanto caminha, apesar de ainda não ficar em pé com muita firmeza?**

R Isso costuma tornar o caminhar mais divertido, mas também o torna mais difícil, porque o bebê precisa se concentrar em andar e puxar o brinquedo ao mesmo tempo. Não se surpreenda se ele cair enquanto tenta realizar as duas tarefas simultaneamente. Você precisa ficar atenta a ele. Na maior parte das vezes, no entanto, o bebê adora ter o poder de fazer com que um brinquedo o acompanhe.

crescimento e aparência

O bebê aos poucos se transformou em uma criança que pensa, sente e é sensível, completamente fascinada por tudo o que acontece ao seu redor. Seu peso dobrou desde o nascimento e a altura aumentou em cerca de 50%. Os ossos da cabeça começaram a se unir e aquele espaço macio mais vulnerável na parte de trás se fechou.

O maxilar do bebê parece mais forte e protuberante porque outros dentes nasceram. Isso o ajuda a mastigar de modo mais eficiente, o

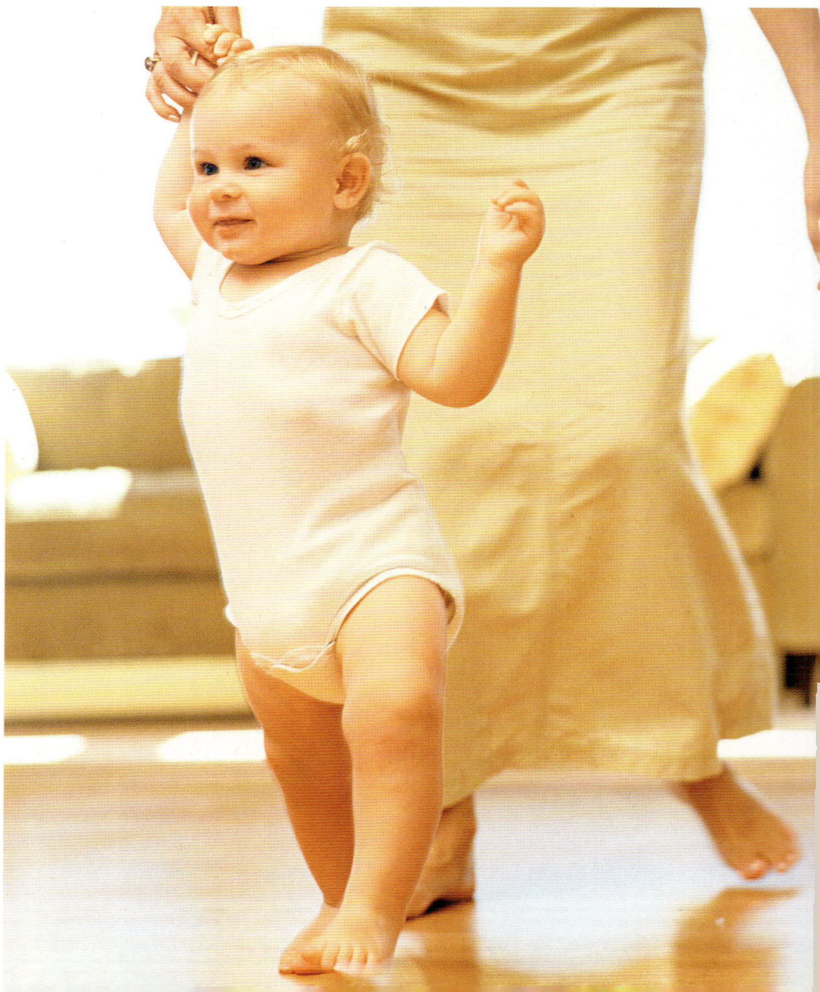

Muitos bebês já caminham independentemente – ou estão muito perto de fazer isso agora.

que, por sua vez, desenvolve a boca e os músculos do maxilar. Ele tem muitos cabelos, sem falhas atrás como antes, porque agora passa a maior parte do tempo sentado ou em pé.

O bebê deixa claro o orgulho que sente por suas conquistas. Ele sorri enquanto dá passos hesitantes pelo quarto, olhando para você para obter sua aprovação. As costas dele estão mais eretas e a postura é boa. Ser capaz de dizer pelo menos algumas palavras diminui a frustração que surge na comunicação pré-fala. O bebê de 1 ano é, de modo geral, uma pessoa independente, com autoconfiança e determinação para alcançar seus objetivos.

movimentos

Quando o bebê caminha adiante com os próprios pés sem qualquer apoio – geralmente próximo do primeiro aniversário –, sinaliza a chegada de um novo estágio de independência em seu desenvolvimento. Conforme ele progride, os dedos do pé começam a se voltar para a frente e não mais para dentro, permitindo que ele se movimente com mais rapidez. Ele também começa a deixar os pés mais próximos do chão em vez de erguê-los mais alto. Essas pequenas mudanças aumentam aos poucos sua estabilidade e controle.

Apesar disso, as habilidades do bebê para engatinhar continuam importantes e você deve continuar incentivando-as de novas maneiras. Por exemplo, você pode colocá-lo em um canto do quarto e atrair sua atenção do outro lado. Esse é um bom exercício para ele, que gosta da experiência de se movimentar por distâncias mais longas. Você também pode fazer caminhos com pequenos obstáculos dos quais ele possa desviar – uma almofada grossa colocada estrategicamente entre você e ele faz com que ele tenha de passar por cima dela para chegar até você. Nos próximos meses, o engatinhar desaparece e dá lugar ao caminhar. Agora, quando está sentado, o bebê levanta rapidamente, sem ajuda.

coordenação mão-olho

O bebê usa bem os brinquedos em conjunto. Quando brinca com uma xícara, um pires e uma colher de plástico, mexe com eles de modo correto, colocando a xícara em cima do pires ou a colher dentro da xícara. Também não tem dificuldades para usar os dedos para indicar o que quer – você já sabe o que o dedinho indicador está mostrando! Uma mudança notável é que ele não coloca mais as coisas imediatamente na boca, pois prefere descobrir e investigar tudo por meio das mãos.

O bebê fica fascinado com brinquedos que estimulam sua coordenação mão-olho mais avançada. Ele adora encaixar pecinhas com formatos variados nos recortes de um tabuleiro. Na hora das refeições, quer comer sozinho, apesar de deixar cair parte da comida no meio do caminho para a boca. Ele agora se interessa por desenhar, principalmente se você imitar os movimentos para ele. Ele segura o giz de cera com força enquanto tenta fazer uma marca na página, que sai muito clara, e muitas vezes ele rasga o papel com o giz de cera, sem querer.

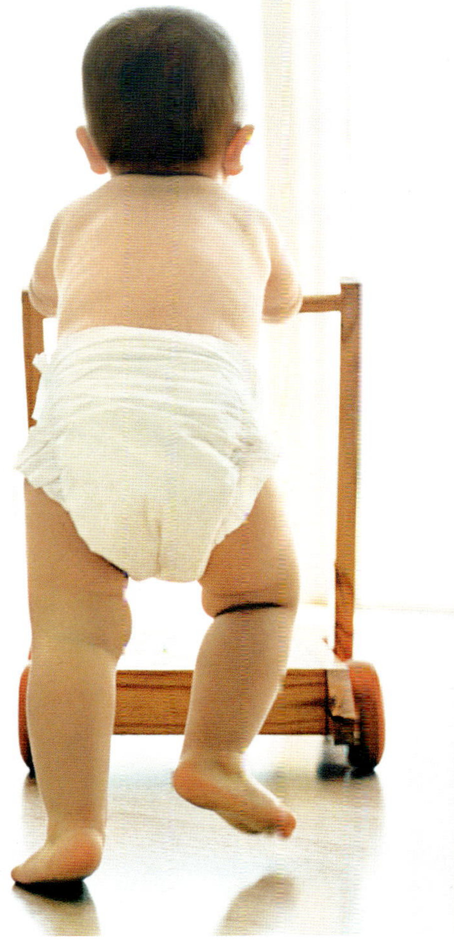

Os carrinhos de empurrar são uma ótima maneira de incentivar o bebê a passar mais tempo em pé do que engatinhando.

primeiros sapatos

A hora de comprar o primeiro par de sapatos para o bebê é quando ele começar a caminhar sozinho, e não antes disso. Calçar sapatos nos pés de um bebê que ainda não anda não facilita o ato de caminhar. Na verdade, até ele andar sozinho, é melhor que fique sem meias nem sapatos quando estiver sobre um carpete, porque ele precisa aprender a usar os dedinhos, a sola e o calcanhar com mais eficácia.

O bebê passa a se interessar por brincadeiras que imitam atividades do dia a dia em casa.

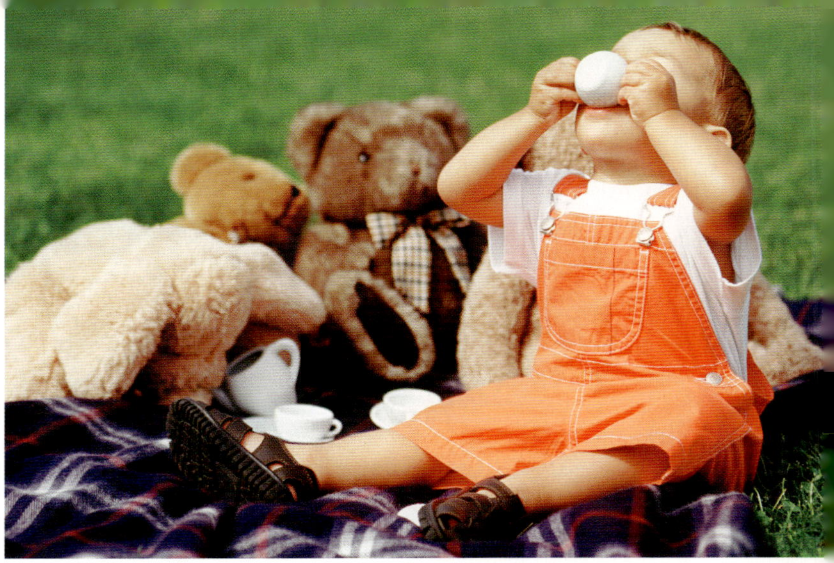

aprendendo as partes do corpo

O vocabulário do bebê para descrever as partes do corpo aumenta em etapas. Ele aprende novas palavras com você – por exemplo, quando você faz cócegas na mão dele e diz "Esta é sua mão" ou quando faz carinho na sola do pé e explica "Este é seu pé". Explique as partes óbvias, como cabelo, cabeça, olhos, pés, mãos, boca e orelhas. Atividades simples como essa podem ajudar o bebê a aprender os nomes das partes do corpo e a apontá-los em uma boneca.

P O que posso fazer para estimular a criatividade do bebê?

R Arrume em uma bandeja pequena uma mistura grossa de areia e água. Deixe a consistência sólida o bastante para virar uma massa, arregace as mangas do bebê e deixe-o enfiar as mãos na mistura. A princípio, ele só vai pegar a areia e deixá-la cair, mas depois de um tempo ele começa a usar a memória e o conhecimento adquirido para criar formas e padrões.

aprendizado

A imaginação começa a ter espaço na vida do bebê, o que representa uma grande mudança na capacidade de aprendizagem dele. Antes, ele só conseguia pensar no que via diretamente à sua frente. No entanto, por volta dessa época, ele começa a usar o pensamento simbólico. Por exemplo, uma pequena forma côncava pode se tornar uma colher na cabecinha dele, e assim ele começa a fingir estar comendo com ela.

A habilidade de usar a imaginação abre espaço para inúmeras experiências de aprendizagem. Ele gosta de brincar com você de "faz de conta", por exemplo, fazendo uma festinha de aniversário para o ursinho de pelúcia. Leia histórias animando-as com inflexões de voz e com gestos.

A habilidade de usar a imaginação abre espaço para uma grande variedade de brincadeiras, como massinha, bandeja de areia e água, formas de plástico, bonecos, conjunto de chá de plástico e blocos de montar. Ele aprende novas ideias e aumenta ainda mais sua compreensão quando se envolve de maneira ativa nessas brincadeiras. Incentive-o a manipular os brinquedos, usando-os da maneira que quiser.

linguagem

A primeira palavra do bebê provavelmente será uma holófrase – uma unidade de som que substitui uma frase inteira. Por exemplo, "mama" pode apenas se referir à mãe ou significar "A mamãe está na cozinha". Depois de aprender a primeira palavra, a velocidade com que o bebê desenvolve novas palavras será mais lenta do que você espera e ele pode aumentar o vocabulário em apenas seis ou sete palavras pelos próximos meses. Não se preocupe: apesar de a velocidade lenta de desenvolvimento de vocabulário contrastar com a grande variedade de sons que ele usa em seus balbucios, a redução no ritmo é um fenômeno universal.

O bebê se concentra melhor quando você usa o nome dele ao conversar. Por exemplo, se quiser que ele brinque com um brinquedo, em vez de dizer: "Olhe aqui o brinquedinho para você", comece a frase com o nome dele e espere até ele olhar para você antes de completar a sentença. O bebê gosta quando você faz isso porque, de outro modo, ele só prestará atenção depois que o pedido já tiver sido feito. Dizendo o nome no início da frase, você atrai a atenção dele e lhe dá tempo de se concentrar no que você tem a dizer.

desenvolvimento social e emocional

Apesar de o bebê ainda depender totalmente de você para satisfazer suas necessidades todos os dias, seu desejo nato de se tornar independente é demonstrado de modos simples. Por exemplo, ao vesti-lo ou trocar sua roupa, ele estica os braços quando você leva a blusa na direção dele; o bebê pode até tentar tirar algumas roupas. Só quer cumprir sua parte.

Crianças de um ano são desafiadoras e determinadas e podem confiar nos outros. Apesar disso, é nessa fase que pequenos medos podem surgir. Na verdade, estudos mostram que a maioria das crianças tem pelo menos um medo – de gatos, cachorros, insetos e assim por diante – a partir dos 12 meses. Se seu bebê demonstrar medo de alguma coisa, não se abale. Mantenha-se calma, assegure a ele que está tudo bem e siga a rotina normal do seu filho.

O senso de humor do bebê fica mais evidente agora. Ele fica relaxado o suficiente em sua companhia para reconhecer que o humor aumenta a diversão. Situações incomuns fazem com que ele dê risada. Por exemplo, você cobrir o ursinho favorito dele, de modo que apenas a cabeça fique aparecendo, e perguntar: "Cadê o...?", ele entende a brincadeira e ri alto. Lembre-se de que o senso de humor de cada criança é diferente e que alguns bebês são, por natureza, menos propensos a rir do que outros. Logo você descobrirá o que provoca risadas nele – faz parte do processo de formação do vínculo entre vocês.

tornando-se sociável

O bebê precisa de você para lhe ensinar comportamentos sociais. As pessoas o deixam fascinado e ele adora observá-las. Se alguém desperta sua curiosidade, ele se aproxima e olha para essa pessoa bem de perto – e ele pode fazer isso em qualquer lugar! Nessas ocasiões, leve-o de volta para o seu lado e diga a ele que não deve olhar fixamente para alguém. Apesar de não compreender totalmente o que você quer dizer, aos poucos ele aprende que suas atividades não são apropriadas.

Fazer cócegas no bebê faz com que ele ria alto e provavelmente queira mais.

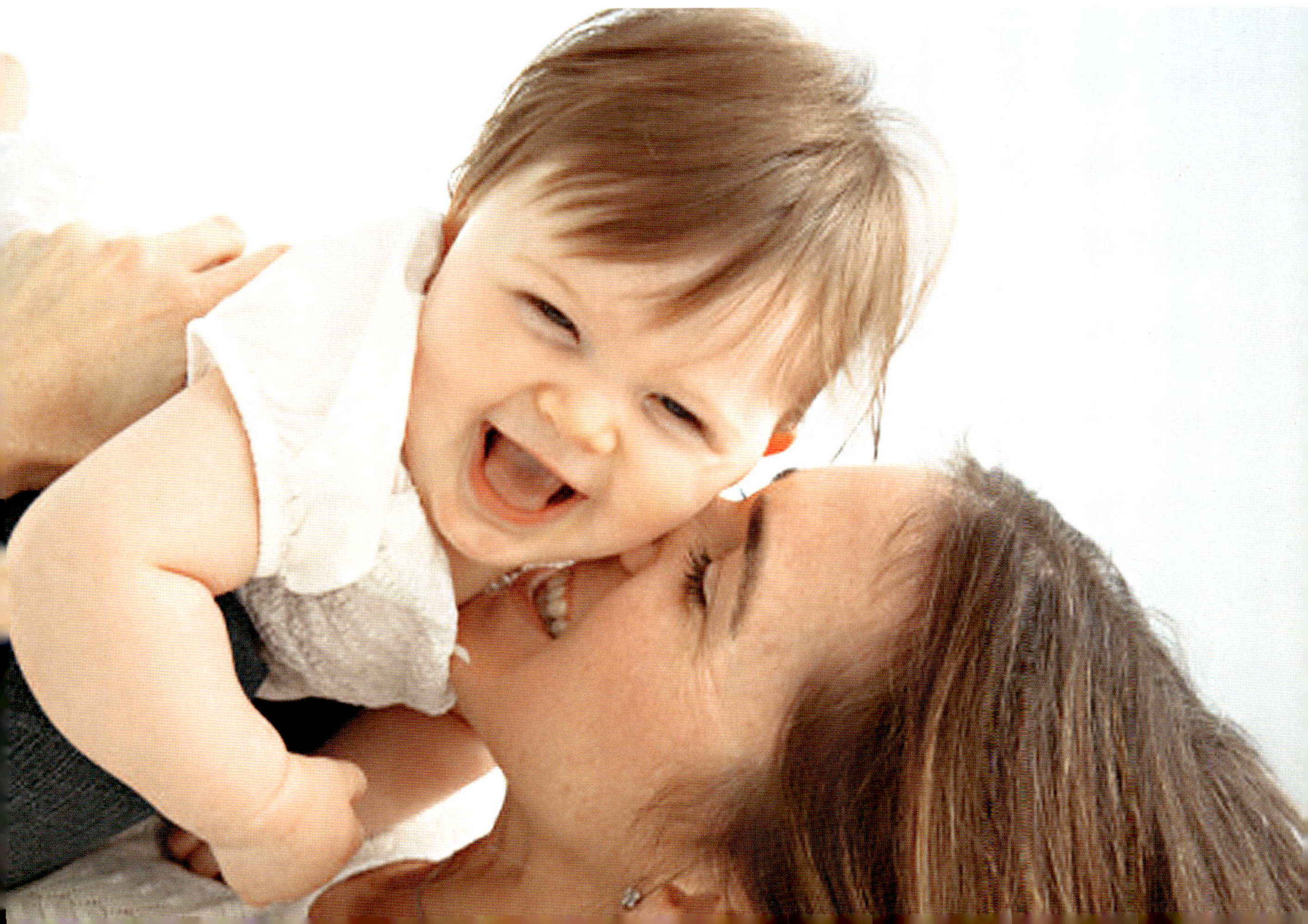

administre seu tempo

Ao final do primeiro ano, o bebê estará percorrendo a casa, quase andando sem ajuda e sentindo-se mais confiante para subir a escada. Ele precisa dormir menos e pode ficar acordado por até 11 horas por dia. Ele vai se interessar por tudo e provavelmente vai sempre se sujar! Às vezes você terá a impressão de que passa o dia todo apenas cuidando dele e de suas necessidades.

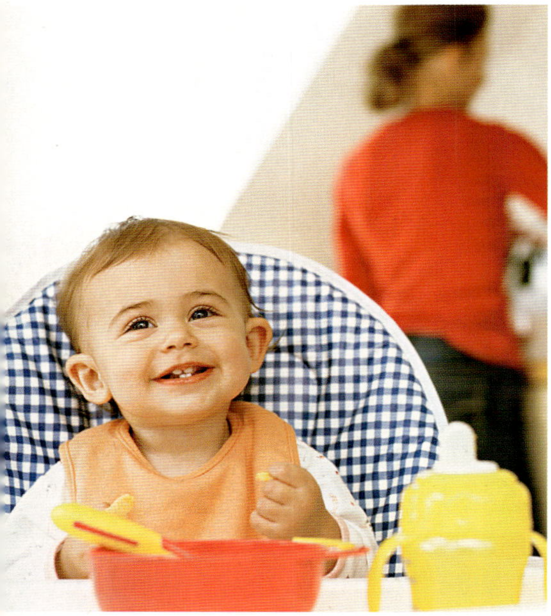

É conveniente criar uma rotina para a hora das refeições, e isso vai estabelecer um padrão que continuará pela vida toda.

regras básicas

Apesar de ser impossível planejar todos os minutos de seu dia, você certamente pode testar algumas estratégias para facilitar a vida:

Organize-se Essa é a chave da administração de tempo bem-sucedida. Se você pensar com antecedência e planejar a rotina, vai se impressionar com o dia a dia que antes parecia impossível e que agora se tornou administrável e divertido. Você pode economizar muito tempo e energia se planejar bem seu dia ou semana: saiba o que deverá fazer, como e quando o fará. Aprenda a priorizar as tarefas, decidindo não só quais precisam ser executadas com urgência, mas também aquelas importantes para você. E quando der início a alguma coisa, termine-a antes de começar a próxima tarefa.

Mantenha a casa organizada Isso pode parecer muito difícil em uma família em crescimento, principalmente se você trabalha, mas existem maneiras de conseguir essa organização. Monte um esquema para proteger sua casa do seu filho (ver pp. 224-227). Isso limitará o número de armários que o bebê conseguirá esvaziar quando você não estiver olhando! Organize por completo um cômodo por semana, depois passe 10 minutos por dia pondo em ordem as coisas.

Estabeleça rotinas Agora que seu filho tem 12 meses de idade, você verá que ele reage bem a rotinas para as refeições e para a hora de dormir, e estes momentos serão os pontos fundamentais do dia. Você pode acrescentar atividades adicionais, como brincadeiras e tarefas domésticas, entre esses momentos. Crie rotinas para si mesma também para ficar mais fácil manter o controle sobre as tarefas domésticas, como limpar, lavar e passar, quer isso envolva a ordem em que faz as coisas ou o uso de sistemas para tornar suas ações mais eficientes.

estratégias úteis

- Mantenha um diário – não apenas de seus compromissos, mas também os de seu parceiro e de seus filhos – e faça anotações de tudo, desde as datas de entrega dos livros na biblioteca até dias de eventos ou folga na escolinha.
- Faça listas de afazeres e atualize-as todos os dias, acrescentando novos itens e riscando aqueles que já tiverem sido cumpridos.

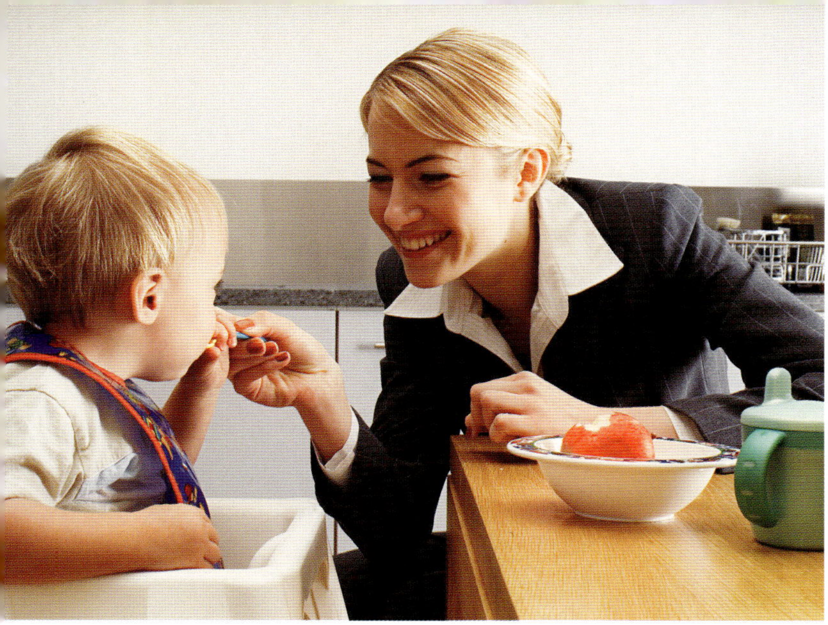

Apesar de seu bebê adorar comer sozinho, em alguns momentos você não vai ter tempo de permitir que ele faça isso.

dois em um

Encontre atividades que você pode realizar com facilidade como parte de outra atividade: ao brincar com seu filho, reserve um tempo no final e torne a arrumação parte da diversão; ao preparar os alimentos, cozinhe o suficiente para duas ou três refeições e congele as porções individualmente; exercite-se ou passe as roupas enquanto assiste à televisão.

- Mantenha um quadro no corredor ou na cozinha para que seja fácil localizar eventos próximos ou números de telefones.
- Estabeleça rotinas para as tarefas domésticas diárias.
- Concentre-se em fazer uma coisa por vez e faça do modo mais completo.
- Escolha um dia da semana, ou o mesmo horário todos os dias, para fazer telefonemas, enviar e-mails, cartas ou pagar contas.
- Livre sua casa de objetos supérfluos – seu bebê certamente terá muitas coisas, por isso procure não acumular coisas de que não precise de fato.
- Organize-se ao longo do dia, guardando as coisas nos devidos lugares depois de usá-las para não perder tempo procurando por elas da próxima vez que precisar pegá-las.
- Aceite ajuda sempre que possível.
- Separe um dia por semana ou por quinzena para que seu parceiro ou um dos avós cuide de seu filho.
- Reserve um pouco de tempo para si mesma todos os dias. Você precisa desse tempo e deve tirar o máximo proveito dele.
- Aprenda a relaxar quando seu filho estiver dormindo.
- Faça um esforço para passar um tempo brincado com o bebê.
- Faça compras pela internet.
- Mantenha um estoque dos produtos mais usados em sua casa.

conheça seus limites

Nenhuma mãe pode ser uma heroína, e você vai se cansar se tentar seguir rotinas e planos de organização o tempo todo. As coisas podem dar errado de vez em quando e uma pequena mudança nos planos pode ter um efeito dominó. Acima de qualquer coisa, seja flexível. Cuide do que puder e quando puder. Tenha um plano B para as coisas que podem não sair como você espera e esteja preparada para fazer malabarismo com as prioridades.

Nunca tenha medo de pedir ajuda para administrar seu tempo, seja contratando uma faxineira uma vez por semana, pedindo para alguém pegar seu filho na escola ou para que um amigo faça o supermercado para você de vez em quando. Você está procurando eliminar o estresse de sua vida e ter a certeza de que o tempo que você passa com seu filho é de qualidade. Não importa quantas pessoas você precise para conseguir isso.

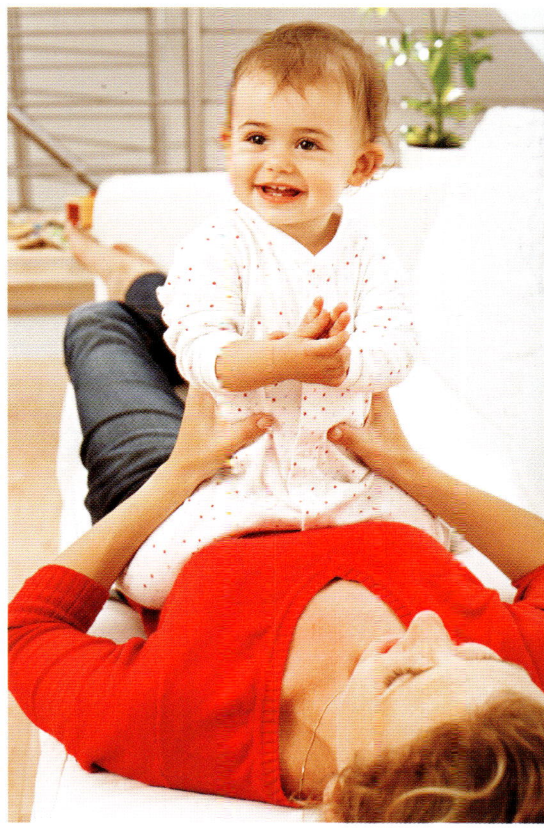

Não se esqueça do motivo pelo qual tem um filho e lembre-se de sempre dar atenção a ele.

o que o bebê consegue fazer 12 meses

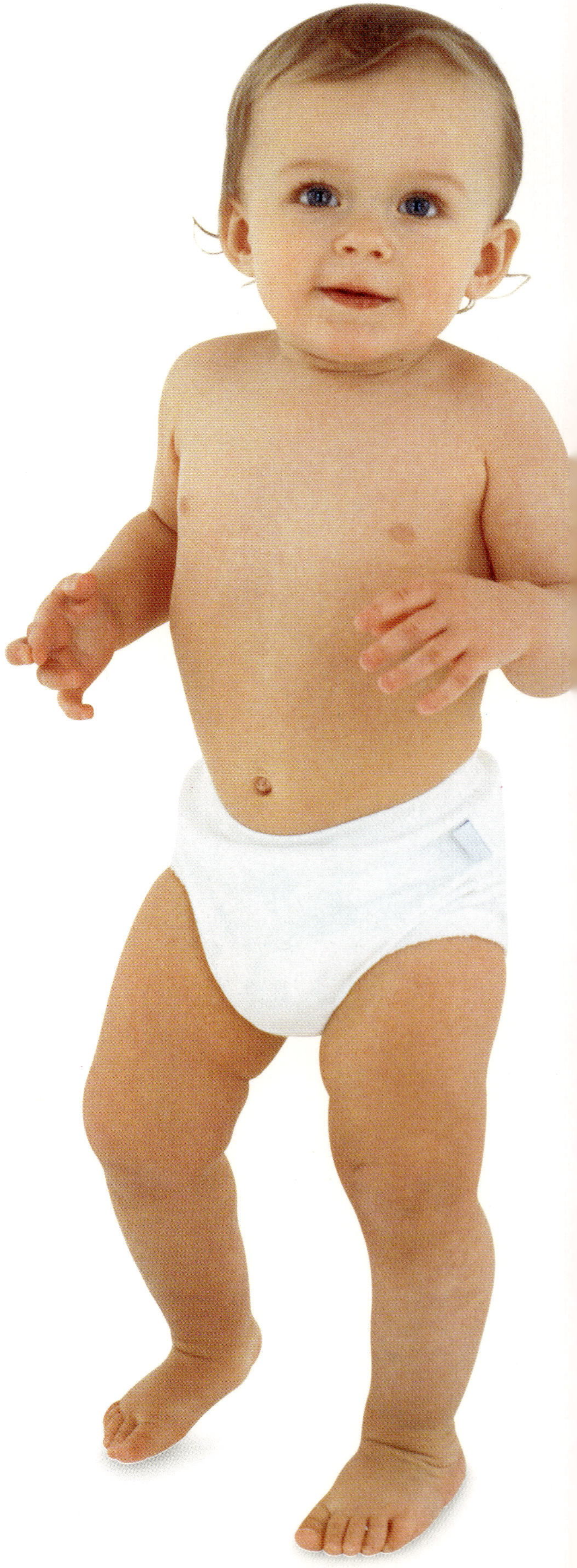

desenvolvimento social e emocional

- O bebê gosta de ajudar na hora de se vestir e de tirar as roupas.
- Ele sente medo com facilidade, geralmente de pequenos insetos ou animais.
- Seu senso de humor desenvolvido permite que ele entenda uma brincadeira.

movimentos

- No primeiro aniversário dele, o bebê pode dar os primeiros passos.
- Ele ainda engatinha, apesar de logo preferir caminhar.
- Ele consegue se levantar com facilidade quando está sentado.

12 meses

aprendizado

- O bebê começa a realizar novas brincadeiras.
- Ele consegue encaixar figuras recortadas de quebra-cabeças fáceis, já que percebe a relação entre a forma e o espaço para encaixá-la.
- Ele procura por brinquedos com os quais brincava algum tempo antes, pois agora sabe onde encontrá-los.

linguagem

- O bebê pode começar a dizer as primeiras palavras, mas o desenvolvimento de seu vocabulário permanece lento por várias semanas.
- Sua concentração e capacidade de escutar ficam melhores quando você diz o nome dele no início de uma conversa para chamar sua atenção.
- Ele perderá a confiança se você corrigir seus erros de pronúncia; em vez disso, fale corretamente para que ele possa imitá-la.

coordenação mão-olho

- O bebê não coloca mais tudo o que pega na boca, preferindo analisar os objetos com as mãos.
- Ele consegue segurar um giz de cera para tentar fazer um risco claro no papel.
- Ele brinca de modo construtivo com brinquedos que se relacionem, como xícara e pires de plástico.

Comprimento
Cerca de 75,5 cm para meninos e 74 cm para meninas.

Peso
Cerca de 10,3 kg para meninos e 9,5 kg para meninas.

Cabeça
A circunferência média é de 46,4 cm para meninos e 45 cm para meninas.

Cabelo
Com muitos cabelos, a parte de trás da cabeça, que antes era "careca", agora está totalmente coberta.

Dentes
Com mais dentes, ele consegue mastigar melhor, com o maxilar mais proeminente e os músculos da boca fortalecidos.

Olhos
O contato visual mais forte do bebê ajuda a intensificar o relacionamento entre vocês.

Mãos
Com o controle mais preciso da mão e o modo de pegar com os dedinhos formando uma "pinça", ele consegue segurar a colher e pegar coisas e colocá-las onde quiser.

Pernas
Ele dá os primeiros passos de modo independente, apesar de ainda engatinhar, principalmente quando precisa subir degraus.

Costas
A postura da coluna é muito boa, mantendo-o estável quando fica em pé, e ele não se cansa com tanta facilidade em decorrência do esforço físico.

capítulo 3

cuidados com o bebê

O contato constante com o bebê é essencial para o processo de formação do vínculo, e logo você aprenderá a segurá-lo e a carregá-lo da melhor maneira. Além disso, seguindo as orientações passo a passo, logo você será especialista em trocar fraldas, dar banho, aconchegar, massagear e vestir seu bebê. Ao estabelecer uma rotina de cuidados diários, você sempre estará em contato com o bebê, o que vai lhe permitir enfrentar as pequenas irritações de pele e o surgimento dos primeiros dentes, além de cuidar dos cabelos e das unhas de seu filho.

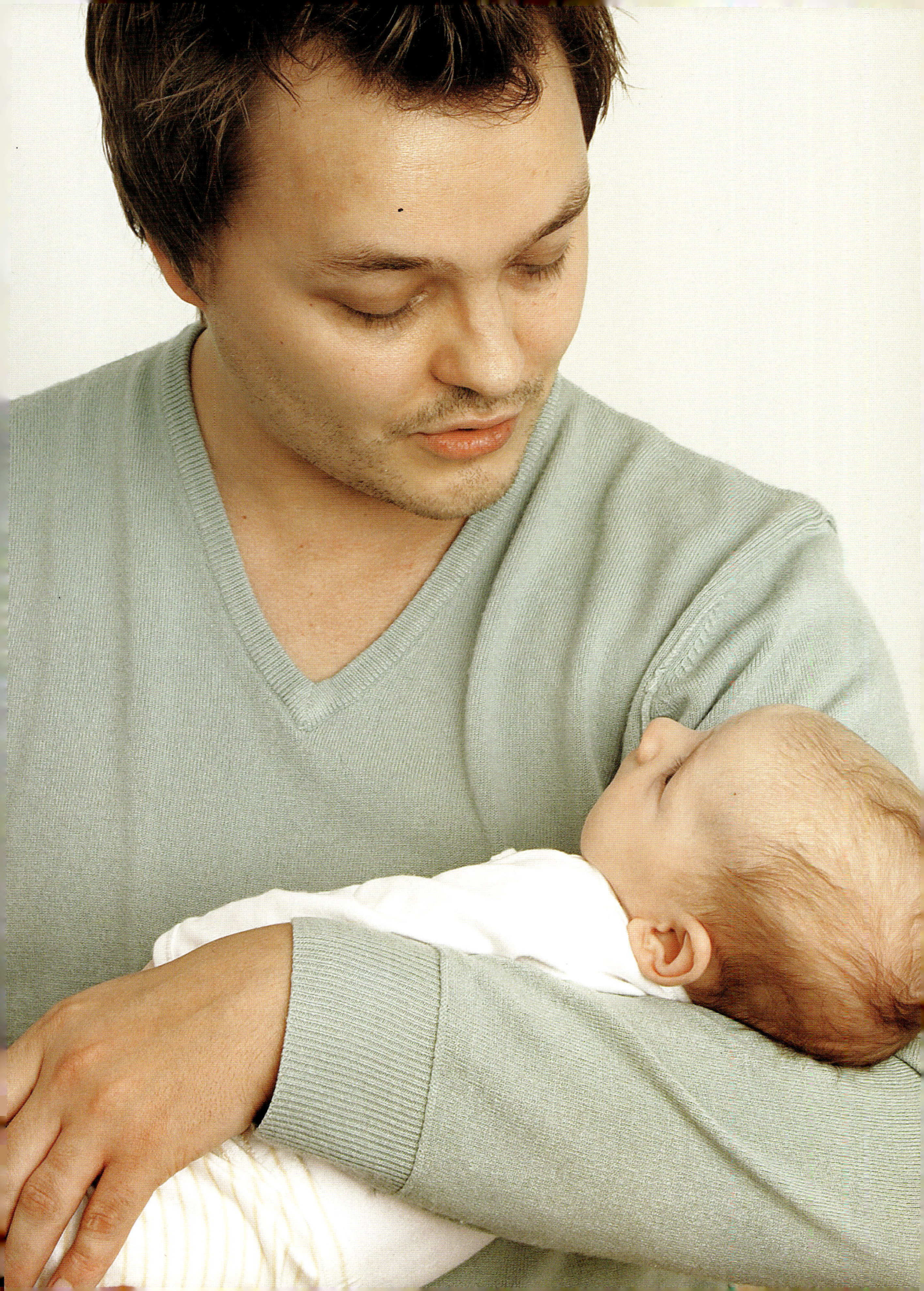

aconchegue o bebê

Aconchegue o bebê envolvendo-o com um xale para ajudá-lo a se sentir seguro, protegido e confortável. É uma técnica antiga, mas os pais que fazem isso com os filhos dizem que ela traz diversos benefícios, desde diminuir a cólica a melhorar o sono da criança.

benefícios para o sono

Você pode ter percebido que enquanto dorme, de vez em quando, o bebê se "assusta", jogando os braços e as pernas para trás. Esse é o reflexo de Moro (p. 19), que pode fazer com que os bebês acordem com frequência ou tenham dificuldade para se acalmar. Envolver o bebê pode conter esse reflexo, pois seus braços e pernas ficarão firmemente enrolados, o que ajudará a criança a dormir por mais tempo.

um ambiente parecido com o útero

Ficar envolvido ajuda o bebê a se sentir seguro, da mesma maneira com que se sente ao ser carregado no colo. Isso porque a sensação de estar protegido que essa técnica cria é parecida com a sensação de estar dentro do útero, como passou os últimos meses da gravidez – apesar de o bebê poder girar e rolar, ele não conseguia mexer os braços e as pernas com liberdade, pois não havia espaço suficiente.

À medida que o bebê cresce e se torna mais ativo, você pode usar apenas parte da técnica, deixando os braços dele livres, mas envolvendo o corpo e as pernas.

o que usar

Dependendo da época do ano, você pode usar um lençol macio ou um xale para envolver a criança – certifique-se

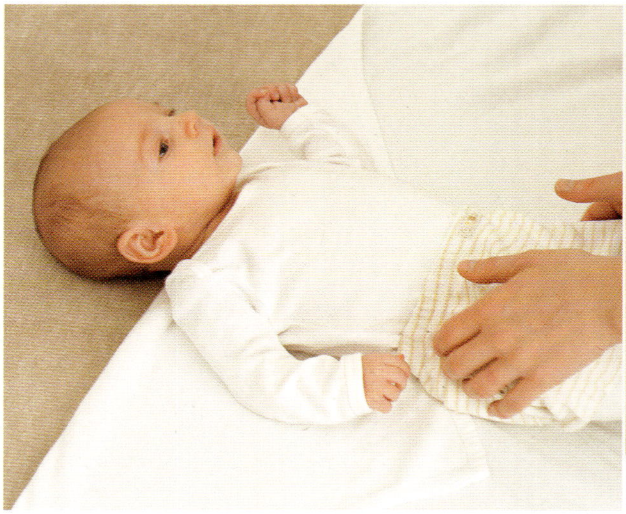

1 Estenda um pano quadrado com uma das pontas no alto, formando um losango, e então dobre a ponta por cerca de 15 cm.

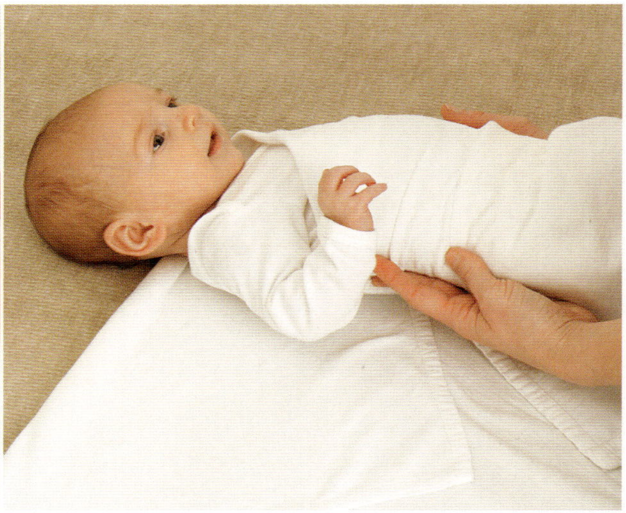

2 Deite o bebê sobre o pano de modo que o pescoço dele fique no mesmo nível da dobra. Pegue a ponta do lado direito, estique-a sobre o ombro do bebê, atravessando seu corpo, e dobre o que sobrar para baixo do corpo dele, para que fique bem presa.

P Quando devo parar de enrolar o bebê?

R As opiniões dos especialistas variam de 1 mês a 6 meses de idade. Um dos motivos para parar logo seria o de que a prática de envolver o bebê pudesse interferir na mobilidade e no desenvolvimento muscular. No entanto, desde que ele fique bastante tempo livre para dar chutinhos e se agitar enquanto estiver acordado, não é preciso se preocupar com o fato de envolvê-lo enquanto dorme. Se ele se remexer e tentar se livrar, tente fazer um meio envolvimento ou deixe-o livre, mas se ele fica calmo e parece satisfeito ao ser envolvido, continue.

de que seja 100% algodão para que a pele dele possa respirar. Também é uma boa ideia usar um tecido maleável, para que você possa puxá-lo e fazer um envolvimento firme.

Não dê duas voltas com o pano ou xale no corpo do bebê, pois isso criará muitas camadas e seu bebê pode sentir calor. O pano conta como uma camada de proteção, por isso fique atento à quantidade de cobertas no berço (p. 169).

"Eu envolvi meus dois filhos desde o nascimento, e eles adoravam. Meu segundo filho sentia muitas cólicas à noite, e nós o enrolávamos com firmeza e andávamos pela casa com ele, o que diminuía seu choro. Durante a madrugada, eu o soltava e oferecia um dos peitos, depois voltava a envolvê-lo e oferecia o outro seio, antes de colocá-lo de volta no berço. Ele logo percebia que aquele era um sinal para que voltasse a dormir, e ficava mais calmo e começava a respirar mais profundamente assim que era envolvido."

Ana Lúcia, mãe de
Estela (2 anos) e Tomás (8 meses)

experiência compartilhada

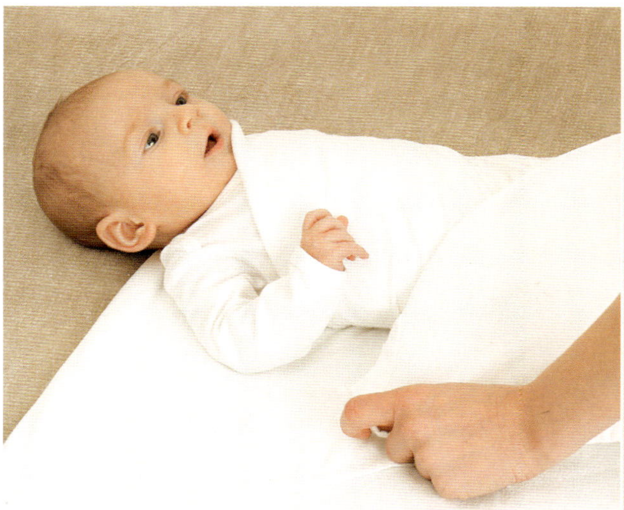

3 Passe a ponta de baixo por cima das pernas do bebê.

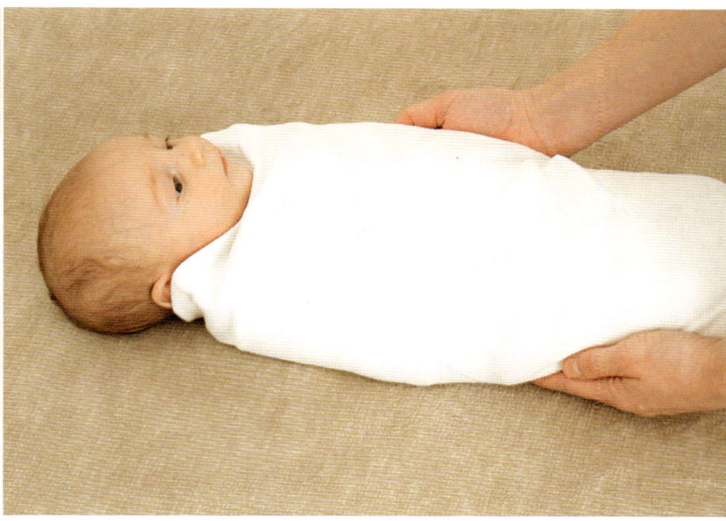

4 Puxe o outro lado da mesma forma como fez com o lado direito, passando a ponta que sobrar por baixo do corpo do bebê. A ideia é que o bebê se sinta seguro, não apertado, por isso tome cuidado para que o pano não fique muito justo.

carregue o bebê

Todos os pais de primeira viagem querem segurar o bebê de modo adequado, com medo de que ele possa cair ou se machucar. Os pais, em particular, às vezes se sentem desajeitados e descoordenados quando se veem diante de uma criatura tão pequena e delicada. Mas, além do choro, o toque é a única maneira pela qual o bebê consegue se comunicar com você, e é pelo contato físico que ele se sente seguro e reconfortado.

juntinho de você

O bebê passou os últimos 9 meses protegido e acomodado no ambiente quente do seu útero, e durante esse tempo ele se acostumou aos sons de vozes – principalmente as dos pais –, ao bater do coração da mãe e à sensação do balanço delicado de seus movimentos. A transição para o mundo externo pode ser chocante, por isso tente deixar o ambiente do bebê o mais seguro e reconfortante possível.

Ao carregar o bebê perto do seu corpo, você oferece o calor e a segurança com que ele está acostumado, e ele também poderá sentir e escutar as batidas tranquilizantes do seu coração. Se carregá-lo en-

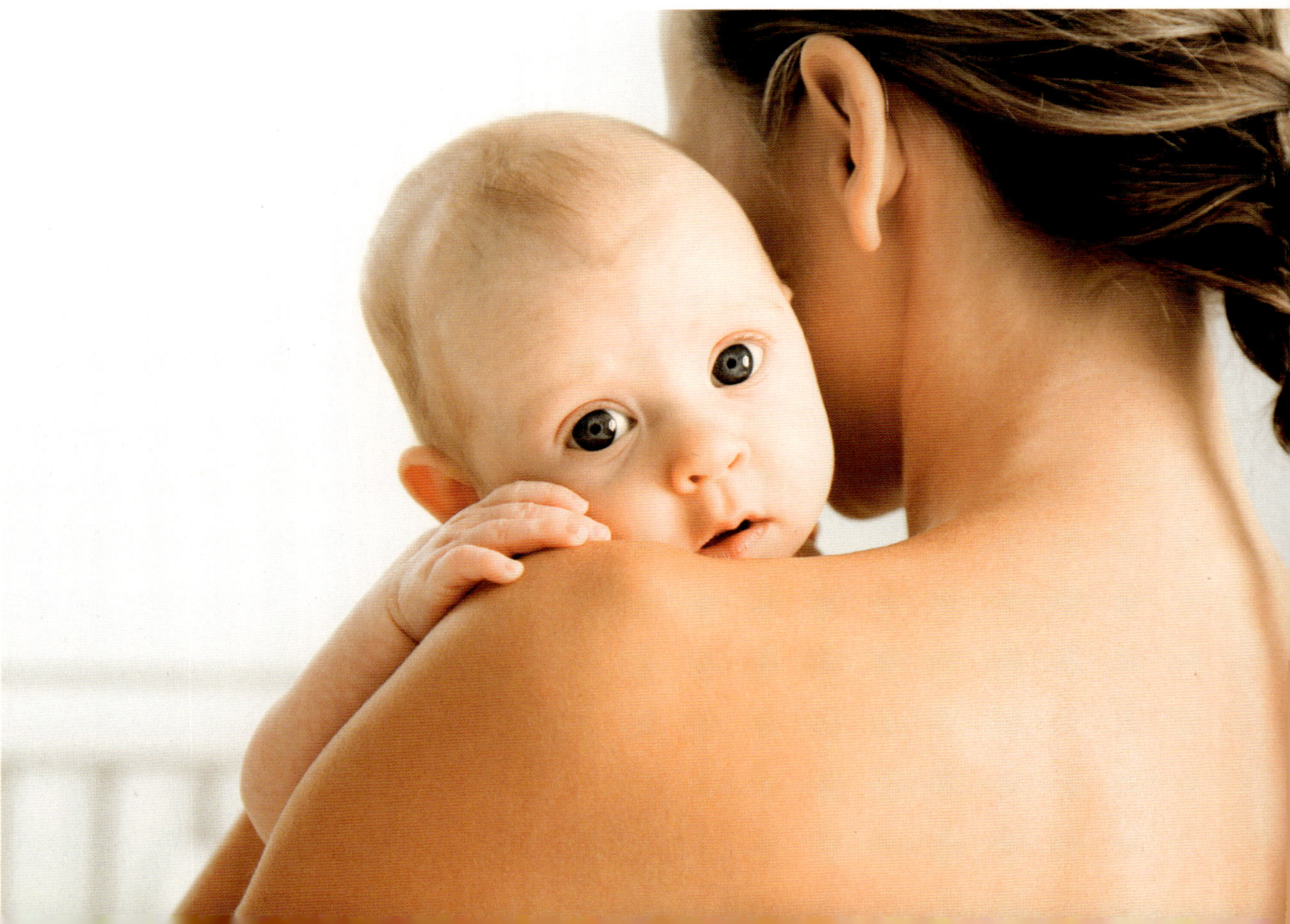

Não existe outra maneira melhor de se carregar um bebê – para você e para ele – que não seja bem junto do corpo, pele com pele.

quanto caminha e se movimenta, seja nos braços ou em um sling, ele também aproveitará a sensação de movimento.

como você se sente

O bebê pode não compreender suas palavras ainda, mas ele vai usar os sentidos para perceber suas emoções e para ajudá-lo a compreender o mundo ao seu redor. Logo aprenderá a perceber que a entonação usada por você vai indicar se está feliz, triste, animada ou preocupada, e será capaz também de sentir essas emoções quando você o tocar. Se você estiver se sentindo ansiosa ao segurá-lo no colo por não saber por que ele está chorando e por não se sentir confiante em sua habilidade de acalmá-lo e cuidar dele, ele também vai ficar ansioso.

Você pode ser nova nesse papel, mas nem o mais experiente especialista em cuidados infantis do mundo tem o vínculo especial que você divide com seu bebê, por isso não permita que sua inexperiência a deixe insegura. Sempre que pegar o bebê, lembre a si mesma de como ele é precioso para você, de como ele precisa de você e de como é reconfortante ficar com ele no colo. Pode ser que ele não pare de chorar imediatamente, mas, quanto mais calma e confiante você estiver ao lidar com ele, mais tranquilo ele vai se sentir. Pense também no tom de voz que usa quando o carrega. Às vezes você não estará falando diretamente com o bebê, mas ele não vai saber disso, por isso não discuta com as pessoas enquanto o segura nem tenha conversas tensas ao telefone enquanto ele estiver em seu colo.

contato constante

Em algumas culturas, as mães carregam os bebês com elas o tempo todo, e, da segurança das costas e do peito de suas mães, eles dormem, comem e observam o mundo. Em nossa sociedade, é um pouco mais difícil para a mãe carregar o filho com essa constância, mas se quiser pode ficar com o bebê junto de você sempre que sentir vontade.

Costuma-se pressionar as mães novas para que elas "tenham tempo para si mesmas", e isso geralmente é feito por parte de amigos e familiares bem intencionados que sabem como pode ser cansativo cuidar de um recém-nascido. Mas às vezes as mães ficam mais felizes quando estão perto de seus bebês, independentemente de quão cansadas estejam, pois só elas podem ter certeza de que seus filhos estão recebendo tudo de que precisam. Não pense que precisa colocar o bebê em uma cadeira, carrinho, cercadinho ou mesmo no colo de outra pessoa se não quiser. Não existe nada de estranho ou anormal em relação a querer estar fisicamente ligada a seu bebê, e à medida que as semanas e os meses forem passando, vocês dois se sentirão mais felizes ao se separarem de modo natural.

Por outro lado, quando você sentir a necessidade de ter um tempo e espaço para si, não tenha medo de que o bebê se sinta triste por estar separado de você. É saudável e natural que uma criança desenvolva um laço com outras pessoas da família e com um grupo social, e se houver pessoas próximas a você que queiram ajudar e conhecer seu bebê melhor, aproveite a ajuda que lhe oferecerem sempre que sentir que precisa de um intervalo.

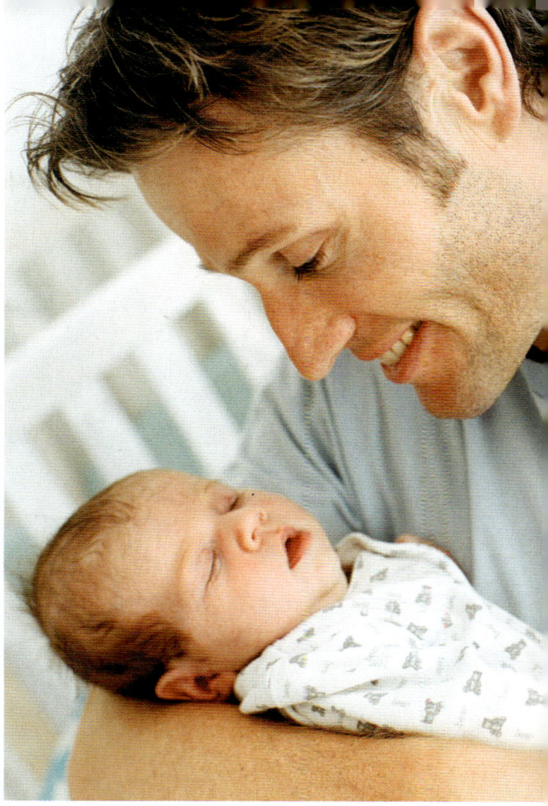

No início, você pode ficar perto de seu bebê tanto quanto quiser.

"Quando meu filho tinha 2 semanas de vida, ele teve cólicas e chorava por horas. A única maneira de acalmá-lo era carregá-lo bem junto a mim e caminhar com ele. Com 5 semanas de vida, nós estávamos na casa da minha sogra e, certa noite, ela disse: 'Pode se sentar e relaxar, pois eu posso ficar andando com ele'. Foi como se um peso fosse tirado das minhas costas. Percebi que, apesar de meu bebê precisar ser aconchegado, nem sempre eu tinha de fazer isso."

Sofia, mãe de
Bruno (4 anos) e André (1 ano)

experiência compartilhada

como carregar o bebê

Carregar e cuidar do bebê logo se tornará algo muito natural para você. O mais importante é que a cabeça da criança tenha um bom apoio, pois o pescoço dela ainda não é forte o bastante para segurar o peso da cabeça. Tente estas posições para descobrir qual é a melhor para você e para o bebê.

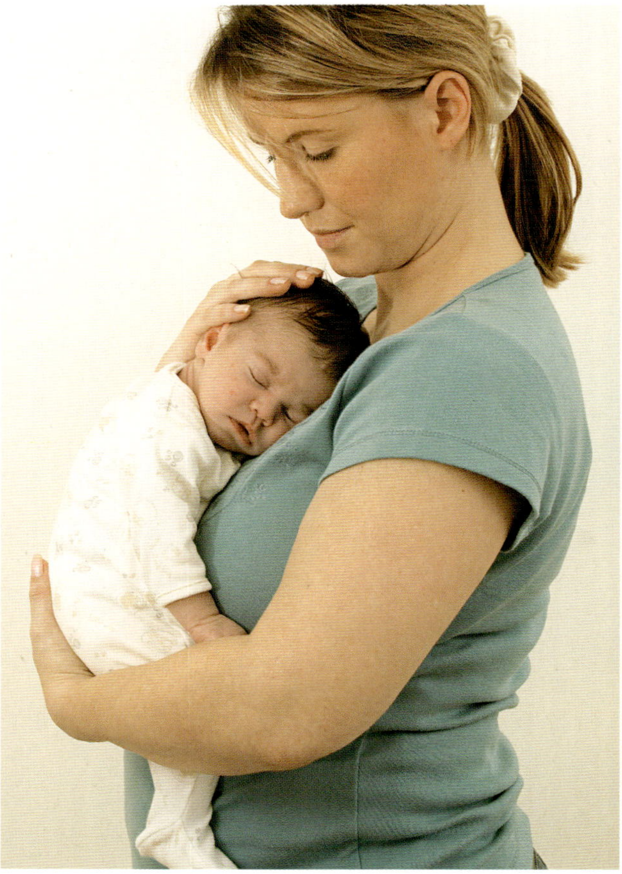

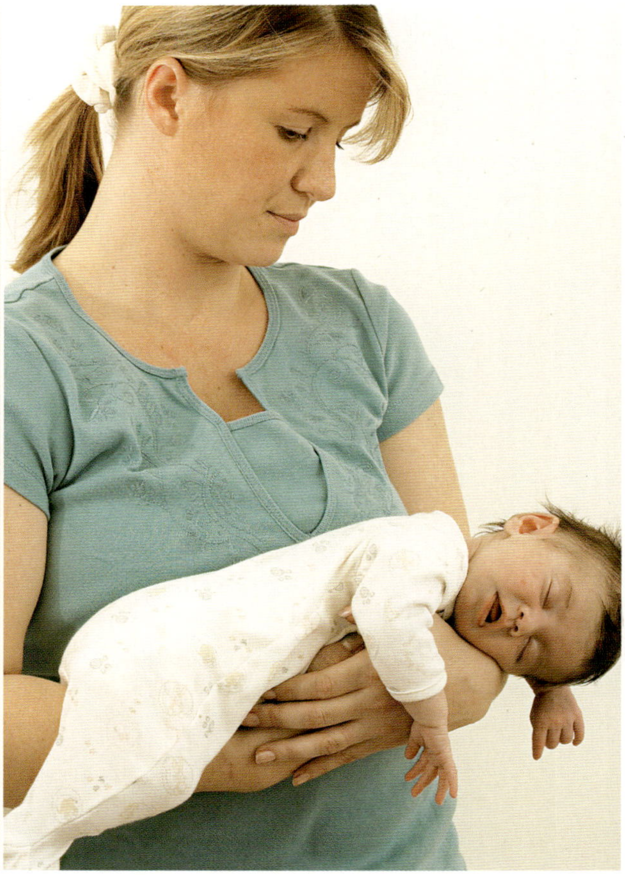

Quando pegar o bebê, comece colocando uma das mãos atrás da cabeça e do pescoço e a outra embaixo do bumbum. Erga-o até você com delicadeza, mantendo as mãos atrás da cabeça, do pescoço e do bumbum para dar apoio, e aconchegue a cabeça dele junto ao seu peito.

Alguns bebês gostam de ser carregados sobre os seus braços, de bruços, olhando para baixo. Deite-o sobre um dos antebraços, com a outra mão embaixo dele, para apoiá-lo.

"Minha filha queria ficar no colo o tempo todo e só ficava feliz de fato e se acalmava quando estava em meus braços, ou nos do meu marido. Algumas pessoas a chamavam de 'grude', mas nós gostávamos de dizer que ela era 'carinhosa'! Logo percebi que não fazia sentido ir contra a natureza dela, por isso decidimos carregá-la em um sling, com seu rosto aconchegado em meu corpo. Eu conseguia lavar roupas, fazer sanduíches, varrer o chão, e ela estava sempre feliz e satisfeita. Para mim, era bom ficar com ela perto de mim, e ela se tornou uma criança feliz e satisfeita, e nem um pouco 'grudada'!"

Érica, mãe de
Rafael (3 anos) e Ísis (1 ano)

experiência compartilhada

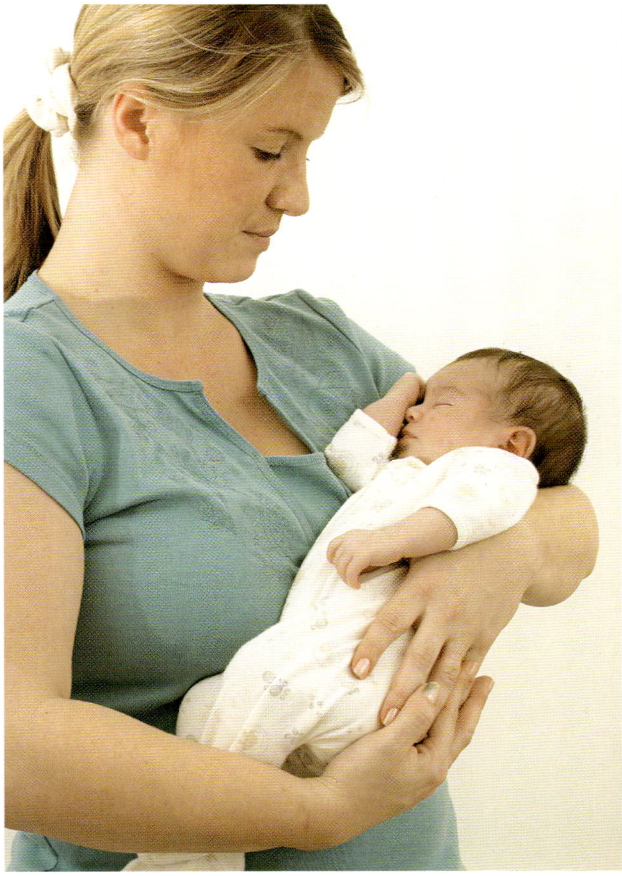

Carregar o bebê nos braços com ele virado para você permite que ele veja seu rosto, o que alguns bebês acham reconfortante. Apoie a cabeça dele na dobra do braço, segurando o bumbum com a outra mão.

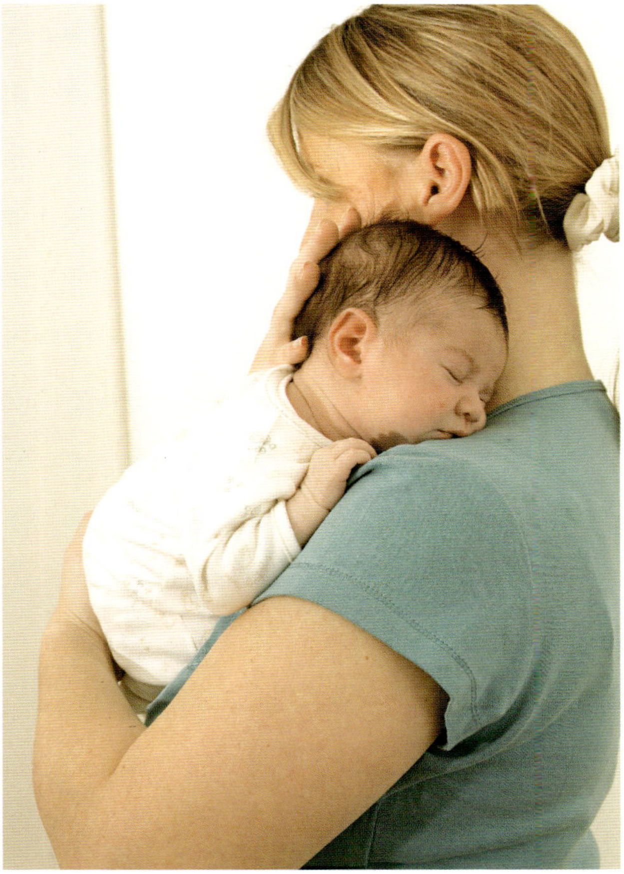

Você também pode segurar o bebê em seu ombro, o que é especialmente bom quando ele acaba de mamar, pois, assim, ele conseguirá arrotar. Segure a cabeça dele com uma mão e coloque a outra embaixo do bumbum.

a troca da fralda

Nos primeiros dias com seu bebê, talvez você precise trocar a fralda dele até dez vezes por dia. Por isso, para começar, é uma boa ideia ter em casa tudo de que for precisar, e para isso você precisa decidir quais fraldas e utensílios pretende usar.

"Com 3 semanas de vida, Mara começou a ter terríveis assaduras causadas pela fralda. Experimentei usar creme antifúngico e pomada antiassaduras, mas nada funcionava. A única coisa que adiantava era colocá-la sobre o trocador, sem fraldas, para que ela ficasse ali por um bom tempo – eu colocava toalhas debaixo dela para evitar qualquer acidente! Felizmente, era verão e ela não se resfriou."

Jana, mãe de Mara (8 meses)

experiência compartilhada

o que você vai encontrar na fralda dele

As fezes do recém-nascido serão quase líquidas, mas mesmo nesse estágio inicial elas serão afetadas pelo tipo de leite que o bebê ingerir. Se você estiver amamentando no peito, perceberá uma diferença se o bebê tomar leite em pó, mesmo que em pouca quantidade, pois as fezes terão uma cor diferente e serão um pouco mais sólidas. Quando você começar a lhe dar alimentos sólidos, o conteúdo das fraldas parecerá muito mais "adulto" e mudará de cor e de frequência dependendo do que o bebê comer. Nessa fase, ele pode até sofrer de constipação: se isso ocorrer, pense em aumentar a ingestão de líquidos.

O bebê pode ter diarreia por alguns dias em consequência de uma vacina, uma mudança na alimentação ou até por ter comido terra do jardim. Se o bebê parece bem em todos os outros aspectos, não se preocupe, mas, se as fezes moles forem acompanhadas por outros sintomas, como perda de apetite, febre ou se ele não parecer bem de modo geral, entre em contato com o médico.

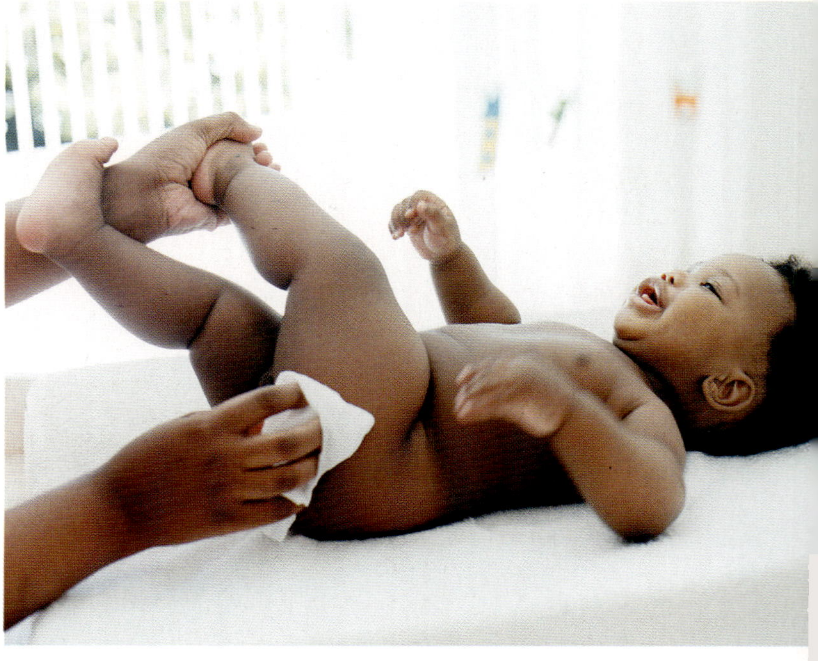

Para evitar irritações desnecessárias, cuide para que o bumbum do bebê esteja sempre seco e limpo antes de colocar outra fralda.

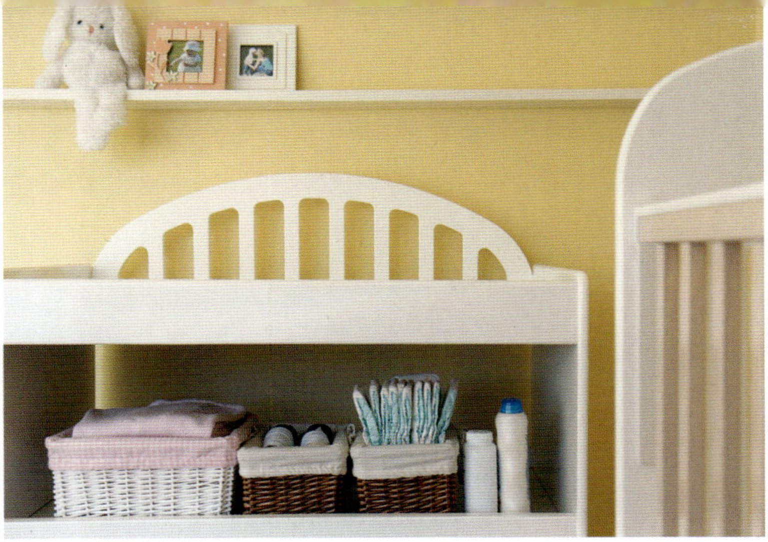

Se você tiver espaço, o modelo de mesa de trocador torna a troca de fraldas mais rápida e eficiente, pois tudo de que você sempre precisa estará no mesmo lugar.

fraldas molhadas

O único indício que você terá a respeito da frequência com que o bebê está urinando é o peso da fralda. Você verá como fica uma fralda quando está muito molhada e a frequência com que o bebê precisa de fraldas limpas. Se seu filho deixa de se alimentar em razão de uma doença, nada de grave deve ocorrer se isso persistir por alguns dias, desde que ele não fique desidratado. No entanto, se as fraldas parecerem secas, tente incentivá-lo a ingerir mais líquidos e entre em contato com o médico se estiver preocupada.

assadura

Se o bebê usar uma fralda suja ou molhada por muito tempo, vai ficar assado (ver p. 254), por isso não deixe de trocá-la logo, principalmente depois da eliminação de fezes. As assaduras também podem ser causadas por infecções de fungos. Entre as medidas de prevenção estão limpar bem o bumbum do bebê a cada troca, usar uma pomada antiassaduras, trocar a fralda com frequência e deixá-lo sem fralda sempre que possível para permitir que a pele respire. Trate a assadura com uma camada grossa de pomada antiassaduras para parar de arder e recuperar a pele, e entre em contato com seu médico se o problema não desaparecer dentro de dois dias.

utensílios para troca

Trocador (colchonete ou mesa) Existem trocadores de todos os preços; os mais baratos costumam rasgar rapidamente. O modelo de mesa para trocar fraldas tem um colchonete na parte de cima e gavetas e prateleiras úteis, mas o trocador-colchonete pode ser colocado no chão ou na cama.

Lenços umedecidos Existem muitos tipos disponíveis, incluindo aqueles que não agridem o meio ambiente. O perfume e outros compostos químicos dos lenços podem causar feridas na pele de alguns bebês. Se isso ocorrer, troque de marca, experimente os lenços sem perfume ou use algodão e água, que sai mais barato e é igualmente eficiente.

Pomada antiassaduras Uma camada de pomada protegerá a pele do bebê da urina e das fezes e também ajudará a recuperar a pele se tiver assadura.

Saquinhos para fraldas sujas Sacolinhas perfumadas para guardar fraldas usadas serão úteis quando você estiver fora de casa. Elas não são biodegradáveis, por isso, procure sacolinhas ecologicamente corretas que não têm cheiro, mas que também impedem que o mau cheiro saia.

a opção ecologicamente correta

Atualmente ainda é possível comprar fraldas de pano tradicionais, mas já existem também fraldas modernas reutilizáveis, que são vendidas em grande variedade de estilos com diversos fechos e por isso dispensam fita crepe ou alfinetes. Produzidas em cores variadas, com ou sem estampas, alguns modelos contam com abotoamento frontal, o que permite adaptá-las de acordo com o crescimento do bebê. As fraldas de pano são também indicadas para bebês alérgicos ao material das fraldas descartáveis. Além de serem melhores para o meio ambiente do que as descartáveis, as fraldas de pano podem ajudar você a economizar dinheiro:

- Depois de comprá-las, você só terá um pequeno acréscimo na conta de água e de energia.
- Se tiver mais filhos, você poderá usar as mesmas fraldas de novo.
- Se não tiver mais filhos, as fraldas poderão ser repassadas para outras mães.

Apesar de haver fraldas descartáveis ecologicamente corretas, algumas das quais usam materiais não branqueados, ainda não existe uma fralda 100% biodegradável.

como trocar a fralda

Apesar de uma fralda suja ser algo bastante desagradável, você descobrirá que as fezes dos recém-nascidos não cheiram muito mal e logo você se acostumará com tudo, a ponto de nem pensar no assunto. O segredo é ter todos os itens necessários por perto antes de começar: trocador, lenços umedecidos ou algodão e água, pomada antiassaduras e uma fralda limpa.

um momento de diversão

Trocar a fralda pode parecer uma tarefa simples e corriqueira, mas isso não quer dizer que você não pode tentar torná-la mais divertida para você e o bebê. Afinal, é um momento do dia em que você está concentrada no bebê e não pode ser distraída por nenhuma outra tarefa!

Tente cantar e dizer rimas enquanto troca a fralda – podem ser rimas populares, como a música da Dona Aranha, em que você pode usar os dedos para imitar a aranha e fazer cócegas na barriga do bebê, ou cantarolar palavras que descrevam o que você está fazendo.

A maioria dos bebês não costuma gostar de trocar a fralda, por isso, quanto mais divertido for o momento da troca, mais ele vai gostar. Lembre-se de beijá-lo, sorrir e incentivá-lo enquanto troca a fralda.

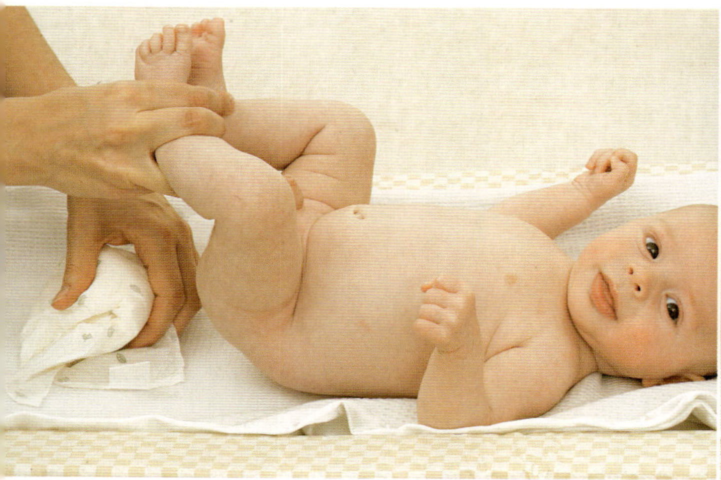

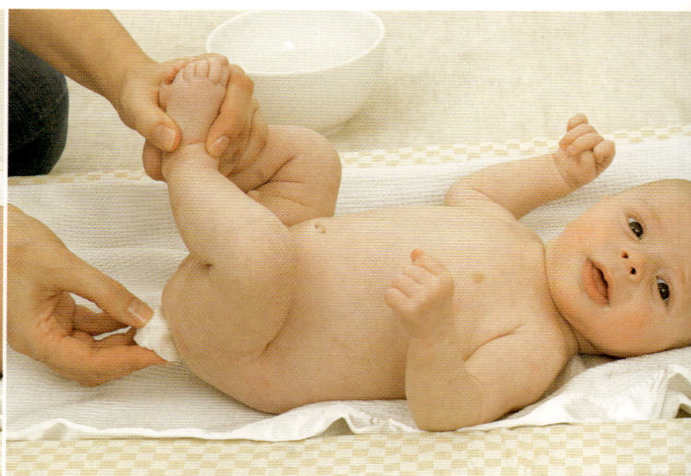

1 Deite o bebê sobre o trocador e desprenda as fitas da fralda que ele estiver usando. Delicadamente levante-o pelos tornozelos e tire a fralda suja de debaixo dele. Se tiver fezes, use a parte limpa da frente da fralda para limpar o excesso de sujeira da pele do bebê antes de limpá-lo com o lencinho.

2 Limpe o bebê delicadamente passando o algodão umedecido com água morna ou um lencinho umedecido na pele dele. Se o bebê for menino, segure os testículos dele para que não atrapalhem e limpe primeiro embaixo deles, depois a parte de cima e embaixo do pênis. Não tente puxar o prepúcio para limpar por baixo dele. Se for menina, limpe da frente para trás e não tente limpar dentro da vagina. Agora, enxugue o bebê se você tiver usado água e aplique a pomada antiassaduras, se quiser.

"Trocar a fralda de um recém-nascido é fácil em comparação ao que vem depois – o grande desafio começa quando o bebê é maior e consegue rolar e engatinhar para longe quando você estiver no meio da troca!"

Teresa, mãe de Fábio (8 meses)

experiência compartilhada

Se tiver tempo, deixe que o bebê fique sobre o trocador sem fralda por alguns minutos, pois ele vai gostar de mexer as pernas livremente, e também é bom para que a pele dele respire um pouco. Cuide para que a temperatura do quarto esteja agradável, e é conveniente colocar algumas toalhas embaixo dele para o caso de ele urinar.

livre de fraldas desde o nascimento

Se trocar tantas fraldas parece assustador, você pode pensar em não usá-las. Algumas mães praticam uma técnica chamada *elimination communication* ("comunicação da eliminação" – EC), pela qual você aprende a identificar os sinais que seu bebê passa para mostrar que precisa urinar ou defecar. Em algumas culturas, os bebês são carregados em faixas, presos ao corpo de suas mães, o dia todo e são apenas retirados das faixas quando necessário. Os antropólogos que estudam esse método descobriram que os bebês costumam mexer ou pressionar as coxas quando estão com vontade de eliminar fezes ou urina, e uma vez que suas mães ficam em contato físico com eles, conseguem sentir esse sinal com bastante antecedência. A EC funciona da mesma forma: ao passar o tempo com seu bebê, você aprenderá a identificar quais são os movimentos dele que indicam que ele precisa fazer as necessidades fisiológicas e conseguirá levá-lo ao penico a tempo.

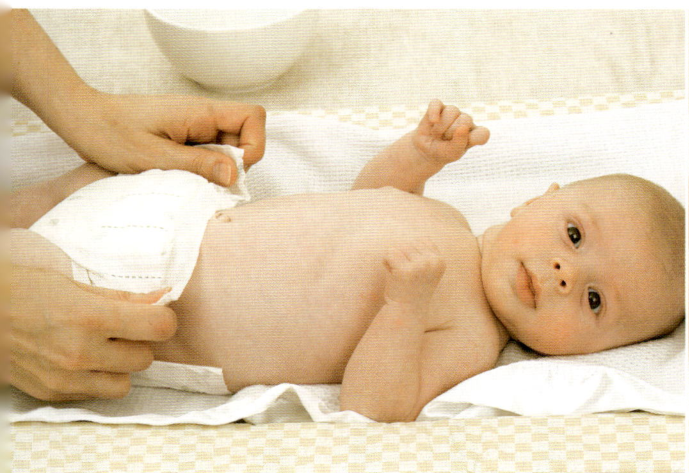

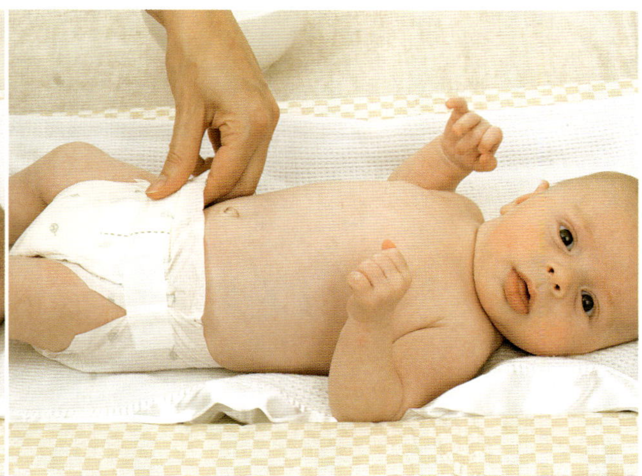

3 Levante de novo o bebê com delicadeza pelos tornozelos e coloque uma fralda limpa sob seu corpo. A parte com as fitas fica por baixo. Cuide para que a fralda esteja reta, depois puxe a parte da frente dela para cima e entre as pernas dele, estenda a faixa da cintura e prenda as fitas. Se for menino, observe para que o pênis dele fique no lugar certo, a fim de que a urina não suba para a barriga.

4 Verifique se a fralda não está apertada demais escorregando um dedo entre a pele do bebê e a faixa da cintura da fralda. Jogue as fezes no vaso sanitário. Nunca jogue as fraldas descartáveis dentro do vaso sanitário – coloque-as no cesto de lixo.

limpeza e higienização

O bebê recém-nascido não precisa de banho todos os dias. Por enquanto ele não faz muitas coisas e portanto não se suja, e a pele dele, além de estar se acostumando às condições do mundo externo, ainda é muito delicada para ser lavada várias vezes.

prioridades

As principais partes do corpo do bebê que devem ser mantidas limpas são o rosto e o pescoço, pois nelas podem escorrer vômitos ou leite, e o bumbum, para evitar assaduras (ver p. 137). A melhor maneira de fazer isso é higienizar o bebê, limpando o rosto e o bumbum. Você vai precisar de um trocador com uma toalha sobre ele, um pote com água morna e um pouco de algodão. Também deve deixar uma fralda limpa e as roupas do bebê prontas para serem vestidas quando ele estiver limpo.

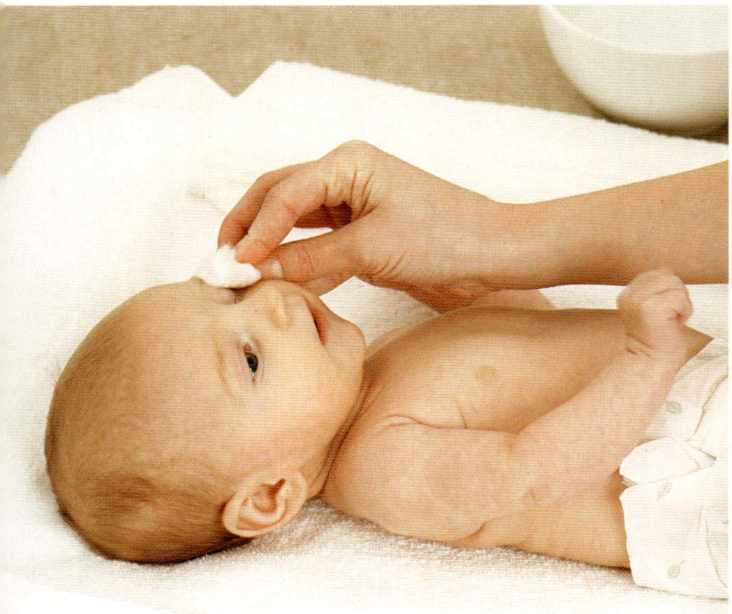

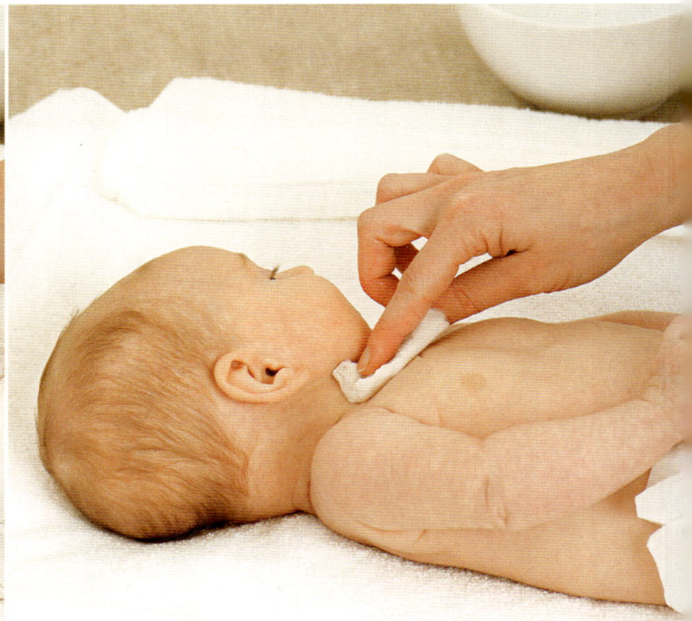

1 Deite o bebê sobre a toalha no trocador. Umedeça um pouco de algodão na água e limpe um dos olhos, do canto de dentro para fora. Use um chumaço limpo de algodão para o outro olho para evitar a transferência de germes se seu bebê estiver com os olhos grudados ou com alguma infecção (ver p. 244).

2 Use outro chumaço de algodão para limpar o rosto e o pescoço do bebê, dando atenção especial às dobrinhas. Depois, limpe as orelhas, incluindo a parte de trás (mas não a de dentro), mais uma vez usando um chumaço de algodão para cada orelha. Se quiser limpar o cabelo do bebê, simplesmente passe uma flanela com água ou outro chumaço de algodão – mas não há necessidade de molhar o cabelo dele todos os dias.

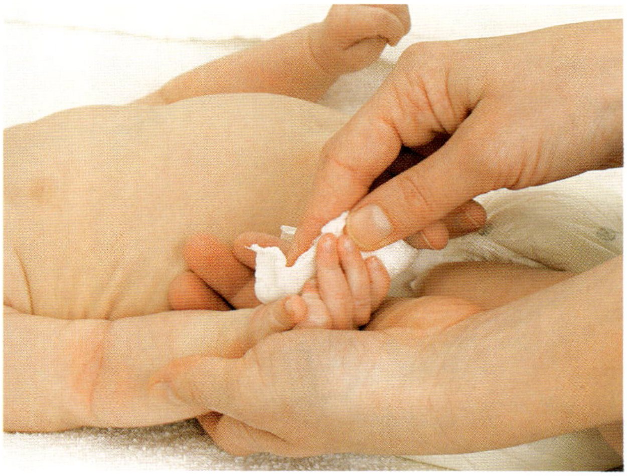

3 Lave as mãos dele com um chumaço úmido de algodão, desenrolando os dedinhos, depois limpe os pés e entre os dedinhos, e embaixo dos braços. Seque-o delicadamente com uma toalha.

P As lojas têm muitos produtos feitos especialmente para bebês, e eu não sei se devo comprá-los ou não.

R Água pura é mais do que suficiente para lavar a pele e o cabelo de seu filho, principalmente quando ele é pequeno, pois os componentes químicos dos sabonetes podem deixar sua pele seca. Mas, se quiser usar sabão líquido, sabonete ou xampu, compre produtos especialmente formulados para bebês, pois eles são mais suaves e mais seguros se entrarem nos olhos da criança. Existem muitas opções naturais, além de marcas mais conhecidas, por isso procure bastante para encontrar algo de que goste.

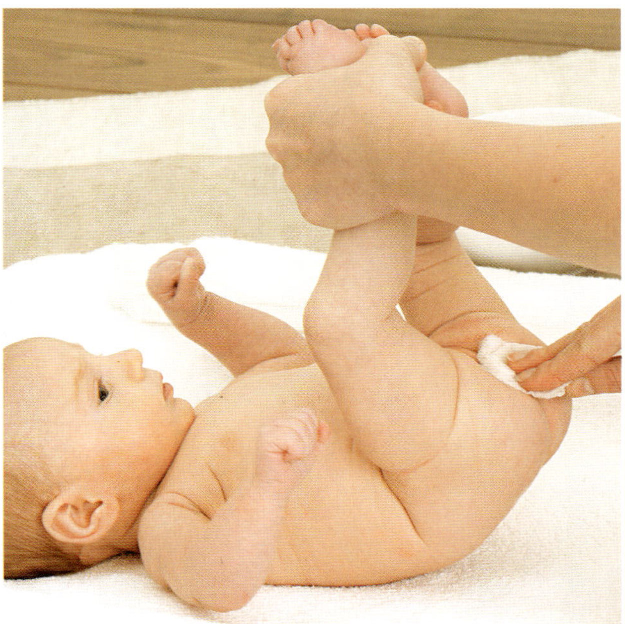

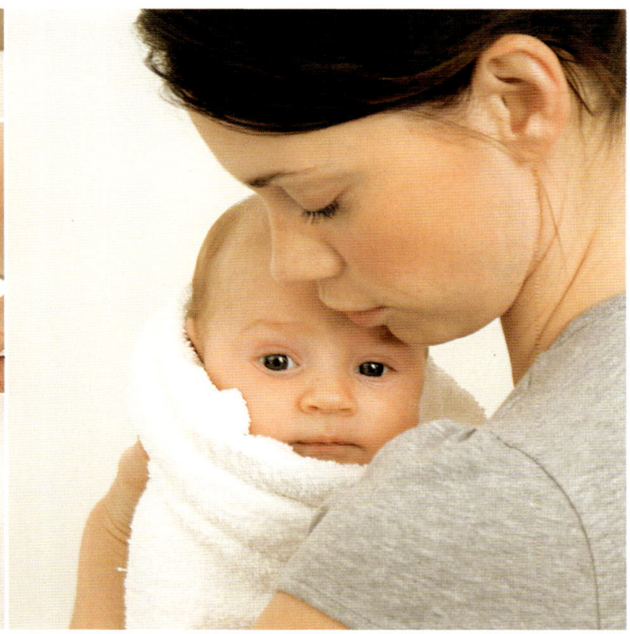

4 Por último, limpe o bumbum e os genitais do bebê. Se for menina, passe um chumaço úmido de algodão da parte da frente para trás e nunca dentro da vagina. Se for menino, limpe o pênis, os testículos e embaixo, mas não puxe para trás a pele que recobre o órgão.

5 Quando terminar, enrole o bebê na toalha, enxugue-o com delicadeza, pondo em seguida a fralda e as roupas limpas. Faça então muito carinhos em seu filho.

cuide do umbigo do bebê

No nascimento, o cordão umbilical do bebê tem cerca de 30 cm de comprimento e fica preso ao umbigo dele. Foi por esse caminho que nutrientes e oxigênio passaram da placenta para o bebê, mas, agora que ele consegue respirar sozinho, o cordão pode ser cortado e para de funcionar imediatamente.

Cuidado ao colocar a fralda nos primeiros dias, pois ela pode prender-se ao cordão umbilical, fazendo-o sangrar.

como o cordão é cortado

Quando o bebê nasce, o médico coloca um clipe de plástico no cordão umbilical cerca de 2 cm acima do umbigo antes de cortá-lo.

Dentro de um ou dois dias, o pedaço restante do cordão vai secar e ficar duro, ainda com o clipe preso nele. O coto do cordão umbilical demorará alguns dias para cair completamente.

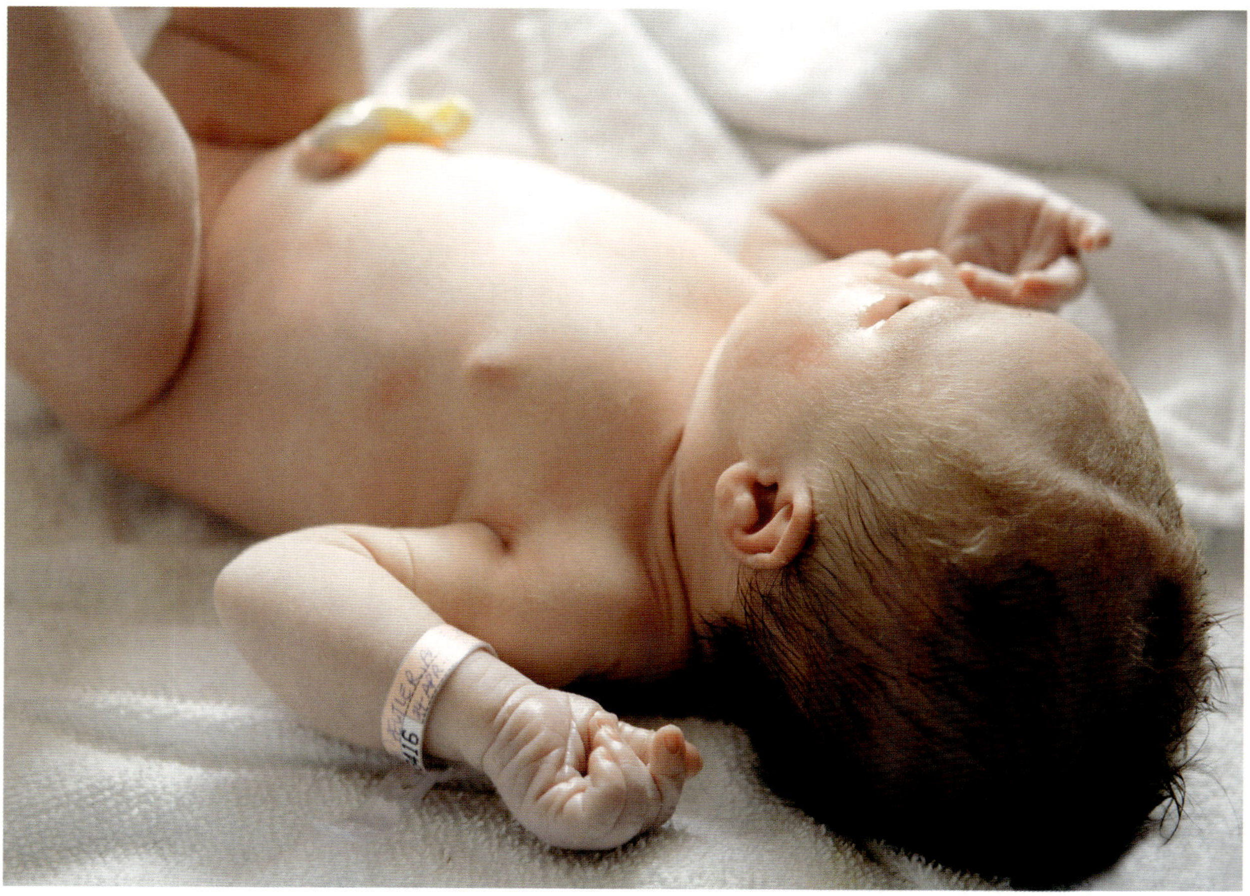

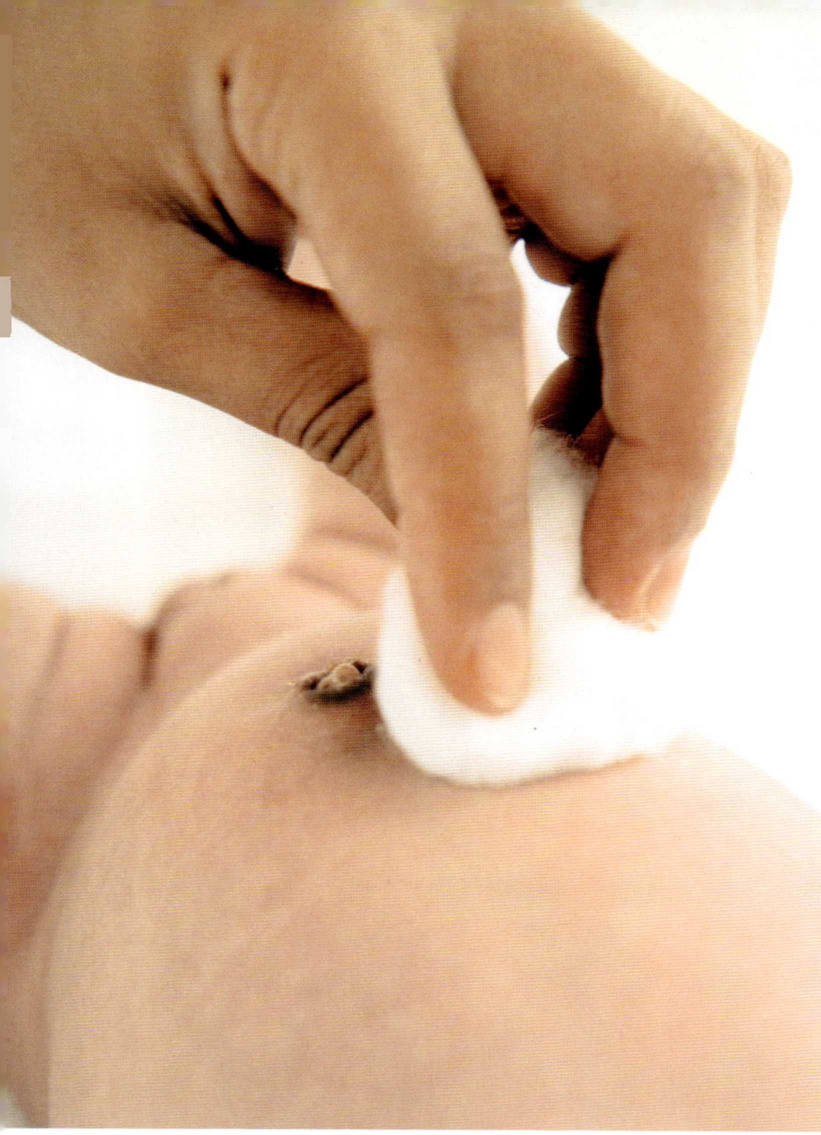

Você pode manter o coto do cordão umbilical limpo simplesmente passando nele um chumaço de algodão úmido.

sinais de alerta

Fique atenta a um cheiro desagradável ou a algumas marcas de sangue ou de vazamento mais extensas ao redor do coto do cordão umbilical. Se você perceber uma dessas coisas, entre em contato com o médico, pois pode ser um sinal de infecção.

P Estamos prestes a circuncidar nosso filho – como posso manter a área limpa depois?

R Depois que seu filho for circuncidado, você só precisa manter o pênis dele limpo com água quando fizer a higienização do rosto e do bumbum. Nos primeiros dias depois da circuncisão, o pênis pode parecer um pouco inflamado e pode haver um vazamento amarelado. São sinais de que a área está cicatrizando normalmente, por isso não há por que se preocupar. O local da circuncisão não costuma infeccionar, mas se a vermelhidão não desaparecer depois de alguns dias, se o pênis do bebê estiver inchado na ponta ou se houver pontos amarelados contendo líquido, entre em contato com seu médico imediatamente.

limpeza ao redor do umbigo

Você não precisa fazer nada de diferente na área ao redor do umbigo do bebê – apenas mantenha-a limpa e seca, como o resto da pele dele. Não tenha medo de tocar o cordão – não há nervos nele, por isso o bebê não vai sentir dor. Limpe o cordão com uma esponja macia ou um chumaço de algodão umedecido, enquanto higieniza o bebê (ver pp. 140-141 e 144-145).

Cuide para que a pele ao redor do cordão fique completamente seca, enxugando delicadamente com uma toalha macia ou chumaço seco de algodão, antes de vestir a fralda e as roupas no bebê.

Coloque a fralda um pouco mais para baixo para que ela não se prenda ao coto do cordão. Se prender, pode causar um pequeno sangramento, mas não vai machucar o bebê e não deve ser motivo de preocupação.

Com cerca de 7 ou 8 dias de vida, você pode perceber pequenas marcas de sangue seco ou um vazamento amarelado na parte da frente da fralda, na altura do umbigo. Esse é um sinal de que o coto do cordão umbilical está se separando e provavelmente cairá em um ou dois dias. Quando ele cair, o umbigo do bebê vai parecer um pouco irritado, mas em geral não fica dolorido e deve cicatrizar em poucos dias.

o banho do recém-nascido

Nas primeiras semanas de vida, o bebê não vai se sujar muito, por isso basta limpá-lo com algodão e água (ver pp. 140-141) uma ou duas vezes ao dia, dando um banho completo duas ou três vezes por semana. Se o banho irrita o bebê, limpe-o com uma esponja em seu colo ou leve-o à banheira com você (não se esqueça de controlar a temperatura).

o banho completo

Use uma banheira de plástico com suporte ou procure apoiá-la em algum móvel para não ficar numa posição incômoda. Antes de começar, coloque tudo o que for necessário por perto, pois não poderá deixar o bebê sozinho depois que iniciar o banho. Coloque pelo menos uma toalha limpa, itens para a troca de fralda, xampu, sabonete, algodão e roupas secas e limpas.

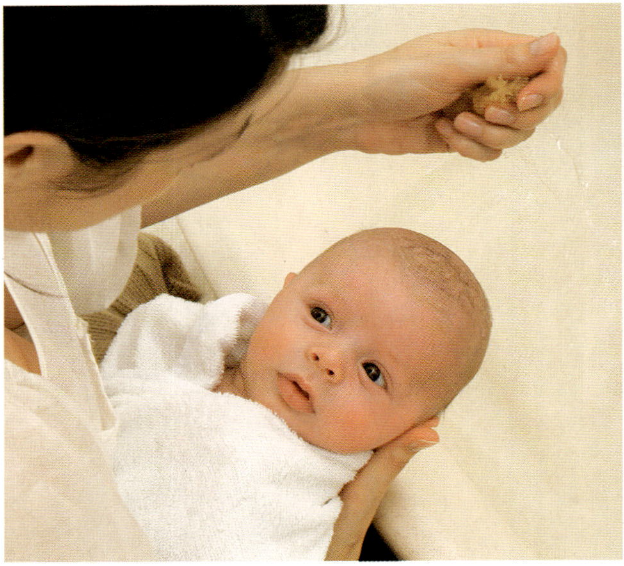

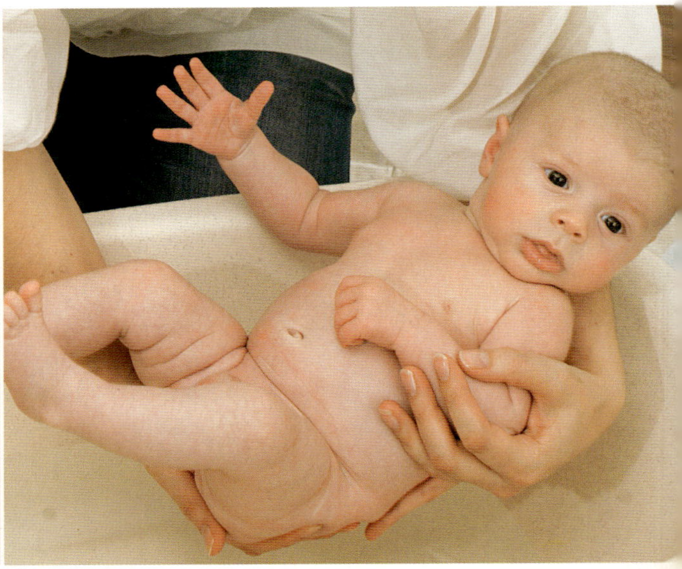

1 Encha a banheira com cerca de 10 cm de água morna, na temperatura do corpo (veja o quadro na próxima página). Tire a roupa do bebê, retire a fralda e limpe o bumbum com algodão e água ou um lencinho umedecido, se a fralda estiver suja. Para impedir que ele sinta frio durante o banho, enrole-o em uma toalha e lave sua cabeça sobre a beirada da banheira (ver p. 152). Segure-o com as pernas embaixo de um de seus braços, mantenha o antebraço apoiando as costas dele e a mão segurando sua cabeça.

2 Retire a toalha e prepare-se para colocar o bebê na banheira. Apoie as costas dele em seu antebraço, segurando com firmeza o ombro e o braço do lado mais afastado de você. Levante o bumbum do bebê com a outra mão, segurando com firmeza, e abaixe-o lentamente na água.

segurança em primeiro lugar

- Sempre encha a banheira com água fria antes, depois coloque água quente, para evitar queimaduras.
- Mergulhando o cotovelo na água, você pode perceber se a água está com a mesma temperatura do corpo (29,4°). As mãos geralmente ficam mais frias do que o resto de seu corpo, por isso não podem ser usadas para essa verificação.
- Se você precisar utilizar uma pia ou uma banheira de adulto para o banho do bebê, deixe-o longe da torneira, pois ele pode bater o pezinho nela ou receber um jato de água quente.
- Nunca deixe o bebê sozinho na banheira.
- Tome cuidado o tempo todo, para que o bebê não escorregue.

Para obter mais informações sobre segurança no banho, ver pp. 224-226.

"Meu bebê recém-nascido gostava de tomar banho e batia as mãozinhas e os pezinhos na água até o momento em que eu começava a lavar seus cabelos. Ele simplesmente detestava sentir a água escorrendo em sua cabeça e gritava sem parar. Contornei o problema usando uma flanela para passar em seus cabelos na hora de enxaguá-los. Assim, a hora do banho se tornou muito mais agradável para nós dois."

Júlia, mãe de
Samuel (8 semanas)

experiência compartilhada

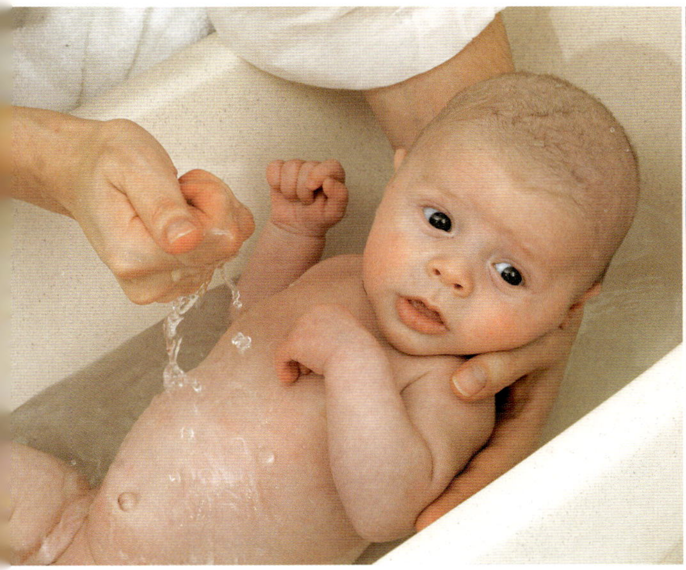

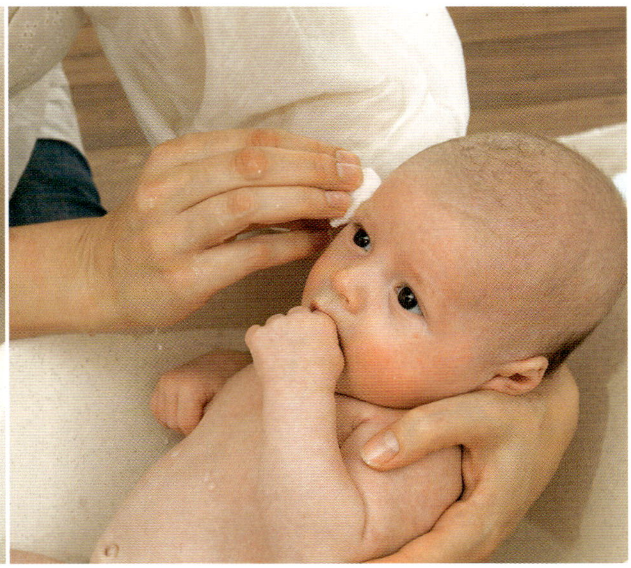

3 Segure o ombro e o braço do bebê o tempo todo, enquanto usa a outra mão para lavá-lo. Água pura é o suficiente para o banho de um bebê recém-nascido, mas você pode usar um sabonete suave se quiser.

4 Limpe o rosto do bebê com algodão – um chumaço separado para cada olho – depois ao redor das orelhas, mas não dentro do ouvido, e limpe o restante do rosto, incluindo as dobrinhas. Depois de lavá-lo e enxaguá-lo, tire o bebê da água e envolva-o rapidamente com uma toalha seca. Enxugue-o, prestando atenção às dobrinhas, e mais uma vez use o algodão para secar as áreas delicadas.

os primeiros dentes

Os primeiros do dentes bebê são chamados "dentes de leite" e começam a ficar visíveis na gengiva quando ele estiver com cerca de 4 meses – apesar de alguns poucos bebês nascerem com dentes, enquanto outros só começam a ter dentinhos depois do primeiro ano de vida. Se você tiver sorte, o primeiro sinal que vai notar será a ponta de um dentinho branco surgindo na gengiva do bebê, mas muitos pais sabem que mais um dente está nascendo porque a criança chora durante vários dias, fica sem dormir e com as faces vermelhas.

como surgem

Os dentes de leite costumam aparecer aos poucos, geralmente um por vez, apesar de, às vezes, dois dentes darem a impressão de estar nascendo juntos. Esta é a ordem na qual eles costumam aparecer:

1 **Primeiros incisivos** (embaixo) 6-8 meses
2 **Primeiros incisivos** (em cima) 6-8 meses
3 **Segundos incisivos** (em cima) 8-10 meses
4 **Segundos incisivos** (embaixo) 8-10 meses
5 **Primeiros molares** (em cima) 12-16 meses
6 **Primeiros molares** (embaixo) 12-16 meses
7 **Dentes caninos** (em cima) 16-20 meses
8 **Dentes caninos** (embaixo) 16-20 meses
9 **Segundos molares** (embaixo) 2-3 anos
10 **Segundos molares** (em cima) 2-3 anos

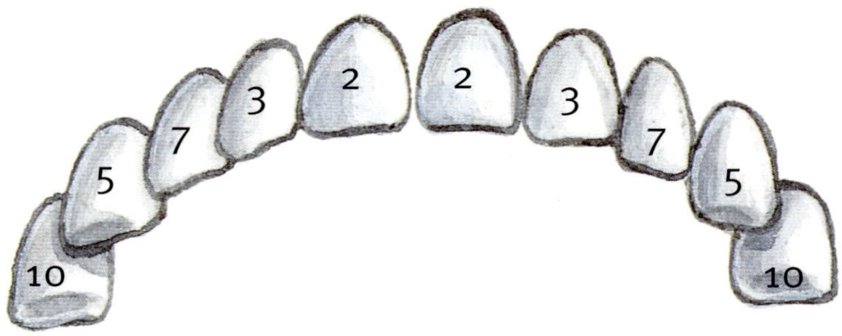

Essa é a ordem mais comum, mas se os dentes de seu filho nascerem em outra ordem, não precisa se preocupar. Os dentes costumam nascer tortos e depois se acomodam.

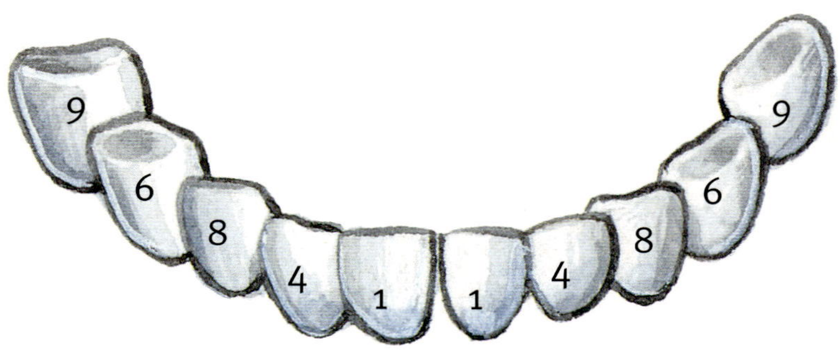

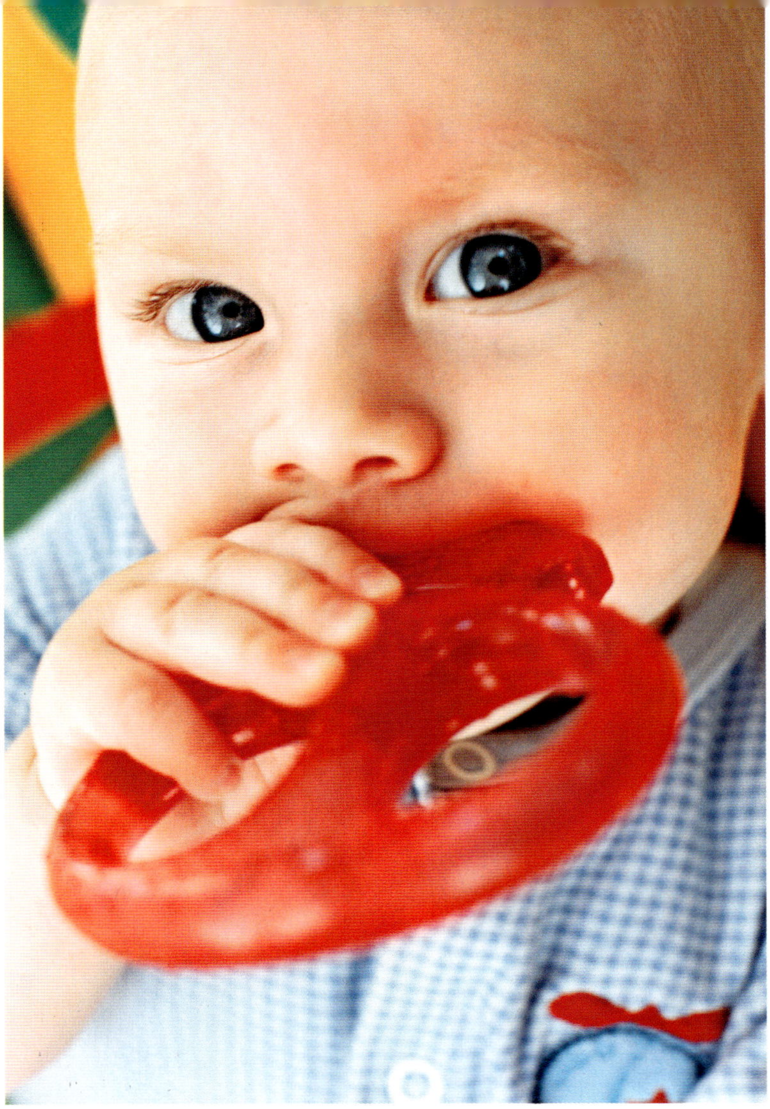

Os recém-nascidos se distraem da dor causada pelo nascimento dos dentes mordendo alguma coisa. Um mordedor geladinho pode ajudar.

"Quando a Cleo começava a chorar, eu só precisava passar um remedinho em sua gengiva. Ele funcionava perfeitamente, e a Cleo parecia gostar da sensação que ele causava em sua língua. Eu o recomendei a amigos, que não acreditaram que resolveria o problema, mas ficaram surpresos com o resultado."

Iara, mãe de Cleo (20 meses)

experiência compartilhada

como lidar com a dentição

O desconforto do nascimento dos dentes costuma ser pior com os primeiros dentes, apesar de os molares às vezes causarem um pouco de dor. Experimente colocar estas dicas em prática para o bebê lidar com o incômodo.

Dê ao bebê algo que possa morder – os bebês que estão com dentinhos nascendo parecem querer mastigar qualquer coisa que consigam pegar. Ele pode gostar de comer um pedaço de cenoura ou de maçã cozidas no vapor, mas cuidado com o perigo de ele engasgar. Ou, então, ofereça a ele um mordedor – os que podem ser esfriados na geladeira são muito bons para aliviar o desconforto. Também tente esfregar a gengiva dele com seu dedo para aliviar a dor.

Há também um tipo de gel com essa finalidade. Seu efeito dura cerca de 20 minutos, e pode ser útil para ajudar o bebê a voltar a dormir à noite.

Se o bebê estiver com dor e tiver mais de 3 meses, pergunte ao pediatra se você pode dar a ele uma dose de paracetamol infantil para aliviar a dor.

O bebê que esteja com os dentes nascendo e já tenha deixado de mamar no peito pode ficar um tempo comendo menos alimentos sólidos e, assim, precisar de mais leite. Isso deve durar poucos dias, por isso, se o bebê perder o apetite por um período maior, ele pode estar com algum problema de saúde e é melhor consultar um médico.

sintomas do nascimento de dentes

Os médicos e os dentistas costumam dizer que o nascimento dos dentes não causa sintomas além de gengivas irritadas, mas muitos pais percebem problemas, como febre, assadura e diarreia. Se o bebê tiver algum desses sintomas, não suponha que se trata apenas dos dentes nascendo, pois pode ser algum problema de saúde. Procure ajuda médica se estiver preocupada.

dicas para cuidar dos dentes

- Como alternativas para doces e biscoitos como petiscos, ofereça ao bebê frutas desidratadas, frutas frescas cortadas em pedaços, cereal seco ou palitinhos de legumes.
- Se você precisar dar doces como petiscos, chocolate é uma opção melhor do que balas. Os pirulitos são os piores, pois envolvem os dentes com açúcar por muito tempo. Com um bebê, tome cuidado com o perigo de ele engasgar.
- Insista para que todas as pessoas que cuidam do bebê – os avós, a babá ou os funcionários da escolinha – respeitem as regras sobre o que ele pode e não pode comer.

"Eu pensava que a pasta de dentes para bebês era um desperdício de dinheiro, até descobrir que os níveis de flúor na pasta para adultos podiam deixar os dentes do meu filho manchados."

Sandra, mãe de Cauê (9 meses)

experiência compartilhada

cuidados com os dentes do bebê

Só porque os dentes do seu filho cairão daqui a alguns anos, não significa que você não deva cuidar deles. É importante começar a limpar os dentes do bebê assim que eles começarem a despontar nas gengivas, não apenas para prevenir as cáries, mas também para acostumar o bebê à sensação, de modo que ela se torne parte da rotina dele, e ele se acostume a isso.

A saúde dos primeiros dentes do bebê pode afetar a disposição dos dentes na fase adulta. Se seu filho precisar ter um dente extraído, o espaço na boca pode fazer com que o dente permanente dentro da gengiva mude de posição, fazendo com que ele não nasça muito reto como deveria ser.

uma boa dieta

O segredo para evitar as cáries é a alimentação. É essencial evitar alimentos doces: não estamos falando apenas de doces e chocolates, mas, também, de cereais adoçados, bolos e bolachas. Até mesmo alimentos como a batata frita podem grudar nos dentes por um longo período e causar estragos. Leia os rótulos de tudo que der ao bebê e procure por açúcares "escondidos", como sacarose, glicose ou lactose. Os alimentos processados costumam ter mais açúcar do que você imagina, por isso é melhor dar ao bebê o máximo que puder de alimentos preparados em casa para ter certeza do que ele está comendo.

O que você deixa o bebê comer é tão importante quanto aquilo que não deixa. Oferecer muito cálcio ajudará a criança a ter dentes fortes e saudáveis que conseguirão resistir melhor à cárie. Leite, queijo e iogurte, além de sardinhas e outros peixes oleosos, são ricos em cálcio. Também é importante que você ingira alimentos com muito cálcio durante a gravidez, porque tanto os dentes de leite como os permanentes são formados enquanto o bebê ainda está no útero.

é saudável o que ele bebe?

Você pode pensar que o bebê está seguro enquanto ainda não ingere alimentos sólidos, mas você também precisa ter muito cuidado com o que ele bebe. Apesar de o açúcar ser prejudicial, as bebidas "light" ou "zero açúcar" também podem ter ácidos que destroem o esmalte dos dentes com o passar do tempo, deixando-os mais vulneráveis a cáries.

Quando os bebês sugam a mamadeira, o líquido envolve seus dentes, por isso prefira servir-lhe água ou, se quiser oferecer suco, enxágue a boquinha dele depois. O copo com bico é melhor do que a mamadeira, pois o bebê só sugará quando estiver com sede, não para se reconfortar. Nunca permita que seu filho durma com uma mamadeira de suco ou de leite (que contém um açúcar chamado lactose) – e escove os dentes do bebê antes de dormir, depois que ele beber alguma coisa.

visita ao dentista

Os problemas com os dentes do bebê, como cáries, são muito mais fáceis de enfrentar quando percebidos cedo, por isso é importante visitar regularmente o dentista desde que os primeiros dentes dele surgirem. Se ele se acostumar logo cedo, no futuro será muito menos assustador ir ao dentista.

como escovar

Escolha uma escova de cabeça pequena com cerdas macias. Como você irá escovar os dentes do seu filho (e isso até ele ter cerca de 7 anos), será útil comprar uma escova que tenha um cabo mais longo. O flúor do creme dental fortalece o esmalte dos dentes, o que ajuda a protegê-los de cáries. Use uma pasta especial para crianças, pois a de adultos tem excesso de flúor para os bebês.

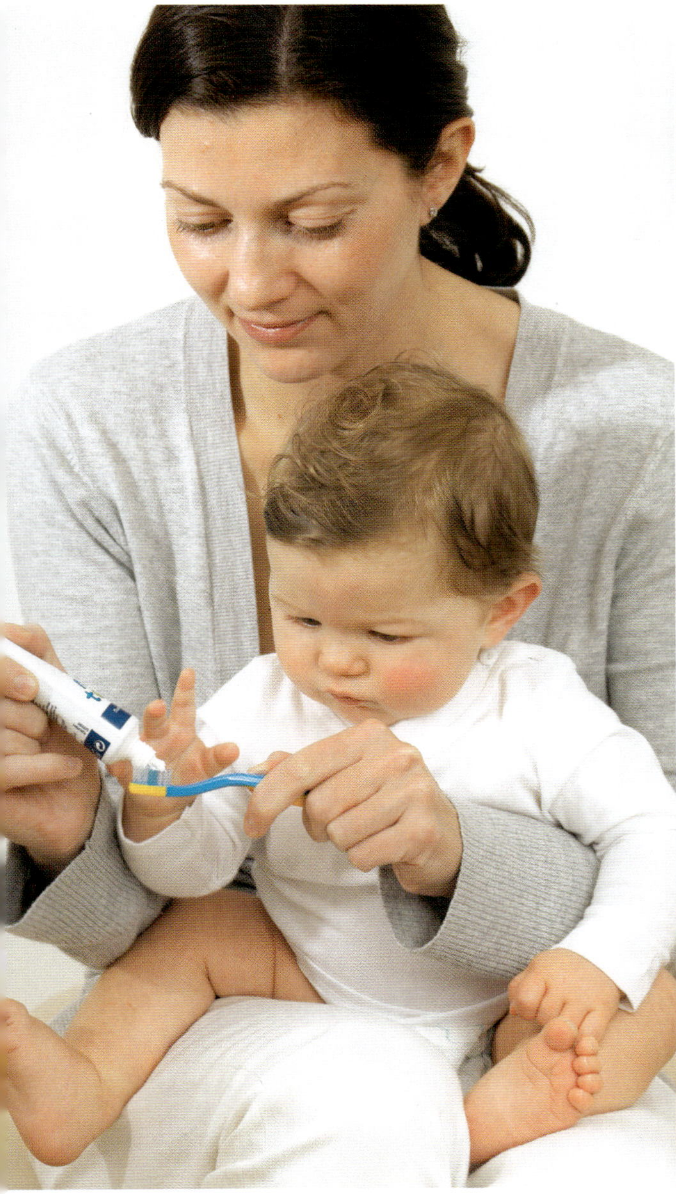

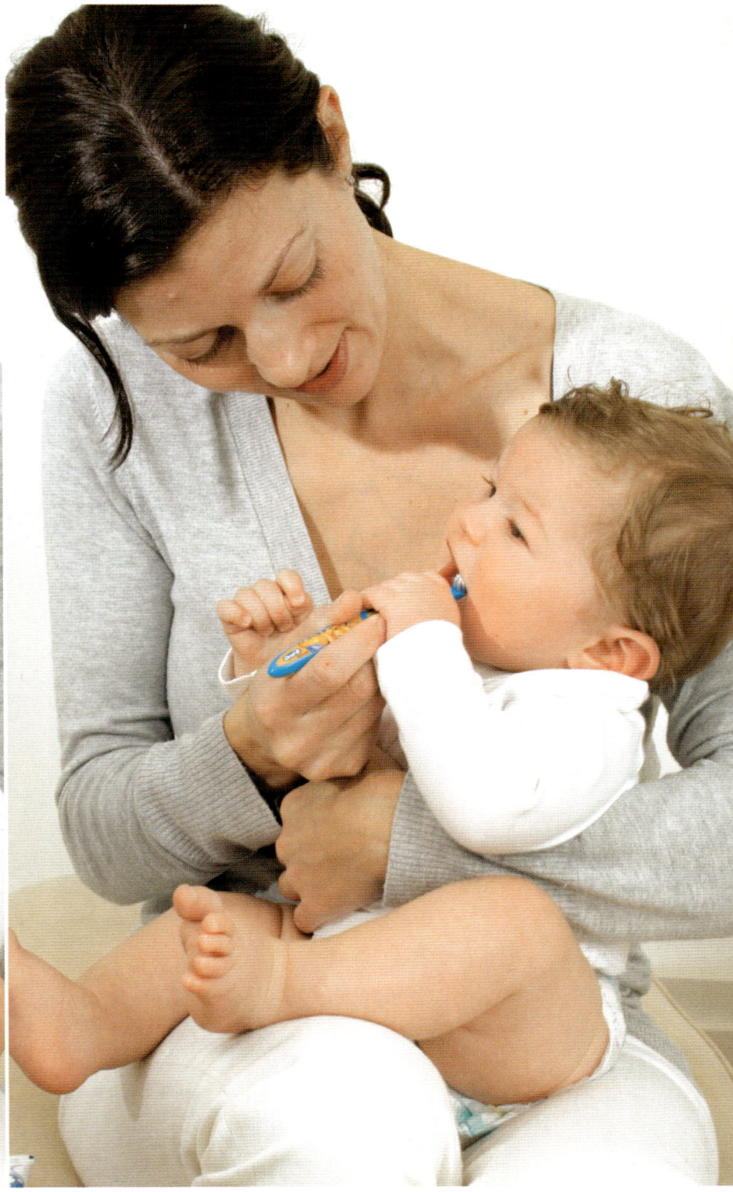

1 Segure o bebê no colo enquanto você escova as gengivas dele, como se fosse lhe dar a mamadeira.

2 Escove fazendo movimentos circulares, concentrando-se em uma parte da boca por vez. Não se esqueça de escovar atrás dos dentes também.

cuidados com a pele

Nada é mais macio do que a pele de um recém-nascido. Ela parece seda, ou veludo, e pode ser extremamente delicada também, quando você pensa em todas as coisas que ela terá de enfrentar no mundo. Calor e frio, o roçar de fraldas e roupas, água e sabão podem ser prejudiciais, mas, ao mesmo tempo, a pele do bebê é mais resistente do que parece e logo vai se adaptar ao ambiente que a cerca.

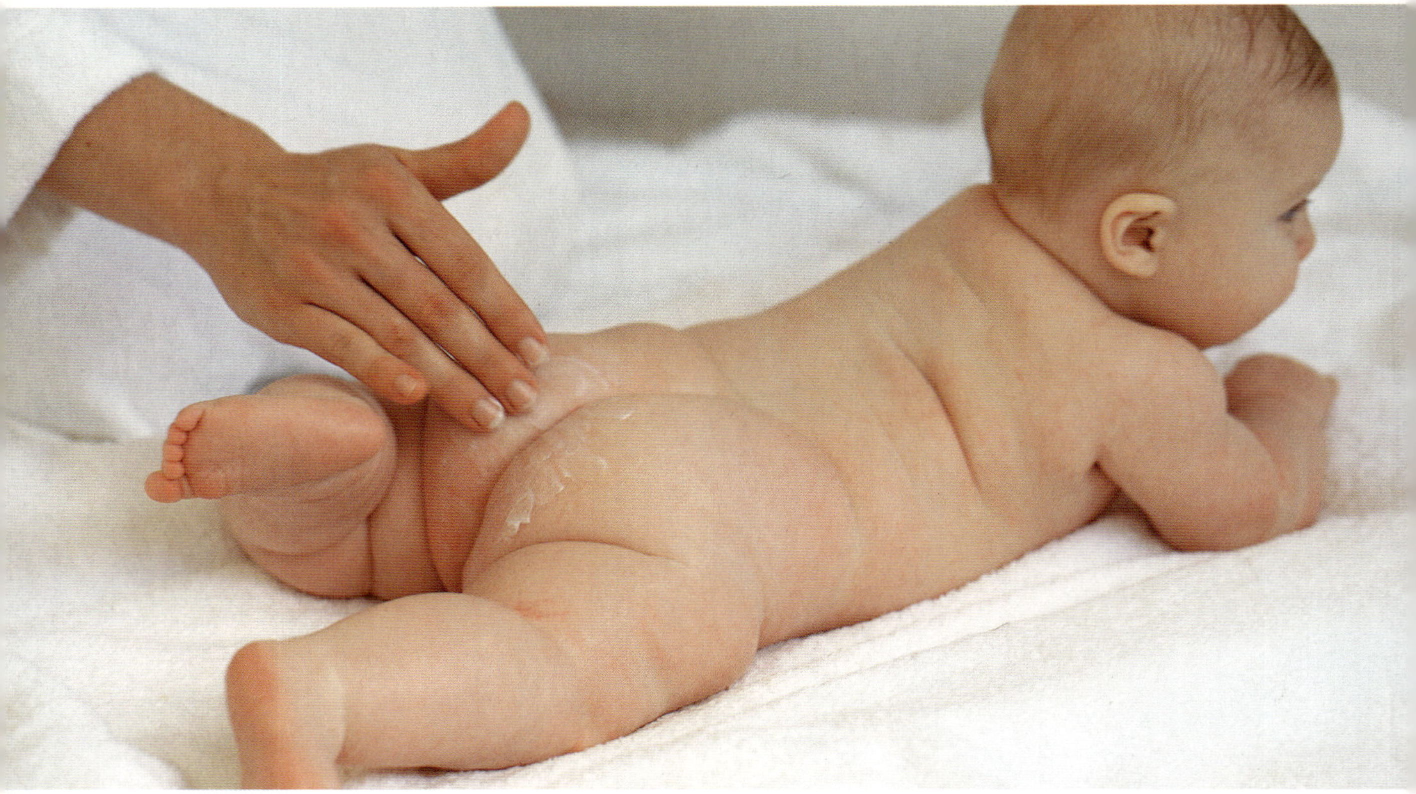

Muitos problemas de pele simplesmente desaparecem sozinhos ou com cuidados de rotina, mas entre em contato com o médico se eles persistirem.

possíveis problemas de pele

Existem muitos problemas de pele simples que podem surgir nas primeiras semanas e meses, mas a maioria deles desaparecerá naturalmente.

Pele seca No útero, a pele do bebê era protegida por uma camada protetora, mas agora que ele está fora da sua barriga, a pele pode ficar seca com facilidade. Isso vai ser resolvido com o tempo, mas, enquanto isso, você pode fazer uma massagem com óleo vegetal – como azeite de oliva ou sementes de uva – no corpo dele (ver pp. 160-163). Você também pode conversar com seu médico ou farmacêutico a respeito do uso de um creme à base de água.

Miliária (pontos brancos) Esses pequenos pontos brancos são muito comuns nas primeiras semanas de vida e não são nem um pouco preocupantes. Eles são macios e aparecem com mais frequência no nariz e no queixo. São causados por suor bloqueado e glândulas sebáceas e devem desaparecer sozinhos.

Brotoejas Não precisa estar muito quente para que a pele do bebê fique com brotoejas, pois os pequenos poros se fecham com facilidade quando ele transpira. A irritação, que é bem vermelha e cheia de bolinhas, é mais comum de ocorrer em partes que roçam uma na outra – embaixo dos braços, entre as coxas – mas às vezes se espalha pelo corpo todo.

Vista o bebê com roupas de algodão para permitir que a pele respire, mantenha-o à sombra e deixe-o às vezes sem roupa. Esfrie a pele dele com panos frios ou um banho tépido e passe pomada de calamina na irritação.

Eczema Existem tipos distintos de eczema, mas os sintomas são os mesmos: pele vermelha, rachada e coçando. O eczema atópico, parte de uma família de doenças que também incluem asma e febre do feno, em geral é hereditário, enquanto o eczema de contato é causado por sensibilidade a roupas, sabão em pó, produtos de limpeza ou outros fatores. Algumas crianças com eczema de contato também desenvolvem eczema atópico.

Use roupas e lençóis de algodão para permitir que a pele respire e evite produtos para banho com perfume ou sabão em pó. Seu médico poderá recomendar um bom creme hidratante, ou pode prescrever um esteroide leve (hidrocortisona). Mantenha as unhas do bebê aparadas para que a pele não rache ao ser coçada e fique infectada. Você também pode pensar nos fatores alimentares: converse com seu médico sobre como identificar alimentos aos quais o bebê pode ter sensibilidade.

vermelhidão

Os bebês podem ter vermelhidão por todos os motivos. A maioria deles é completamente inofensiva, como as brotoejas ou miliária (veja acima). A vermelhidão também pode ser uma reação a sabonete ou sabão em pó, por isso se a pele do bebê parecer irritada, vale a pena testar produtos especiais para pele sensível. Você também pode procurar sabões biodegradáveis que são mais suaves para a pele do que os produtos comuns.

No entanto, a vermelhidão também pode ser sinal de algo mais sério, como rubéola, sarampo e meningite. Para obter informações sobre a vermelhidão associada com meningite, veja a página 147. Se você estiver preocupada, procure o médico imediatamente.

segurança ao sol

A pele das crianças e dos bebês é muito mais sensível ao sol do que a de adultos. Pesquisas mostram que a exposição ao sol pode aumentar a chance de a criança desenvolver câncer na fase adulta, por isso é essencial que você proteja a pele do bebê agora, usando protetor solar, chapéus e roupas adequadas. Veja a página 229 para obter detalhes.

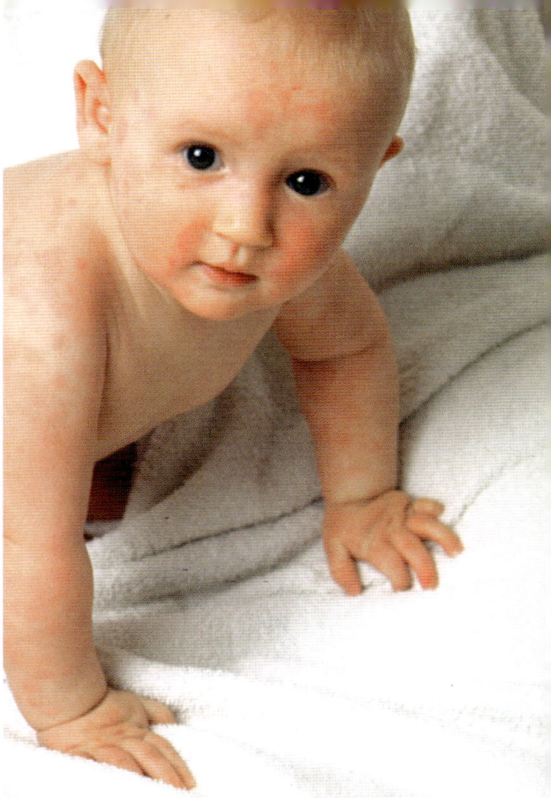

É raro que a vermelhidão seja sintoma de algo ruim, mas converse com um médico.

P **Minha mãe quer que eu leve minha filha para furar as orelhas. Ela ainda tem poucas semanas de vida. Isso é seguro?**

R Furar a orelha prejudica a pele e deve ser evitado para bebês muito pequenos. Qualquer coisa que fure a pele pode causar infecções. Se você decidir ir adiante, é essencial realizar os furos em um local adequado, usar apenas metais puros, como o ouro, e cuidar dos lóbulos das orelhas depois. Se as orelhas de sua filha mostrarem qualquer sinal de infecção, como vermelhidão, inchaço, pus ou mal cheiro, entre em contato com o médico imediatamente.

cuidados com os cabelos e as unhas

A quantidade de cabelo do bebê pode variar muito: alguns bebês nascem com muitos fios, enquanto outros permanecem quase carecas até muito tempo depois do primeiro aniversário. A quantidade não é importante, mas certamente você terá de lavar a cabeça do bebê com menos frequência se ele tiver poucos cabelos.

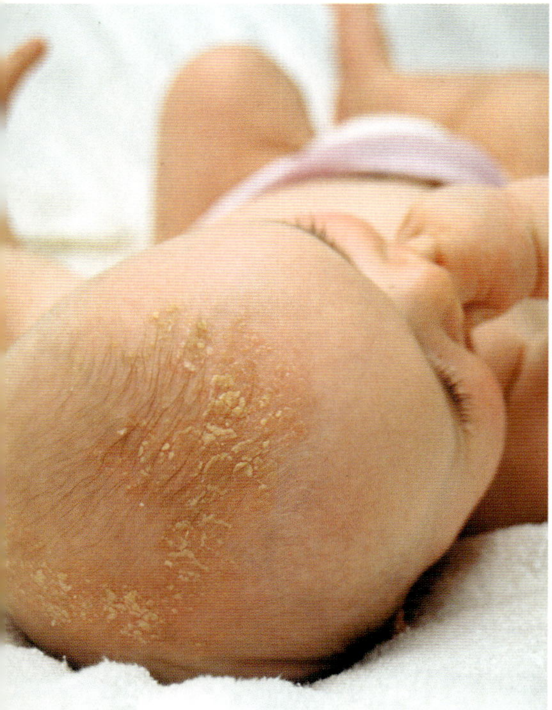

Os bebês raramente ficam incomodados com as crostas lácteas, e elas geralmente desaparecem sozinhas depois de um tempo.

como lavar o cabelo do bebê

Não é necessário lavar o cabelo do bebê todos os dias, nem é preciso usar xampu se ele tiver pouco cabelo – água pura basta. Se o cabelo for muito grosso, use xampu. Escolha um produto suave, formulado para bebês, que tem menos probabilidade de irritar os olhos no caso de ele escorrer.

O melhor é ser rápida e eficiente, inclinando a cabeça do bebê para trás, apoiada em seu braço (ver p. 144), usando o xampu apenas uma vez e enxaguando com água limpa e morna. Você pode comprar uma faixa para limitar a área onde o xampu será aplicado, para que a água e a espuma não escorram para o rosto dele, mas alguns bebês acham isso ainda mais assustador. Se o bebê realmente não gostar de lavar os cabelos, lave-os o mínimo possível – certamente não mais do que uma vez por semana e talvez de modo até menos frequente, uma vez que os cabelos do bebê não ficam muito sujos.

Delicadamente use a mão para molhar o cabelo dele. Usando sabonete ou xampu infantil, pegue uma pequena quantidade e espalhe um pouco, acariciando os fios. Depois, com a mão, enxague os cabelos, retirando o sabão. Você pode usar a espuma da banheira, se quiser.

Não é preciso usar condicionador no cabelo do bebê, pois ele já é macio – diferente dos fios grossos e mais secos do cabelo dos adultos. À medida que ele ficar maior e seu cabelo ficar mais longo, os fios podem ficar mais crespos, e nesse caso você pode usar um produto para pentear. É um tipo de condicionador que você não precisa enxaguar, tornando o ato de pentear mais fácil e menos dolorido.

Crosta láctea, formada por partes escamosas de pele, em geral é amarelada e se localiza na cabeça. É causada pela produção excessiva de óleo (sebo), é muito comum e não é nada sério. Às vezes, no entanto, a crosta láctea pode ser um sinal de problema de pele chamado dermatite seborreica (ver p. 254), por isso procure o médico se estiver preocupada.

Você pode comprar xampus para eliminar a crosta láctea ou esfregar azeite de oliva nas escamas e delicadamente soltá-las com uma escova de dentes de cerdas macias, mas é melhor deixar até que elas desapareçam sozinhas. Não tente arrancá-la, pois a pele pode infeccionar e doer.

como cortar cabelos e unhas do bebê

É incomum o cabelo do bebê crescer muito antes de ele completar 12 meses de vida, por isso o máximo que talvez você precise fazer seja dar uma aparadinha na parte da frente caso esteja caindo nos olhos. Peça a seu parceiro que faça isso enquanto o bebê estiver se alimentando, para causar o mínimo de transtorno. Não existe a necessidade de ir a um cabeleireiro no primeiro ano de vida, pois você terá de pagar por um corte e a experiência será ruim para o bebê. Apenas apare as pontas do cabelo dele em casa, ou simplesmente deixe-o crescer.

Cortar as unhas do bebê é algo a ser feito com frequência e regularidade, pois elas crescem com muita rapidez. As unhas dos pés também crescem rapidamente, mas em geral são moles e quase transparentes, por isso podem ficar compridas sem que você perceba.

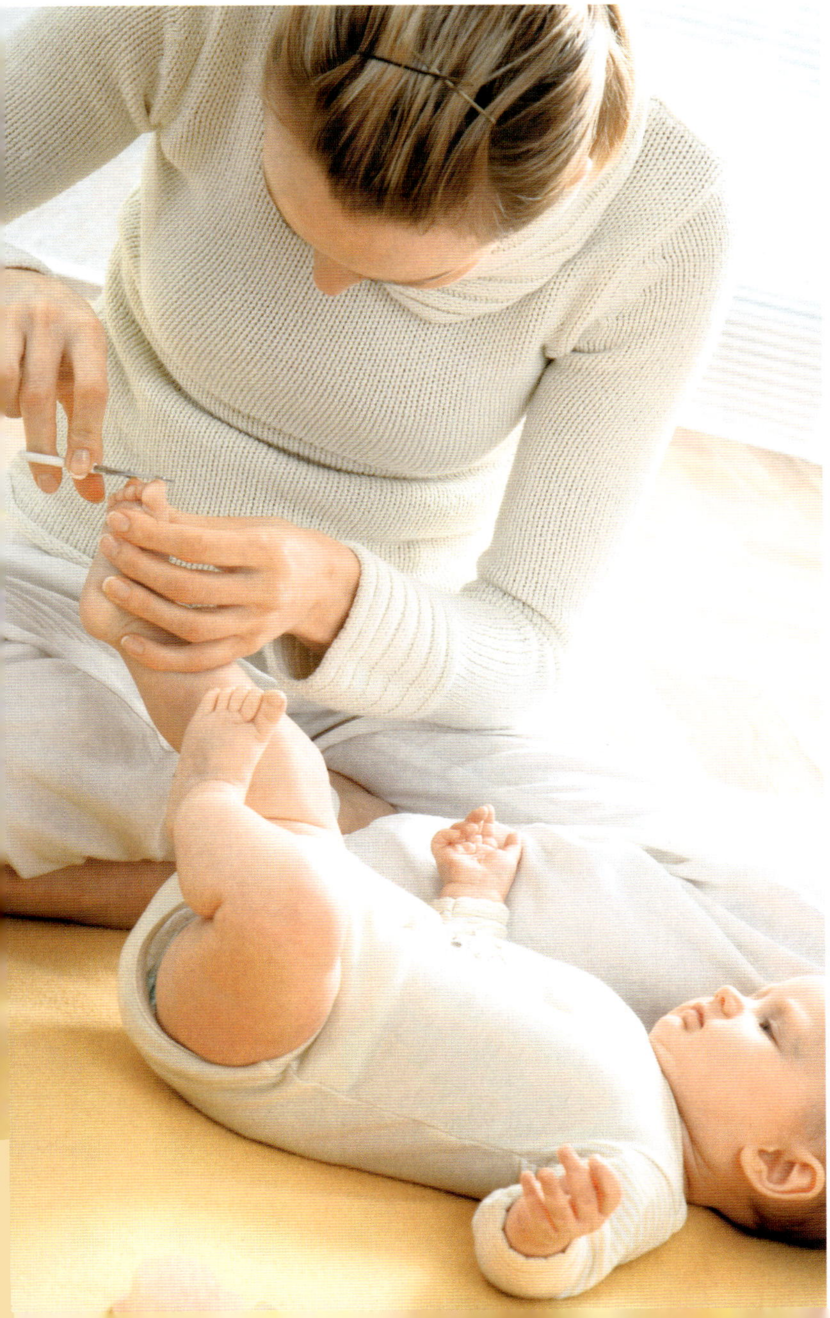

P **Preciso cortar as unhas do bebê? Em caso afirmativo, como posso evitar machucá-lo?**

R É importante manter as unhas do bebê bem curtas para que ele não se arranhe acidentalmente. Na primeira semana, mais ou menos, você precisa reunir coragem para cortar as unhas dele. Escolha um momento em que ele esteja relaxado, como quando estiver mamando ou até dormindo. É melhor cortar as unhas quando elas estão mais moles depois do banho, usando uma tesoura especial para bebês que não corta a pele (disponível nas farmácias). Quando ele for maior, cante uma música para distraí-lo enquanto corta as unhas.

Cuidado ao cortar as unhas, o bebê pode se remexer, dificultando a tarefa.

o guarda-roupa do bebê

Você provavelmente receberá de presente muitas roupas de bebê ou, então, peças usadas por familiares ou amigos, por isso não compre muita coisa. No entanto, existem certos itens básicos sem os quais você não pode ficar. Os bebês precisam de duas ou três trocas de roupa todos os dias, por isso cuide para ter o suficiente.

é hora de vesti-lo

No começo, o bebê pode ficar incomodado na hora de trocar de roupa, principalmente por causa da sensação de estar nu e com frio. Procure não se apressar se ele estiver chorando, porque ainda vai deixá-lo mais ansioso, pois ele sentirá sua tensão. Sorria, converse com ele de modo calmo, cante e faça muitos carinhos.

peças essenciais

Comece com as seguintes peças em tamanho RN (recém-nascido), depois compre mais se achar necessário:

- Xale ou cobertor para envolver o bebê ou colocá-lo no carrinho ou cadeirinha do carro.

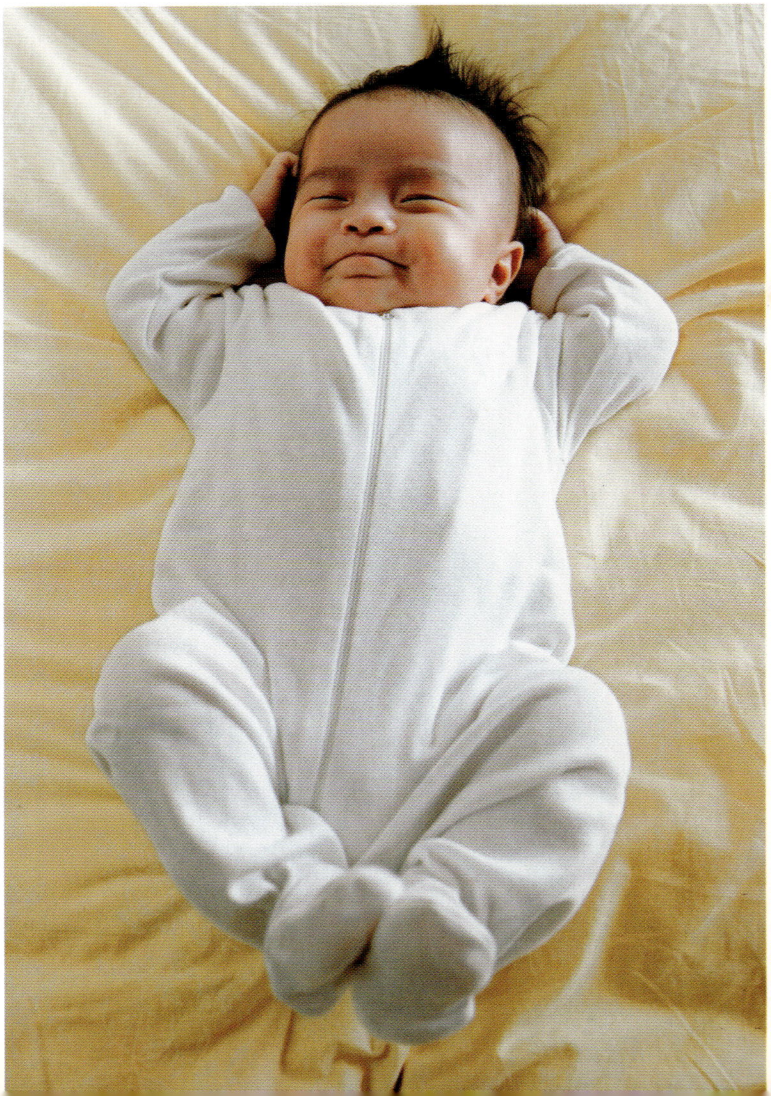

O que um bebê realmente precisa nas primeiras semanas são alguns macacões para se sentir confortável nas várias horas que passa dormindo.

- 6 macacões para serem usados durante o dia e à noite, inicialmente, pois o bebê vai dormir muito durante o dia e precisará vestir algo confortável e macio. Os macacões têm pezinhos, assim você não precisará vestir meias.
- 6 peças "body" com mangas longas e curtas, dependendo do clima. Eles têm botões de pressão que ficam na parte debaixo, por isso não sobem. No inverno, o bebê pode usar um deles sob as roupas. Quando o tempo estiver quente, ele pode dormir apenas com o body e a fralda.
- Calças de algodão para quando estiver fora de casa.
- 2 blusas de lã ou casacos leves com capuz.
- 3 pares de meia.
- Chapéu para o sol ou touca para o frio, dependendo da estação.
- Agasalho e luvas para os dias mais frios.

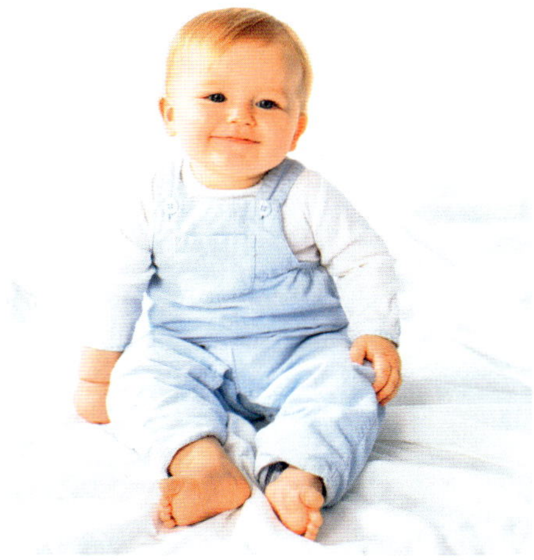

Escolha roupas que facilitem o acesso à fralda do bebê, para quando for trocá-la.

escolha as roupas certas

Quando comprar roupas de bebê, tenha em mente que:

- Os bebês pequenos crescem com muita rapidez, por isso não compre muitas peças de um tamanho só e compre-as um pouco maiores.
- Confira se todas as peças podem ser lavadas na máquina e se não soltam tinta. No momento, você não tem tempo para lavar as peças à mão.
- Escolha roupas que tenham decotes largos ou com botões para abrir a parte da frente para que você não tenha que forçar as peças contra o rosto do bebê. Os botões na parte de trás também não são muito bons, pois o bebê precisa ficar de bruços para você fechá-los.
- Escolha roupas de fibras naturais, como algodão, que permitem que a pele do bebê respire, e peças macias para que ele se sinta confortável para dormir.
- As meias de bebê não costumam ficar nos pés por muito tempo, principalmente se o bebê gostar de chutar. Você pode evitar usá-las se comprar macacões ou calças com pezinhos.

como cuidar das roupas do bebê

Ao lavar as roupas dele, use sabão neutro que seja suave e não irrite a pele. Não é preciso usar amaciante de roupas, mas, se quiser, escolha um que tenha perfume suave.

Assim como com qualquer roupa, é conveniente separar as brancas das coloridas para que não fiquem manchadas. Não é preciso lavar as peças do bebê separadamente das peças dos outros familiares, desde que você use sabão neutro para todos.

As fezes dos recém-nascidos são muito líquidas e costumam vazar na parte de trás das fraldas, sujando as roupas de vez em quando. Para remover as manchas, precisa retirá-las à mão antes de colocar as peças na máquina de lavar. A melhor maneira de fazer isso é usar água bem quente – quase fervendo – diretamente na mancha e esfregá-la com uma barra de sabão.

O vômito dos bebês costuma deixar as roupas amareladas, mesmo depois de terem sido lavadas. Você pode mergulhá-las em um branqueador feito especialmente para roupas de bebê.

"Eu não via com bons olhos as roupas de segunda mão, mas, depois que tive meus filhos, mudei completamente minha forma de pensar! Eles 'perdem' as roupas com tanta facilidade que é possível gastar uma fortuna com isso, e os itens de segunda mão não são muito usados, pois seus donos anteriores também cresceram muito rapidamente! Já encontrei ótimas peças em bazares beneficentes e revendas e comprei sacolas de coisas na internet. Já revendi algumas das peças que meus bebês não usam mais. Agora que minhas amigas têm filhos, trocamos as peças, e é ótimo ver um recém-nascido vestindo roupas que meus filhos já vestiram."

Carla, mãe de Cássia (6 anos), Jaime (4 anos) e José (1 ano)

experiência compartilhada

vestir o bebê

Prepare-se separando uma área onde você sempre trocará e vestirá o bebê, com todas as roupas e utensílios por perto. Verifique se ele não está deitado em uma superfície fria ou dura e se você não vai precisar se inclinar demais, para evitar forçar as costas.

como vesti-lo

Uma camisete ou um body, com um macacão por cima, é a melhor roupa para o bebê. É quente, macio e confortável para dormir, agitar-se sobre o trocador ou ficar no carrinho ou na cadeirinha do carro.

P Minha filha está crescendo bem e ganhando muito peso, mas algumas das roupas que cabem nela são alguns tamanhos menores do que aqueles indicados para sua idade. Isso quer dizer que ela é pequena para a idade que tem?

R De jeito nenhum. O tamanho das roupas de bebês e de crianças varia muito, e uma peça indicada para crianças de até 3 meses de vida de uma loja pode ser do mesmo tamanho de uma peça de outra loja cuja etiqueta indique entre 6 e 9 meses. Além disso, às vezes as roupas encolhem um pouco depois de lavadas e secas, por isso, você pode perceber que uma peça que cabia em seu primeiro filho quando este tinha 6 meses é perfeita para seu segundo filho aos 4 meses! O peso da sua filha é o melhor indicador para definir se ela tem o tamanho certo para a idade, por isso converse com um médico e peça a ele que a pese se você estiver preocupada.

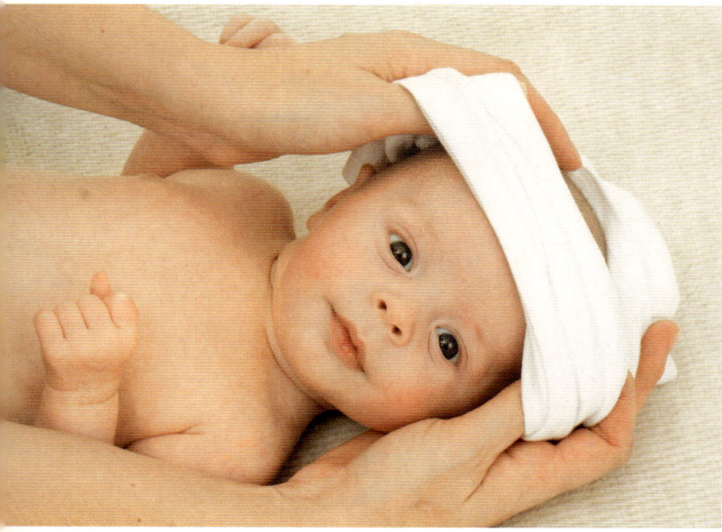

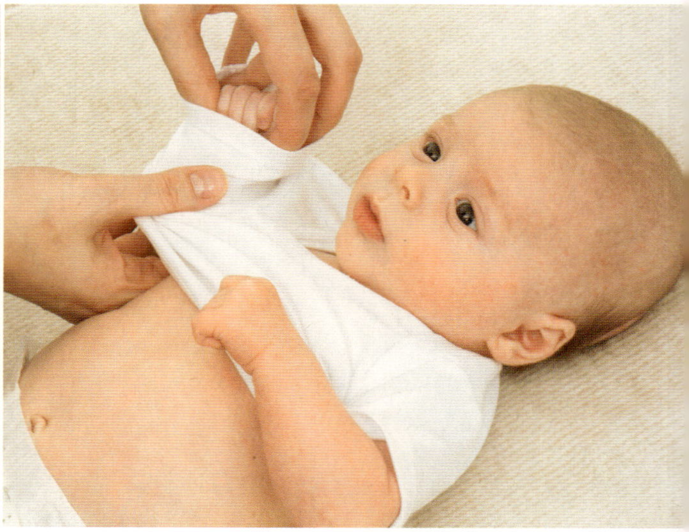

1 Deite o bebê de costas. Segure a camisete ou macacão com a frente para você e pegue a parte de baixo. Abra a entrada para a cabeça com os polegares. Posicione a parte de trás em cima da cabeça do bebê e, com um movimento rápido, passe-a pela cabeça dele.

2 Coloque os dedos de uma mão por dentro de uma das mangas e puxe-a para alargá-la. Com a outra mão, guie o punho do bebê com os dedos e delicadamente passe a manga pelo bracinho dele. Agora faça a mesma coisa com a outra manga. Levante os pés dele com uma das mãos e puxe a parte de trás do body para baixo do bumbum com a outra. Prenda os botões de pressão entre as pernas.

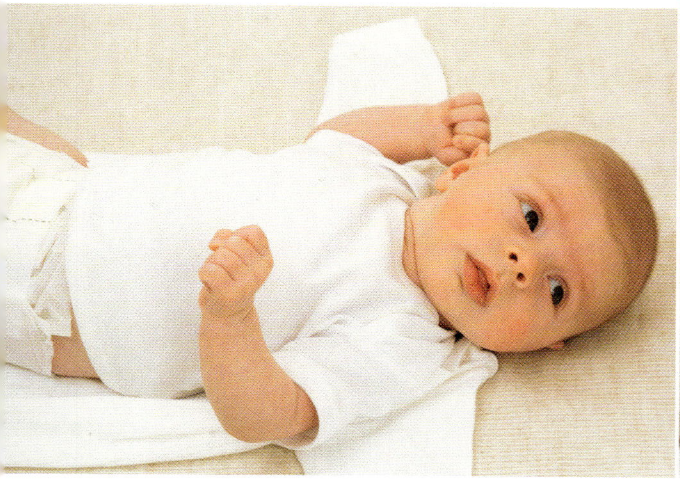

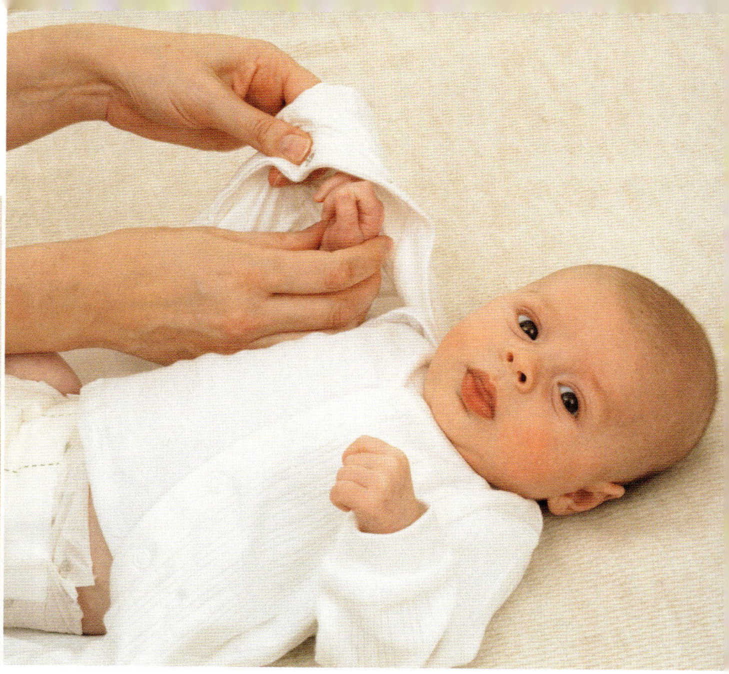

3 Agora, o bebê está pronto para o macacão. Prepare-o abrindo todos os botões e estendendo-o, com a frente para cima e as partes das mãos e das pernas esticadas. Coloque o bebê em cima da peça de modo que o pescoço dele fique na mesma linha da abertura do decote e os ombros, alinhados com os ombros do macacão.

4 Encolha uma das mangas como se fosse uma sanfona e abra a entrada para a mão. Passe o pulso do bebê delicadamente pela abertura. Agora, leve o restante da manga até o ombro dele. Faça a mesma coisa com a outra manga.

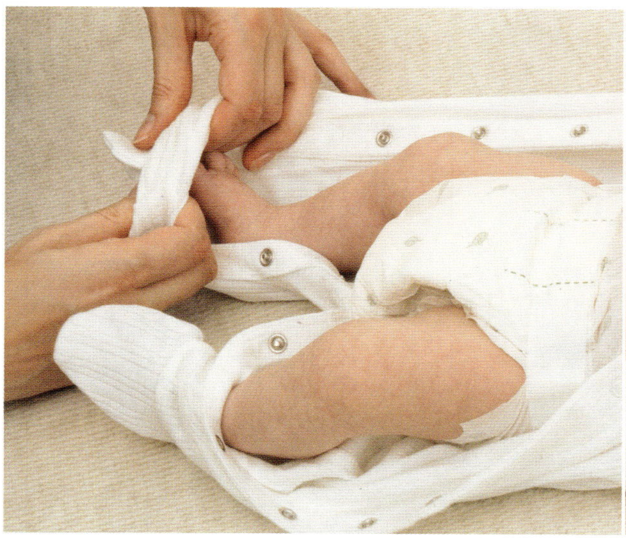

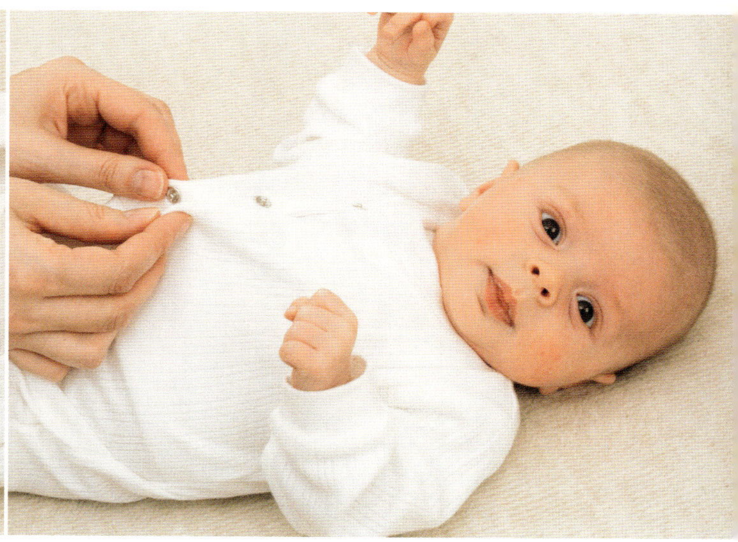

5 Junte o tecido de uma das pernas do macacão com as mãos e abra a parte do pé. Coloque-a por cima dos dedos dos pés e do calcanhar do bebê, cuidando para que os pés dele tenham espaço e não fiquem encolhidos. Repita com a outra perna.

6 Pressione os botões nas pernas, na parte de baixo e na frente. Se estiver frio, o bebê precisará de um casaquinho também. Comece arregaçando as mangas, de modo que os punhos escorreguem com facilidade pelas aberturas, depois estique as mangas com delicadeza sobre os braços.

massagem para bebês

Nas primeiras semanas e meses com o bebê, você pode sentir como se estivesse fazendo coisas apenas para ele: trocá-lo, dar-lhe banho, alimentá-lo. É raro, nessa fase, que você tenha a chance de fazer alguma coisa com ele que seja divertida e benéfica para vocês dois. A massagem não apenas vai ajudá-la a criar um vínculo com seu bebê por meio do poder do toque, mas trará muitos benefícios para ele também.

como a massagem traz benefícios ao bebê

Além de fazer o bebê se sentir amado e seguro, a massagem pode acalmá-lo de outras maneiras, porque:

Alivia problemas digestivos A massagem ajuda a relaxar os músculos usados na digestão, que são rígidos e subdesenvolvidos no nascimento e que com frequência causam gases. Também auxilia o movimento do intestino grosso a se tornar mais forte e mais regular, o que vai ajudar seu bebê se ele estiver com o intestino preso.

Melhora a alimentação A massagem pode estimular o sistema digestório do bebê e ele vai sentir mais fome, por isso se prepare para alimentá-lo assim que ele demonstrar fome. É possível que você tenha de parar para fazer isso durante a massagem.

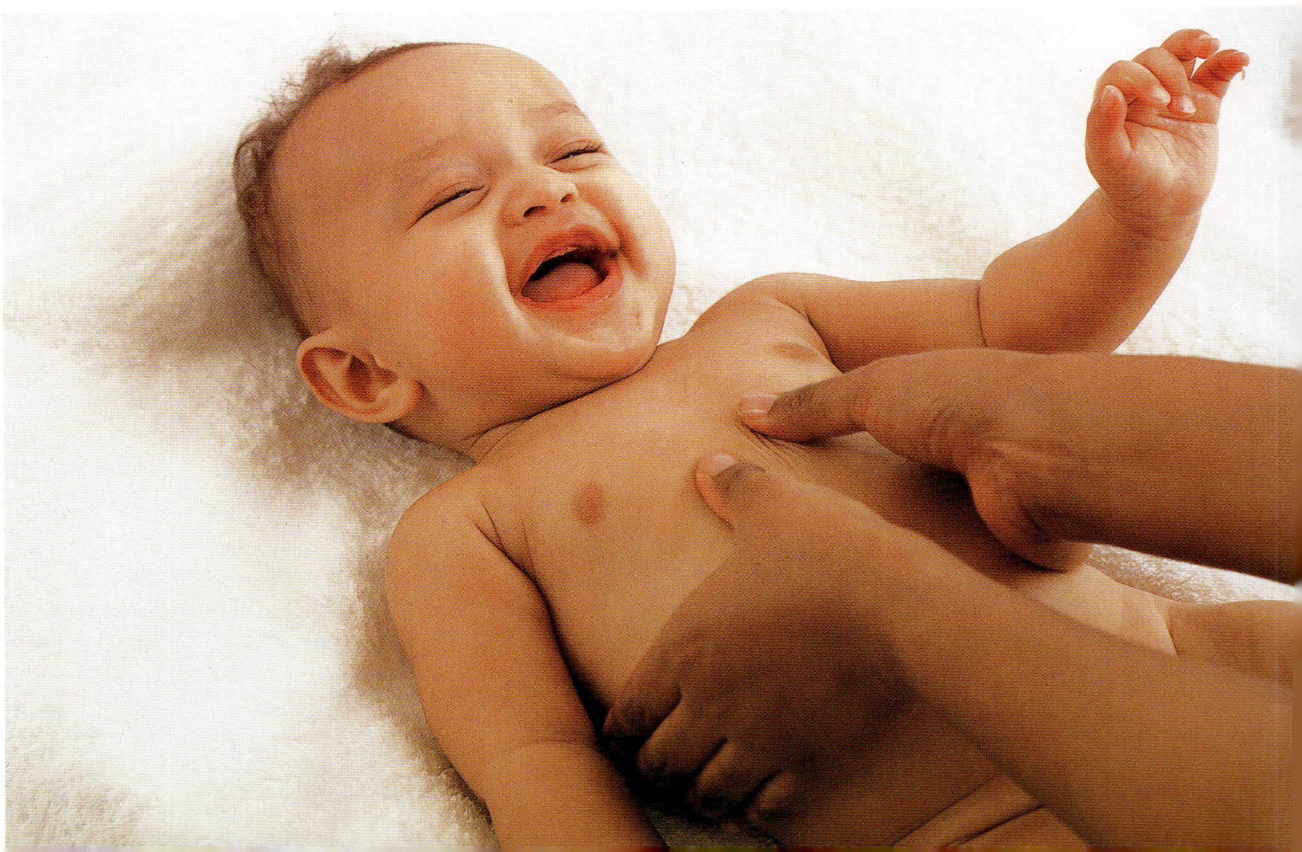

Os bebês adoram ser massageados desde o nascimento, e esta pode ser uma experiência relaxante e agradável para vocês dois.

Regula o sono A massagem relaxa os músculos do bebê e oferece a ele exercícios passivos, de modo que seu corpo se sinta cansado e pronto para descansar logo depois. Também aumenta o fluxo de sangue rico em oxigênio pelo corpo, o que melhora a respiração mais profunda que, por sua vez, torna o sono mais convidativo.

Melhora a pele O óleo de amêndoas ou de sementes de uva nutre a pele do bebê e melhora sua textura. Esses óleos mantêm a pele protegida conforme ela cresce e estimula a eliminação de toxinas.

Melhora o sistema imunológico O sistema linfático do bebê não funciona bem até os 3 meses, mas pode ser estimulado por meio da massagem, ficando assim mais preparado para vencer tosses, resfriados e pequenas infecções.

os benefícios que a massagem lhe oferece

Massagear o bebê é um momento de qualidade. Conforme você acaricia seu filho, seus instintos maternais e o desejo de protegê-lo afloram, e à medida que você o observa mover-se e responder ao seu toque, aprende a se identificar com as necessidades e os sentimentos dele.

Para muitos pais de primeira viagem, cuidar de um bebê não é o que eles imaginavam ou esperavam, e não é incomum que se sintam desanimados e até decepcionados. A massagem irá ajudá-la a encontrar alguma coisa que você e o bebê podem aproveitar juntos fora do esforço diário de trocar fraldas, lavar roupas e amamentar, vai fazê-la se sentir útil e melhorar o relacionamento e o vínculo entre vocês.

A massagem pode ser um momento de tranquilidade, apenas de vocês dois, que os deixa calmos e relaxados, ou pode ser uma atividade coletiva que você realiza em uma aula, em que irá conhecer outros pais e bebês e aprender uma nova habilidade. Informe-se sobre locais em que sejam dadas aulas de massagem em sua região.

do que você vai precisar

Óleo vegetal Um pouco de óleo nas mãos ajuda nos movimentos sobre o corpo do bebê. O óleo pode ser aplicado diretamente na pele. Use óleo vegetal – os de sementes de uva, amêndoa, oliva, damasco, abacate ou jojoba –, que é absorvido pela pele. Os óleos minerais – que estão presentes em óleos para bebês vendidos em mercados – podem permanecer na pele e bloquear os poros. Faça um teste passando um pouco no tornozelo ou pulso do bebê e espere 24 horas para ver se ele não é sensível ao óleo que você pretende usar.

Toalha ou colchonete Devem ser confortáveis para o bebê, e que você não se importe se um pouco de óleo escorrer até eles.

Muita tranquilidade Desligue o telefone, o rádio e a televisão e não se esqueça de se concentrar completamente no bebê. Ele pode adormecer profundamente depois da massagem, por isso esteja pronta para amamentá-lo e colocá-lo para dormir quando terminar. Não faça a massagem logo depois de alimentá-lo – é melhor esperar entre 60 e 90 minutos para que o leite seja digerido.

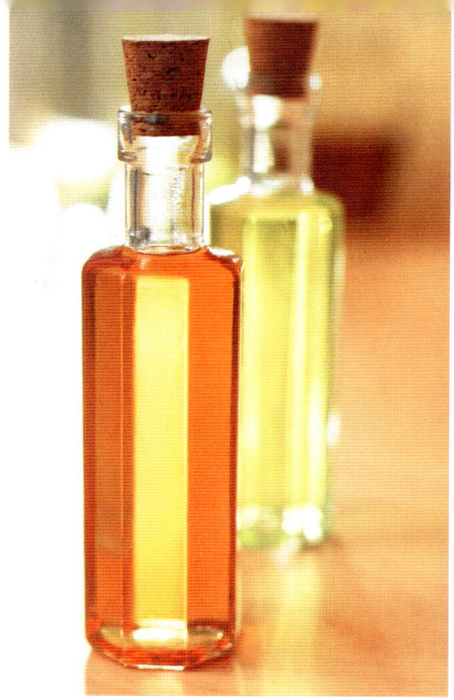

Cuidado ao escolher o óleo para massagem, pois alguns são mais adequados do que outros.

quando não fazer a massagem

Você pode começar a massagear o bebê desde seu nascimento. Mas não aplique a massagem se o bebê:

- Estiver tomando remédios – antes, peça orientação a um médico.
- Tiver nascido prematuro. Os bebês prematuros têm a pele mais sensível e preferem apenas ficar em contato com a pele da mãe.
- Tiver problemas renais.
- Tiver problema cardíaco.
- Sofrer de epilepsia.
- Estiver com febre.
- Estiver com a pressão alta/baixa.
- Tiver irritações ou manchas desconhecidas – o eczema às vezes pode ser agravado pela massagem.
- Tiver cortes, inchaços, irritações, torções, hematomas ou ossos fraturados.
- Tiver problemas de quadril (ver p. 251), pois nesse caso há alguns movimentos que devem ser evitados.

comece a massagear

Antes de começar a massagem, reúna tudo de que vai precisar e providencie para não ser interrompida. O quarto deve estar com uma temperatura agradável para que o bebê se sinta à vontade sem roupas. A maioria dos movimentos nas massagens descritas a seguir pode ser repetida quatro ou cinco vezes, se o bebê gostar. Você não precisa seguir os movimentos em nenhuma ordem determinada, nem fazer todos eles. Deixe-se guiar pelo prazer que vocês sentirem.

massagem na frente do corpo

Esta rotina para o rosto e para a parte da frente do corpo é uma introdução delicada à massagem. Esfregue as mãos uma na outra para aquecê-las e passe óleo nelas. Lembre-se de reaplicar o óleo durante a massagem, e olhe para o bebê e converse suavemente com ele durante esses momentos.

Encontre uma posição que seja confortável para vocês dois. Tente sentar-se no chão com o bebê deitado em um colchonete, ou coloque o colchonete sobre uma mesa para que você fique sentada ou em pé. Também é possível sentar-se com as pernas esticadas ou dobradas e colocar o bebê sobre ou entre elas. Essa posição permite a distância perfeita entre o seu rosto e o dele.

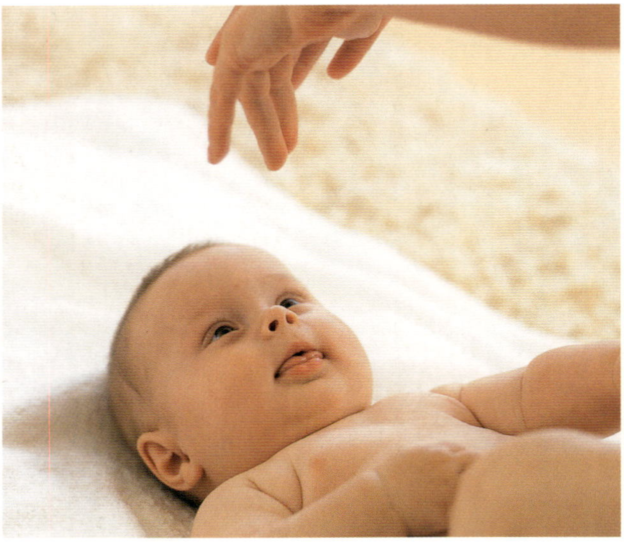

1 Deite o bebê de costas. Balance os dedos acima do rosto dele para atrair sua atenção e para soltar e preparar as articulações dos dedos. Procure manter contato visual durante a massagem.

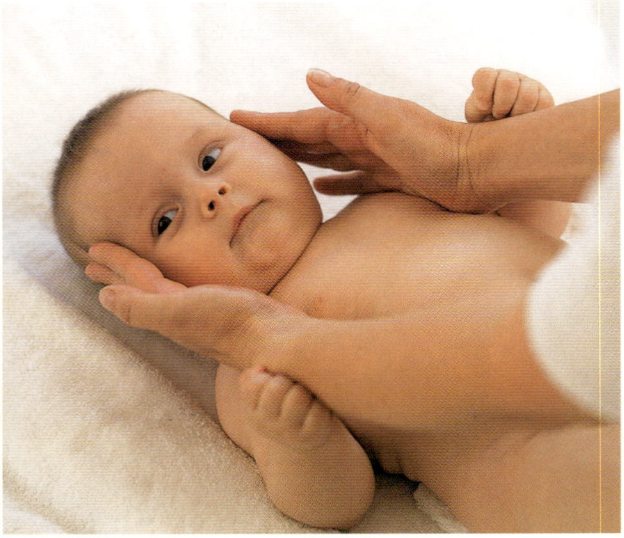

2 Passe os dedos do centro da testa dele para as têmporas e faça movimentos circulares algumas vezes. Delicadamente passe as duas mãos pelo maxilar dele e pelas laterais do pescoço. Agora, pressione levemente com toques dos polegares das duas mãos das laterais do nariz até o maxilar. Isso estimula a drenagem linfática.

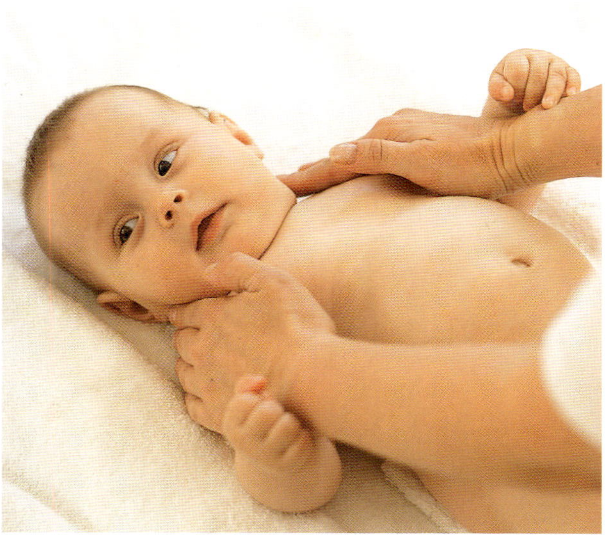

3 Lenta e delicadamente massageie os ombros dele e embaixo das axilas, sem se esquecer de usar óleo suficiente nas mãos para que elas escorreguem com facilidade pelo corpo da criança. Lembre-se de que suas mãos absorverão o óleo, dependendo do quanto estiverem secas.

"Tenho gêmeas, e dois filhos mais velhos também. Às vezes parece que minhas filhas nunca recebem minha atenção total, e elas estão sempre tendo de dividir meus cuidados com os irmãos. Desde que nasceram, eu as massageio, uma de cada vez. Só tenho a oportunidade de massagear as gêmeas uma ou duas vezes por semana, durante alguns minutos, mas durante esse tempo eu me concentro completamente em uma por vez e olho em seus olhos e digo o quanto eu a amo e como ela é única. É um momento especial para mim, e sei que para elas também."

Lena, mãe de Adam (7 anos), Raquel (5 anos) e Ana e Emília (4 meses)

experiência compartilhada

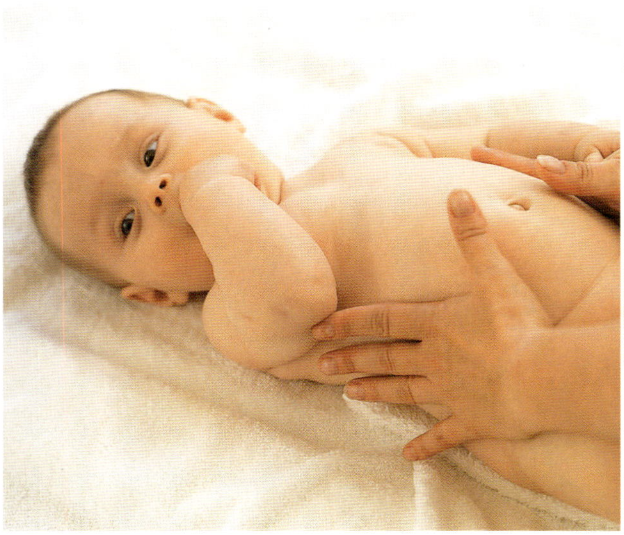

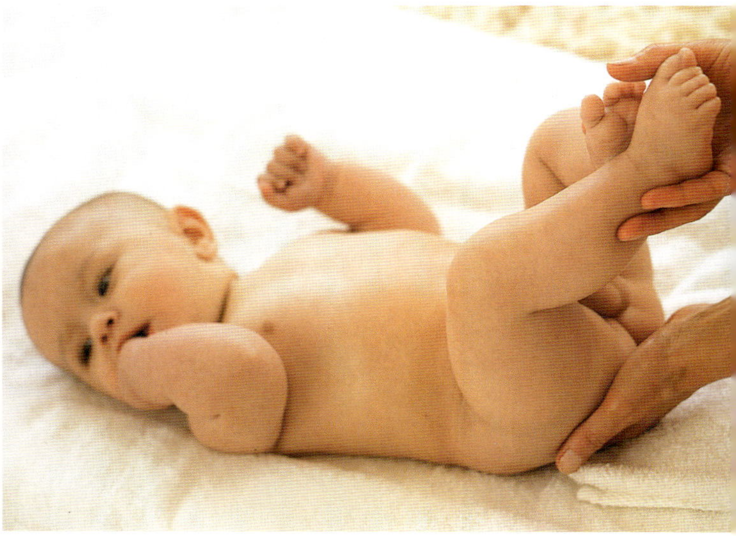

4 Continue o mesmo movimento descendo pelas laterais do corpo do bebê e subindo para a parte da frente, duas ou três vezes.

5 Levante os pés do bebê com uma das mãos e escorregue a outra para baixo do corpo dele, chegando à base da coluna. Essa área abriga terminações nervosas do sistema digestório e é um ponto que, massageado, tem um efeito extremamente calmante. Delicadamente aplique movimentos circulares.

massagem nas costas

Para esta massagem, deite o bebê de bruços. Posicione os bracinhos de modo que ele consiga se empurrar para cima, lembrando que ele vai decidir como quer se deitar.

Se o bebê não estiver confortável deitado de bruços, pode tentar deitá-lo sobre as suas pernas. Fale mansamente para acalmá-lo e passe óleo nas mãos para massageá-lo.

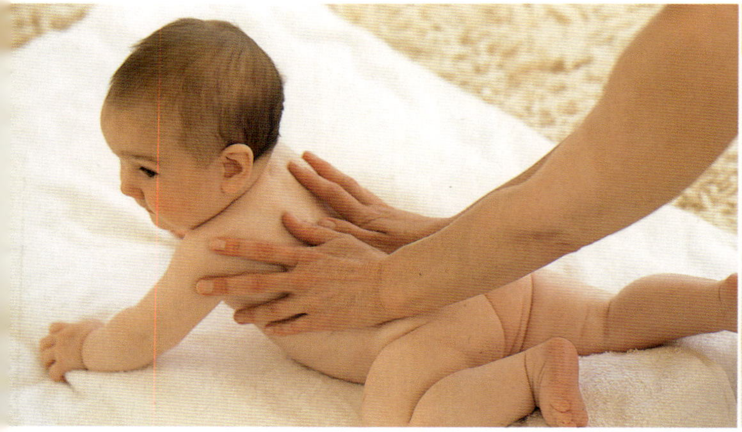

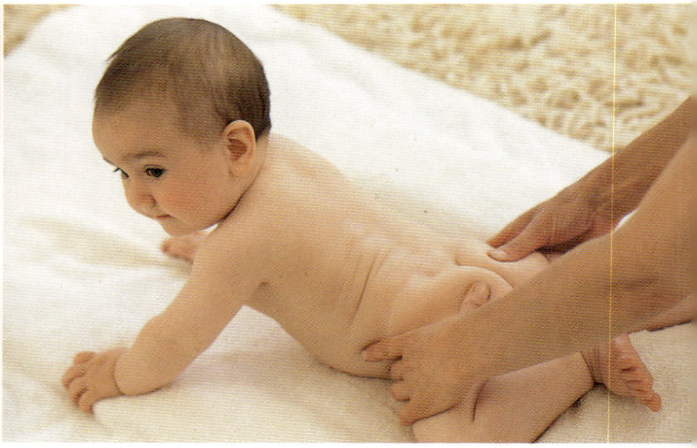

1 Passe as duas mãos subindo pelo corpo do bebê, desde os pés até os ombros, e desça diversas vezes. Massageie as laterais do corpo dele, delicadamente seguindo as costelas. Pressione levemente a parte de cima das costas para soltar qualquer muco.

2 Usando os polegares, realize movimentos circulares em suas nádegas, movendo do centro para fora. Isso vai ajudá-lo a relaxar e a fortalecer os músculos do quadril. Delicadamente acaricie as laterais do corpo com a mão toda, subindo na direção dos ombros.

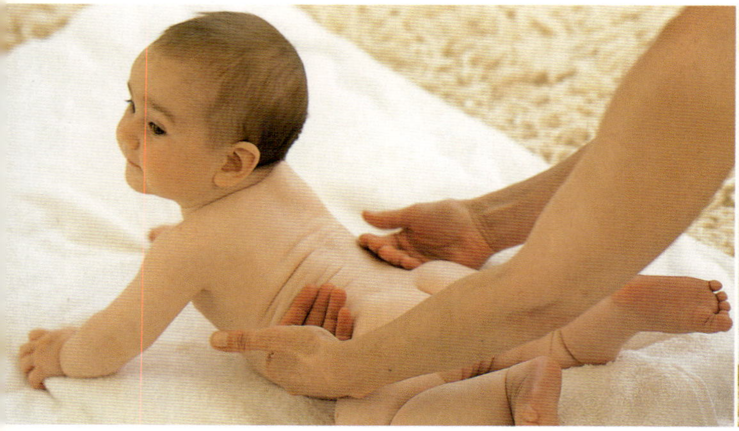

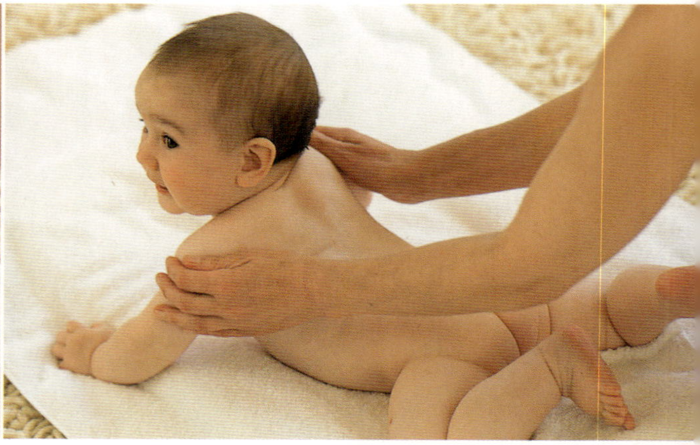

3 Começando da base da coluna do bebê, use a parte de trás das mãos para passar os dedos da coluna para fora, em um movimento contínuo. Repita esse movimento subindo em direção aos ombros. Agora, use as palmas das mãos para descer pelas costas e subir de novo.

4 Delicadamente pressione a parte de cima dos ombros para aliviar a tensão. Essa área pode ser sensível, necessitando de toques delicados. Com as pontas dos dedos, massageie com delicadeza partindo da coluna em direção aos ombros. Desça para as nádegas e suba de novo, em um toque contínuo.

"No hospital onde dei à luz, eles realizavam aulas gratuitas de massagem duas vezes por semana para que as mamães fossem com seus bebês. Era ótimo: a professora usava uma boneca para mostrar os movimentos que deveríamos fazer, e muitos deles eram acompanhados de músicas e rimas. Caio gostava muito das músicas e dos toques, e foi bom para eu poder conhecer outras mães com bebês e ter uma atividade para fazer com ele sem precisar gastar muito dinheiro."

Ângela, mãe de
Caio (7 meses)

experiência
compartilhada

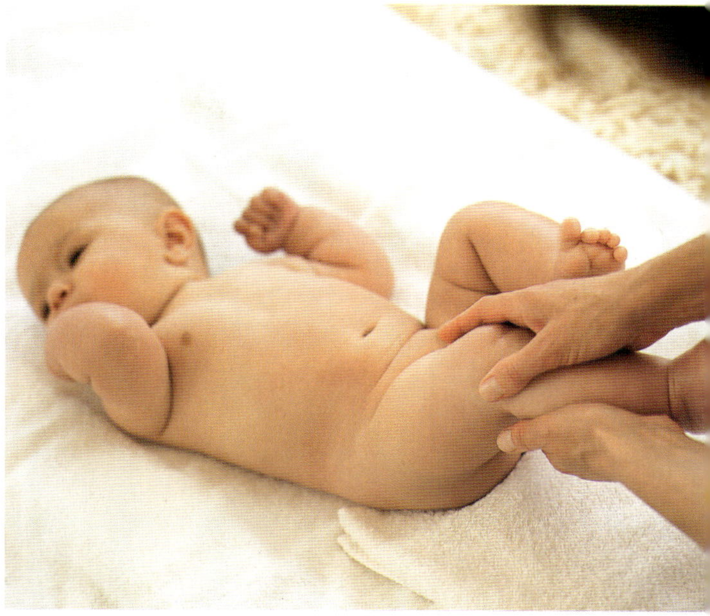

massagem nas pernas

Esta massagem é realizada com mais facilidade se o bebê estiver deitado de costas. Os movimentos delicados são feitos para relaxar e tonificar os músculos da coxa e da panturrilha, além de aumentarem a circulação.

1 Delicadamente envolva a parte de cima da coxa do bebê com uma das mãos e coloque a outra em volta da parte de trás. Escorregue as duas mãos para o tornozelo dele. Agora, com as mãos na mesma posição, delicadamente deslize uma mão depois da outra, da coxa ao tornozelo. Não estique nem puxe a perna. Passe o óleo nas dobrinhas da coxa.

2 Usando o polegar ou dois dedos, delicadamente realize movimentos circulares rápidos para cima e para baixo do lado de dentro e de fora da perna, duas vezes. Tente pressionar um pouco a perna para estimular a circulação. Repita o passo 1.

3 Segure o tornozelo do bebê e envolva a panturrilha com a outra mão. Delicada e levemente pressione desde o tornozelo até a parte de cima da coxa e desça de novo, diversas vezes. Repita o passo 1, depois repita os movimentos na outra perna.

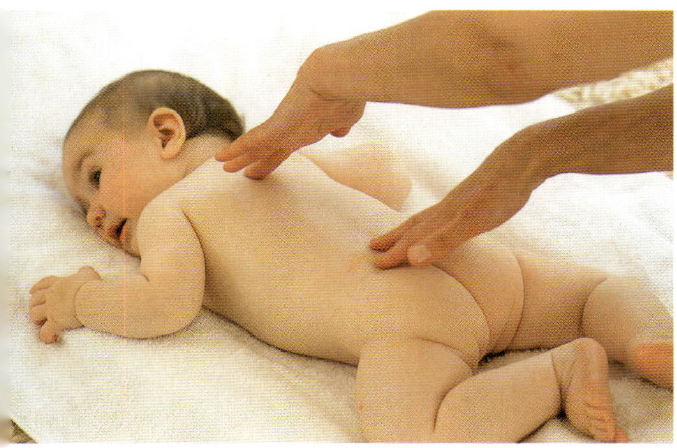

5 Termine a massagem nas costas fazendo movimentos delicados e repetidos dos dois lados da coluna, de cima até embaixo, nas nádegas. Deixe os toques começarem com a mão toda e vá tirando os dedos ao longo do movimento, até sobrar apenas um, leve como uma pena.

capítulo 4

hora de dormir

O padrão de sono do bebê mudará drasticamente durante os primeiros 12 meses, e estabelecer uma rotina que funcione pode ser um dos maiores desafios que você vai enfrentar. Decida desde o começo onde e quando o bebê vai dormir, procurando obter um bom equilíbrio entre os cochilos diurnos e o sono da noite. As interrupções no sono são inevitáveis – assim como outros problemas, como fazer o bebê se acalmar –, por isso esteja preparada para adotar diversas estratégias diferentes ao longo do ano.

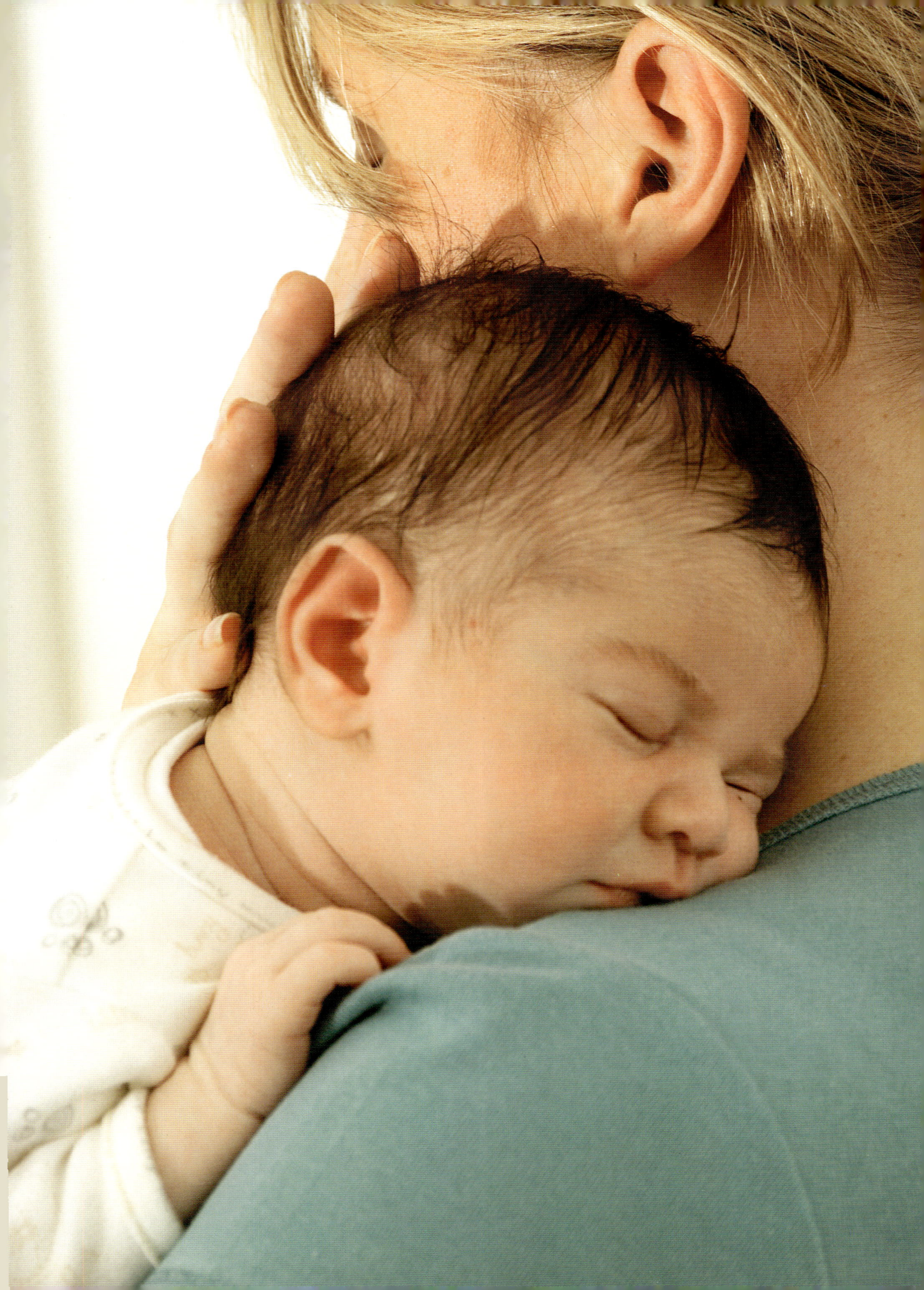

quando e onde dormir

Os pais de bebês sabem, melhor do que ninguém, como é importante dormir. Depois de noites interrompidas, até mesmo a mãe mais calma do mundo pode ficar irritada, sonolenta e incapaz de se concentrar. Os bebês e as crianças pequenas também são afetados, a ponto de o fato de não dormir o suficiente atrapalhar o aprendizado, o desenvolvimento físico e a capacidade de relaxar.

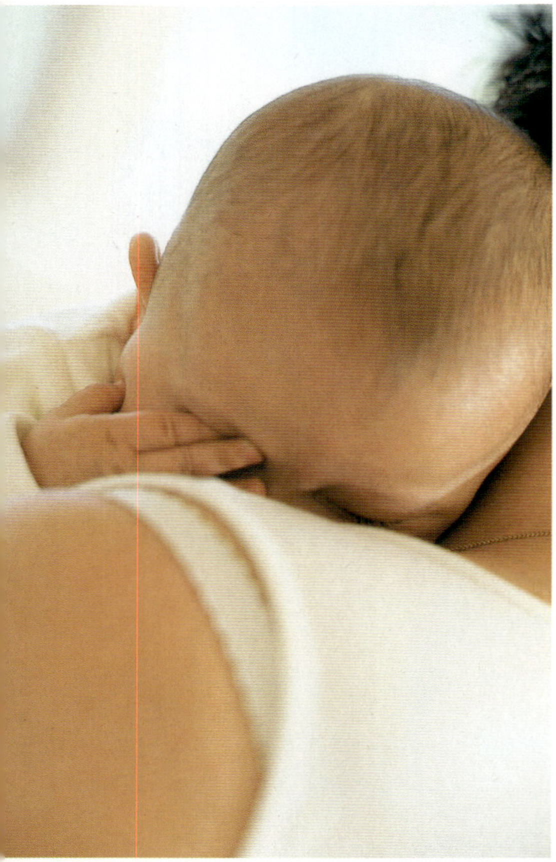

Evite deixar o bebê adormecer em seus braços, o que pode trazer problemas para você mais tarde.

quando dormir

Inicialmente, as chances de os pais terem uma "boa noite de sono" são limitadas porque os recém-nascidos não conseguem diferenciar a noite do dia. O relógio biológico deles é controlado pela necessidade de serem alimentados em intervalos frequentes, independentemente de ainda ser noite ou dia, por isso, apesar de o bebê dormir cerca de 16 ou 17 horas por dia, o sono será dividido em diversos períodos relativamente curtos espalhados de modo aleatório ao longo das 24 horas (ver pp. 172-175).

O estômago do bebê é aproximadamente do tamanho do pulso dele, e sua dieta líquida de leite materno ou em pó será absorvida rapidamente (o leite materno é absorvido mais rapidamente do que a fórmula, pois ele é feito sob medida para o bebê). Durante as primeiras semanas de vida, esteja preparada para dormir por 2 a 4 horas seguidas e ser acordada para alimentá-lo. A maioria dos bebês começa a se ajustar com cerca de 10 a 12 semanas. Você pode ajudá-lo a entrar nesse ritmo desde um estágio inicial, preparando a base para um padrão que se ajuste ao seu.

aprender a se ajustar

Para construir uma base para os bons hábitos de sono em meio às imprevisíveis primeiras semanas, quando o bebê adormece sempre e quando o cansaço o vence, preste atenção ao modo como você o coloca para dormir. É importante evitar criar "associações negativas com o sono". Por exemplo, se toda vez que quiser que o bebê durma, você o balançar nos braços até ele adormecer, depois cuidadosamente o colocar no berço, ele vai aprender rapidamente o padrão usado. Pode ser que precise da mesma ajuda quando acordar de novo durante a noite. Além disso, evite criar o hábito de alimentar ou aconchegar o bebê até ele dormir.

Em vez disso, tente procurar por sinais que mostrem que ele está ficando cansado, como bocejar ou esfregar os olhos. Quando achar que ele está com sono, coloque-o no berço, enquanto ele estiver sonolento, porém acordado. Ele pode reclamar um pouco, mas, se estiver cansado, logo cairá no sono (p. 176). Ao fazer isso, você ensina a ele como se acalmar para dormir, que é uma habilidade essencial a ser dominada. Aos poucos ele vai aprender a usar essas habilidades ao acordar à noite.

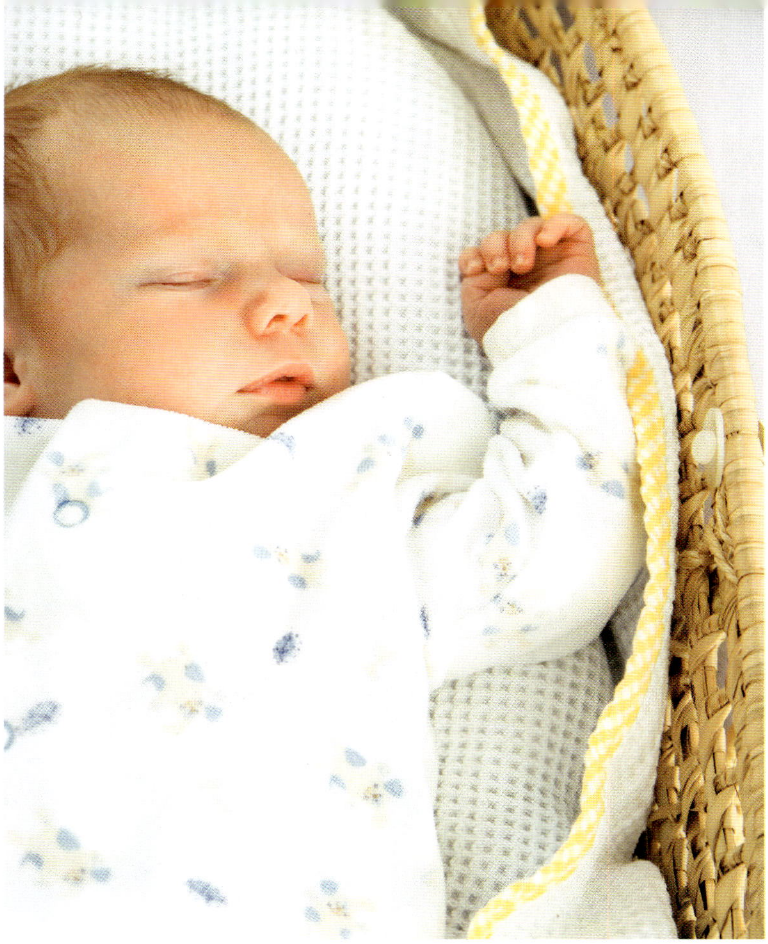

Muitos casais são a favor de colocar o recém-nascido em um moisés – o tamanho dele é ideal se o bebê for dormir no quarto dos pais.

dia e noite

Outra estratégia a ser usada nos primeiros dias de vida é incentivar o bebê a reconhecer a diferença entre noite e dia. Para ajudá-lo a entender isto, tente:

- Criar um ritual de relaxamento que o prepare para a hora de dormir. Mantenha sempre a mesma ordem: por exemplo, banho, mamada, uma história e uma canção de ninar.
- Fazer com que a mamada da noite seja muito tranquila.
- Comprar uma lâmpada noturna para poder amamentar seu filho com o quarto mais escuro à noite.
- Trocar a fralda durante a noite apenas se for realmente essencial.
- Dar a ele muita atenção durante o dia e estimulá-lo conversando, cantando e brincando.

descanse quando puder

Assim como os amigos, familiares e até desconhecidos dirão, o cansaço faz parte das primeiras semanas, por isso é importante descansar sempre que puder. Resista à tentação de realizar as tarefas domésticas atrasadas quando o bebê dormir durante o dia e tire um cochilo. Se estiver amamentando, tente extrair um pouco de leite e peça a seu parceiro, a uma amiga ou familiar que alimente o bebê da próxima vez para que você possa dormir.

Se achar que dormir pouco está afetando seu humor, converse com um médico. Dormir pouco é uma conhecida forma de tortura e é difícil continuar agindo de modo tranquilo quando estamos estressados e sonolentos.

P **Deveríamos usar um berço, um moisés ou um carrinho para o nosso bebê?**

R Escolher o berço para o recém-nascido tem a vantagem de que ele poderá usá-lo até estar pronto para uma cama infantil quando tiver cerca de 2 anos (uma cama-berço que se transforma em cama infantil vai durar ainda mais – até ele ter 5 ou 6 anos). Mas o moisés ou carrinho ocupam menos espaço e podem ser transportados com mais facilidade. No entanto, o bebê vai ficar grande demais para eles em poucos meses, e, se estiver usando uma base para o moisés, verifique se não há perigo de ele cair.

orientações de segurança para a hora de dormir

Se o bebê dormir em sua cama:

- Use um lençol ou cobertores leves, não uma manta.
- Nunca use travesseiros.
- Cuide para que a cabeça dele nunca fique coberta.
- Observe se não há espaços entre a cabeceira e o colchão ou a cama e a parede onde ele possa ficar preso.
- Evite deixá-lo na cama com você se houver risco de sufocamento ou queda, se você tiver ingerido álcool ou feito uso de drogas recentemente, se estiver tomando remédios que causam sonolência ou se estiver muito cansada.

Os bebês têm dificuldade para regular a temperatura corporal, por isso vista seu filho de modo adequado para dormir.

onde dormir

Muitas futuras mães passam horas decorando o quarto do bebê, mas, ao nascer, a criança passa a maior parte das noites no quarto dos pais. Na verdade, as pesquisas sobre a Síndrome da Morte Súbita Infantil – o termo usado para descrever a morte inesperada de um bebê aparentemente sadio – mostram que o mais seguro para o bebê é dormir em um moisés, cesto ou berço no quarto dos pais, enquanto tiver menos de 6 meses. Também há a vantagem de, nos primeiros meses, quando ele acorda com frequência à noite, você poder alimentá-lo e acalmá-lo com o mínimo de esforço. Pode ser bom para você e para o bebê estarem próximos um do outro à noite.

dividindo a mesma cama

Existe muita controvérsia quanto à questão de o bebê dormir na mesma cama dos pais. Os especialistas afirmam que os bebês que dormem na cama dos pais correm mais risco de serem vítimas da morte súbita se um dos pais fuma (mesmo que não fume na cama ou dentro de casa), se um dos dois ingeriu álcool, usou drogas, tomou remédio que causa sonolência, ou se estiver muito cansado. Também deve-se evitar colocar o bebê na cama dos pais se ele tiver nascido prematuro (antes da 37ª semana de gestação), pesou menos de 2,5 quilos ao nascer ou se tiver menos de 3 meses de vida.

A vantagem de colocar o bebê para dormir na cama dos pais é que isso minimiza o desconforto de ter de levantar-se para amamentar à noite e é uma maneira de estabelecer o aleitamento materno. Os pais afirmam que isso cria um elo mais forte com os bebês, apesar de ficar mais difícil acostumar o bebê no berço posteriormente.

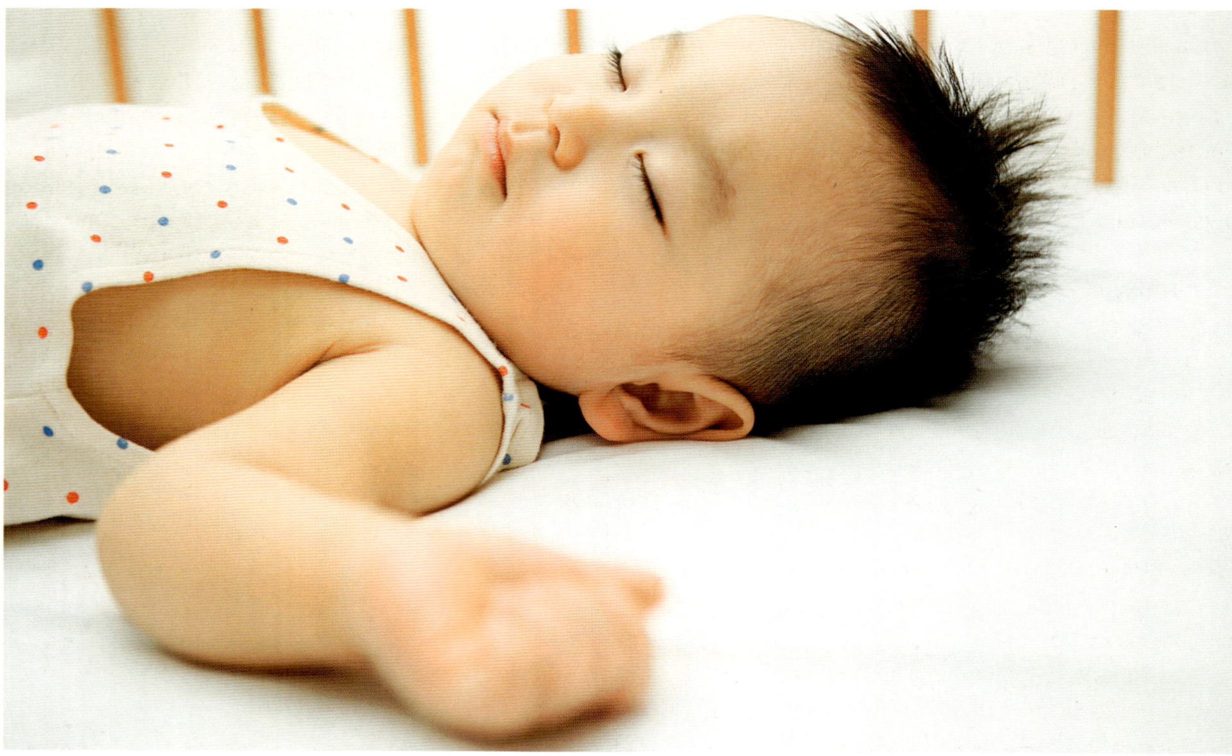

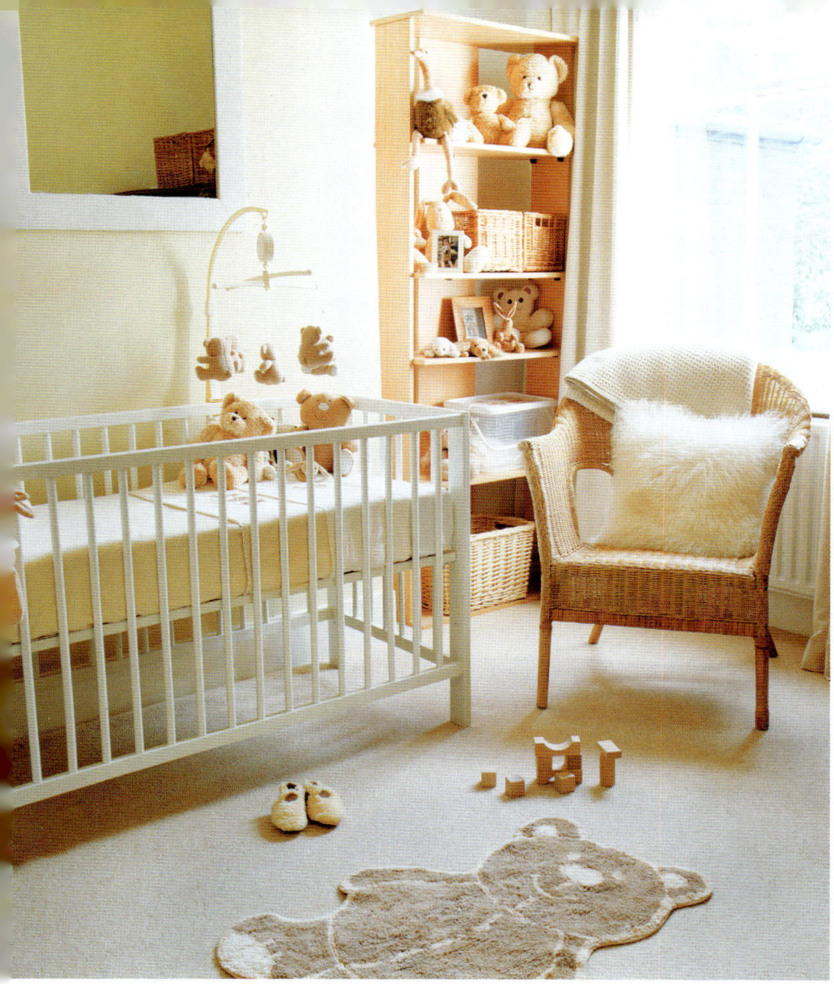

A maioria dos bebês vai para o próprio quarto quando tem cerca de 6 meses.

orientações de segurança para evitar a morte súbita

As seguintes medidas de segurança podem reduzir o risco de morte súbita infantil:

- Não fume durante a gravidez; peça a seu parceiro para fazer o mesmo.
- Deixe o bebê dormir em um berço em seu quarto nos primeiros seis meses.
- Coloque-o para dormir de costas.
- Mantenha a cabeça dele descoberta: posicione o corpo dele com os pés encostados nos pés do berço com o lençol e o cobertor presos embaixo dos braços para que ele não cubra a cabeça enquanto dorme.
- Evite usar mantas e travesseiros para um bebê com menos de 12 meses. Basta um lençol de algodão e um ou dois cobertores leves.
- Mantenha a temperatura do quarto entre 16 e 18° C para evitar que seu bebê sinta calor. Essa é a temperatura certa se ele estiver usando um macacão e tiver um lençol e dois cobertores finos cobrindo seu corpo.
- Um bebê não consegue regular a própria temperatura, por isso não coloque o berço em um local úmido ou perto de um aquecedor, nem de uma janela por onde o sol incida.
- Nunca permita que uma pessoa fume no cômodo em que o bebê estiver.
- Não use protetores de berço, pois eles podem ajudar a aumentar o calor ou sufocar seu bebê.
- Se ele aparentar qualquer problema, procure ajuda médica imediatamente.

a compra do berço

É um momento de alegria, mas com tantos modelos disponíveis, pode ser assustador. A segurança é essencial, por isso cuide para que as barras do berço não tenham mais de 6,5 cm de distância umas das outras e para que haja a distância de 51 cm entre a parte de cima do colchão e o alto do berço. Em berços com laterais móveis, verifique se o mecanismo funciona bem, se a lateral fica bem presa quando é erguida e se é à prova de criança. O colchão deve ter entre 8 e 10 cm de espessura e não deve deixar um espaço de mais de 4 cm nas laterais.

o quarto do bebê

Crie um quarto aconchegante para o bebê. Algumas características úteis:

- Bom armazenamento para que tudo o que for necessário esteja em local acessível.
- Cadeira confortável na qual você possa amamentar.
- Babá eletrônica para colocar em seu quarto.
- Lâmpadas noturnas.

Extras que não são essenciais:

- Saco de dormir para bebês para que seu filho não fique com frio caso se descubra (escolha o tamanho certo para que ele não escorregue para dentro do saco).
- Travesseiro para apoiar as costas enquanto amamenta.
- Persianas para ajudar o bebê a diferenciar entre o dia e a noite.
- Tocador de CD para músicas e CDs de histórias e um móbile de berço.

rotina para a hora de dormir

Uma rotina fixa para a hora de dormir estabelece a base para hábitos bons, benefício que o bebê levará para toda a vida. É bom começar a acostumar o bebê desde cedo, apesar de que, no início, escolher quando começa a noite de sono de um recém-nascido pode ser uma decisão arbitrária. Com uma rotina na hora de dormir, o bebê, aos poucos, ajustará o relógio biológico para coincidir com o seu.

dicas de pais

- Crie uma rotina simples – vai ser mais fácil de lembrar e de seguir!
- Mantenha as distrações em um nível mínimo na hora de dormir e deixe a secretária eletrônica gravar as mensagens de quem telefonar.
- Roupas de algodão são as mais confortáveis para os bebês.
- Use algumas gotas de óleo de lavanda em um lenço perto do berço para acalmar o bebê inquieto.

por que ter uma rotina?

Apesar de nem todo mundo gostar de rotina, os bebês desenvolvem uma sensação de segurança quando têm uma rotina. Alguns dos benefícios são:

- Um padrão constante de eventos ajudará o bebê a reagir ao que é esperado dele.
- Os pais ganham uma sensação de controle e ordem em suas vidas.
- Ajudará o bebê a aprender como se acalmar para dormir, o que o fará dormir melhor.
- Estabelece um momento de silêncio especial para que você fique com seu bebê.
- Outras pessoas que cuidem do bebê terão facilidade para acalmá-lo, pois poderão seguir o ritual com o qual ele tem familiaridade.

Alguns pais não gostam da restrição e dos limites à espontaneidade que uma rotina impõe e preferem esperar que um padrão se estabeleça naturalmente. Escolha o que funciona para você e para a sua família. Se você trabalha em período integral, por exemplo, e gosta de passar um tempo com o bebê à noite, você pode preferir que ele tire um cochilo no final do dia e vá dormir mais tarde. As rotinas podem ser difíceis de estabelecer e exigem constância e acordo entre os pais, por isso converse com seu parceiro.

Vista o bebê com roupas que facilitem a troca de fraldas à noite.

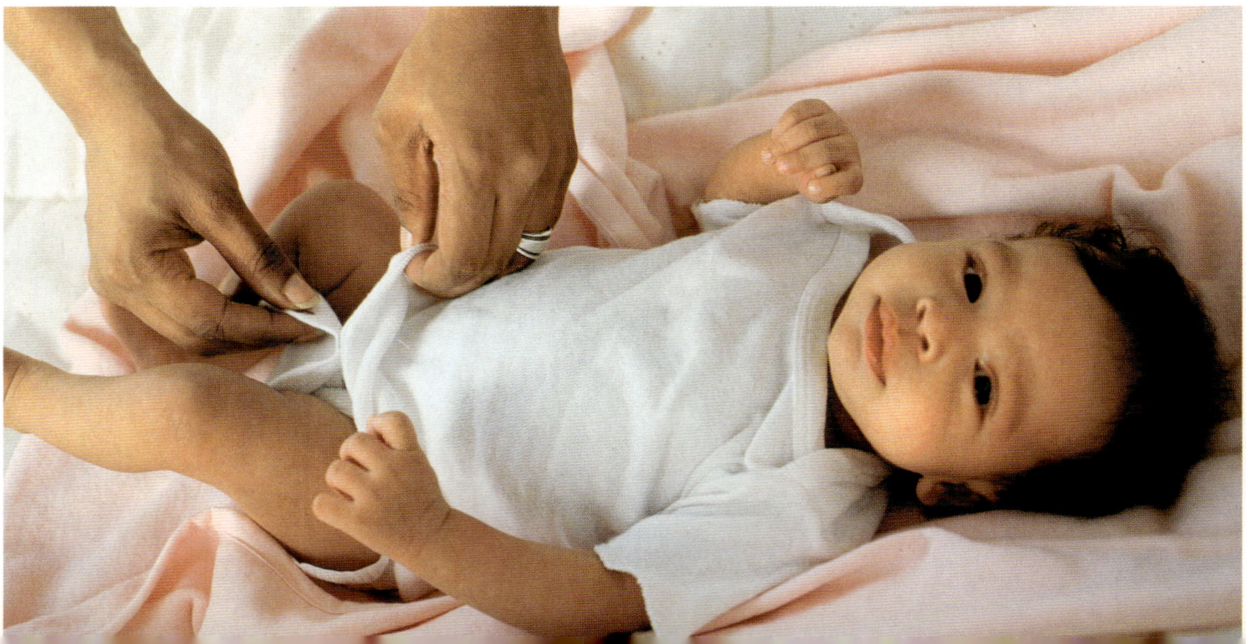

o que devo fazer?

A ideia é que, depois de algumas semanas, o bebê aprenda a reagir a uma situação pela sequência de eventos que você segue. Uma rotina para a hora de dormir – envolvendo uma mamada, o banho, a troca de roupas, uma história e uma canção de ninar – aos poucos preparará o bebê para o sono.

O tempo que a rotina vai tomar dependerá da idade do bebê, mas cerca de 30 a 45 minutos é o adequado. Procure dar início ao procedimento no mesmo horário todos os dias e siga o mesmo padrão. Você pode incluir uma massagem (ver pp. 158-163), música, falar sobre os acontecimentos do dia e dizer boa noite aos brinquedinhos do bebê. Deixe tudo mais agradável para vocês dois e realize as atividades de modo calmo e relaxado. Conforme o bebê crescer, a rotina vai evoluir, mas, nas primeiras semanas, a repetição é importante para garantir o sucesso.

rotina de alimentação

Nos anos 1950, acreditava-se que era melhor alimentar um bebê em intervalos de 4 horas e nunca durante a noite. Diziam que as mães iriam mimar seus bebês se “cedessem” aos choros. Na última década, surgiu novamente a ideia de uma rotina de alimentação mais organizada, sendo um dos objetivos a possibilidade de treinar o bebê a dormir a noite toda o mais rápido possível. As opiniões dos especialistas variam e alguns não recomendam uma rotina muito restrita com bebês, preferindo que o leite seja oferecido sempre que o bebê demonstrar vontade de mamar.

Prestar atenção às necessidades do bebê e usar a intuição para interpretar quando ele está com sono, fome ou pronto para brincar aumentarão sua confiança em seu novo papel e ajudarão você a aumentar a confiança e a autoestima da criança. Siga o desejo do bebê, e os padrões de sono e alimentação surgirão aos poucos, no correr dos 3 primeiros meses.

rotina da hora de dormir para gêmeos

Os princípios para ter uma rotina para gêmeos são os mesmos da rotina para um único bebê, mas a logística fica mais fácil com a participação de dois adultos. Peça ajuda a familiares ou, se puder, contrate uma enfermeira.

Procure estabelecer um ritual para demonstrar que está na hora de dormir, e se quiser passar um pouco de tempo com cada um dos gêmeos, reserve mais tempo para a rotina. Se os gêmeos tiverem necessidades de sono distintas, tente fazê-los dormir no mesmo horário para fazer com que um acompanhe o outro, mas coloque no berço antes o bebê que dorme mais.

Não existem regras que definam onde os gêmeos devem dormir, desde que você fique atenta às orientações de prevenção contra a síndrome da morte súbita (p. 169). Alguns pais colocam os gêmeos juntos em um berço maior no início, apesar de precisarem passar a dormir em berços separados a partir dos 3 meses. Dormir no mesmo berço pode ajudar os gêmeos a acalmar um ao outro. A maneira como vai alimentar os dois bebês ao longo da noite dependerá do que for melhor para você, independentemente de estar amamentando no peito ou com mamadeira, e se você e seu parceiro acordam quando necessário ou se apenas um dos pais está cuidando da alimentação noturna. É possível amamentar gêmeos simultaneamente.

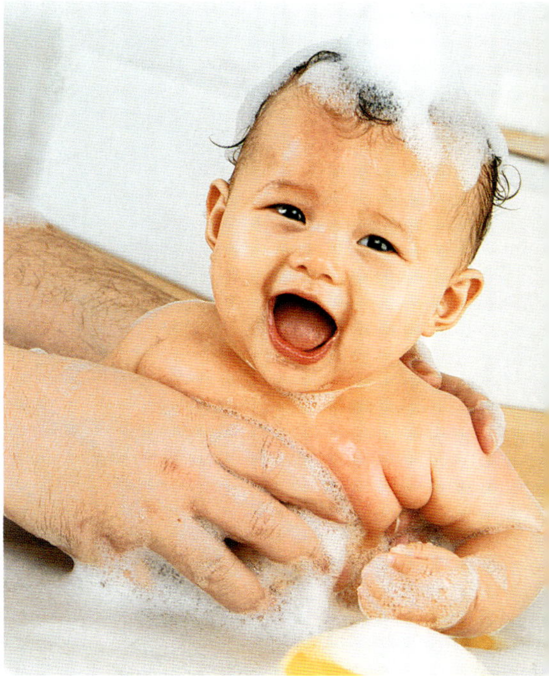

Mesmo que seja repleto de brincadeiras, um banho é sempre um começo relaxante para a rotina da hora de dormir.

“Quando eu soube que esperava gêmeos, li tudo o que pude sobre como acalmá-los à noite e sobre onde eles deveriam dormir. Algumas pessoas defendiam que os gêmeos deveriam dormir no mesmo berço, mas eu tinha medo de não ser seguro. Por fim, compramos dois berços e os colocamos lado a lado. Tínhamos uma rotina estrita para a hora de dormir, e manter os gêmeos juntos ajudava-os a se acalmar.”

Sônia, mãe de
Rosa e Júlio (2 anos)

experiência compartilhada

mudanças nos padrões de sono

Apesar de um recém-nascido dormir em média entre 16 e 18 horas por dia, alguns dormem entre 10 e 12 horas e, outros, cerca de 20. Existe muita variação quanto ao tempo em que os recém-nascidos dormem. Enquanto alguns dormem entre 3 e 4 horas de uma só vez, outros podem acordar a cada 1 ou 2 horas. Se seu bebê parece feliz e alerta quando acorda, então ele provavelmente dormiu o necessário.

P O recém-nascido pode dormir por muito tempo de uma só vez?

R Se o bebê dormir por mais do que 4 ou 5 horas entre as mamadas, os médicos recomendam acordá-lo e oferecer leite a ele. Entre em contato com o médico se estiver preocupada com o fato de ele parecer muito sonolento e desinteressado em mamar.

fora de sintonia

Durante as últimas semanas da gravidez, quando há menos espaço para ele no útero, você pode ter percebido que o bebê se torna mais ativo quando você se deita para dormir. É provável que ele tenha mais espaço para se mexer quando você se estica; além disso, cessam os seus movimentos que o embalam e fazem dormir. Essa agitação persiste por um tempo depois que ele nasce, mas você pode ajudar o relógio biológico dele a se ajustar (ver pp. 166-167), e há alguns bebês que dormem a noite toda a partir da quarta semana de vida.

0-3 meses

Quando ele tiver 3 meses, provavelmente estará dormindo cerca de 15 horas por dia. O bebê passa a perceber que o dia serve para as brincadeiras, enquanto fica cercado por barulho, atenção e pessoas, fazendo com que os cochilos passem a ser 3 por dia, e não quatro, totalizando 5 horas de sono. O período mais longo, de 10 horas de sono, poderá coincidir com a noite.

Necessidade média de sono

A maioria das crianças se desenvolve do mesmo modo quando o assunto é a distribuição do tempo de sono de que precisam durante o dia e à noite conforme crescem. Em geral, o sono durante o dia diminui e o da noite aumenta.

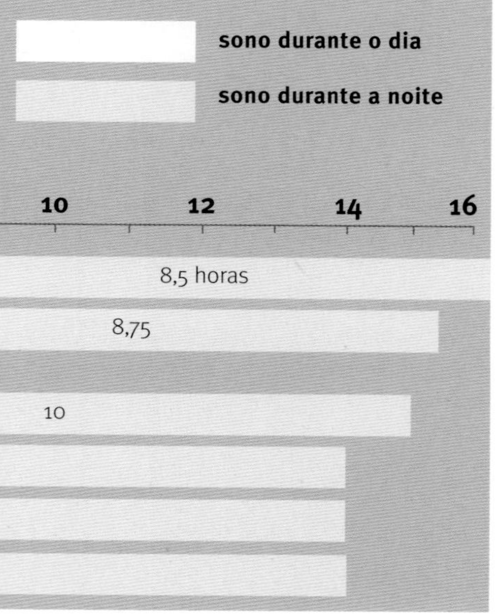

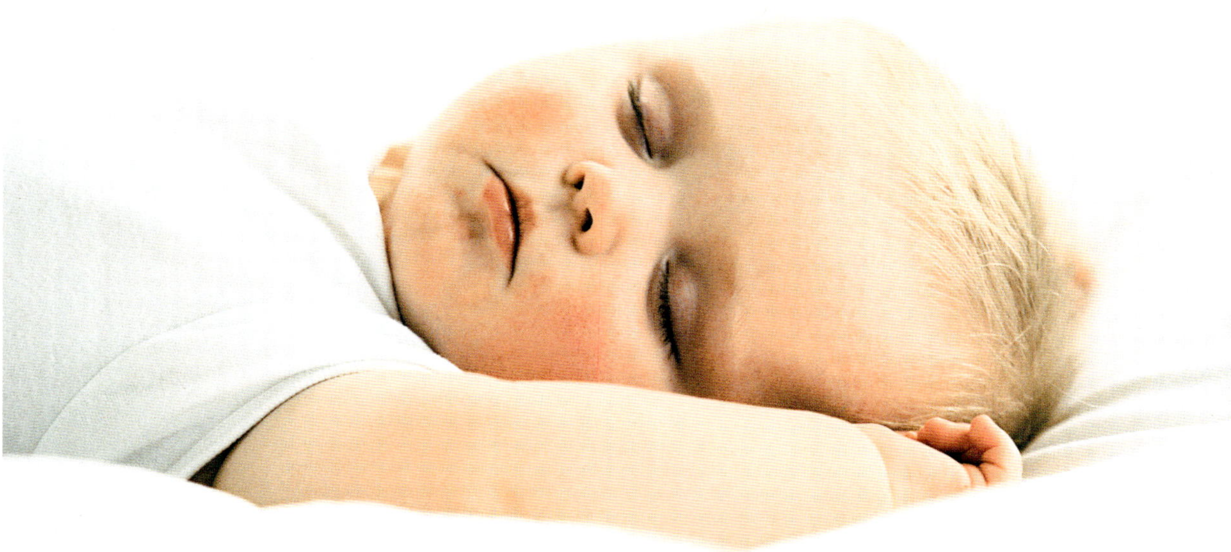

É normal que ele acorde durante a noite, e pode continuar acontecendo por algum tempo, apesar de estimar-se que aos 3 meses cerca de 70% dos bebês dormem da meia-noite às 5 horas. Quando alguns pais afirmam que seu bebê "dorme a noite toda", pode ser que estejam falando de um sono principal de 5 ou 6 horas e não de um período ininterrupto de 8 horas.

3-6 meses

Este é um período de rápido desenvolvimento. No final do sexto mês, o bebê pode estar cochilando apenas duas vezes por dia, de 90 minutos a duas horas, e dormindo num total de 14 horas por dia. Apesar de ainda haver variações, muitos bebês de 6 meses dormem por 6 horas de uma vez só à noite e dão sinais de que entraram no ritmo de dia e noite, conseguindo voltar a dormir quando acordam.

6-9 meses

O equilíbrio entre o sono do dia e o da noite terá mudado ainda mais aos 9 meses, e apesar de o período de sono total ser de 14 horas, o tempo em que o bebê passa cochilando durante o dia terá caído para menos de 3 horas.

Se o bebê for saudável, se estiver ganhando peso e comendo alimentos sólidos, ele agora é, em teoria, capaz de dormir a noite toda sem mamar. Aos 6 meses já é possível introduzir a rotina da hora de dormir (se você ainda não tiver começado) e diminuir as mamadas durante a noite.

9-12 meses

Ao completar o primeiro aniversário, seu bebê pode estar tirando apenas um cochilo durante o dia, o que ajudará a consolidar o sono à noite. Existem variações na necessidade de sono durante o dia para cada bebê, e em famílias com filhos maiores pode ser difícil garantir um cochilo sem interrupções. Em média, no entanto, os cochilos durante o dia nessa época duram cerca de 90 minutos a 2 horas. O tempo total de sono em geral é de 14 horas, por isso aproximadamente 11 ou 12 horas delas serão à noite. Aos 12 meses, a maioria dos bebê acorda à noite, mas volta a dormir sem qualquer ajuda.

Muitos bebês, aos 6 meses, já dormem a noite toda.

"Aos 6 meses, minha filha acordava a cada 3 horas para mamar. Os bebês das minhas amigas dormiam 6 horas por noite. Com noites de sono interrompido, eu ficava muito cansada, por isso marquei uma consulta em uma clínica de sono e conversei com um médico, que criou um plano. Em vez de oferecer o peito, fui aconselhada a oferecer água e entrar no quarto de minha filha, dizer algumas palavras tranquilizadoras e sair. Eu deveria repetir isso em intervalos sem fazer contato visual ou me alterar. Foi cansativo durante alguns dias, mas, depois de uma semana, minha filha compreendeu a mensagem."

Carol, mãe de Graça (12 meses)

experiência compartilhada

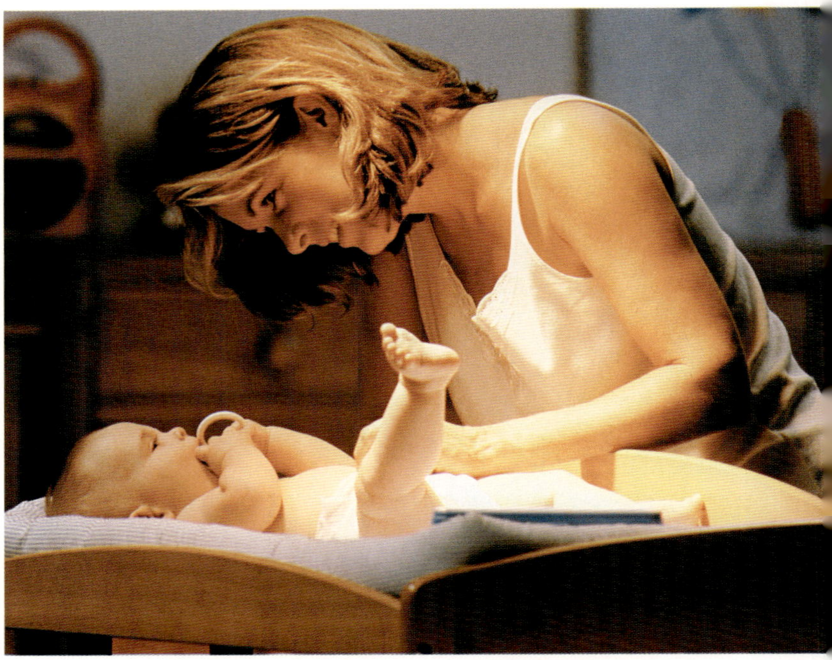

Quando o bebê acordar à noite, cuide dele sob uma luz fraca para que ele volte a dormir com mais facilidade.

P Devo acordar o bebê para mamar antes de eu ir dormir?

R Desde que o bebê não seja prematuro nem esteja sofrendo de icterícia, alguns especialistas recomendam que você deixe o sono seguir e espere que ele acorde quando estiver pronto para mamar. A ideia é que os bebês se acomodam melhor, pegam no sono com mais rapidez e conseguem dormir a noite toda se puderem seguir seus relógios internos. Se você o acordar antes de ir dormir, estará interrompendo o ciclo natural de sono.

dormir como gente grande

Não é apenas o tempo que seu bebê dorme que muda durante o primeiro ano de vida, mas a qualidade do sono também se altera, tornando-se, aos poucos, mais parecida com a de um adulto. O sono de um adulto é formado pelo sono REM (movimento rápido dos olhos), que é associado aos sonhos, e o sono não REM, ou sono tranquilo, que tem quatro estágios:

Estágio 1 Sensação de sonolência e começo da vontade de dormir.

Estágio 2 Sono leve durante o qual a frequência cardíaca diminui e o movimento dos olhos para.

Estágio 3 Sono profundo, quando o corpo está relaxado e parado.

Estágio 4 Sono profundo, quando pode ser difícil acordar alguém.

Como adultos, passamos pelos diferentes estágios, do cochilo para o sono leve, o sono mais profundo e, por fim, ao sono REM durante um período de 90 minutos. Durante o sono REM, nossos corpos costumam ficar relaxados e parados, mas nossos cérebros ficam ativos e podemos acordar com facilidade com barulhos ou outros incômodos. Com uma média de 8 horas de sono, passamos por cerca de quatro ou cinco circuitos de sono REM e não REM, passando 2 horas no sono REM e 6 horas em sono tranquilo.

os bebês fazem tudo de modo diferente

Os bebês têm um padrão muito diferente de dormir em relação aos adultos, o que explica por que eles acordam com tanta facilidade. Eles passam quase 50% do período em que dormem em sono REM, e nessa fase eles podem ser acordados facilmente. Para os adultos, essa fase do sono representa 15 a 20%. Os bebês muito prematuros podem passar 80% do tempo em que dormem em sono REM.

Quando nascem e durante os 3 primeiros meses, os bebês também costumam dormir e passar diretamente ao sono REM, diferentemente dos adultos, que rapidamente caem em um sono profundo e passam para o sono leve REM cerca de 90 minutos depois.

Você poderá ver tudo isso acontecendo se observar o bebê dormindo. Durante pelo menos 20 minutos seus olhos ficarão mexendo, mesmo fechados, e ele acordará facilmente se escutar um barulho repentino. Quando ele entrar no sono profundo, não REM, no entanto, ele ficará parado e relaxado, respirando de modo constante.

A outra diferença é que, nos primeiros meses, o tempo que ele demora a passar por cada ciclo de sono é de 60 minutos ou menos, comparados com os 90 minutos de um adulto. Conforme ele faz a transição de um estágio de sono para outro, ele poderá ser incomodado por barulhos ou despertar com fome ou por estar se sentindo desconfortável.

Passar mais tempo em um estágio de sono leve é uma habilidade de sobrevivência com a qual o bebê nasce – isso quer dizer que se ele estiver faminto ou com dor, pode acordar com facilidade e chorar para ser atendido.

tudo muda

Uma vez que o despertar é um elemento muito presente nos padrões iniciais de sono do bebê, é importante encontrar formas de lidar com a privação de sono e ensinar seu filho a se acalmar para voltar a dormir quando acordar (ver pp. 166-167). Os bebês se desenvolvem muito nos primeiros 6 meses, por isso fique tranquila, pois haverá mudanças importantes nos padrões de sono que promoverão a transição de noites agitadas para outras mais calmas.

- O tempo em que o bebê passa em sono REM diminui, e aos três anos esse sono ocupará apenas cerca de 30% do tempo em que dormir.
- Aos 3 meses, ele vai entrar antes no sono não REM em vez do REM leve.
- Os ciclos de sono dele irão se tornar mais longos até que ele complete cerca de 3 meses, quando então durarão cerca de 90 minutos.
- Ele aprende a reconhecer a diferença entre o dia e a noite.

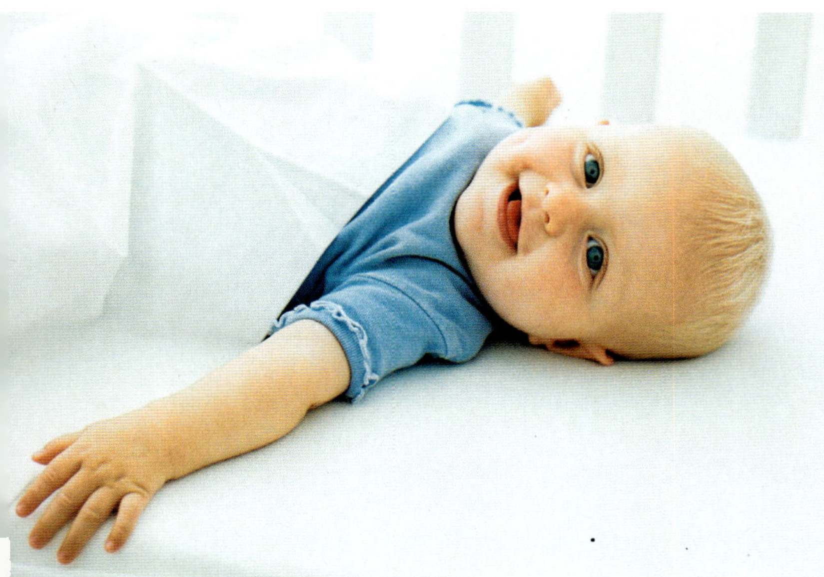

É importante que o bebê aprenda a se acalmar quando vai dormir.

P Meu bebê de 8 meses ainda acorda de duas a três vezes por noite para mamar. Ele pode estar, de fato, faminto, ou apenas procurando aconchego?

R Se o bebê for saudável e estiver ganhando peso, então ele não precisará mamar à noite nessa idade. Talvez ele tenha se habituado a mamar para poder voltar a dormir e pode estar mamando apenas para se tranquilizar. Procure oferecer água mineral se ele acordar à noite e aumente a última mamada do dia.

sono do bebê

sono REM

Este é o estágio de sono no qual sonhamos, e os cientistas acreditam que a habilidade de sonhar surge nos bebês antes de eles nascerem. Durante o sono REM, o corpo do bebê envia mais sangue ao cérebro, o que o torna mais ativo, possivelmente digerindo e arquivando as novas experiências do dia. O sono REM é tido como essencial para a expansão rápida do cérebro do bebê e para reforçar o aprendizado e o desenvolvimento.

sono não REM

Os hormônios do crescimento são secretados durante o sono profundo e não REM do bebê, e é um momento importante para que o corpo repare e recomponha suas forças.

como lidar com as interrupções

Existem diversos estágios de desenvolvimento no primeiro ano que podem afetar o sono do bebê. Também existe o fato de que às vezes a rotina estabelecida para o bebê é desfeita por interrupções comuns, como doenças ou férias (ver pp. 178-179). Em muitos casos, a solução é ajudar o bebê a aprender a voltar a dormir sem sua ajuda.

Os bebês costumam chorar quando dormem, mas voltam a se acalmar depois de alguns minutos.

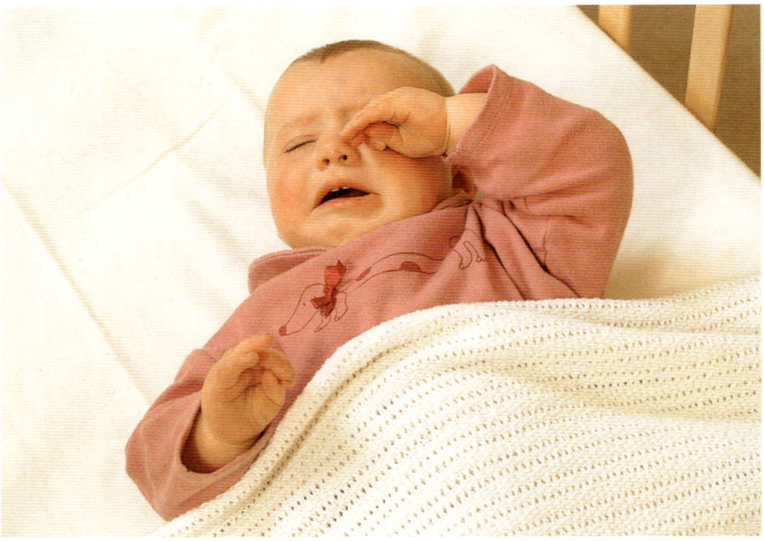

verificação rápida

Se o bebê costuma dormir a noite toda e de repente fica agitado, sem conseguir dormir, verifique:

- A temperatura do quarto (ver quadro na p. 169).
- A barriga ou a nuca, para ver se ele não está com muito frio ou muito calor.
- Se está com febre (acima de 38° C) ou se não está bem.
- Se a fralda está molhada.
- Se ele está se comportando de modo estranho.

Se ele não tiver passado bem o dia, se parecer agitado ou incomodado, ou se chorar sem parar, procure ajuda médica imediatamente.

o segredo do sono

Se o bebê tiver mais de 6 semanas de vida, se acorda com frequência e não volta a dormir a menos que você o atenda, experimente essas táticas:

- Introduza uma rotina constante na hora de dormir.
- Coloque-o no berço enquanto estiver sonolento, porém acordado, para que ele aprenda a dormir sozinho.
- Evite amamentá-lo ou embalá-lo para dormir antes de colocá-lo no berço.
- Não faça "festa" quando ele acordar. Acalme-o sob uma luz fraca e dê tapinhas nas costas para tranquilizá-lo.
- Se ele acordar e gritar, não vá imediatamente atendê-lo – espere alguns minutos para ver se ele volta a dormir sozinho.
- Se o bebê for saudável e estiver ganhando peso, ele não precisará mamar à noite depois dos 6 meses. Tente oferecer a ele uma mamadeira com água em vez de leite.
- Cuide para que o bebê cochile o suficiente durante o dia e tente manter constantes os horários de dormir (ver pp. 182-183).
- Evite usar artifícios como a chupeta para ajudá-lo a dormir.

mudanças durante o desenvolvimento

Independentemente de o bebê já estar dormindo a noite toda ou se você ainda está esperando isso acontecer, há muitos marcos de desenvolvimento que podem afetar os padrões de sono.

saltos de crescimento

O bebê parece passar por períodos em que quer mamar com frequência e sem parar, por isso, em vez de dormir à noite ou durante o dia por 3 a 4 horas, ele está mamando e acordando a toda hora. Isso costuma ser causado por um salto de desenvolvimento, e estes costumam ocorrer entre a 1ª e a 3ª semanas, a 6ª e a 8ª semanas, 3 meses, 6 meses e 9 meses. As mudanças repentinas nos padrões de amamentação e de sono podem parecer um passo para trás, mas o apetite mais voraz do bebê está ajudando o desenvolvimento essencial, e cada salto de desenvolvimento durará alguns dias. Se ele vai triplicar de peso até os 12 meses, sua melhor estratégia é aceitar essas mudanças temporárias em sua rotina e encontrar outras maneiras de compensar o sono. Procure delegar tarefas ou trabalhos que você sente que precisam ser feitos. Outra estratégia é tentar alimentar mais seu bebê no começo da noite para prepará-lo para dormir bem por mais tempo.

dentição

É tentador culpar o nascimento dos dentes pelas interrupções no sono de um bebê, mas as pesquisas mostram que, na verdade, existe menos relação do que pensamos entre o nascimento dos dentes e o fato de o bebê acordar durante a noite. Apesar de causar desconforto, fazendo com que ele fique mais inquieto, o nascimento dos dentes não deve causar dor nem febre. Se ele estiver chorando de dor, entre em contato com o médico para descobrir a causa do problema.

As pomadas homeopáticas, mordedores ou gel anestésico, que deixam as gengivas do bebê sem sensibilidade por um tempo, podem ajudar a aliviar um pouco o desconforto. Procure ser coerente com a maneira com que colocava o bebê para dormir antes dessa interrupção e como o acalmava à noite quando ele acordava. Se você já tinha conseguido deixar de amamentar à noite, tente resistir e não volte a amamentá-lo para tranquilizá-lo.

em pé

Às vezes os bebês aprendem a ficar em pé antes de aprenderem a se sentar de novo. Isso pode causar noites em claro se o bebê ficar em pé no berço e chorar porque não consegue sentar-se de novo. Para lidar com isso, deite-o de novo sem alarde. Deixe as luzes baixas, limite o contato visual e fale com voz baixa, mas firme, ao colocá-lo de volta no berço.

Durante o dia, incentive-o a praticar como se sentar segurando suas mãos e puxando-o para cima, e depois deixe-o abaixar de novo. Quando perceber que ele aprendeu, pode deixá-lo tentar essa nova habilidade à noite. Não vai demorar para ele aprender a se sentar sem ajuda e isso não deverá causar uma interrupção a longo prazo se você mantiver uma postura contida como resposta aos choros dele, sem se levantar para ajudá-lo.

Incentive o bebê a aprender a se sentar depois de ficar em pé no berço.

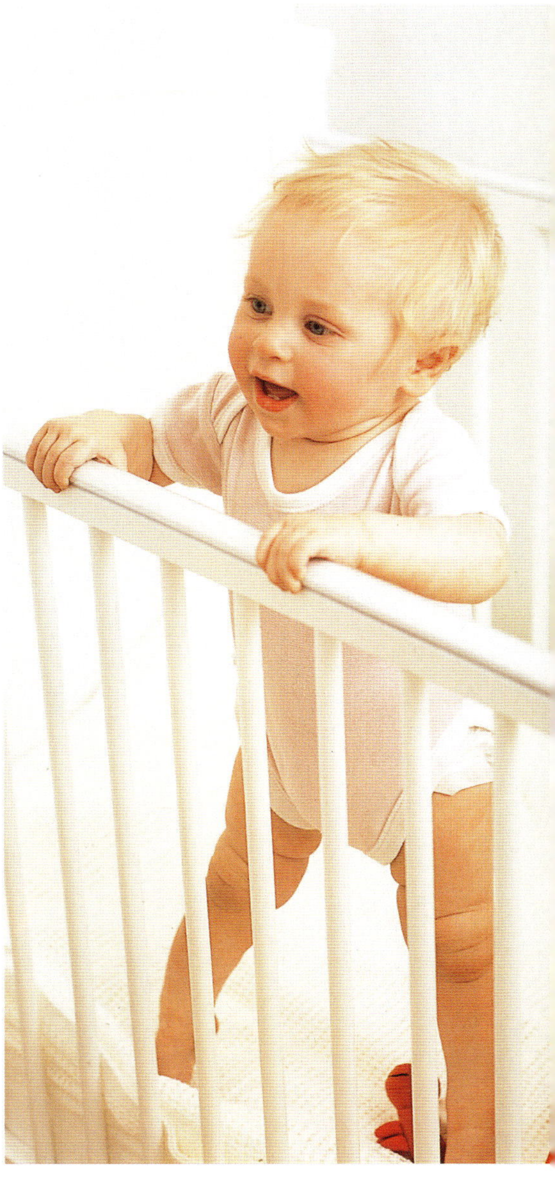

P Voltei a trabalhar e a rotina de sono e de alimentação do meu bebê parecem estar fora dos trilhos. Estou preocupada, achando que ele pode não estar sendo bem alimentado na escolinha.

R Peça à pessoa que cuida dele para anotar a ingestão de líquidos e de alimentos sólidos do bebê durante o dia e tente não se preocupar. Procure alimentar mais seu bebê antes de dormir se acredita que ele está com fome. À noite, quando ele acordar, tranquilize-o sem lhe dar muita atenção e resista à tentação de alimentá-lo. Mantenha sua rotina de sempre e ele vai se acostumar dentro de poucas semanas.

A mudança de casa pode ser o motivo pelo qual o bebê acha difícil acomodar-se à noite.

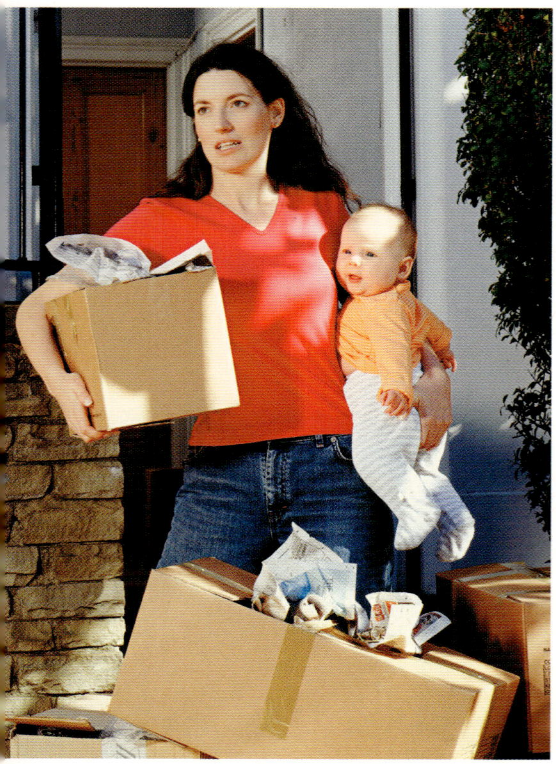

ansiedade de separação

Com cerca de 8 ou 9 meses, o bebê começa a ter consciência do ambiente que o cerca e se prende às pessoas mais próximas dele. Quando você sai do quarto, ele consegue perceber que você não está mais ali, mas não sabe se vai voltar. Você pode perceber que antes conseguia deixá-lo com um amigo ou parente sem qualquer problema, mas, agora, ele fica muito irritado e "grudado" quando sente que você vai se afastar. Isso pode causar problemas durante o dia e na hora de dormir, mesmo que ele já tivesse se acostumado à rotina anteriormente.

Para ajudá-lo a lidar com isso, seja coerente com a rotina na hora de dormir, conversando e acariciando-o bastante antes de colocá-lo no berço. Em seguida, é melhor dizer boa noite antes de sair do quarto, em vez de simplesmente sair quando ele não estiver olhando, pois isso aumenta a ansiedade. Se ele chorar, volte para acalmá-lo, mas faça essa "visita" do modo mais breve e calmo possível (ver p. 181). Lembre-se de que esta é uma fase – ele logo vai superá-la.

a vida atrapalha

Além dos marcos de desenvolvimento que afetam os padrões de sono do bebê, existem os acontecimentos inevitáveis do dia a dia que podem prejudicar sua rotina. Por exemplo, mudar de casa, doenças, férias ou a presença de hóspedes podem atrapalhar provisoriamente o sono do bebê. O lado bom é que, se ele já estabeleceu um padrão constante de acalmar-se e dormir, fica relativamente fácil voltar para o caminho certo.

mudança de casa

Planeje com antecedência para diminuir o impacto na rotina de sono de seu bebê. Ao guardar as coisas para a mudança, deixe todos os objetos mais importantes que o bebê vê todos os dias na hora de dormir separados, para poder criar uma sensação familiar no novo quarto logo no começo. Mantenha seu ritual da hora de dormir o mais normal possível. E como você e seu parceiro são a principal fonte de segurança para o bebê, procurem encontrar uma maneira de fazer com que a mudança seja tranquila para ambos. Se estiver planejando começar um programa de treinamento para a hora de dormir, é bom esperar até acabar a mudança.

doença

Quando o bebê estiver doente, você ficará muito preocupada e inevitavelmente vai atendê-lo com mais rapidez quando ele chorar à noite. Encare esse período como uma interrupção inevitável da sua rotina, mas tente fazer com que ela seja breve. Se o bebê chorar, resista à tentação de andar com ele pela casa ou de acender à luz do quarto. Continue tranquilizando-o da forma de sempre. Se você pensar que ele pode precisar de ajuda à noite – por exemplo, se estiver vomitando –, monte uma cama no chão do quarto para poder ficar por perto e tranquilizá-lo para que ele volte a dormir. No entanto, assim que o bebê estiver bem de novo, volte à abordagem normal de antes.

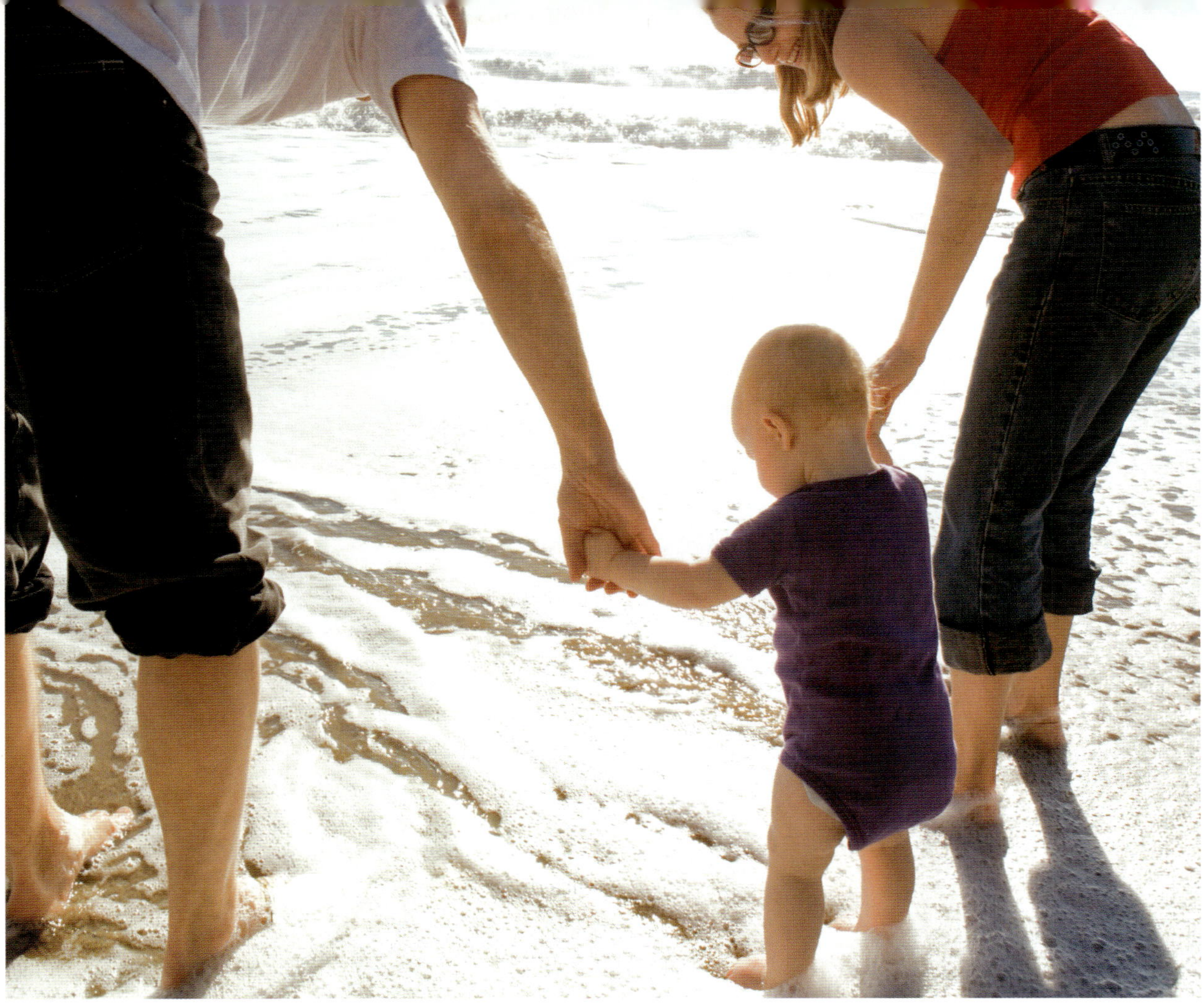

férias

As rotinas podem desaparecer durante as férias, principalmente se envolver uma viagem demorada de avião ou fusos horários diferentes. Espere alguns dias para que as coisas voltem ao normal quando vocês retornarem para casa, mas tente manter as coisas de modo consistente seguindo a rotina de sempre para a hora de dormir enquanto estiver viajando, mesmo que seja uma versão não muito ideal. Os pais costumam ter receio de perturbar outros hóspedes do hotel e por isso voltam a alimentar ou balançar o bebê quando ele acorda à noite, mesmo que tenham parado de fazer isso em casa. Evite isso se puder, pois vai dificultar a volta ao normal posteriormente.

Não se esqueça de levar o brinquedo favorito do bebê, e leve a roupa de cama também se houver espaço suficiente na mala (um saco de dormir próprio para bebês é ideal).

hóspedes

Quando você recebe hóspedes em casa durante alguns dias, o bebê pode ter dificuldades para dormir à noite. É mais provável que deixe de tirar o cochilo do dia, o que o deixa mais irritado à noite, dificultando o relaxamento. Você deve procurar encaixar um cochilo durante o dia mesmo com as visitas presentes, mas, se não for possível, lembre-se de que o sono do bebê ficará um pouco alterado por alguns dias.

O padrão de sono do bebê pode mudar durante as férias, dificultando a volta à rotina quando a família volta para casa.

treinamento para o sono

Alguns pais lidam melhor com as interrupções de sono do que outros, mas em determinado momento a maioria dos pais reconhece que as dificuldades de dormir do bebê precisam ser tratadas. Por exemplo, as mães podem decidir que precisam resolver essa questão quando voltam ao trabalho depois da licença maternidade. Resolver os problemas de sono se torna prioridade quando cochilar durante o dia não é mais uma opção.

controle o choro

Aprender a reconhecer se o bebê está cansado, faminto, se sua fralda está molhada ou se ele se encontra apenas um pouco inquieto é uma parte importante no processo de conhecê-lo. Nas primeiras semanas, você agirá por intuição, fazendo o que sente ser necessário. Esse processo melhora sua confiança como mãe e fortalece a autoestima e a sensação de segurança do bebê, pois ele percebe que suas necessidades são atendidas. Os bebês aprendem mais pela maneira com que os pais reagem a eles – eles não sabem que acordar durante a noite é inconveniente para os pais, por isso, ignorar o choro pode ser prejudicial. Por esse motivo, alguns médicos deixaram de recomendar técnicas de treinamento para dormir que envolvam deixar o bebê chorando, principalmente quando se trata de bebês com menos de 12 meses.

Se você experimentou as técnicas de treinamento para o sono descritas, mas o bebê ainda acorda constantemente, converse com seu médico para obter conselhos.

evite passar as noites em claro

É essencial que você seja determinada ao começar a lidar com os problemas de sono. Você e seu parceiro devem concordar sobre como fazer isso e ambos precisam se empenhar em manter a estratégia. No início pode parecer assustador, e depois de muitas noites em claro você talvez se sinta incapaz de enfrentar o desafio, mas vale a pena conseguir fazer seu bebê dormir a noite toda. Para ter certeza de que está sendo realista a respeito de quanto tempo o bebê pode dormir à noite, verifique o quadro na p. 172.

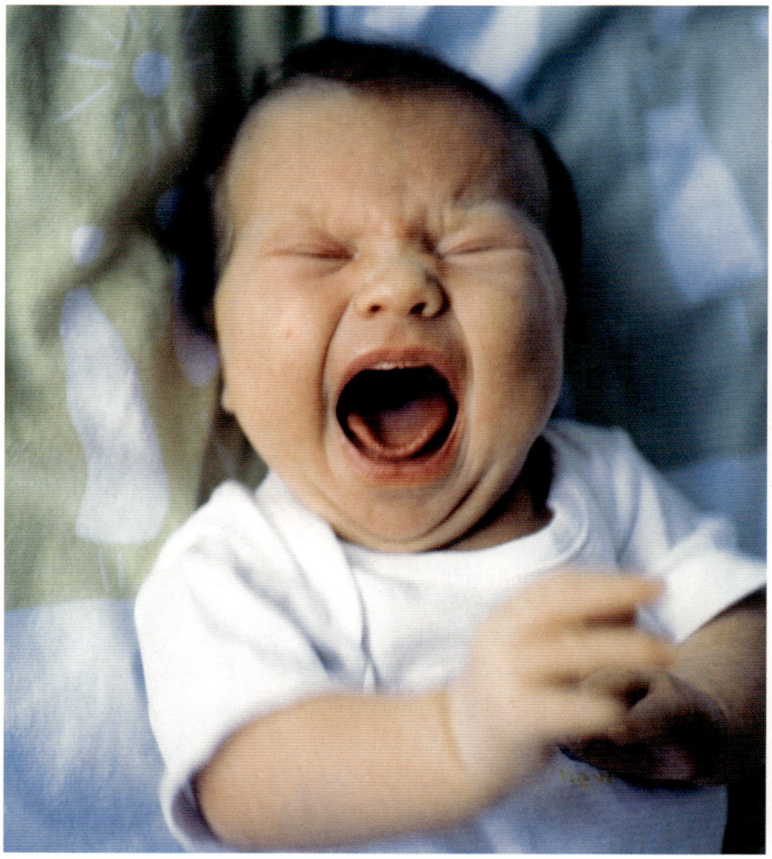

Deixar o bebê chorar pode não ser útil para resolver os problemas relacionados ao sono.

para acalmar o bebê na hora de dormir

Se o bebê protesta ao ser colocado no berço, existem algumas técnicas delicadas para ensiná-lo a se acalmar.

Retirada gradual Estabeleça uma rotina na hora de dormir. Se o bebê está acostumado a dormir no colo, sendo embalado ou mamando, tente, aos poucos, se afastar até que ele aprenda a dormir sozinho.

- Sente em uma cadeira ao lado do berço para que o bebê saiba que você está perto. Se precisar acalmá-lo mais, coloque a mão sobre o braço dele.
- Depois de alguns dias agindo assim, deixe de pôr a mão em seu braço ou afaste a cadeira um pouco mais longe do berço. Procure se afastar um pouco mais todos os dias até conseguir sair do quarto. Seja calma, decidida e resista aos pedidos dele para que você se aproxime.
- Não distraia o bebê. Evite contato visual com ele – tente ler um livro para apenas ficar no quarto, sem dizer nada.
- Esse programa de treinamento para dormir é muito gradual, por isso pode demorar algumas semanas para começar a mostrar resultados.

Reconforte com palavras Esta é outra abordagem delicada que pode ser usada na hora de dormir se o bebê acordar à noite.

- Depois de seguir a rotina da hora de dormir, coloque o bebê no berço, diga com firmeza: "Boa noite" e quaisquer outras frases que preferir e saia do quarto.
- Se ele chorar, volte para o quarto, ajeite-o de novo e repita o "Boa noite" antes de sair.
- Mantenha contato visual mínimo e evite pegá-lo no colo. Fique firme e confiante ao sair do quarto. Você terá de ser muito paciente, calma e persistente, mas o bebê entenderá a mensagem dentro de uma semana.

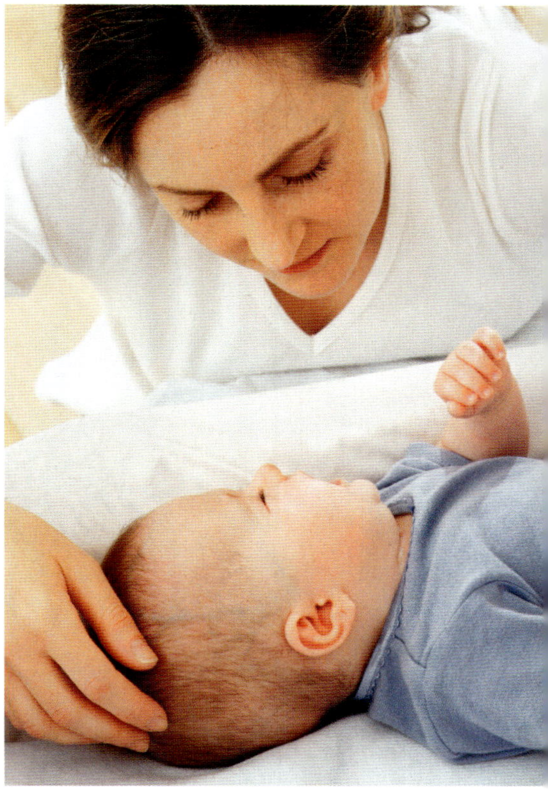

A maioria dos programas de treinamento do sono se mostram bem-sucedidos depois de algumas semanas se você for persistente em sua abordagem.

acordar e amamentar

Se o bebê tem 6 meses ou mais e ainda acorda à noite para mamar, ele pode estar fazendo isso para se sentir seguro, por hábito ou dependendo disso como um meio de adormecer (ver p. 166). Ensine-o a dormir sozinho para que ele possa adormecer de novo quando acordar durante a noite.

- Tente amamentá-lo pela última vez antes de vestir o pijama para evitar que ele durma mamando.
- Ofereça mais leite e alimentos sólidos durante o dia.
- Se ele acordar, espere alguns minutos para ver se volta a dormir sem ajuda.
- Ofereça uma mamadeira de água mineral em vez da mamada. Se ele estiver sendo alimentado com mamadeira, pode fazer isso durante alguns dias misturando água ao leite, aos poucos. Se estiver amamentando, reduza gradualmente o tempo de duração da mamada ou ofereça água em vez de leite. Pode ser mais fácil se seu parceiro oferecer a água, para que o bebê não sinta vontade de mamar em razão da proximidade com o peito.
- É preciso determinação para não amamentar um bebê para que ele volte a dormir, quando você sabe que isso sempre funciona. Espere por interrupções enquanto estiver no treinamento, mas mantenha-se concentrada e dentro de poucos dias seu bebê estará dormindo a noite toda.

dicas de pais para uma noite tranquila

- Faça uma massagem no bebê antes de dormir para relaxá-lo.
- Evite cafeína se estiver amamentando à noite.
- Tente tocar o mesmo CD de músicas todas as noites para sinalizar que está na hora de dormir.

cochilos diurnos

Os bebês precisam cochilar, e quanto mais o bebê cochilar, mais ele dormirá à noite. Isso porque, sem conseguir dormir o suficiente durante o dia, ele vai ficar mais cansado, dificultando seu relaxamento para dormir à noite. Os cochilos regulares também têm um efeito no humor e no apetite do seu filho, e assim ele fica mais alerta, ativo e com mais disposição para comer.

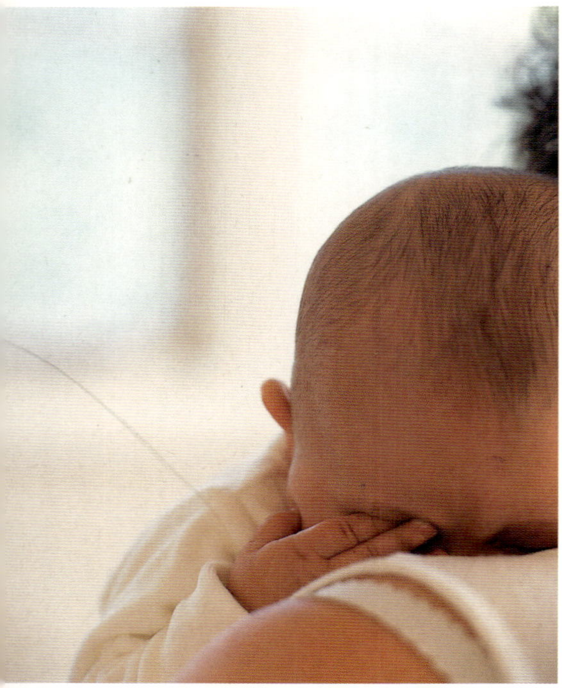

Os bebês costumam esfregar os olhos para indicar que estão prontos para um cochilo.

por que cochilar?

O sono é essencial tanto para a mente quanto para o corpo (pp. 174-175), e os cochilos do dia não são exceção. Mesmo com 9 meses, o bebê pode dormir 20% de suas horas de sono durante o dia. Os cochilos costumam envolver uma grande parte de sono REM, por isso, enquanto o bebê dorme durante o dia, seu cérebro fica ocupado assimilando todas as novas experiências. O sono libera hormônios redutores do estresse, o que provavelmente explica o fato de que o bebê que não tira um cochilo pode ficar mal-humorado e inquieto. Os cochilos também são importantes, porque você tem a chance de compensar o sono perdido ou de realizar tarefas domésticas.

onde cochilar?

Os estudos realizados por especialistas em síndrome de morte súbita mostram que o local mais seguro para colocar o bebê para um cochilo quando ele tem menos de 6 meses de vida é o mesmo cômodo onde você estiver, seja em um carrinho, moisés ou berço portátil. O mesmo conselho de segurança se aplica para a noite: coloque o bebê deitado de costas com os pés encostados nos pés do berço (quadro na p. 169). Se seu bebê for colocado para dormir em uma cama, vão ser necessárias grades de segurança e a remoção de qualquer peça pesada da cama, como manta e travesseiros.

Com um bebê maior, você precisará testar lugares para saber qual é o mais adequado para um cochilo. A solução será aquela que se mostrar mais adequada para o bebê e sua família.

Os bebês têm níveis diferentes de tolerância; enquanto alguns são mais fáceis de lidar e conseguem dormir tranquilamente na sala de estar, outros acordam com mais facilidade e é melhor que durmam em um local menos barulhento. Inevitavelmente, a hora do cochilo para um segundo ou terceiro filho pode, às vezes, ocorrer em uma cadeirinha de carro ou carrinho, enquanto você leva ou vai buscar seu filho mais velho na escola. As cadeirinhas e carrinhos não são recomendados como substitutos regulares do berço na hora do cochilo, pois a posição semierguida pode pressionar a coluna da criança, e bebês muito novos correm o risco de sufocar (ver p. 230).

Além de decidir onde o bebê vai dormir, é importante pensar em como acomodá-lo (ver p. 181) e quando ele vai tirar seus cochilos.

quando cochilar?

Um bebê muito novinho cochila várias vezes entre os períodos de sono mais longos do dia, mas entre 3 e 6 meses surge um padrão (pp. 172-173) e seu bebê ficará mais receptivo a ser colocado para dormir em um determinado horário do dia, o que significa que você pode influenciar na determinação da hora em que ele cochila em vez de seguir seu relógio biológico.

Procure manter um registro diário por duas semanas, anotando os horários de cochilo durante o dia, e veja se há um padrão. Alguns bebês tiram três cochilos de 45 minutos, enquanto outros têm cochilos mais longos, um de manhã, outro à tarde. Também haverá bebês que não se encaixam em nenhuma das categorias "médias". Aos 6 meses, o bebê precisa de cerca de 14 horas de sono por dia – sendo por volta de 10 durante a noite.

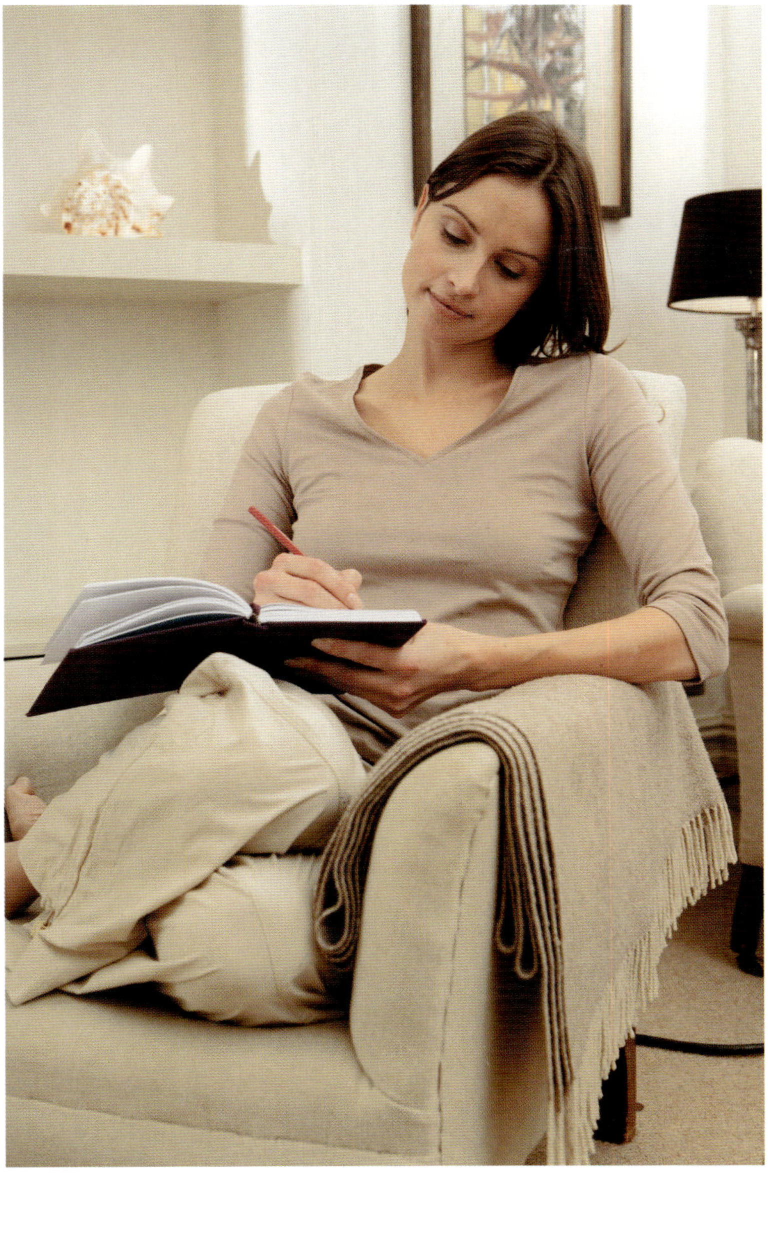

P **Meu bebê tem 6 meses de vida e seus cochilos duram apenas 30 minutos. Ele fica inquieto quando acorda. Como posso ajudá-lo a cochilar por mais tempo?**

R O tempo que leva para seu bebê passar pelos estágios de sono leve aos mais profundos quando ele está cochilando costuma ser menor do que à noite, durando apenas 45 minutos e não 90. Preste atenção para descobrir quando ele chegar ao estágio vulnerável de 30 minutos em seu cochilo e, quando perceber que ele está despertando, delicadamente dê tapinhas em suas costas ou sussurre para que ele volte a dormir. Cuide para que ele não seja despertado por barulhos repentinos e coloque-o para dormir em um local tranquilo.

Manter um registro pode ajudar você a determinar se um padrão está se formando.

P **Minha filha de 8 meses adormece quando saímos para buscar seu irmão mais velho na escola às 15 horas, o que significa que depois ela fica acordada até 21h30. O que devo fazer?**

R Os bebês dessa idade ainda podem precisar de dois cochilos por dia, um de manhã e outro à tarde, mas você pode tentar acostumá-la a uma rotina para que ela almoce mais cedo e cochile um pouco mais cedo à tarde. Se ela for despertada do cochilo e estiver descansada, vai manter-se acordada no caminho para a escola. Leve brinquedos e um petisco para impedir que ela volte a dormir no caminho. Talvez seja necessário ajustar a rotina dela aos poucos mudando sua programação em 15 minutos todos os dias, durante alguns dias.

Aproveite aquelas ocasiões em que o bebê demonstra sinais de cansaço.

o momento certo

Para criar uma rotina de horários para os cochilos, consulte seu diário de cochilos para saber quando é provável que seu bebê sinta sono. Se houver horários regulares durante o dia, use uma versão resumida do ritual da hora de dormir (talvez apenas um pouco de leite e um carinho) e coloque o bebê para dormir nesses momentos. Ele pode estar tão cansado que não vai precisar dos sinais rotineiros para ser levado a dormir, mas adormecerá quase imediatamente quando você colocá-lo no berço.

Quando perceber que o bebê está com sono, procure agir com rapidez e ofereça um cochilo na hora, em vez de trocar a fralda ou se envolver em outra tarefa. Um bebê cansado pode se inquietar com facilidade e terá dificuldades para conseguir cochilar.

Seja sensata em relação às necessidades do bebê e lembre-se de que cada bebê tem um padrão diferente de sono. Alguns resistem mais e talvez você precise passar mais tempo tentando acalmá-lo ou tentar um ambiente diferente. Se ele não estiver com sono, fazê-lo cochilar será difícil e vale a pena deixá-lo brincar por mais tempo e tentar de novo depois.

Atenção à linguagem corporal que mostra que o bebê está pronto para dormir, como:

- Esfregar os olhos.
- Manter o olhar fixo e perdido.
- Bocejar.
- Ficar quieto e com os movimentos mais lentos.
- Ficar inquieto e irritado.
- Chupar o dedo ou mexer no cabelo.

Os mesmos princípios são aplicados tanto na hora do cochilo como quando você está colocando o bebê para dormir (ver p. 166). Coloque-o no berço ou carrinho, sonolento porém acordado, para que ele não espere ser alimentado, embalado ou acariciado para dormir. Se o bebê aprender a dormir sozinho na hora do cochilo, ele vai conseguir dormir sozinho à noite também.

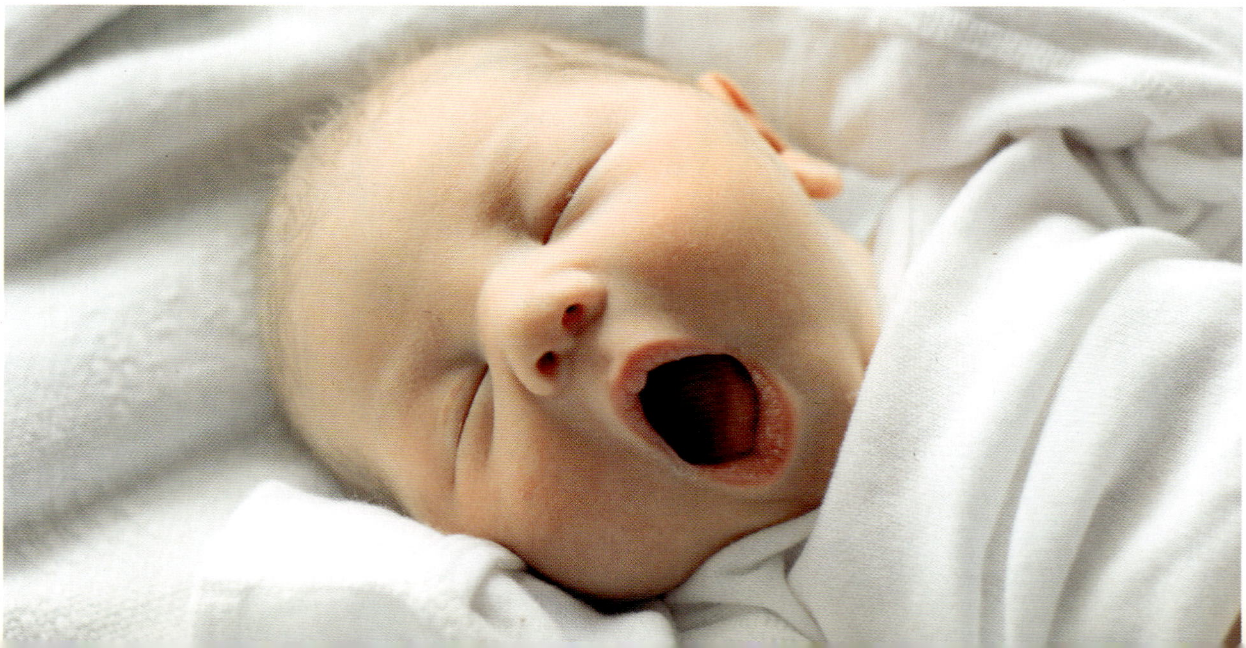

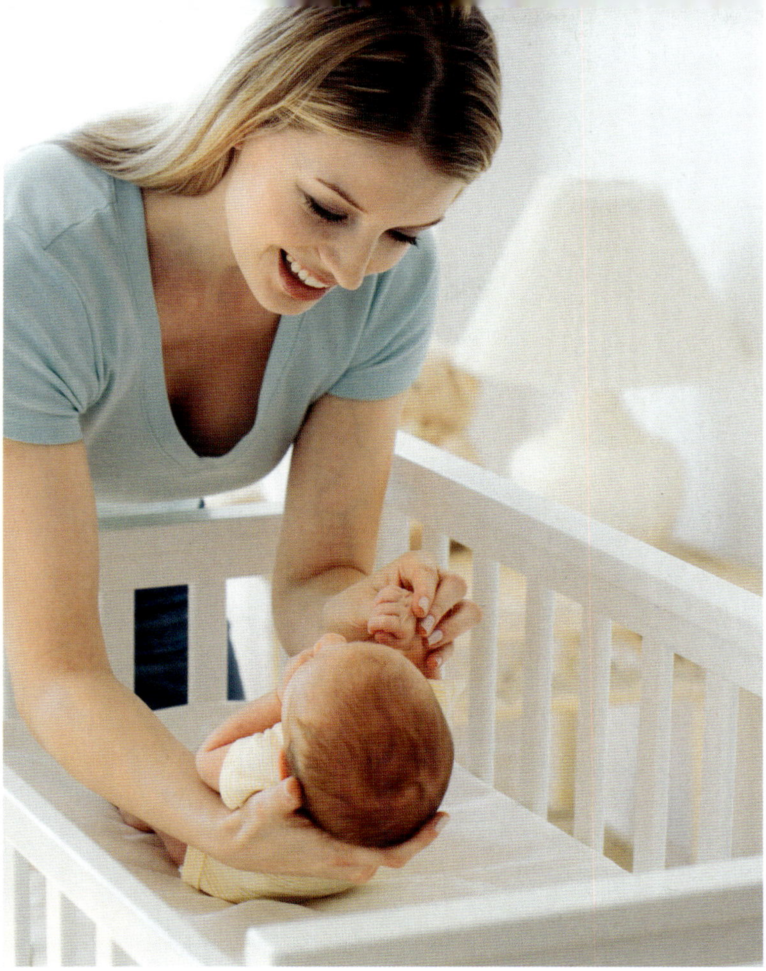

O bebê que cochila bem durante o dia provavelmente vai dormir ainda melhor à noite.

dificuldade para cochilar

Podem surgir problemas se o bebê cochilar muito tarde durante o dia, o que afetará a facilidade com que ele dormirá à noite. Os bebês com mais de 9 meses, em geral, ficam mais agitados na hora de dormir à noite se o cochilo da tarde ocorrer depois das 15h30. Por outro lado, o bebê que cochila muito cedo na parte da manhã pode começar a acordar mais cedo.

Para corrigir o cochilo tardio durante o dia, acostume-se a incentivar o bebê a adormecer 15 minutos antes durante alguns dias e depois siga adiantando esse cochilo pouco a pouco. Para alterar os cochilos matinais, procure atrasar o primeiro cochilo do dia em 15 minutos, mais ou menos, fazendo com que, aos poucos, haja um intervalo de 2 ou 3 horas entre o horário em que ele acorda de manhã e o momento em que vai cochilar.

Os pais que já têm outros filhos costumam descobrir que o bebê da família nunca tem uma rotina própria, simplesmente precisa se encaixar na rotina dos irmãos mais velhos. Se você está tentando estabelecer uma rotina de cochilos para um bebê e também tem uma criança mais velha em casa, vai precisar equilibrar as necessidades de sono de duas pessoas diferentes, mas isso pode ser feito. Procure colocar as duas crianças para dormir depois do almoço, pois esse é o horário em que os níveis de energia estão naturalmente baixos. Use a rotina resumida para acalmar o bebê e incentive seu filho maior a descansar ou relaxar ouvindo uma história na mesma hora. Você pode criar um espaço especial no quarto do bebê com um pufe molengo e confortável no qual seu filho maior poderá relaxar, ou então separe as duas crianças na hora do cochilo.

P Por que meu bebê cochila nos dias em que fica na escolinha, mas não quando está em casa?

R Peça aos funcionários da escola que contem a você os detalhes da rotina que eles usam para acalmar os bebês. Descubra o máximo de informações sobre onde seu bebê dorme. É um local silencioso? A que horas? As pessoas que cuidam das crianças dão tapinhas leves nas costas dos bebês para tranquilizá-los quando eles se mexem? E assim por diante. Se for possível seguir essa rotina em casa, tente e continue tentando por pelo menos 2 semanas, com o máximo de constância que puder. Se o bebê consegue dormir na escolinha em horários regulares, então você sabe que ele pode fazer a mesma coisa em casa, por isso vale a pena insistir.

capítulo 5

alimentação

Seu bebê vai deixar de mamar e passará a comer os primeiros alimentos sólidos em refeições regulares durante seu primeiro ano. Independentemente de você ter escolhido alimentá-lo no peito ou na mamadeira, agora é um bom momento para estabelecer uma rotina que pode ser adaptada conforme o bebê crescer. Torne a hora da alimentação divertida ao apresentar novos sabores ao bebê, e mostre alegria com as primeiras tentativas dele de se alimentar sozinho. Procure servir alimentos saudáveis, evitando aqueles que podem causar alergias ou engasgos, e prepare-se para ter em casa ou uma criança que come bem ou uma que não gosta muito de comer.

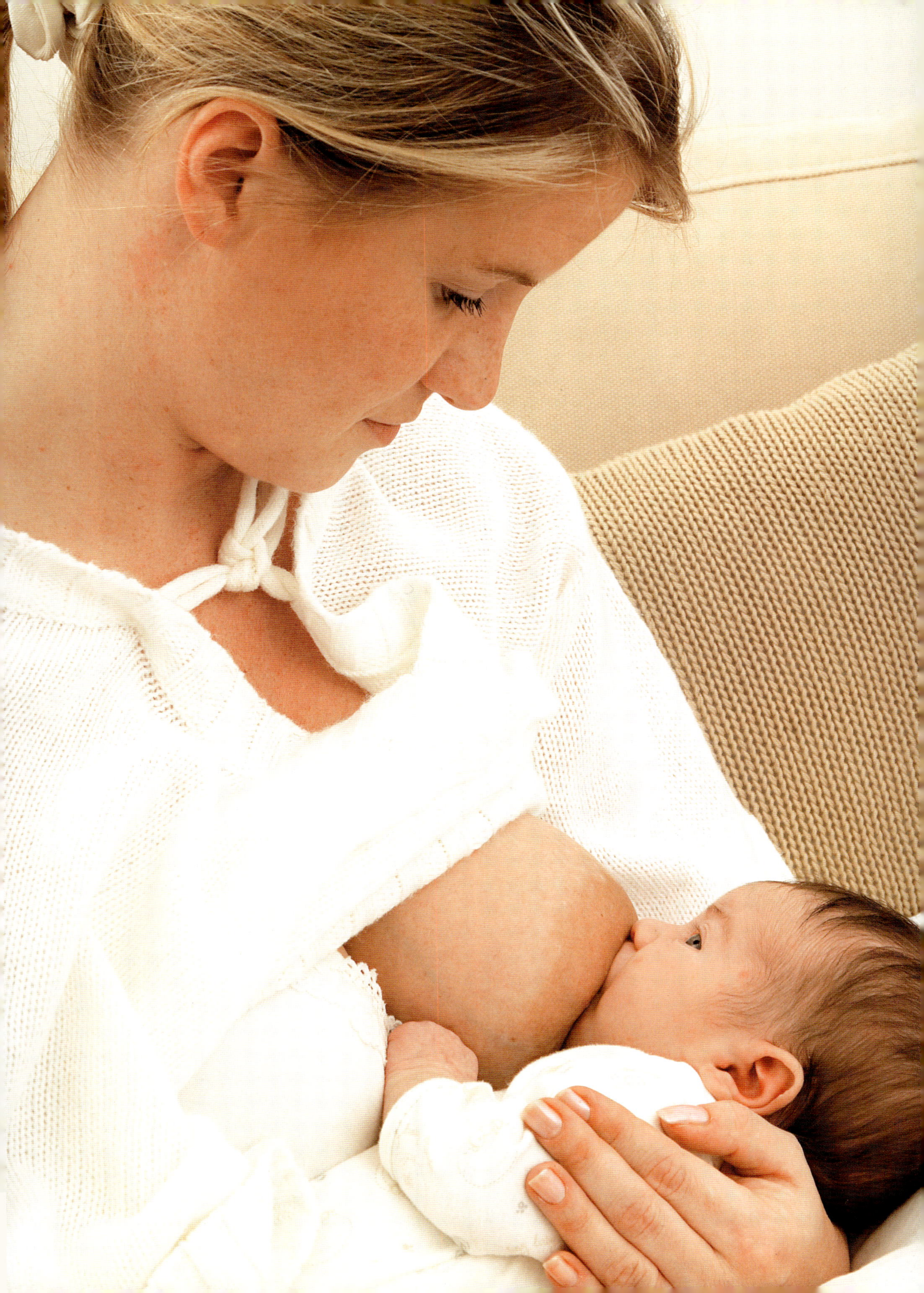

amamentação

A amamentação é a maneira mais saudável de alimentar o bebê. O leite materno oferece a ele tudo de que precisa nos primeiros 6 meses de vida – muitas mães amamentam por muito mais tempo –, e isso traz grandes benefícios para a saúde de vocês dois. O leite materno contém células ativas que "criam" bactérias e anticorpos que combatem infecções, fortalecendo o sistema imunológico do bebê.

benefícios da amamentação

A amamentação pode ajudar a proteger o bebê de:

- Asma.
- Infecções pulmonares.
- Diabete infantil.
- Infecções de ouvido.
- Eczema.
- Infecções gastrintestinais.
- Obesidade.
- Infecções urinárias.

Ajuda a proteger você de:

- Câncer de mama.
- Câncer de ovário.
- Osteoporose na terceira idade.

Outras vantagens:

- O leite do peito está sempre fresco e na temperatura certa.
- A menstruação pode não descer enquanto você estiver amamentando.
- Dá condições para que você volte à forma de antes da gravidez com mais rapidez.
- O contato pele a pele é bom para unir mãe e bebê.

apoio para a amamentação

Inicialmente, você pode precisar de ajuda com a amamentação, por isso aproveite a presença das enfermeiras no hospital. Pergunte onde você pode encontrar mais informações se precisar. Outras mulheres que também já tenham amamentado podem ajudar muito, incentivando você a continuar, se e quando as coisas ficarem difíceis!

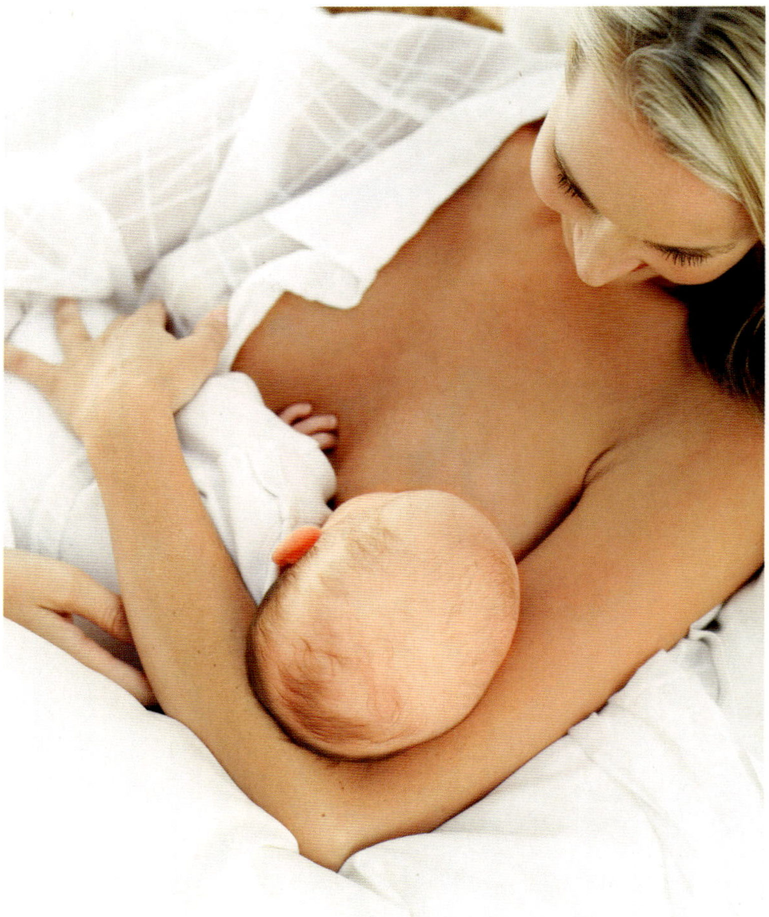

É importante experimentar diversas posições até encontrar a que for mais confortável para você amamentar o bebê.

como o leite é produzido

Depois de 16 semanas de gravidez, os seios começam a produzir o colostro, que é laranja-amarelado, grosso e pegajoso. O bebê só precisa do colostro nos primeiros dias de vida, antes de o leite começar a ser produzido. Ele é rico em carboidrato, proteína e anticorpos e contém pouca gordura. Algumas mulheres ficam preocupadas de o colostro não ser o suficiente para alimentar o bebê, mas se o recém-nascido for saudável, pode ficar tranquila, pois o colostro será tudo de que ele precisará. Se o leite não vazou durante a gravidez, não se preocupe, pois isso não terá influência em sua capacidade de amamentar.

O recém-nascido não consegue mamar grandes quantidades de uma vez – seu estômago é do tamanho de uma bola de gude. Alimentando-se frequentemente, ele estimula o mamilo e isso envia mensagens ao cérebro para que produza mais leite. O leite é, assim, produzido na base da demanda: quanto maior a demanda, maior a oferta. Quando o leite "desce", aproximadamente no terceiro dia, você pode sentir os seios pesados e empedrados, mas isso passará depois de alguns dias. Quando o bebê mamar, ele extrairá, em primeiro lugar, o leite mais aguado e que sacia a sede, seguido pelo leite mais grosso e repleto de calorias para deixá-lo satisfeito. Nem mesmo nos dias de calor ele vai precisar de outros líquidos – apenas vai mamar com mais frequência e, naturalmente, vai ingerir mais do leite que mata a sede.

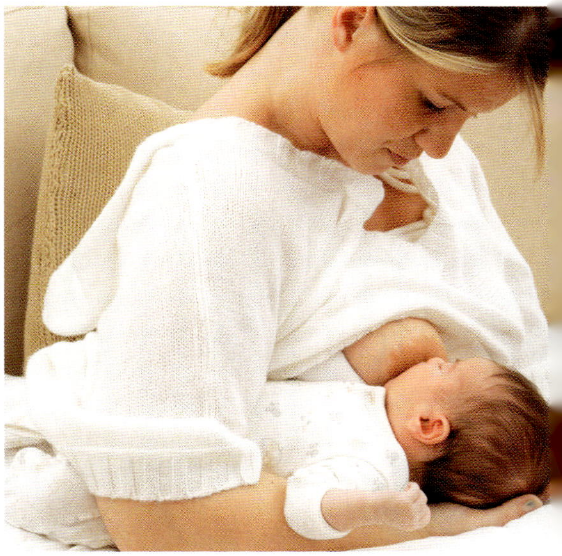

Se o bebê costuma preferir um dos seios, você pode enganá-lo para que pense que está mamando desse peito, colocando-o em posição invertida do outro lado.

problemas da amamentação

Posição desconfortável Pode ser difícil, ou simplesmente demorar um tempo, para que você e o bebê encontrem uma posição confortável para a amamentação. Isso acontece principalmente se você tiver passado por uma cesariana e sua barriga estiver dolorida. Para obter algumas ideias sobre as posições mais comuns, como a do bebê colocado ao lado sob o seu braço, vejas as páginas 190-191.

Mamilos doloridos Isso quase sempre é causado pela pega ruim ao seio. Cuide para que o bebê coloque a auréola na boca e não apenas o mamilo. Os bebês também podem ficar com sapinho na boca (ver p. 247), o que causa dor nos mamilos. Peça à enfermeira que verifique o motivo se você não tiver certeza.

Seios empedrados Os dutos mamários bloqueados podem fazer com que os seios fiquem sensíveis e criem nódulos. Isso torna a amamentação dolorosa, mas insista se conseguir, pois o seio precisa ser drenado. Tente amamentar seu filho em outra posição para ajudar a drenar o duto. Delicadamente massageie as áreas sensíveis conforme ele mamar.

Mastite É uma inflamação do tecido do seio, que às vezes se torna infeccionado e sensível. A mastite pode surgir quando os seios não são esvaziados adequadamente a cada mamada, devido a um duto bloqueado, um sutiã muito apertado ou onde os dedos apertaram demais ao segurar o seio. Não existe risco de o bebê pegar a infecção, e a melhor maneira de curá-la é continuar drenando o seio dolorido permitindo que o bebê mame nele. Se você tiver sintomas parecidos com o da gripe, entre em contato com o médico, pois você pode precisar tomar antibióticos.

"Eu achei muito estranho o fato de algumas pessoas acharem normal ver um bebê mamando leite de vaca, mas não leite humano. Eu me recusei, por princípio, a ir à 'sala da mamãe e do bebê' para amamentar meu filho. Eu não almoçaria em uma pequena sala apertada, e também não queria isso para o meu bebê. As mães deveriam sentir orgulho de amamentar seus filhos e não sentirem que precisam se esconder para isso!"

Paula, mãe de Selma (3 meses)

experiência compartilhada

como amamentar

Apesar de a amamentação ser a coisa mais natural do mundo, também é completamente normal sentir-se um tanto intimidada, principalmente nos primeiros dias, quando você pode demorar um pouco para aprender a amamentar. No entanto, conforme tudo for ficando mais fácil, você vai se tornar mais confiante e se sentirá orgulhosa de estar dando a seu bebê um bom início de vida.

alimentação fácil

Para facilitar a amamentação, principalmente quando estiver fora de casa, vista uma blusa confortável para conseguir acomodar o bebê ao seio rapidamente e sem empecilhos, em vez de ter de remover peças e mais peças de roupa.

É bom experimentar diferentes posições para amamentar seu filho, e mesmo que dê um pouco de trabalho no começo, você vai descobrir que alguns dias depois o bebê estará perfeitamente acostumado. Também é normal que ele prefira um dos seios, mas não desista – continue incentivando-o a se alimentar dos dois, usando diversas posições.

Sentada com o bebê deitado em seus braços Pode ser adotada colocando um travesseiro sobre as coxas.

Deitada com o bebê ao lado Útil se seu abdome ou as nádegas estiverem doloridos, e também fácil de fazer na cama.

Sentada ou deitada colocando o bebê em posição invertida É uma boa posição para amamentar gêmeos, e particularmente indicada para as mulheres de seios grandes.

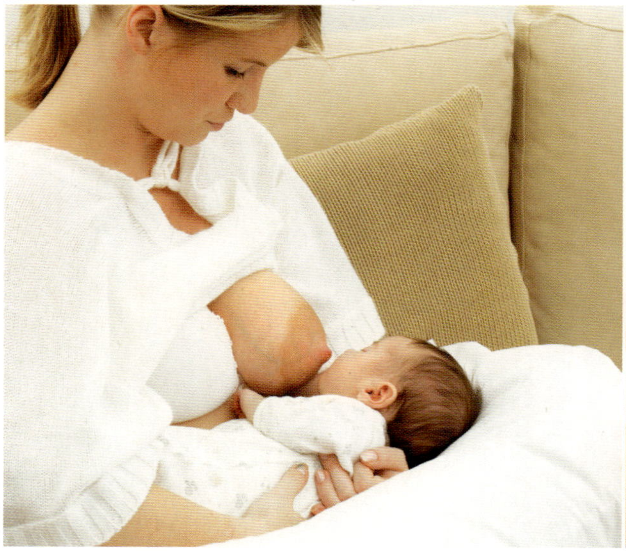

1 Sente-se em uma posição confortável, tomando cuidado para que as costas estejam apoiadas. Se puder, apoie os pés em um banquinho. Se desejar, coloque um travesseiro sobre as coxas.

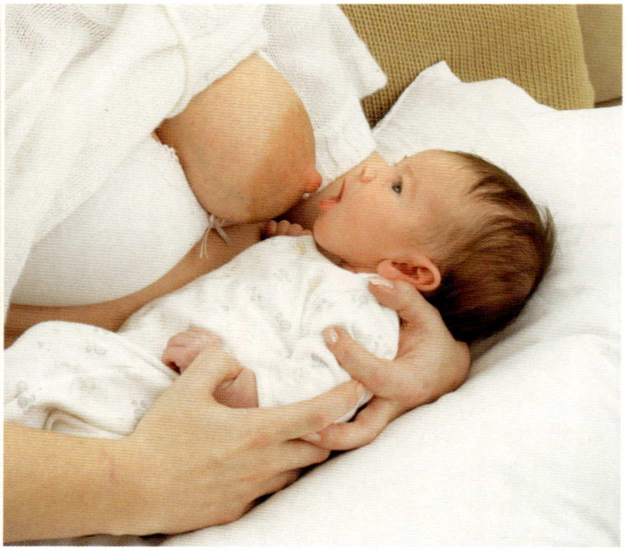

2 Posicione o bebê perto de você para evitar que ele tenha de virar a cabeça para alcançar o seio. Segure-o deitado de modo que a boca e o nariz estejam diante do mamilo. Delicadamente apoie seu seio, alinhando o mamilo com o nariz do bebê. O bebê sentirá o cheiro do leite e abrirá a boca.

está tudo encaixado?

Problemas como dor ao amamentar, mamilos doloridos ou um bebê inquieto entre as mamadas costumam ser causados pela má pega. Peça ajuda se:

- O bebê faz um som parecido com um clique enquanto suga.
- Ele escorrega do peito diversas vezes.
- Ele não abre muito a boca quando está mamando.
- Enquanto suga, "encolhe" as bochechas.

A posição que você escolher dependerá também do tipo de parto que teve. Em geral, as mulheres que passaram por uma cesariana a princípio preferem amamentar deitadas, pois a barriga pode estar sensível demais para o bebê ficar sobre ela.

passos para o sucesso

Ofereça a primeira mamada logo depois do nascimento, quando o reflexo de sugar do bebê ainda estiver forte. Mesmo que o bebê não queira mamar imediatamente, essa será uma chance de aproveitar um pouco do contato pele a pele.

- Fique confortável antes de começar a amamentar. Está com a bexiga vazia? Suas costas estão bem apoiadas? Tem tudo de que precisa por perto?
- Amamente sempre que o bebê quiser. Não estabeleça uma rotina nas primeiras semanas.
- Mantenha o bebê com você. Aprenda a reconhecer quando ele está com fome.
- Evite usar bicos de mamadeira muito cedo, pois isso pode confundi-lo (ver pp. 194-195).
- Use todo o apoio que tiver – enfermeiras, grupos de apoio de aleitamento materno e outras mães que amamentaram os filhos.
- Lembre-se de comer e ingerir líquidos. A amamentação consome muitas calorias, por isso cuide-se.

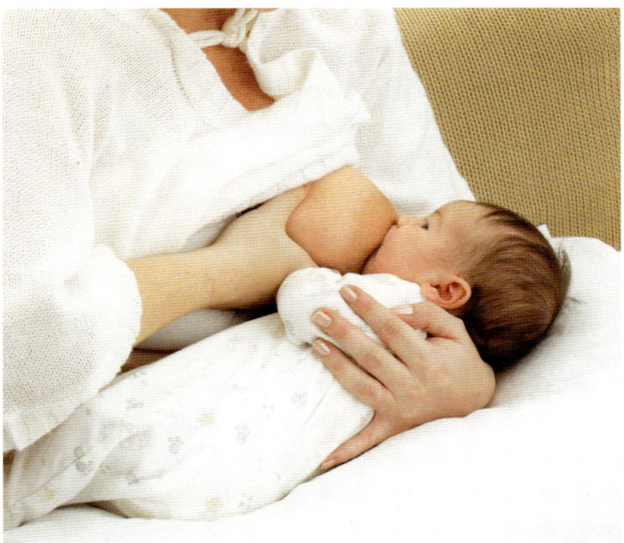

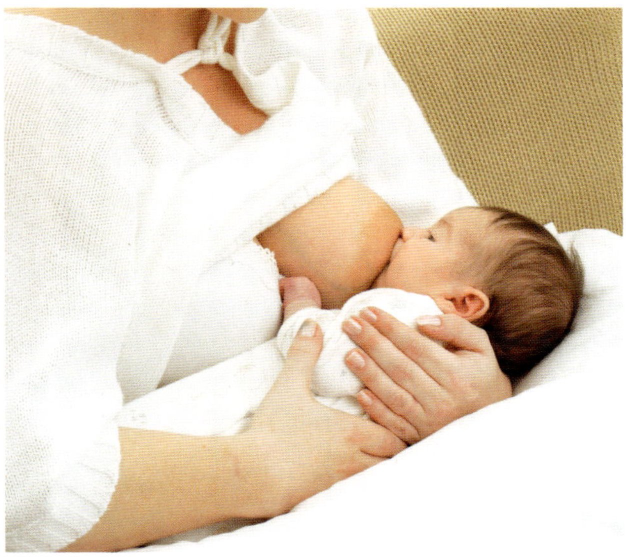

3 Acomode-o em seu seio. Se a boquinha não estiver aberta, passe os lábios dele contra seu mamilo, isso acionará o "reflexo de pega" e ele abrirá a boca. Ao levá-lo ao seio, cuide para que o lábio inferior dele fique em contato com a auréola, não com o mamilo. O mamilo deve ficar virado para o céu da boca do bebê.

4 Tire a mão do seio enquanto ele estiver mamando. Lembre-se de relaxar os ombros. Se estiver sentindo dor, ou se perceber que o bebê está "sugando o mamilo" e não envolvendo a auréola, tire-o com cuidado e tente de novo.

a extração do leite

Muitas mulheres querem extrair leite para poder deixar o filho com alguém por um período curto, para voltar ao trabalho ou para envolver o parceiro na amamentação. É melhor firmar a amamentação antes de começar a extrair leite, e antes de correr para comprar uma bombinha extratora você pode tentar com a mão. O leite extraído pode ser mantido na geladeira a 4° C ou menos por 3 a 5 dias.

P Existem alimentos que eu devo evitar enquanto estiver amamentando?

R Apesar de as mães que estão amamentando sempre receberem diversos tipos de conselhos, como evitar alimentos com alho ou pimenta, isso não será um problema desde que você esteja comendo os mesmos tipos de comida de que sempre gostou. Você pode analisar sua dieta, no entanto, se o bebê estiver sofrendo de cólicas. Os alimentos que foram proibidos durante a gravidez, como requeijão e maionese, agora podem ser consumidos. Se você tem casos de asma ou alergias em sua família, é sensato evitar comer produtos com amendoim enquanto amamentar, pois eles podem aumentar a probabilidade do bebê desenvolver alergia, mas isso só se aplica nos casos em que exista histórico de tais problemas. O álcool e a cafeína podem passar para o leite materno, por isso o consumo deles deve ser restrito.

extração manual

Extrair o leite com a mão é o método mais barato e, para algumas mulheres, principalmente aquelas que não querem fazer isso com regularidade, pode funcionar bem.

- Lave as mãos.
- Sente-se em posição confortável com um frasco de boca larga e esterilizado dentro do qual o leite possa ser colocado.
- Segure o seio com uma mão e massageie-o com a outra, para baixo na direção da auréola, e então ele todo.
- Coloque o polegar 4 ou 5 cm distante do mamilo e os outros dedos abaixo do seio, formando um C com a mão, depois aperte todos os dedos ao mesmo tempo, empurrando a mão de volta para o tórax, como se estivesse espremendo a pasta de dente de um tubo.
- Seja paciente – pode demorar um ou dois minutos antes de o leite aparecer.

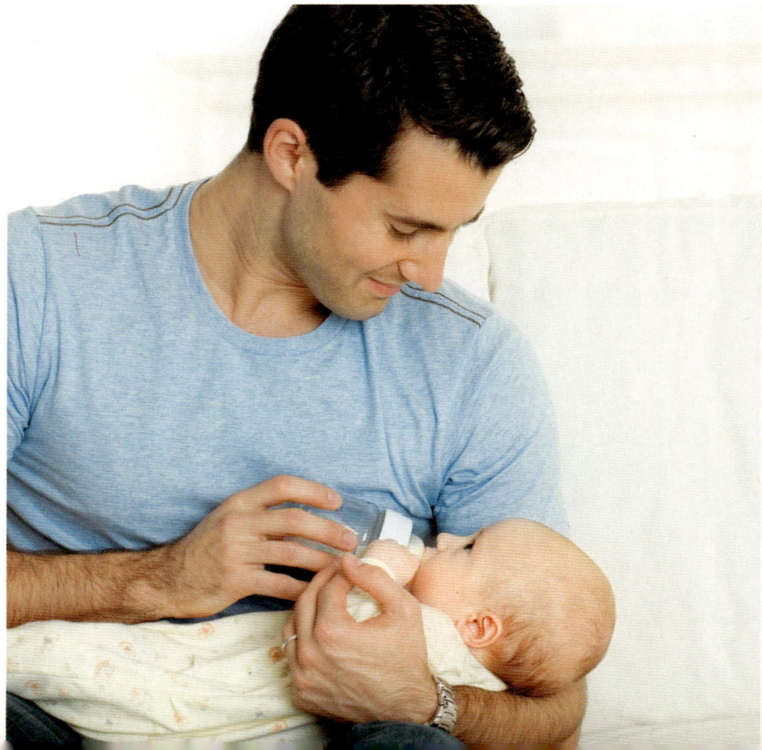

O leite extraído permite que seu parceiro alimente o bebê às vezes.

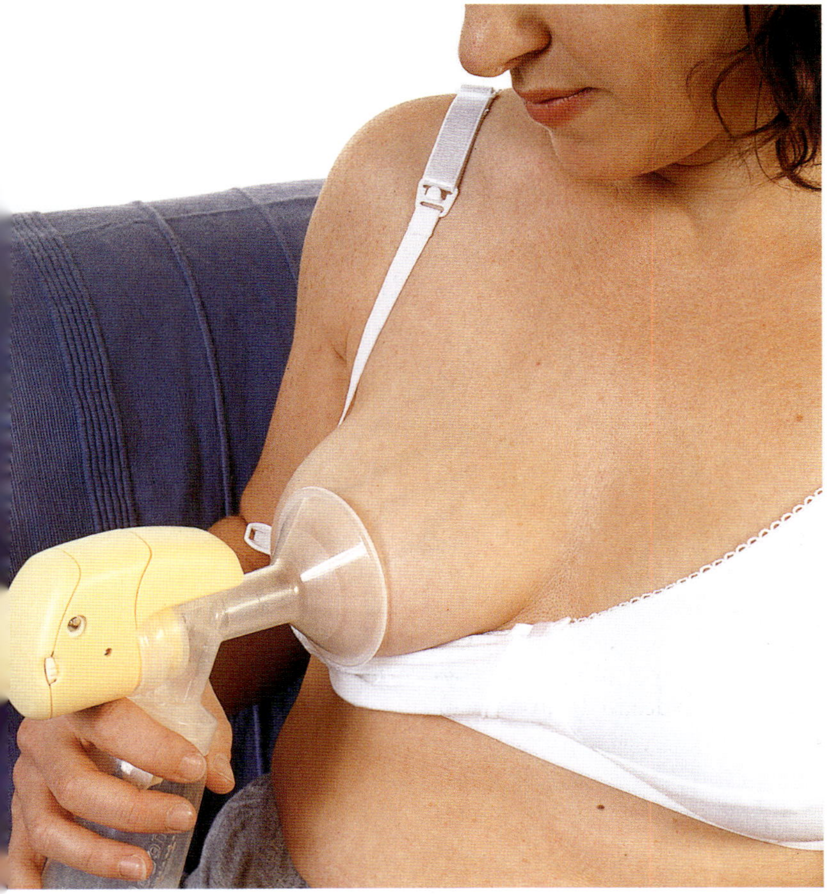

Tirar o leite com bomba é muito mais rápido do que pelo processo manual.

extração bem-sucedida

Procure fazer a extração de manhã, quando a quantidade de leite é maior:

- Sente-se onde não será interrompida por ninguém.
- Procure extrair de um seio enquanto o bebê se alimenta do outro.
- Se o bebê não estiver no mesmo quarto, olhe para uma foto dele ou pense nele.

como usar a bomba extratora

Diversas bombas manuais estão disponíveis no mercado, assim é bom se informar e saber como suas amigas lidam com diferentes versões. As bombas manuais ou movidas a pilha funcionam colocando-se um funil sobre o seio e apertando um acionador, que, por sua vez, extrai o leite.

bomba elétrica

Elas imitam a ação do bebê no seio e são muito eficientes sem causar dor. Costumam ser usadas em hospitais quando as mulheres são incentivadas a extrair leite quando estão com problema para amamentar ou se têm um bebê na UTI neonatal. São mais caras do que as bombinhas manuais, mas podem ser alugadas em diferentes organizações – procure se informar.

Não se preocupe se, ao começar a tirar o leite, você só conseguir algumas gotas. Isso é muito normal e são precisos tempo e prática até aprender a extrair mais leite. As mulheres costumam se preocupar com a cor do leite, que pode variar de opaco e aguado a um laranja-amarelado. Se o bebê estivesse mamando, você sequer saberia a cor do leite nem a quantidade produzida, por isso, confie em seu corpo – ele é feito para alimentar seu bebê, então não se preocupe com a produção.

"Fui aconselhada a manter um repolho na geladeira para que, quando meu leite descesse e meus seios ficassem empedrados, eu colocasse algumas folhas dentro do sutiã. Foi uma dica maravilhosa – o alívio foi instantâneo!"

Ruth, mãe de
Sara (4 semanas)

experiência compartilhada

a mamadeira

Independentemente de ser desde o nascimento ou logo depois da amamentação, alimentar o bebê com uma mamadeira tem um papel importante na maternidade moderna. Apesar de a amamentação ser inegavelmente melhor para o bebê, nem sempre isso é possível. O uso da mamadeira, apesar de não ser a opção fácil, às vezes é a mais adequada. E com um pouco de orientação pode ser natural tanto para a mãe quanto para o bebê.

do seio à mamadeira

Se você decidir mudar do seio para a mamadeira, ou se quiser começar a combinar os dois, prepare-se, pois o bebê pode precisar de tempo para se acostumar. Os bebês são teimosos, mas as diferenças mecânicas entre sugar um mamilo e se alimentar por meio de um bico também podem criar o que é conhecido como "confusão do bico". Lembre-se disso para lidar com a frustração – a sua e a do bebê. A principal diferença é que, quando ele mama no seio, o bebê abre a boca e coloca o mamilo e o tecido ao redor dele dentro da boca. As gengivas dele comprimem as cavidades embaixo da auréola e a língua ordenha o seio. Quando recebe uma

A técnica do bebê para sugar da mamadeira é diferente daquela usada para mamar no seio.

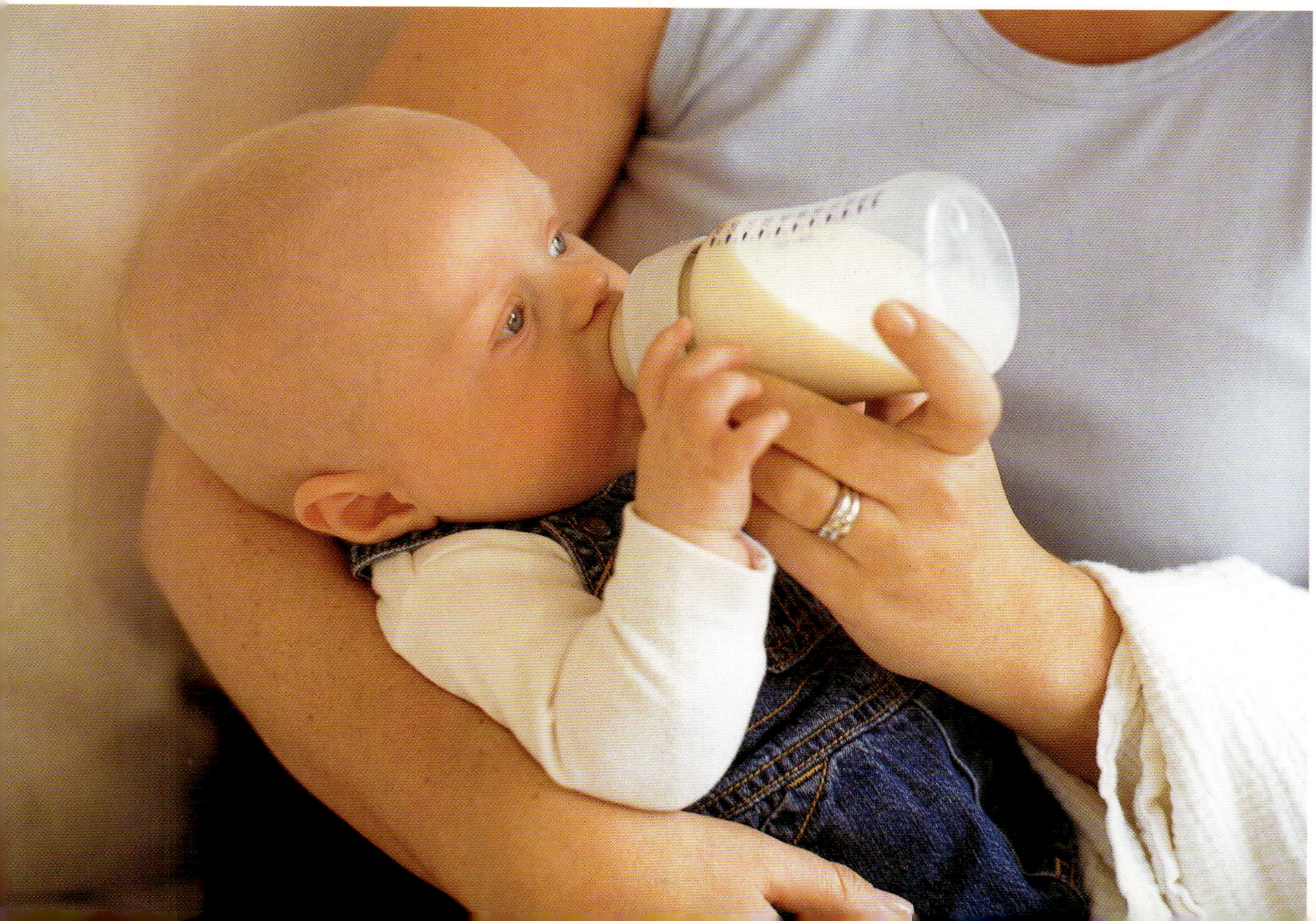

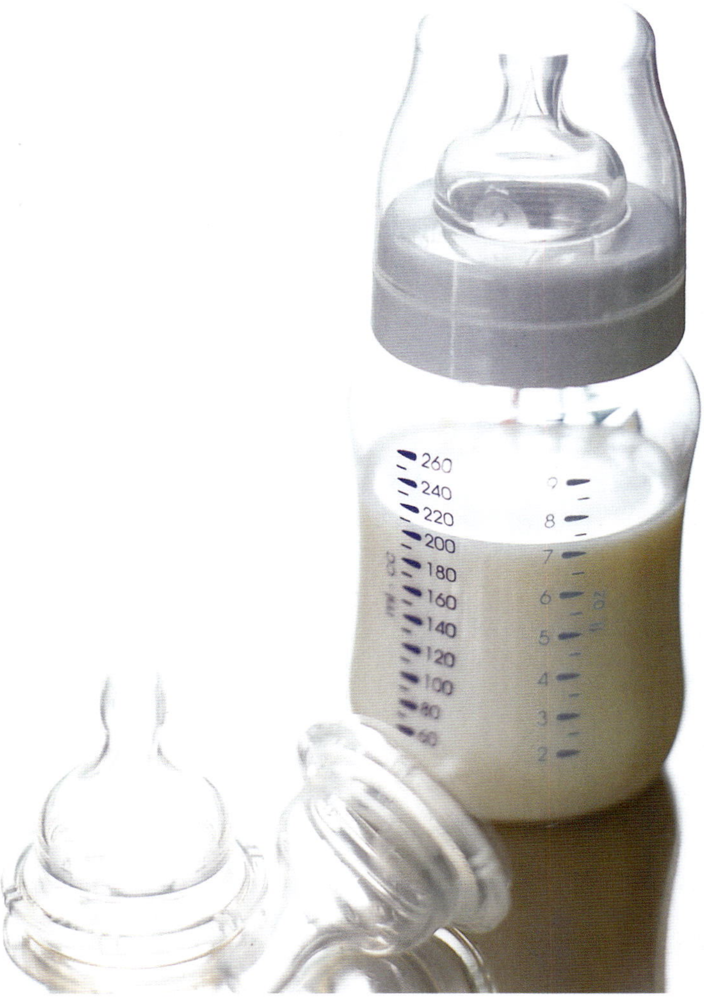

Todos os utensílios de alimentação devem ser cuidadosamente limpos antes do uso.

dicas para a substituição

- Para as mães que amamentam no peito e que querem passar a oferecer a mamadeira posteriormente, alguns especialistas acreditam que oferecer leite extraído e colocado na mamadeira por 5 ou 6 semanas torna a transição mais fácil. Quando começar a oferecer a mamadeira é uma decisão pessoal, mas procure orientação de um médico se surgirem dúvidas.
- O bebê pode associar o cheiro da mãe com o leite do peito, por isso deixe outra pessoa alimentá-lo.
- Se você estiver alimentando o bebê com leite do peito e leite em pó e gostaria de diferenciá-los, ofereça a fórmula em um copo a partir dos 4 meses.

mamadeira, a gravidade promove a liberação do leite, e o bebê deve usar os lábios para controlar o fluxo, e não a língua. Segure a mamadeira em um ângulo tal que o bico fique sempre cheio de leite. Se o bebê engolir ar juntamente com o leite, ele ficará com gases, o que pode ser doloroso.

Assim que se habituar ao uso da mamadeira, tome cuidado para não começar a oferecê-la automaticamente como resposta ao choro do seu filho, pois isso pode atrapalhar a rotina dele. Veja se ele está mesmo com fome e não apenas cansado, precisando trocar a fralda ou receber atenção.

por que a mamadeira não é ruim

Uma sensação de culpa costuma acompanhar o uso da mamadeira, mas existem muitos motivos para que essa seja a escolha certa para mãe e filho.

Trabalho Nem toda mulher pode ficar em casa com os filhos sem trabalhar, e um horário de trabalho inflexível pode tornar o aleitamento materno impossível.

Físico Diversas condições e complicações no nascimento tornam impossível para a mãe amamentar ou para que o bebê consiga mamar.

Emocional O aleitamento materno nem sempre é fácil. Se a mãe acha que por algum problema o aleitamento está prejudicando o vínculo entre ela e o bebê, pode ser que decida alimentá-lo com a mamadeira.

Seja por razões práticas ou emocionais, alimentar por meio da mamadeira oferece flexibilidade e permite que outros dividam os cuidados com o bebê.

P **Como segurar o bebê para alimentá-lo com a mamadeira?**

R Para uma posição que facilite ao bebê engolir o leite, alinhe a cabeça dele com o resto do corpo para que não fique torcido ou arqueado, e deixe a cabeça dele mais alta do que a barriga. Devido à rapidez do fluxo em comparação com o do seio, ele pode preferir ser erguido um pouco mais, ficando em uma posição sentada. Não tenha medo de tentar: experimente diversas posições – sentada e em pé – até encontrar a que pareça a mais acertada.

fórmula para alimentação

Com tantas mamadeiras, latas e soluções prontas, alimentar com fórmula é muito difundido. Apesar de a lista de ingredientes ser um tanto assustadora, a ciência tem feito testes complexos para oferecer ao bebê o melhor, depois do aleitamento materno. Todos os fabricantes de leite em pó procuram imitar o leite materno da melhor maneira, incluindo gorduras, proteínas, carboidratos, vitaminas e minerais.

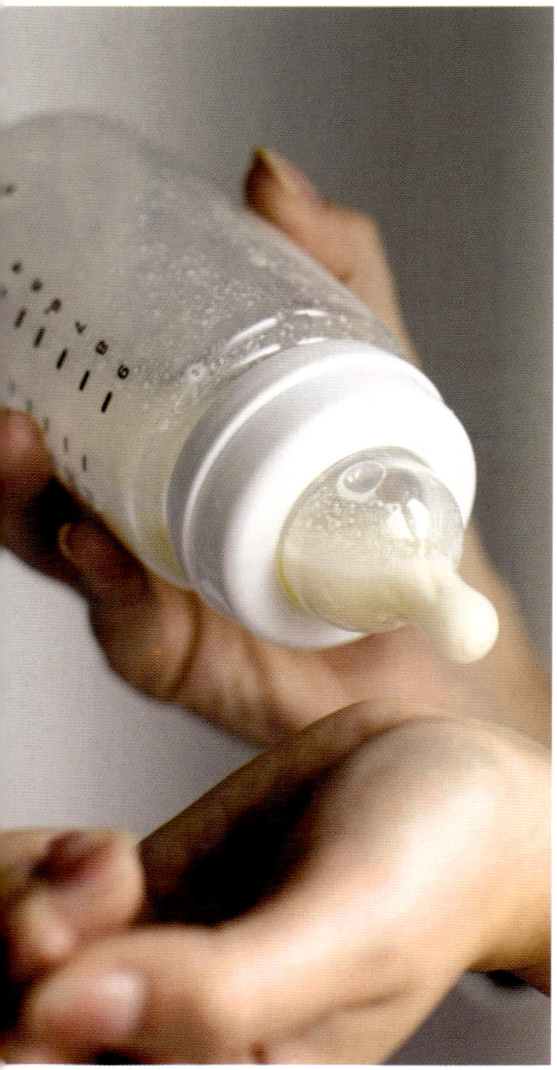

Sempre verifique a temperatura do leite antes de oferecê-lo ao bebê.

escolha a fórmula adequada

Parece simples, mas quando a embalagem anuncia uma fórmula "nova, melhorada", com inúmeros benefícios, é bom saber o que tem diante de você – e o que está procurando.

Leite de primeiro estágio é feito com soro de leite (o componente mais parecido com o leite materno) e é adequado para recém-nascidos.

Leite de segundo estágio é feito à base de caseína (uma proteína encontrada no leite) e é mais difícil de digerir. É feito para bebês mais famintos.

Leite de transição costuma ser adequado para bebês a partir dos 6 meses. Tem doses extras de ferro.

Fórmula orgânica inclui os ingredientes que costumam ser produzidos organicamente em sua maior parte, apesar de não significar que todo ingrediente é, necessariamente, orgânico.

Leite rico em DHA tem mais DHA, um tipo de ômega-3 essencial, ao qual se atribui melhor desenvolvimento e funcionamento do cérebro, além do desenvolvimento dos olhos.

Leite probiótico tem mais bactérias que, acredita-se, promovem a saúde do sistema digestório.

fórmula de soja

O leite de vaca é a base para a maioria das fórmulas infantis, mas, se o bebê sofre de alergia ou intolerância à lactose, existem alternativas. A mais comum é o leite de soja, que é vendido em farmácias e supermercados. A mídia divulgou preocupações exageradas acerca do efeito do leite de soja no desenvolvimento do sistema reprodutor e na aceleração da puberdade, devido aos altos níveis de fitoestrógeno (estrógeno vegetal); no entanto, estudos importantes têm mostrado que o fitoestrógeno não imita o estrogênio humano feminino e, assim, não afeta os níveis de testosterona em meninos pequenos, como anteriormente era temido. No entanto, se você tem dúvidas sobre a composição de qualquer fórmula, sempre consulte um profissional da saúde. A soja, juntamente com fórmulas com baixa ou nenhuma lactose, pode ser prescrita por seu médico.

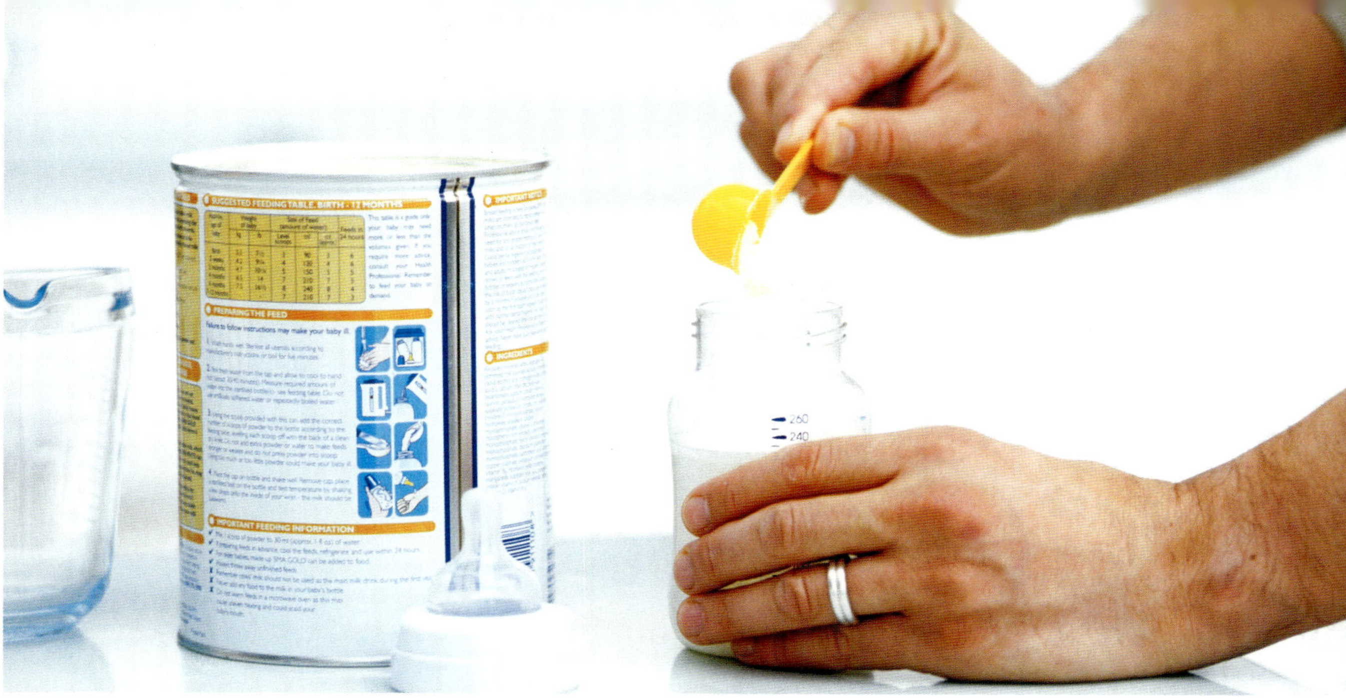

como preparar o leite em pó

É necessário preparar a fórmula estritamente de acordo com as orientações do fabricante para conseguir a quantidade certa de nutrição na solução mais facilmente digerível. Preparar o leite com antecedência e estocá-lo na geladeira costumava ser muito bom para quem alimentava o bebê com mamadeira, mas uma pesquisa recente sugere que a preparação prévia envolve alguns riscos para a saúde. Assim, a mamadeira deve ser feita no momento do consumo, levando-se em conta algumas orientações:

- Prepare o leite em pó com água fervente que tenha esfriado até 70° C.
- Não guarde a mamadeira pronta na geladeira – a preparação prévia aumenta os riscos de contaminação.
- Quando estiver fora de casa, leve um pouco de água fervente em uma garrafa térmica separada e use-a para fazer a mamadeira na hora do uso.

quanto em cada mamadeira?

O fabricante da fórmula oferecerá orientações, mas cada bebê é único. Ele deve parar de mamar quando se sentir satisfeito, mas os bebês alimentados com mamadeira às vezes se alimentam em excesso.

Recém-nascido Tamanho da mamadeira: 30-60 ml a cada mamada, a cada três horas, nas primeiras semanas. Os bebês com peso baixo ao nascer e os bebês prematuros precisam de um cálculo mais especializado, que deve ser feito pelo médico ou profissional da saúde.

1 mês Quantidade da mamadeira: 90-120 ml; ingestão diária: 400-800 ml.

2-6 meses Quantidade da mamadeira: 120-180 ml; ingestão diária: 700 ml-1 litro ou mais.

6 meses Quantidade da mamadeira: 180-220 ml; ingestão diária: aproximadamente 600 ml.

Quando o bebê passar a se alimentar com sólidos, a ingestão diária de leite deve diminuir gradualmente para 500-600 ml de leite do peito ou fórmula e ser acompanhada de uma dieta variada, até ele completar 12 meses de vida.

As medidas de leite em pó são calculadas para oferecer a solução mais facilmente digerível para o bebê, por isso leia as instruções com atenção.

P **Por que não posso dar leite de vaca ao bebê?**

R O leite de vaca irrita o intestino dos bebês, o que pode causar sangue nas fezes, contribuindo para a deficiência de ferro. Quando o bebê estiver com 12 meses, for saudável e não apresentar sinais de anemia, você pode dar a ele leite de vaca. Com menos de 12 meses, se não for leite do peito, tem de ser a fórmula para bebês. No entanto, o leite de vaca pode ser usado para preparar pratos a partir dos 6 meses, desde que não haja qualquer sinal de intolerância.

mamadeiras e utensílios de alimentação

O que pode ser mais fácil do que comprar uma mamadeira? Bem, leia isto para começar – porque existem diversas opções quando falamos de mamadeiras e todos os seus acessórios. Saber o que você está procurando economiza tempo e dinheiro.

P Estou pensando em usar a mamadeira na alimentação do meu bebê. De que vou precisar?

R Apesar de você não precisar de muitos utensílios, é importante ter pelo menos seis mamadeiras e bicos. Você também deve ter um esterilizador e uma escova para lavar mamadeiras e bicos. Se não pretende extrair seu leite (veja as páginas 192-193), passe algum tempo escolhendo a fórmula mais apropriada (peça conselhos de um profissional da saúde se precisar). Os babadores e paninhos de boca também ajudam.

Existem muitas opções de mamadeiras disponíveis no mercado.

a escolha da mamadeira

Mamadeiras de plástico As mamadeiras de plástico são mais usadas graças à sua versatilidade e flexibilidade. Elas são leves e resistentes ao uso diário. Existem em diversos tamanhos, e a menor, de 120 ml, é a que vai precisar para alimentar um bebê muito novinho. Não use mamadeiras muito velhas ou que estejam rachadas.

Mamadeiras de vidro Alguns pais preferem as mamadeiras feitas de vidro temperado, apesar de serem bem mais pesadas. No entanto, elas podem quebrar ou lascar, por isso não costumam ser recomendadas pelos profissionais da saúde. É possível encontrar essas mamadeiras em lojas especializadas.

Mamadeiras para viagem As mamadeiras com saquinhos descartáveis são ótimas para viajar. Um saco esterilizado é preso à mamadeira e o leite é colocado dentro dele. Os bicos e roscas de fechamento devem ser esterilizados da maneira comum. A alternativa é a mamadeira descartável de apenas um uso, apesar de ser cara como opção a longo prazo e de poluir o meio ambiente.

Mamadeiras com esterilizador São mamadeiras mais caras do que as de plástico, mas elas têm uma grande vantagem – elas se esterilizam sozinhas! O bico e a rosca são colocados na tampa grande, juntamente com uma pequena quantidade de água, e a mamadeira é encaixada em cima. A mamadeira toda, de cabeça para baixo, é colocada dentro do micro-ondas em potência e tempo corretos, e sai pronta para ser usada.

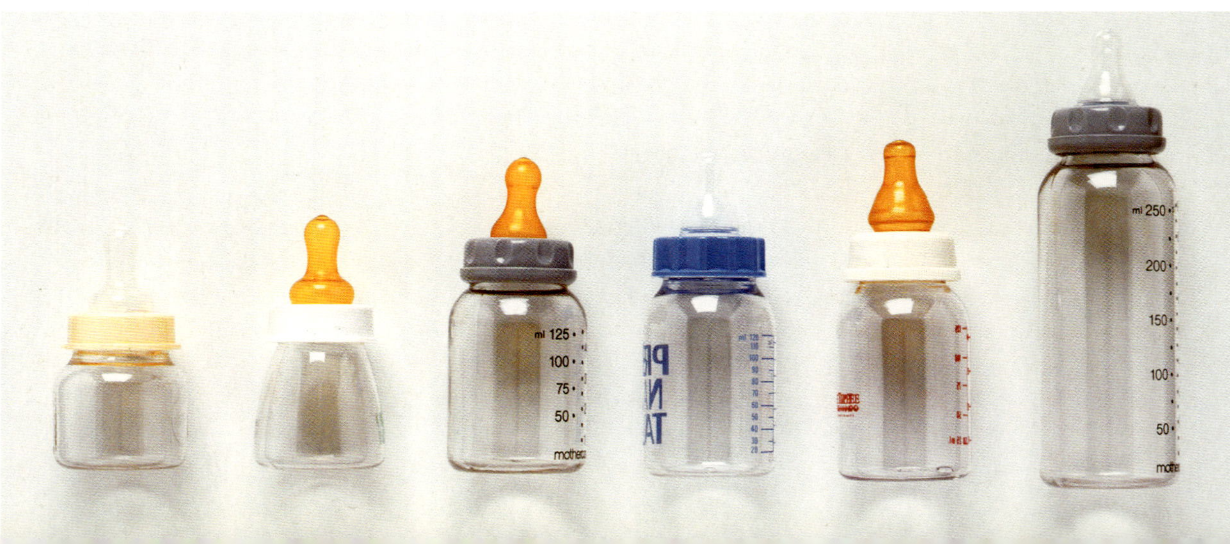

Mamadeiras anticólicas Acredita-se que engolir ar quando o bebê se alimenta com mamadeira contribui para aumentar a cólica (ver p. 248). As mamadeiras anticólicas são feitas com funis e ventosas que reduzem a quantidade de ar que flui do leite para o bico, ou com bolsas a vácuo que retêm o leite. Vale a pena experimentá-las se seu filho estiver sofrendo com cólicas, mas não funcionam para todos os bebês.

Mamadeiras com bomba para o seio Algumas mamadeiras são compatíveis com determinadas bombas de seio, eliminando a necessidade de decantar o leite extraído. Verifique as instruçõesdos fabricantes antes do uso.

bicos

Existe uma grande variedade de bicos disponíveis, indicados para suprir diferentes necessidades e preferências. Pergunte a amigas de quais bicos seus bebês gostavam mais.

- Os bicos de látex são mais macios e mais “humanos”, o que pode atrair bebês muito pequenos. No entanto, eles não são tão duráveis quanto os de silicone, que são mais firmes.
- Existem bicos de muitas formas diferentes – arredondados, achatados, ortodônticos... A escolha depende da preferência do seu bebê.
- Os diversos tamanhos de furo na ponta do bico definem a velocidade com que o leite será sugado. Para o bebê muito pequeno, comece usando um bico com fluxo muito lento para evitar que ele engasgue. Conforme o bebê for crescendo, o fluxo poderá ser aumentado.
- Nas embalagens existem orientações sobre a troca por bicos novos.

limpeza

Lavar as mamadeiras com escovas apropriadas é essencial – mas esse é apenas o primeiro passo. Para impedir que as bactérias se alojem na mamadeira, no bico e na rosca, é muito importante realizar a esterilização por meio de um dos métodos apresentados a seguir. Ao usar qualquer equipamento ou produto químico, sempre siga as instruções do fabricante.

Esterilizador a vapor Coloque os utensílios no esterilizador com a quantidade recomendada de água e ligue. Mantenha a tampa até o momento de usar as mamadeiras e limpe o esterilizador uma vez ao dia secando por dentro.

Esterilizador a vapor de micro-ondas Essas unidades são especialmente desenvolvidas para serem usadas em micro-ondas. Verifique a potência necessária para esterilizar os utensílios de modo correto.

Produtos químicos para esterilização Líquido ou tabletes esterilizadores podem ser comprados em farmácias e supermercados. A maioria dos produtos esterilizadores precisa ser misturada em uma bacia com água suficiente para cobrir os utensílios. Deixe-os de molho, geralmente por uma hora, antes de retirá-los e enxaguá-los.

Fervura Coloque os utensílios em uma panela grande e cubra-os com água. Gire as mamadeiras para liberar as bolhas de ar. Coloque a tampa da panela e deixe ferver por cinco minutos, para garantir que qualquer germe seja morto, antes de esperar esfriar. Com as mãos limpas, retire as mamadeiras e coloque-as na geladeira, em uma parte reservada. Se elas não forem usadas dentro de 24 horas, você terá de fervê-las de novo.

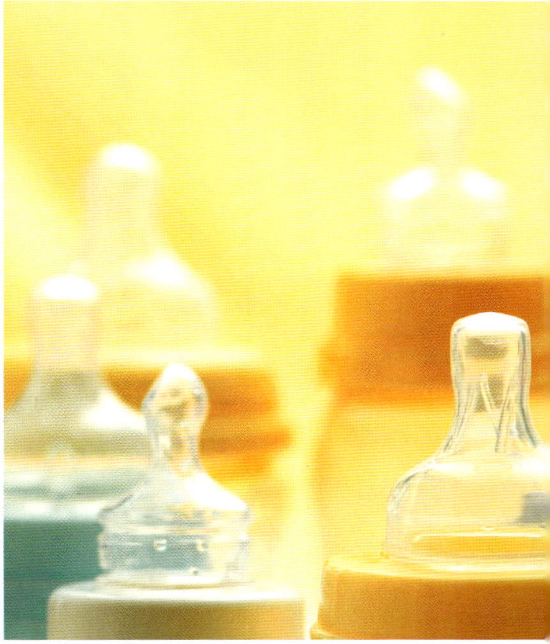

Teste diversos bicos para ver qual seu filho prefere.

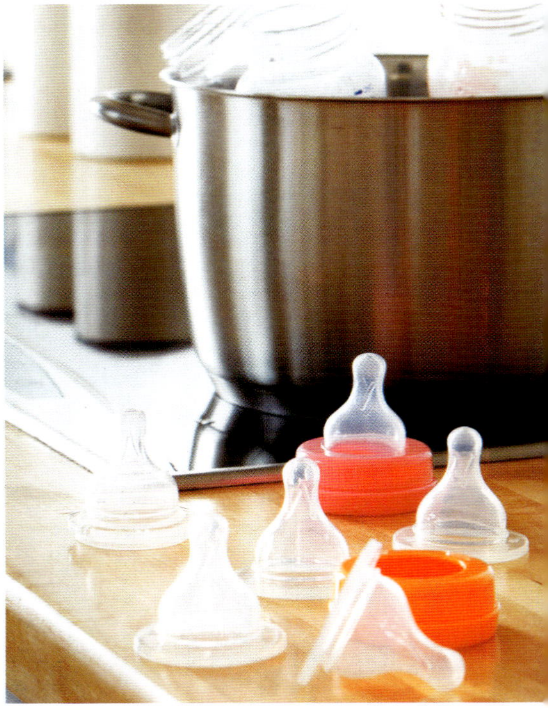

No primeiro ano, quando o sistema imunológico do bebê ainda é frágil, é essencial esterilizar as mamadeiras e os acessórios.

alimentação segura e feliz com a mamadeira

A hora da alimentação é uma oportunidade perfeita para você passar um tempo a sós com seu filho, e, por isso, estabelecer um ambiente confortável e uma rotina feliz é tão importante. O bebê consegue perceber qualquer sinal de estresse, e uma experiência de alimentação carregada de frustração – ou a alimentação forçada – pode criar associações ruins para o bebê, causando problemas na hora das refeições.

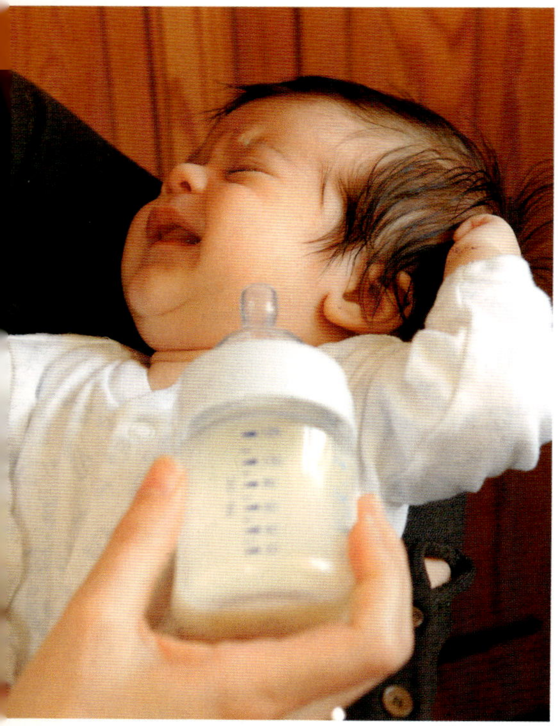

Nunca force o bebê a mamar – em vez disso, procure pensar nas possíveis razões pelas quais ele não quer mamar e tente adotar uma abordagem diferente.

meu bebê não quer mamar

Se o bebê estiver gritando, agitando-se e recusando-se a aceitar a mamadeira, em primeiro lugar procure descobrir se ele não está com algum problema. As doenças comuns que podem afetar a alimentação são as infecções virais (pp. 243, 245 e 248), infecções de ouvido e de garganta (pp. 245-246), que tornam o ato de sugar doloroso, e sapinho (p. 247). Se tiver qualquer dúvida, ou se o bebê estiver perdendo peso, entre em contato com o médico, e enquanto isso dê a ele água mineral para evitar a desidratação.

Mas, se o bebê for saudável e estiver ganhando peso, manter um registro de quanto e como você oferece o leite pode ajudá-la a detectar um padrão no comportamento dele e conseguir a resposta para os problemas em relação à alimentação. Faça a si mesma as seguintes perguntas:

- Está interpretando desconforto/cansaço e tédio de modo errado, acreditando ser fome?
- Alguma coisa o distrai na hora de mamar?
- Ele chega a sentir tanta fome que fica irritado, incapaz de mamar?
- A mamadeira foi impregnada por cheiros, como o de perfume de roupas ou de alimentos da geladeira?
- O fluxo do bico está lento demais e, assim, o deixa frustrado?
- O fluxo do bico está rápido demais e faz com que ele engasgue?
- O leite está na temperatura correta?
- Você começou a usar uma fórmula à qual o bebê não se adaptou – ou simplesmente com a qual não está acostumado?
- Se ele já come alimentos sólidos, será que ficou satisfeito antes do leite?

o bebê está cuspindo o leite!

Uma determinada quantidade de saliva e regurgitação é perfeitamente normal, e alguns bebês fazem isso mais do que outros. Além de colocar nele um babador de plástico para evitar sujeira, pouca coisa pode ser feita. A maioria dos bebês supera o refluxo com cerca de 12 meses de vida.

Se o bebê estiver regurgitando o leite e perdendo peso, com dificuldades de respirar, ou se fica arqueado durante as mamadas ou tossindo, existe a possibilidade de ele sofrer de refluxo gastroesofágico e terá de ser examinado por um médico.

higiene bucal

Mesmo que o bebê não ingira alimentos doces e mesmo que seus dentes ainda não sejam visíveis, ele pode ter cáries. Isso porque os dentes são muito sensíveis quando nascem, e pode demorar um pouco para que os vejamos. Quando o bebê adormece, a produção de saliva, que lava os dentes e ajuda a matar as bactérias, diminui drasticamente, por isso não o incentive a dormir enquanto mama. Substâncias adocicadas, como água doce e algumas fórmulas de leite em pó, podem afetar os dentes dentro da gengiva. Depois da mamada, limpe as gengivas dele com um pano limpo e úmido. Se estiver oferecendo suco diluído, que tem grandes concentrações de açúcares e ácidos naturais, faça isso em copo com bico, que permite que o líquido passe pelos dentes rapidamente.

da mamadeira à caneca

Depois dos 12 meses, os bebês não deveriam precisar usar mamadeiras, mas quanto antes você introduzir o uso da caneca, mais fácil será a transição; o perigo de deixar para mais tarde é que o bebê passará a usar o bico da mamadeira como se fosse a chupeta, para tranquilizar-se. Existem dois métodos para que ele deixe de usar a mamadeira:

Troca Diminua aos poucos a alimentação oferecida na mamadeira, substituindo-a por uma caneca, até o bebê deixar completamente a mamadeira.

Atitude fria Esta é uma batalha que exigirá força de vontade. Deixe alguns petiscos e canecas à disposição dele, mas não se surpreenda se demorar alguns dias e muito choro para seu bebê aceitá-los. Se tiver nervos de aço, essa é a opção mais rápida.

o que não se deve fazer ao alimentar com a mamadeira

De jeito nenhum:

- Force o bebê a mamar. Isso pode fazer com que ele engasgue e criará associações ruins com a alimentação. Mantenha-se calma sempre que possível. Incentive-o a se alimentar passando delicadamente o bico da mamadeira em seus lábios.
- Alimente seu filho deitado. Oferecer a mamadeira a ele enquanto estiver deitado pode causar engasgos e aspiração do leite para os pulmões. O líquido pode ir para os ouvidos, causando infecções, ou se acumular na boca.
- Acrescente sólidos. Misturar pedaços de frutas no leite, por exemplo, aumenta a chance de ele engasgar.

Usar a caneca diminui as chances de os dentes do bebê cariarem.

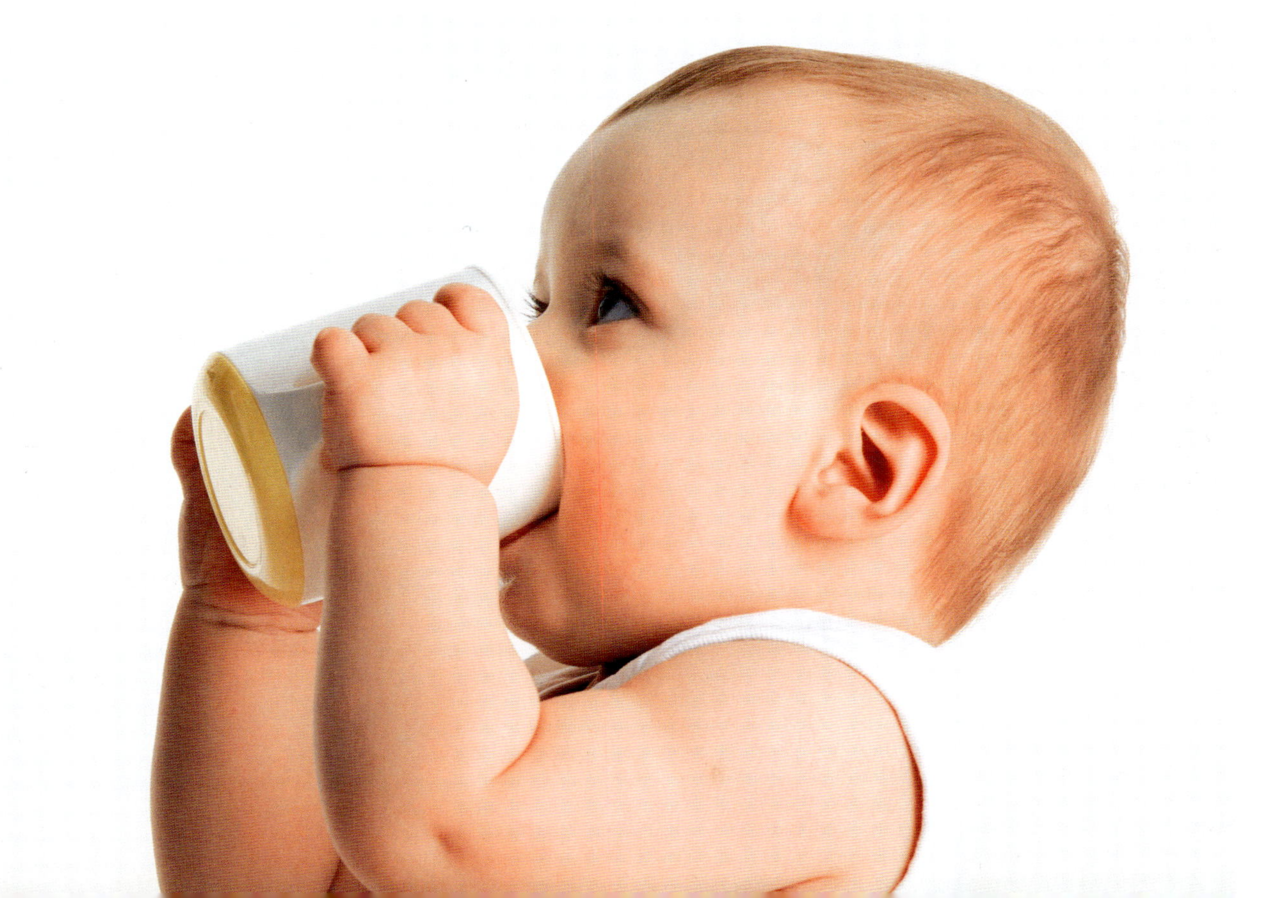

desmame
apenas para começar

Dentro de poucos meses, o leite não será o suficiente para acompanhar o desenvolvimento rápido do bebê. A época certa para desmamá-lo dependerá, em parte, do bebê – mas por mais que ele observe o seu garfo com atenção, os sólidos para crianças com menos de 4 meses não são indicados, a menos que sejam recomendados pelo pediatra. A idade indicada é de 6 meses.

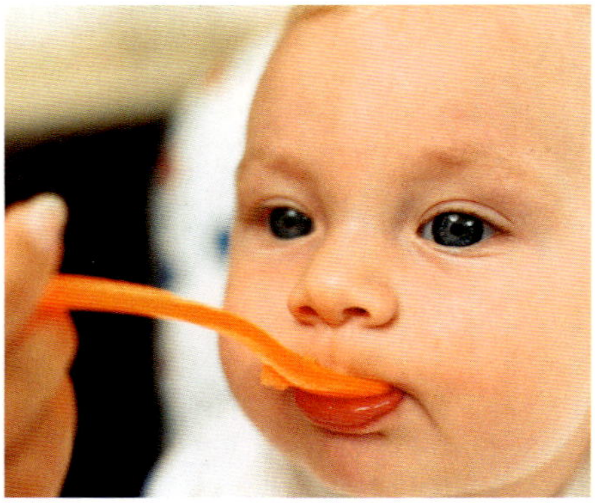

O desmame pode ser um período interessante para o bebê e para quem o alimenta – mesmo causando muita sujeira.

primeiros alimentos

A farinha de arroz para bebês é enriquecida com vitaminas e minerais. Ela é misturada com leite materno ou fórmula para mamadeira a fim de criar uma papinha rala e de sabor leve, perfeita para ser o primeiro alimento do bebê. Mas como nem todos os bebês gostam do sabor dela, as papinhas simples de frutas e de legumes são boas alternativas com as quais começar.

Os cereais em geral podem conter altos níveis de açúcar e sal que seu bebê terá dificuldade para digerir, por isso use cereais especiais para bebês ou farinha de arroz para bebês.

Se o bebê ainda não tiver 6 meses, os alimentos sólidos devem ser "aperitivos" para o que está para vir – ele pode comer apenas metade de uma colher de chá, uma vez ao dia. Não se entregue à tentação de diminuir o volume de leite oferecido para que a criança sinta mais fome. Além disso, não dê a um bebê com menos de 6 meses produtos que contenham glúten de-

Começando o desmame Um quadro apenas para exemplificar

Meal	Semana 1	Semana 2	Semana 3	Semana 4
café da manhã	leite	papinha de frutas e de farinha de arroz para bebê	variedade de papinhas de frutas com farinha de arroz para bebê	variedade de papinhas de frutas com farinha de arroz para bebê
meio da manhã	parte de leite e 1 ou 2 colheres de chá de papinha de farinha de arroz, passando aos poucos para leite com fruta ou papinha de legumes	papinha de legumes e farinha de arroz para bebê	papinha de legumes e farinha de arroz para bebê	papinha de legumes e farinha de arroz para bebê
almoço	leite	leite	leite	mistura de papinha de legumes
tarde	leite	variedade de papinhas de legumes	variedade de papinhas de legumes	variedade de papinhas de legumes
hora de dormir	leite	leite	leite	leite

vido a um aumento do risco do desenvolvimento da doença celíaca, que prejudica o intestino delgado.

Uma tendência cada vez mais comum é desmamar o bebê sem oferecer papinhas e dar a ele alimentos sólidos desde o início do desmame (p. 213).

alimentos para experimentar

Se você pretende dar papinhas para o bebê, comece com cenoura, mandioquinha, batata-doce, inhame, maçã ou pera, cozidos na água ou no vapor. Amoleça esses legumes com leite do peito ou em pó ou água mineral. Posteriormente, você pode introduzir abacate, damasco, abobrinha, brócolis ou couve-flor. Acredita-se que introduzir papinhas de frutas incentive o bebê a gostar de doces, por isso experimente alternar frutas com legumes. Evite adicionar produtos para dar sabor aos alimentos, como sal ou açúcar (ver o quadro na p. 204); para saber como cozinhar, veja a página 214.

aprendendo a desmamar

O desmame é um período alegre tanto para a mãe quanto para o bebê, por isso relaxe, sinta-se alegre e arme-se com babadores! Sente o bebê em um cadeirão, cadeirinha de carro, sofá ou em seu colo.

Hora Escolha um momento em que o bebê esteja alerta: pode ser no meio da manhã ou na hora do almoço. Interrompa a refeição de leite e ofereça uma colherada ou duas de sólidos antes de completar a refeição com o leite restante.

Técnica Coloque apenas a ponta da colher dentro da boca do bebê e levante a colher ao retirá-la para que o alimento fique atrás da gengiva superior dele. Não se surpreenda se ele usar a língua para jogar a comida para fora – apenas tente de novo. Se ele ficar agitado, não force e tente de novo no dia seguinte. Pode ser que ele demore alguns dias para se acostumar com a nova experiência.

Já é o suficiente? O estômago do bebê é muito pequeno e ele não aceitará mais do que duas colheradas, provavelmente menos. Se ele fechar a boca ou virar a cabeça, significa que ele está satisfeito.

Progredindo Depois de duas semanas de desmame, acrescente uma refeição no meio da tarde. A partir de então, você pode começar a aumentar a quantidade de alimentos, passando a três refeições ao dia ao longo das semanas seguintes. A partir dos 6 meses, a quantidade de comida que o bebê vai querer pode aumentar com rapidez e isso é normal.

planeje com antecedência

É fácil fazer papinhas extras para congelar. Compre algumas fôrmas para gelo com tampas, preencha com a papinha e retire um cubo quando precisar. Siga a rotina abaixo para garantir que as papinhas estejam em condições perfeitas quando for alimentar o bebê:

- Esterilize as bandejas de gelo (ou potinhos).
- Espere a papinha recém-preparada esfriar, parcialmente tampada.
- Vede e etiquete com o sabor da papinha e a data e congele.
- Use dentro de seis semanas.

é hora para os sólidos?

O bebê pode estar pronto se ele:

- Tiver 6 meses de vida. Alguns podem ficar prontos antes disso, mas nunca antes dos 4 meses. Converse com seu médico para mais conselhos.
- Já mantiver a cabeça erguida.
- Já se sentar com apoio.
- Demonstrar que ainda não está satisfeito depois de tomar o leite.
- Tentar colocar coisas na boca.
- Observar você comer.
- Iniciar movimentos de mastigação.

você vai precisar de

- Babadores
- Colher para bebê
- Pequenos potes para alimentação

P Por que não posso alimentar o bebê com sólidos antes de ele completar 4 meses?

R O sistema digestório do bebê é imaturo demais para o desmame antes de ele completar 17 semanas de vida. O desmame prematuro, acredita-se, aumenta as chances de o bebê ter alergias a alimentos, e os bebês pequenos não sabem demonstrar quando estão satisfeitos, o que pode levá-los a comer demais. Além disso, a capacidade de engolir de um bebê pode não estar totalmente desenvolvida antes dos 4 meses, por isso a alimentação com sólidos pode fazê-lo engasgar. O desmame precoce também pode aumentar o risco dele sofrer de obesidade mais tarde.

a dieta do bebê

Os seis meses de vida marcam uma divisão na vida de seu filho. Antes dependente de leite, ele agora conta com uma dieta mais variada para obter os nutrientes de que precisa para um crescimento e desenvolvimento saudáveis. É importante saber o que deve e o que não deve incluir na dieta dele. Se o bebê aceitar bem os sólidos, não vai demorar muito para que ele esteja pronto para experimentar alguma coisa mais interessante.

alimentos a serem evitados antes dos 12 meses de vida

- Sal
- Açúcar
- Mel
- Castanhas
- Queijos não pasteurizados
- Carnes e peixes defumados e salgados
- Requeijão
- Miúdos de animais (pode-se oferecer fígado uma vez por semana)
- Temperos fortes
- Bebidas com gás
- Cafeína
- Ovos crus ou moles

componentes de uma dieta saudável

Ferro Aos 6 meses, a quantidade natural de ferro no corpo do bebê estará defasada, por isso é importante oferecer alimentos ricos em ferro. A forma de ferro mais fácil de ser absorvida é a da carne. Entre outras fontes de ferro estão damascos, feijões e lentilhas, vegetais folhosos e verdes e cereais enriquecidos. A vitamina C ajuda na absorção de ferro, por isso ofereça um pedaço de fruta ou um pouco de suco diluído nas refeições. Entretanto, alguns legumes, como brócolis e couve-flor, têm bastante vitamina C e podem ser oferecidos sem a necessidade de acrescentar a eles frutas ou sucos. Isso vai ajudar o bebê a aprender a beber água. Evite oferecer em excesso alimentos ricos em fibras, como cereais integrais, feijões e lentilhas, pois isso pode inibir a absorção de ferro e deixar a alimentação pesada.

Cálcio Ele é muito importante para os ossos e para os dentes; entre as boas fontes de cálcio estão produtos derivados do leite, como queijo e iogurte. Para bebês com intolerância à lactose, vegetais verdes, pães integrais, lentilhas, amêndoas, pasta de gergelim e tofu também contêm cálcio – peça orientação de seu médico antes de servir esses alimentos ao bebê.

Proteína O rápido crescimento do bebê significa que ele precisa de muita proteína. Inclua diversas fontes de proteína na dieta dele para ga-

Cuide para que a dieta do bebê seja rica em frutas e legumes frescos.

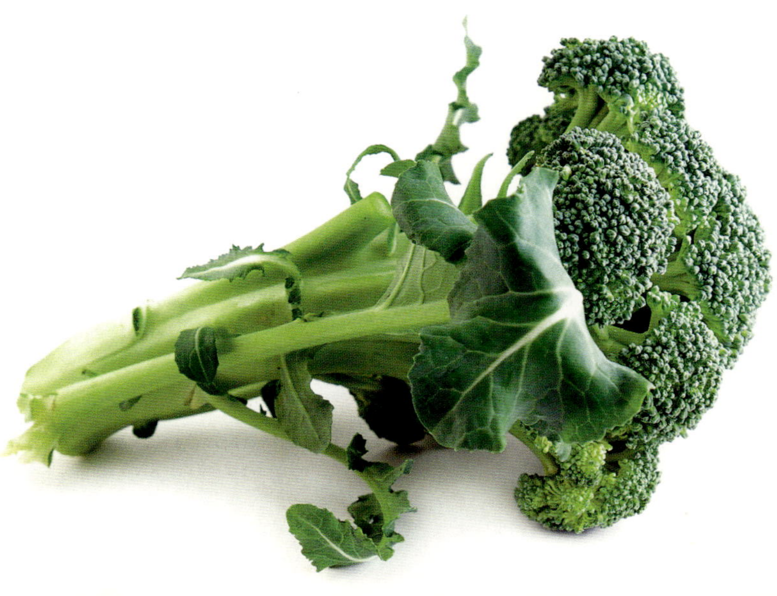

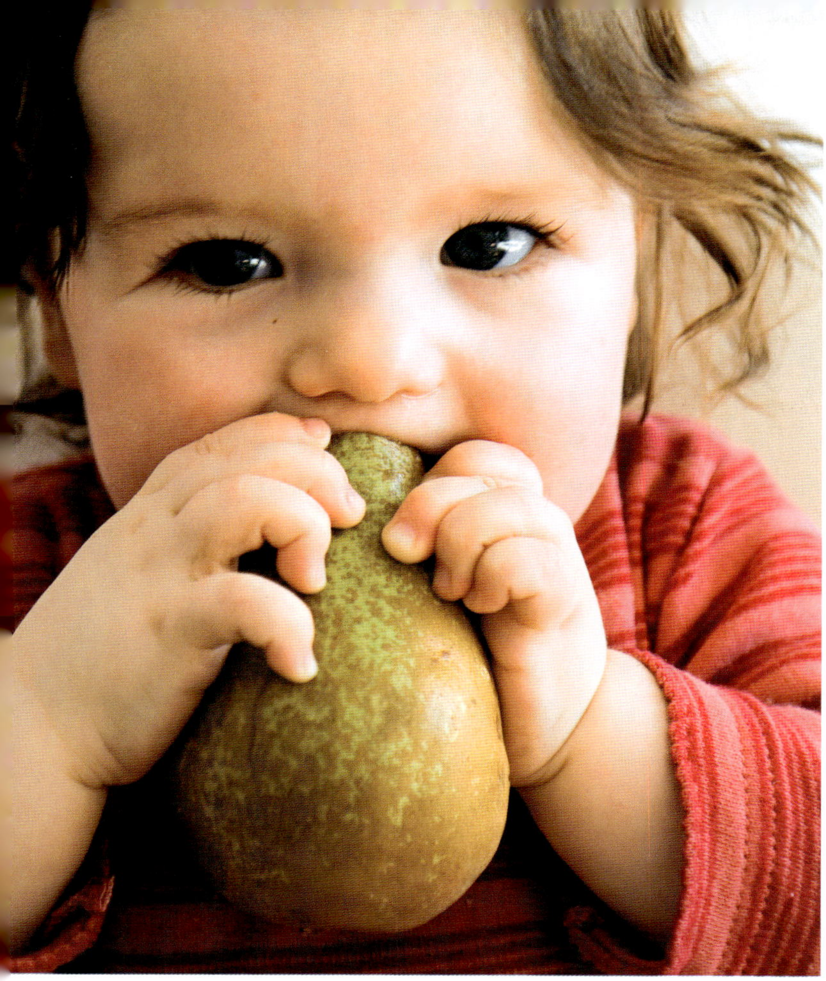

à esquerda A fruta é naturalmente doce e deliciosa, e é repleta de vitaminas e minerais.

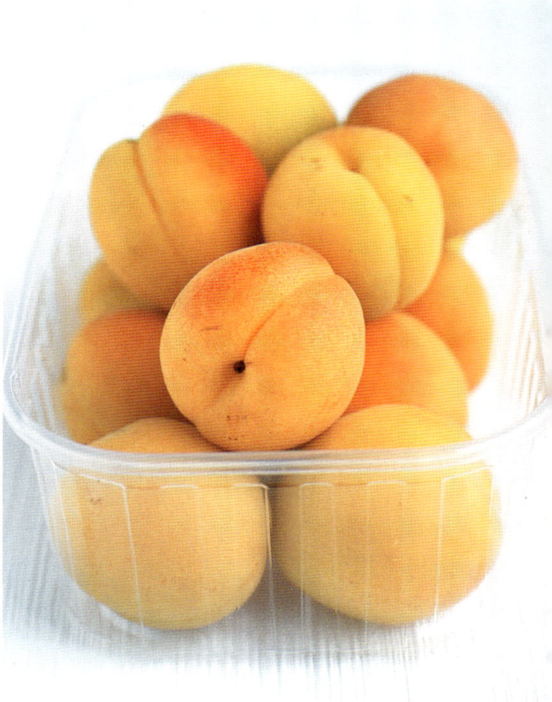

abaixo Os damascos são conhecidos por serem boas fontes de ferro.

rantir que ele receba uma boa proporção de aminoácidos, os "tijolos" de proteínas: ovos bem cozidos, carne, aves, peixe, tofu e produtos derivados do leite são boas fontes, assim como feijão, lentilha e ervilhas.

suplementos

Bebês saudáveis com menos de 6 meses devem receber tudo de que precisam do leite. Depois dos 6 meses, é aconselhável que o bebê que tenha o leite como seu principal alimento tome suplementos de vitaminas A e D, assim como o bebê que é alimentado com mamadeira e toma menos de 600 ml por dia. Os bebês prematuros, aqueles com peso baixo ao nascer ou os bebês cujas mães têm diabetes podem precisar de suplementos de ferro. Você deve discutir isso com seu médico. Os bebês vegetarianos também precisam de suplementos (ver abaixo).

o bebê vegetariano

Se você cria seu filho com uma dieta vegetariana, precisa estar atenta para oferecer a ele todos os nutrientes de que ele precisa. Depois dos 6 meses, é importante que ele esteja ingerindo bastante ferro, cálcio, ácidos graxos essenciais, minerais e proteínas. Esses nutrientes costumam ser encontrados em cereais, feijões, lentilha, castanhas e sementes, produtos derivados do leite ou da soja, como tofu (para ler sobre alimentos que causam alergias, consultar a página 206), ovos cozidos e frutas e legumes. Existem poucas fontes de vegetais com ômega-3. Consulte seu pediatra e informe de sua opção pela alimentação vegetariana para poder ser bem orientada.

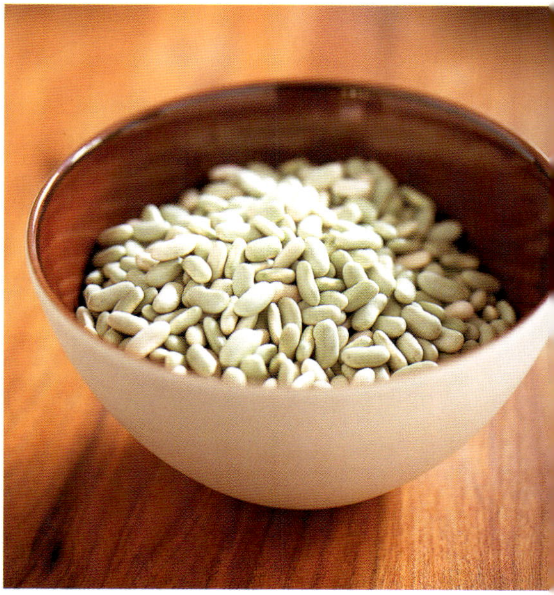

Os feijões e lentilhas desempenham um papel importante na dieta do bebê vegetariano.

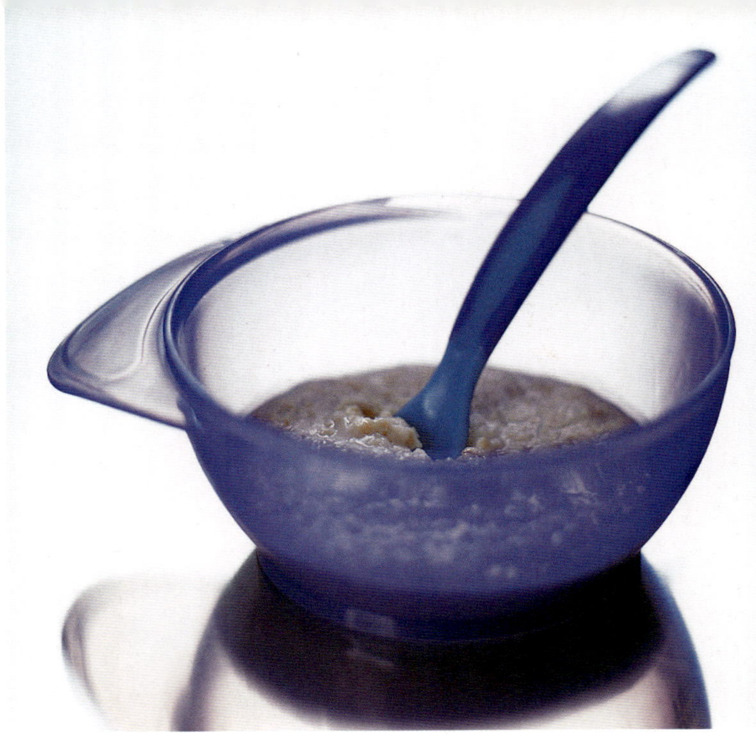

O mingau é uma boa opção para bebês com mais de 6 meses.

P O que posso dar para beber, além de leite, à minha filha de 6 meses?

R Com menos de 6 meses, a única bebida que você deve oferecer é água fervida e esfriada. Evite água mineral, pois pode conter altos níveis de minerais e sódio. Depois de 6 meses, ele pode tomar sucos de frutas naturais, diluídos para reduzir a acidez e a concentração de açúcar natural, que podem estragar o esmalte dos dentes. Uma parte de suco para dez partes de água é o ideal. Evite sucos industrializados com açúcar, pois estragam os dentes do bebê e têm pouco ou nenhum valor nutricional.

alérgenos a evitar

Se você tem histórico familiar de eczema, asma ou alergias, prefira não servir a seu filho determinados alimentos, pelo menos até ele completar 8 meses de vida:

- Produtos derivados do leite de vaca.
- Peixes e frutos do mar.
- Soja.
- Tomate.
- Frutas e sucos cítricos.
- Ovos.
- Amendoim, sementes de gergelim e kiwi (evite até os 3 anos).
- Produtos que contenham glúten (pães, farinha, massa, alguns cereais matinais e biscoitos).
- Leite enriquecido.
- Aditivos.

Para ter certeza de que o bebê está recebendo quantidades suficientes de proteína e ferro, inclua duas porções de grãos (lentilhas, feijão, grão-de-bico) ou tofu por dia. As castanhas e os produtos derivados também são boas fontes de proteína, a menos que haja reações adversas ou histórico familiar de alergias. As proteínas vegetais texturizadas podem ser de difícil digestão para bebês e você precisa conferir com cuidado a adição de sal.

alergias e intolerâncias

Alguns alimentos estão relacionados a alergias e a intolerâncias e é melhor que sejam evitados se você tiver histórico familiar.

O que é alergia a alimentos? Isso ocorre quando o sistema imunológico do corpo reage a um alimento normalmente inofensivo recebendo-o como prejudicial e desenvolvendo anticorpos. Isso pode não causar nenhum sintoma, mas em algum momento no futuro, quando o alimento for ingerido de novo, os anticorpos estarão prontos para agir. Isso faz com que as células liberem componentes químicos, como a histamina, o que, por sua vez, causa sintomas físicos.

O que é intolerância alimentar? É uma reação do organismo, que ocorre quando um alimento irrita o sistema digestório ou quando as enzimas digestivas necessárias não estão presentes na digestão.

Reconheça uma reação As reações alérgicas variam, indo desde diarreia a vômitos, brotoejas e vermelhidão. Apesar de ser rara em bebês, em casos extremos uma reação pode causar choque anafilático (ver p. 255), uma reação potencialmente fatal, na qual a boca, a língua e as vias respiratórias incham e a pressão arterial cai. As reações de intolerância geralmente criam problemas gástricos, como gases e diarreia.

Previna as reações Quanto mais tempo o bebê for amamentado e quanto mais velho ele for quando começar a ingerir alimentos sólidos – seis meses – maior é a probabilidade de que seu sistema digestório consiga processar as proteínas normalmente. No entanto, os passos de rotina para evitar problemas devem sempre ser os mesmos:

1. Introduza novos alimentos aos poucos, com um espaço de 3 a 4 dias entre cada alimento novo, e fique atenta a reações adversas.
2. Se perceber que seu filho respira com dificuldade, tosse, sofre qualquer desconforto ou vermelhidão, pare de oferecer o alimento e observe se os sintomas desaparecem.
3. Se os sintomas forem graves, procure ajuda médica imediatamente.
4. Se não souber se é uma doença ou alergia, converse com seu médico para obter orientação.

progredindo

Textura Procure não servir apenas alimentos pastosos só porque está dando certo. Quando o bebê estiver acostumado a sentir os alimentos "sólidos" na boca, você pode começar a introduzir papas com pedacinhos. Aos poucos altere a textura dos alimentos, passando de papa a pedacinhos aproximadamente aos 7 meses e para uma mistura mais firme aos 9 meses. Isso é essencial para o desenvolvimento da fala. Além disso, se ele não comer pedacinhos de comida nesse estágio da vida, pode ser que os recuse mais tarde.

Alimentar-se sozinho Da mesma maneira, isso deve ser incentivado, e, apesar da sujeira, vale a pena. Pense na prática como um objetivo: não vai demorar muito para o bebê acertar a boca. Experimente entregar-lhe uma tigela com comida e uma colher e pegue um conjunto igual para você. Sempre que ele errar o caminho para a boca, você pode preencher o vazio com uma colherada da sua comida. Os bebês adoram imitar, por isso tente comer com ele, e com movimentos lentos brinque de seguir o líder.

adicione um pouco de tempero

Incentivar o bebê a se aventurar com os sabores agora pode ajudar a evitar recusas à mesa posteriormente. Mas não tente nada muito drástico:

- Canela é ótima com frutas aquecidas, especialmente banana. Porém, pode causar reação alérgica, por isso tenha cuidado (leia o texto à esquerda).
- O coentro dá sabor e fica delicioso com papinha de abacate.
- O gengibre dá um sabor picante e ajuda a combater gases. Experimente servi-lo com cenouras cozidas e frutas assadas.
- O alecrim é saboroso e incentiva o relaxamento. Misture com purê de batata.

Quando uma criança se alimenta sozinha, ela faz sujeira – mas, com a atitude certa, pode ser uma boa diversão!

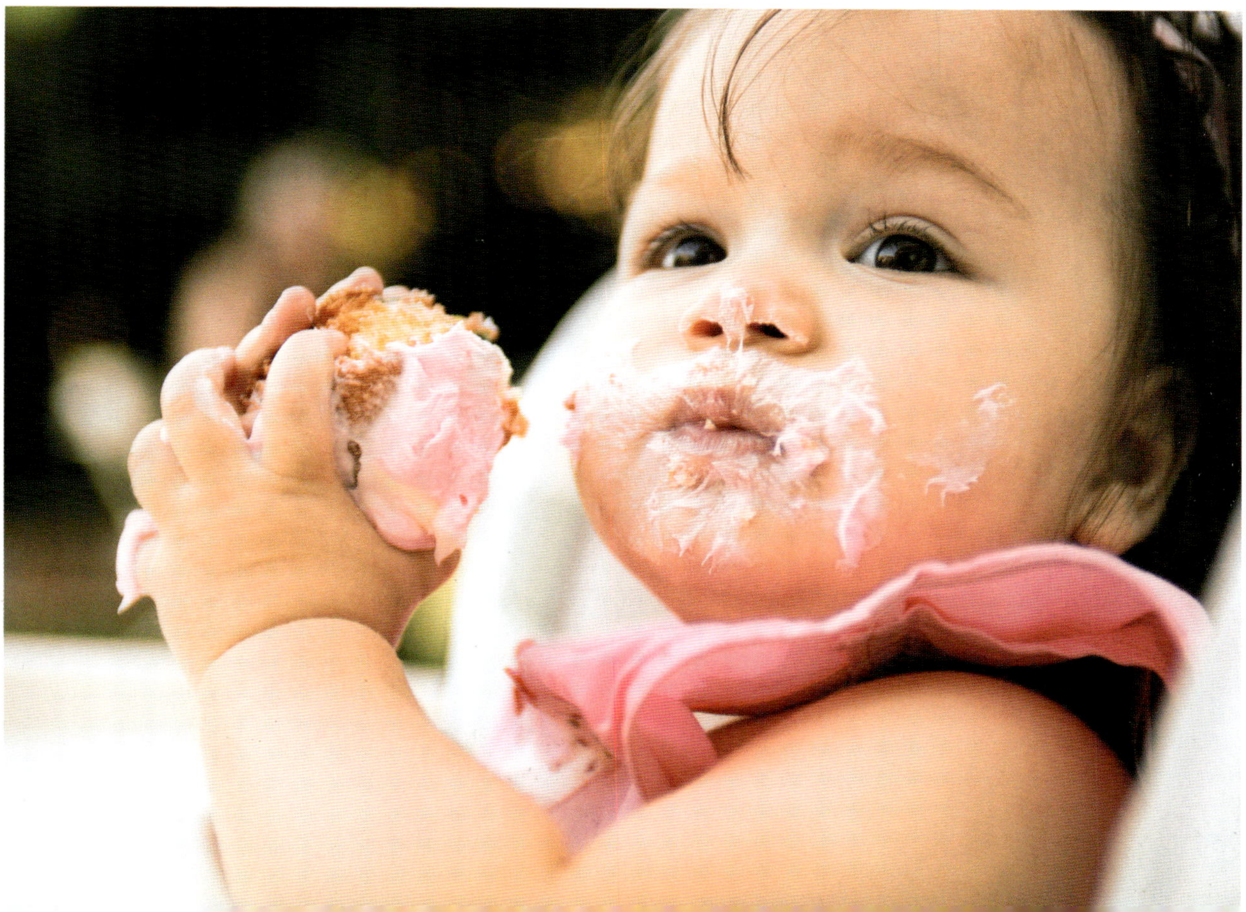

o preparo da refeição

Se você começou o desmame cedo, já deve estar pronta para servir duas refeições por dia quando o bebê tiver 6 meses e três, a partir dos 7 meses. Se começar aos 6 meses, passe logo pelo estágio da papinha, pois o bebê já estará mais preparado para comer alimentos sólidos. Ele estará pronto para comer três refeições por dia entre os 7 e 8 meses de idade.

engasgo grave

Sempre observe o bebê quando ele estiver comendo. Se ele se engasgar e não conseguir respirar, tossir ou chorar, aja com rapidez:

- Deite-o de bruços em seu antebraço, com a cabeça baixa, e dê cinco tapas nas costas dele, entre os ombros, com a palma da mão. Verifique a boca dele rapidamente depois de cada golpe e remova qualquer obstrução.
- Se os tapas nas costas não desobstruíram a garganta, vire o bebê de frente e dê cinco leves empurrões em seu peito, com dois dedos no meio do peito, empurrando para dentro e para cima. Verifique a boca da criança depois de cada empurrão.
- Se a obstrução não ceder depois de três ciclos de tapas nas costas e empurrões no peito, telefone para a emergência. Continue aplicando essas medidas até o socorro chegar e faça ressuscitação, se preciso. Procure orientação médica se o bebê tiver recebido pressões no peito.

adapte os alimentos da família

Quando o bebê estiver experimentando novos sabores e texturas similares aos seus, geralmente entre os 9 e 12 meses, não existe motivo para ele não compartilhar da comida da família – a menos, é claro, que você tenha comprado comida fora, que é repleta de gorduras, sal e açúcar. Talvez você tenha de adaptar suas refeições para evitar sobrecarregar o organismo do seu filho com aditivos e temperos fortes, por isso lembre-se de ler o rótulo de qualquer produto que usar. Muitos molhos, sopas e cereais comprados prontos são ricos em sal e açúcar – evite-os. Coloque o tempero na mesa, não na comida. Se a refeição da família tiver carboidratos, proteínas, boas gorduras e vitaminas, deve satisfazer as necessidades do seu filho. Se você precisar adaptar sua refeição para suprir as necessidades alimentícias do bebê, tudo bem, também.

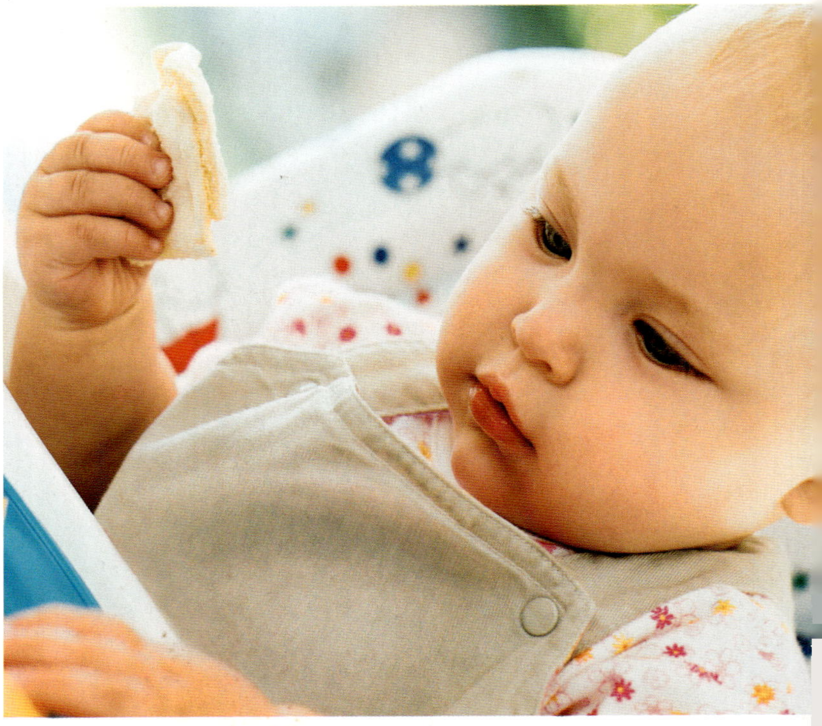

Oferecer alimentos que o bebê possa segurar é uma chance de lhe dar controle.

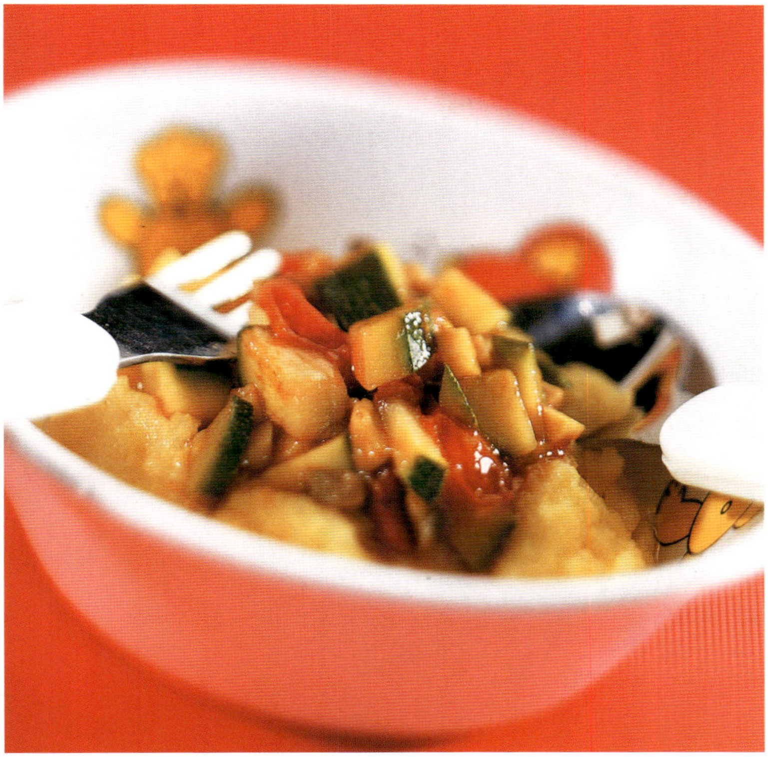

Sempre verifique a temperatura dos alimentos quentes, principalmente se forem aquecidos no micro-ondas.

para comer com a mão

Entre 7 e 8 meses, o bebê vai gostar de segurar os alimentos com as mãos. Pode ser que ele tenha dificuldade em lidar com a colher, mas já deve ter controle dos dedos. Deixar que se alimente sozinho fará com que ele estabeleça uma relação mais saudável com a comida. Não ofereça nada que se despedace facilmente, pois as migalhas podem ser inaladas. Experimente:

- Torrada, pita ou naan.
- Cubos de queijo, maçã ou pera.
- Macarrão de diferentes formatos cozido.
- Bananas.
- Tiras de cenoura cozida.

Sugestões de refeições

- Assados
- Risotos e cozidos
- Sopa de lentilha
- Tortas
- Macarrão com queijo
- Espaguete à bolonhesa

como cozinhar...

Molho de tomate Aqueça azeite de oliva e tomates enlatados com um pouco de vinagre balsâmico para deixá-lo mais suave.

Molho de queijo Aqueça o leite com queijo cheddar ralado e um pouco de amido de milho para engrossar.

Molho de carne Aqueça o caldo (de galinha, legumes, ou ambos, veja abaixo) com purê de tomate, adicionando amido de milho para engrossar.

caldo

Os cubos de caldo podem conter muito sal, mas você pode fazer o próprio caldo. É fácil e uma ótima base para molhos, cozidos, risotos e purês. O caldo feito em casa pode ser mantido por 3 dias na geladeira ou por 3 meses no congelador (use o método das bandejas de gelo, ver p. 203).

- Cozinhe a carcaça do frango numa panela funda, coberta com água.
- Depois de uma hora, adicione cebola cortada, aipo, cenouras e ervas.
- Depois de uma hora, retire os ossos do frango e coe o líquido.
- Deixe o líquido esfriar e retire a gordura.

P Meu bebê está sempre com fome. O que posso dar a ele para mantê-lo satisfeito entre as refeições?

R Enquanto os adultos procuram evitar comer entre as refeições, os bebês precisam comer pouco e com frequência, e os petiscos saudáveis devem fazer parte da dieta do bebê, principalmente quando ele começa a andar e a gastar mais energia. Experimente:

- Legumes com molho de cream cheese feito em casa ou húmus.
- Pedaços de fruta e iogurte.
- Maçã e damasco secos.
- Pão com pasta de legumes ou geleia.
- Sanduíches de cream cheese.

6–9 meses

Lembre-se de que as papinhas devem começar a ter pedacinhos aos 9 meses. Sempre que introduzir um novo alimento, lembre-se de que o bebê pode sofrer uma reação alérgica, por isso introduza-o aos poucos, misturando-o somente com alimentos que você sabe que ele come sem ter qualquer problema.

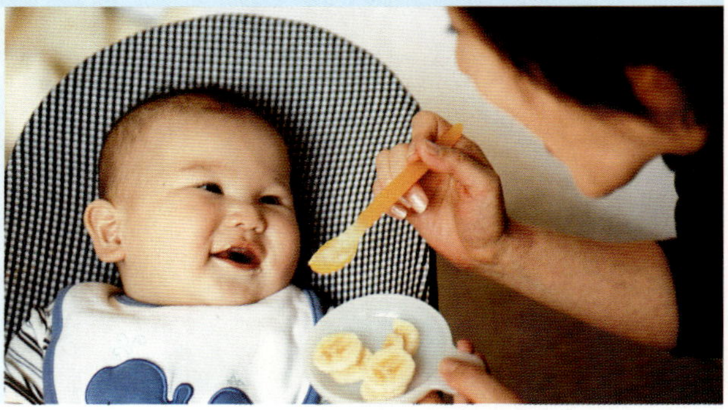

Novos alimentos
- Leite de vaca, queijos, cream cheese, iogurte, ovos (cozidos)
- Pão, mingau, biscoitos (se não houver histórico de reação a alimentos com glúten)
- Ervilhas, lentilhas, feijões, tofu
- Carne de boi, de porco e de cordeiro
- Linguado, pescada, truta (em filé, sem espinhos)

Ofereça diariamente
- 2–3 porções de carboidratos
- 2 porções de frutas e legumes
- 1 porção de proteína

Ordem para servir

Ao Acordar	Leite do peito ou na mamadeira (200 ml)
Café da manhã	Cereal com leite de vaca e banana amassada ou papinha de frutas
Meio da manhã	Alguma fruta
Almoço	Lentilha com cenoura e abobrinha, mais iogurte ou macarrão com queijo e couve-flor, mais papinha de maçã e pera ou peru com legumes e arroz, mais papinha de maçã
Meio da tarde	Leite do peito ou na mamadeira (200 ml) e torradas
Jantar	Purê de legumes com queijo (nabo, cenoura, brócolis) ou frango e papinha de pêssego ou linguado com molho e batata, além de salada de fruta
Antes de dormir	Leite do peito ou na mamadeira (200 ml)

9–12 meses

À medida que o bebê se torna mais ativo, ele vai precisar de alimentos mais sólidos para satisfazer sua fome e preencher suas necessidades de nutrição. Chegou a hora de introduzir ainda mais alimentos novos, com sabores mais fortes e texturas diferentes.

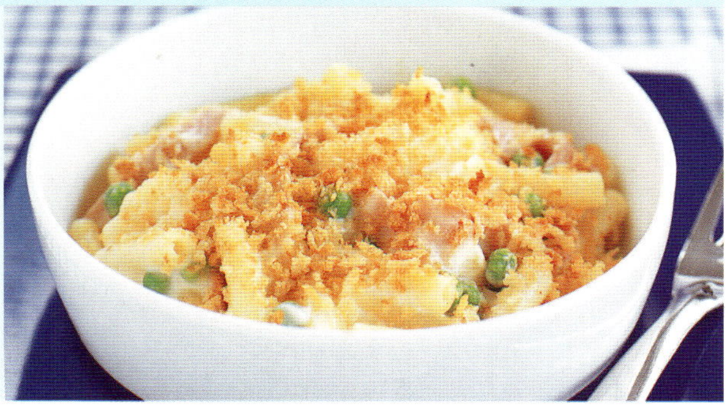

Novos alimentos

- Castanhas moídas, sementes moídas (se não houver reação adversa nem histórico de alergias)
- Tomate em lata, sardinha em lata, peixe conservado em óleo
- Ovos (bem cozidos)
- Presunto (com pouco sal)

Continue usando os ingredientes e receitas da época do desmame, mas inove em combinações e texturas. É um bom momento para adaptar refeições familiares nutritivas (ver abaixo).

Ofereça diariamente

- 2-3 porções de carboidratos
- 2 porções de frutas e legumes
- 1 porção de proteína

Café da manhã	Cereal com leite de vaca e banana amassada ou papinha de frutas
Meio da manhã	Leite do peito ou na mamadeira (200 ml) e alguma fruta
Almoço	Pedacinhos de frango amassados com pimentão vermelho, abobrinha e cenouras, além de frutas *ou* Macarrão com queijo, mais papinha de maçã ou pera *ou* *Ratatouille* coberta com queijo ralado, mais pudim
Meio da tarde	Leite do peito *ou* na mamadeira (200 ml) e um petisco, se o bebê quiser
Jantar	Purê de legumes (nabo, cenoura, brócolis) com arroz, mais salada de fruta *ou* Frango e papinha de pêssego, mais iogurte *ou* Bacalhau ao creme e batata, mais salada de frutas
Antes de dormir	Leite do peito ou na mamadeira (200 ml)

bebês que não comem de tudo

A maioria das crianças passa por um estágio em que não come de tudo. Os bebês logo aprendem que a comida jogada no chão provoca uma reação, mas a recusa a comer nem sempre é um esforço para conseguir independência nem algo planejado para chamar a atenção – o nascimento dos dentes ou alguma doença podem afetar o apetite. Lide com as mudanças de humor de seu filho com cuidado, pois a abordagem afetará refeições futuras.

P Minha filhinha costuma gostar da sua comida, mas quando se trata de legumes, surge o problema. Vocês têm alguma sugestão?

R Algumas crianças, até mesmo bebês, não gostam do gosto de legumes. Experimente disfarçar os sabores adicionando papinhas de frutas ou cozinhando os legumes com caldo de frango caseiro. Dilua o sabor dos legumes em um molho para massa ou peixe. Procure não cozinhar demais os legumes, pois eles perdem a cor vibrante e ficam sem gosto. Ofereça pedaços de legumes que sua filha possa pegar com os dedos no início da refeição. Haverá uma probabilidade maior de que sua filha coma os legumes se ela estiver com fome.

comam juntos

Nas famílias com muitos afazeres, a hora da refeição do bebê pode se tornar mais uma tarefa, em meio a tentativas para resolver outras questões. No entanto, os bebês percebem o que ocorre em seu ambiente, por isso, se todos se sentarem juntos para comer, como uma família, a percepção de hora da refeição será reforçada. Novos alimentos serão mais bem aceitos se a criança vir os pais comendo-os. Comerem juntos em todas as refeições é um grande desafio, já que as rotinas dos membros da família costumam ser corridas e dependem de compromissos externos. Mas fazer qualquer outra coisa na cozinha, deixando o bebê de lado, pode fazer com que ele tente chamar sua atenção. E ficar sem comer provavelmente é uma das táticas mais populares. Por isso, mesmo que você não possa comer com ele, sente-se e beba alguma coisa. Passe algum tempo falando sobre a comida do bebê, elogiando-o quando ele mastigar e sorrindo o tempo todo. Faça carinhas, formas e desenhos com os alimentos. Se não puder ser uma refeição em família, ainda pode ser uma ocasião para a socialização.

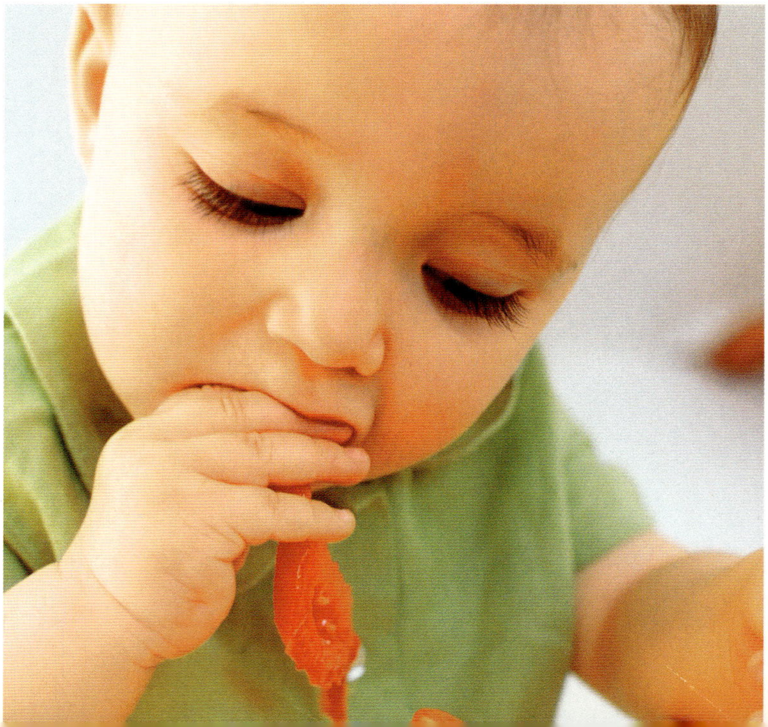

É normal que o bebê rejeite um alimento que tenha uma textura ou gosto pouco familiares.

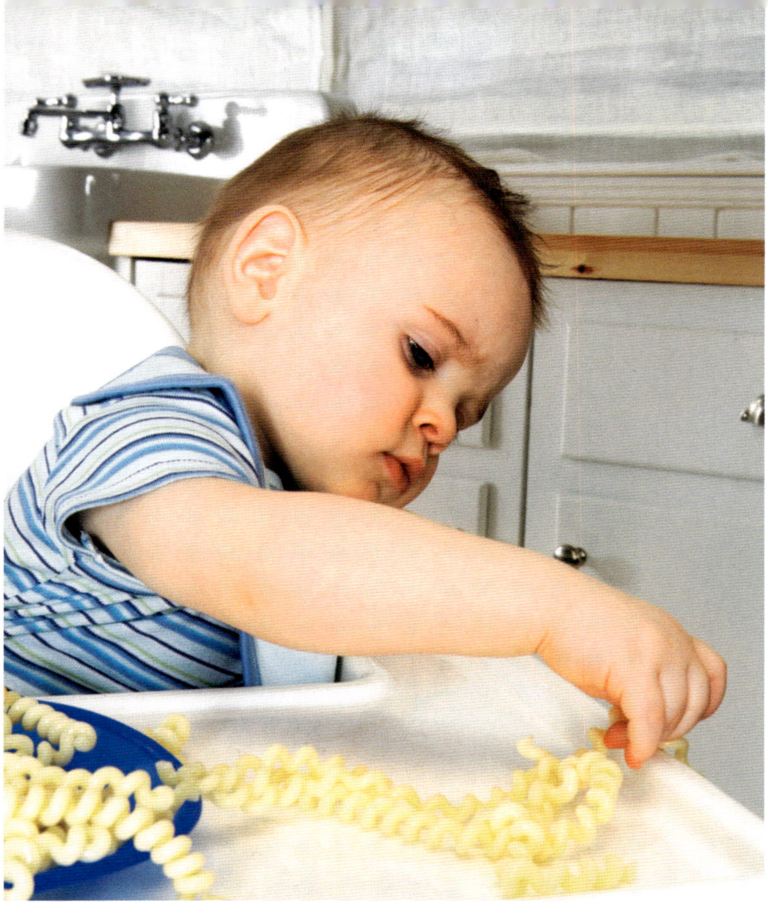

Alguns alimentos têm valor nutricional e servem como diversão.

desmame realizado pelo próprio bebê

Dizem que não se deve dar papinhas aos bebês, pois eles devem decidir se querem o alimento inteiro ou amassado. Se quiser testar isso, espere até que o bebê tenha 6 meses, consiga mastigar e pegar a comida. A teoria defende que, permitindo que o bebê siga o próprio ritmo – e o próprio gosto –, ele desenvolverá uma relação saudável com a comida. Se você tentar isso, lembre-se de seguir as orientações a respeito dos alimentos inadequados para bebês com menos de 12 meses (ver p. 204). Ofereça alimentos que ele possa pegar com os dedos, como brócolis, pedaços de peixe e de batata.

bebês que não comem de tudo

Mantenha a calma. Levantar-se ou gritar vai piorar a situação.

- Não fique oferecendo o mesmo alimento recusado na mesma refeição.
- Não prepare diversas refeições, em desespero.
- Veja se os dentes de seu filho não estão nascendo, pois isso faz com que o ato de comer se torne doloroso. Ofereça algo mais macio, como papinha, banana ou iogurte. Volte a oferecer algo mais duro em outro dia.
- Retire as distrações, como brinquedos, livros e a televisão.
- Mantenha um diário alimentar: ele pode ajudar a revelar alguns padrões.
- Se estiver preocupada com os hábitos alimentares do seu filho, ou se ele começar a perder peso, procure conselhos com um médico.
- Os bebês costumam recusar grandes porções, principalmente se não costumam comer tudo. Ofereça porções menores e, se ele comer tudo, coloque mais comida no prato.

mais dicas

- Sirva alimentos recusados de modo diferente da próxima vez. Não misture tudo – faça carinhas com a comida no prato, varie a textura e faça desenhos com o garfo.
- Nunca reclame do bebê quando ele não quiser comer. Ele logo vai perceber que assim se torna o centro das atenções. Em vez disso, quando ele comer bem, dê a ele muita atenção e faça elogios.
- Tente, tente e tente. Pode ser que ele não goste de queijo agora, mas o gosto pela comida muda de uma semana para outra. Continue oferecendo diversos alimentos frescos e nutritivos em intervalos regulares.
- Antes que a situação se torne um desastre no prato, deixe o bebê vencer. Até mesmo bebês pequenos sabem ser teimosos e você deve manter a situação sob controle. Diga: "Certo, hoje você não quer. Quem sabe, amanhã?".
- Promova a hora da refeição como um acontecimento divertido – uma extensão das brincadeiras.
- Dê a seu filho uma colher assim que ele for capaz de segurar uma.
- Deixe que ele finja alimentar você, se achar divertido.
- Não apresse as refeições – elas não são uma tarefa.
- Deixe que ele brinque com a comida.

cozinhar e guardar alimentos

Parece muito bom e gratificante preparar os alimentos em casa, mas, para garantir que realmente seja, você precisa manter a higiene, usar métodos saudáveis para cozinhar e estar preparada para o plano B. Afinal, quando a geladeira estiver vazia e você quiser comprar comida pronta, o bebê não vai poder comer dessa comida. Congelar porções de comida do bebê pode ajudar muito no caso de falta de tempo.

segurança em primeiro lugar

As etiquetas que trazem as palavras **Consumir até** *ou* **Válido até** indicam que, depois da data estipulada, o alimento não deve ser ingerido. É sempre bom tomar cuidado e não consumir alimentos com a data vencida.

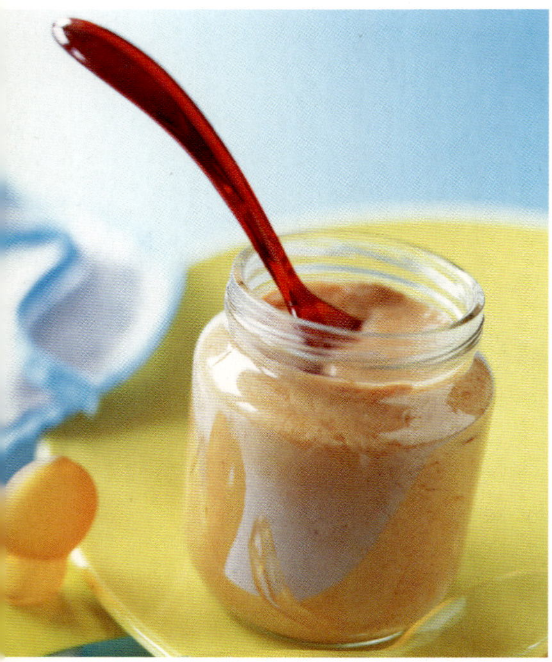

O purê é uma ótima forma de fazer o bebê comer alimentos ricos em nutrientes.

métodos de preparo de alimentos

Vapor A melhor maneira de cozinhar legumes e frutas é no vapor, pois esse método não exige o uso de gorduras extras e mantém os nutrientes – principalmente as vitaminas B e C. Também preserva flavonoides que combatem doenças. Se você não tiver uma panela própria para cozinhar alimentos a vapor, pode improvisar colocando os alimentos em uma tigela com uma pequena quantidade de água e cobrindo-a com um filme de PVC, que deve então ser furado. Cozinhe no micro-ondas até os alimentos estarem macios e cozidos – tome cuidado ao retirar o filme de PVC, pois o vapor estará muito quente. Ou ponha um pouco de água em uma panela e espere ferver. Em seguida, coloque um escorredor de massa dentro da panela com os alimentos dentro dele e tampe. Ferva até os alimentos estarem macios e cozidos.

Ferver Os legumes e as frutas soltam seus nutrientes na água. Use a água da cocção para fazer molhos e garantir o retorno de boa parte dos nutrientes aos alimentos.

Assar É uma ótima maneira de preparar alimentos suculentos, como carnes e combinações de ingredientes com molhos. Asse as frutas com a casca em um pouco de água, depois espere que elas esfriem, para acrescentá-las em sobremesas.

Forno de micro-ondas O micro-ondas nem sempre aquece de modo uniforme, por isso verifique se o alimento aqueceu por completo. Mexa para misturar as partes mais frias com as mais quentes e experimente antes de servir.

Comida morna é ótima para as bactérias, que adoram ambientes aconchegantes. Se quiser dar comida morna a seu filho, antes esquente-a bem e, depois, espere esfriar.

O purê é uma ótima opção para misturar alimentos macios ou moles. Ao fazer purê com carne, cozinhe a carne antes e a separe em pequenos pedaços.

Independentemente do método usado, sempre verifique se a carne está bem cozida – ao ser furada, o líquido da carne deve escorrer transparente e a peça não deve ter partes "rosadas". Não deixe a comida queimar, pois as partes escuras têm compostos químicos que podem ser carcinogênicos. Lave bem legumes e frutas, principalmente se for servi-los crus.

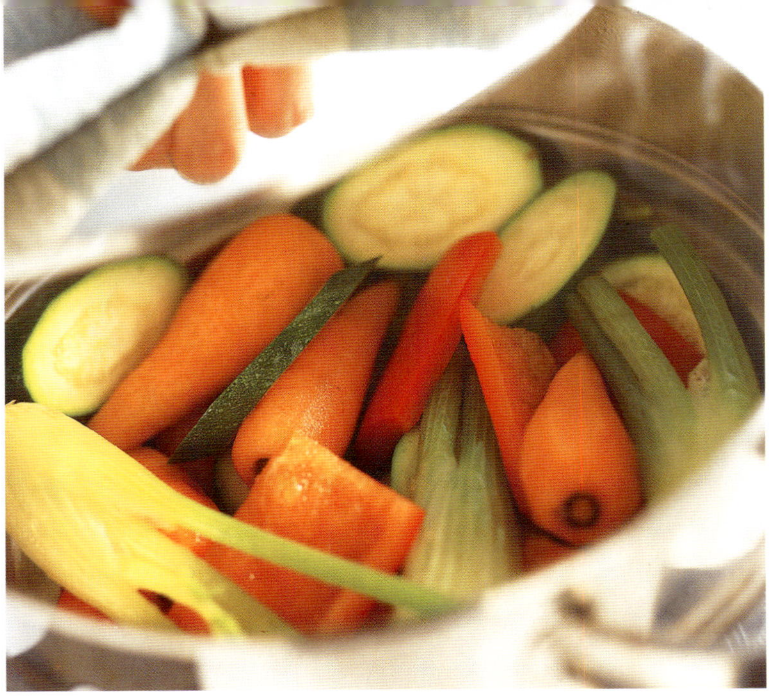

É prático cozinhar os legumes em grandes quantidades e congelar os potinhos com papinhas.

alimentos congelados e prontos

Preparar as refeições com alimentos frescos nem sempre é possível. Nessas ocasiões, é bom ter alguma coisa no armário, na geladeira ou no congelador que possa ser transformada em uma refeição rápida e simples. O congelamento é uma ótima maneira de preservar os alimentos, uma vez que as perdas de nutrientes em alimentos reaquecidos depois de congelados são pequenas.

Vegetais congelados, como couve-flor, brócolis e espinafre, podem ser usados para complementar uma refeição rápida: cozinhe-os no vapor e sirva-os sozinhos ou em um molho branco ou vermelho para massa e risoto (ver p. 203). Os legumes começam a perder os nutrientes assim que são colhidos, então o congelamento é uma boa maneira de limitar essa perda.

produtos prontos

Estas sugestões são para bebês acima de 6 meses. Sempre verifique a adição de sal em qualquer alimento comprado pronto.

Pães Pita, naan, chapati, bolachas sem sal, biscoitos água e sal, biscoitos de arroz e tiras de pão. Podem ser servidos com um pouco de manteiga sem sal, ou com cremes de legumes ou frutas, cream cheese ou húmus, e todos eles podem ser feitos em casa.

Latas Atum, milho. Ótimos recheios ou ingredientes para molho (para bebês acima de 9 meses). Tomates em lata são ótimos para molhos rápidos.

Massa Misture um pouco de creme azedo para uma refeição super-rápida.

Frutas desidratadas Anéis de maçã, manga e damasco secos, entre outros.

Grãos O arroz serve para fazer um risoto rápido, enquanto o cuscuz e a quinua são fáceis de cozinhar, alternativas nutritivas ao arroz e à massa.

Feijões cozidos Escolha as opções com pouco açúcar e pouco sal (para bebês de mais de 9 meses).

Alimentos prontos para bebês Os fabricantes de papinhas para bebês procuram encher os potinhos com nutrientes, de modo que eles são refeições rápidas e simples. Antes de comprar, verifique a data de validade e veja se o lacre não foi rompido.

questões orgânicas

Os produtos não orgânicos podem conter aditivos e subprodutos usados em plantações. Por exemplo, as frutas e os legumes podem ter sido tratados com pesticidas, e a carne proveniente de grandes criações pode conter resíduos de antibióticos (dados aos animais para afastar o risco de infecção) ou hormônios (que faz os animais crescerem mais depressa ou engordarem mais). A carne orgânica e a de peixes não oriundos de grandes criadores não devem conter tais "aditivos". No entanto, os alimentos orgânicos podem ser caros, o que significa que não dá para comprar muitos deles. É melhor comprar produtos comuns e dar a seu filho vários nutrientes do que não garantir-lhe o suficiente.

dicas sobre geladeira

- Deixe a carne crua na parte de baixo da geladeira em embalagens fechadas e sem contato com outros alimentos.
- Mantenha os alimentos refrigerados fora da geladeira o mínimo possível.
- Assim que estiverem frios, coloque os restos dos alimentos dentro da geladeira em potes adequados. Coma os restos dentro de 48 horas ou siga as instruções da embalagem.
- Descongele os alimentos congelados de um dia para outro. Se for descongelá-los à temperatura ambiente, aqueça os alimentos até eles ficarem bem quentes, esperando que esfriem antes de servi-los.
- Nunca reaqueça alimentos prontos mais de uma vez.

capítulo 6

a saúde do bebê

A saúde do bebê será de extrema importância para você no primeiro ano, principalmente porque ele não consegue se proteger durante esses primeiros meses. Além de se familiarizar com os problemas mais comuns que podem ocorrer, saiba proteger seu filho de animais de estimação e produtos químicos de sua casa, observe medidas de segurança no carro e nas viagens e, quando ele começar a andar, cuide para que todas as partes da casa sejam seguras para ele.

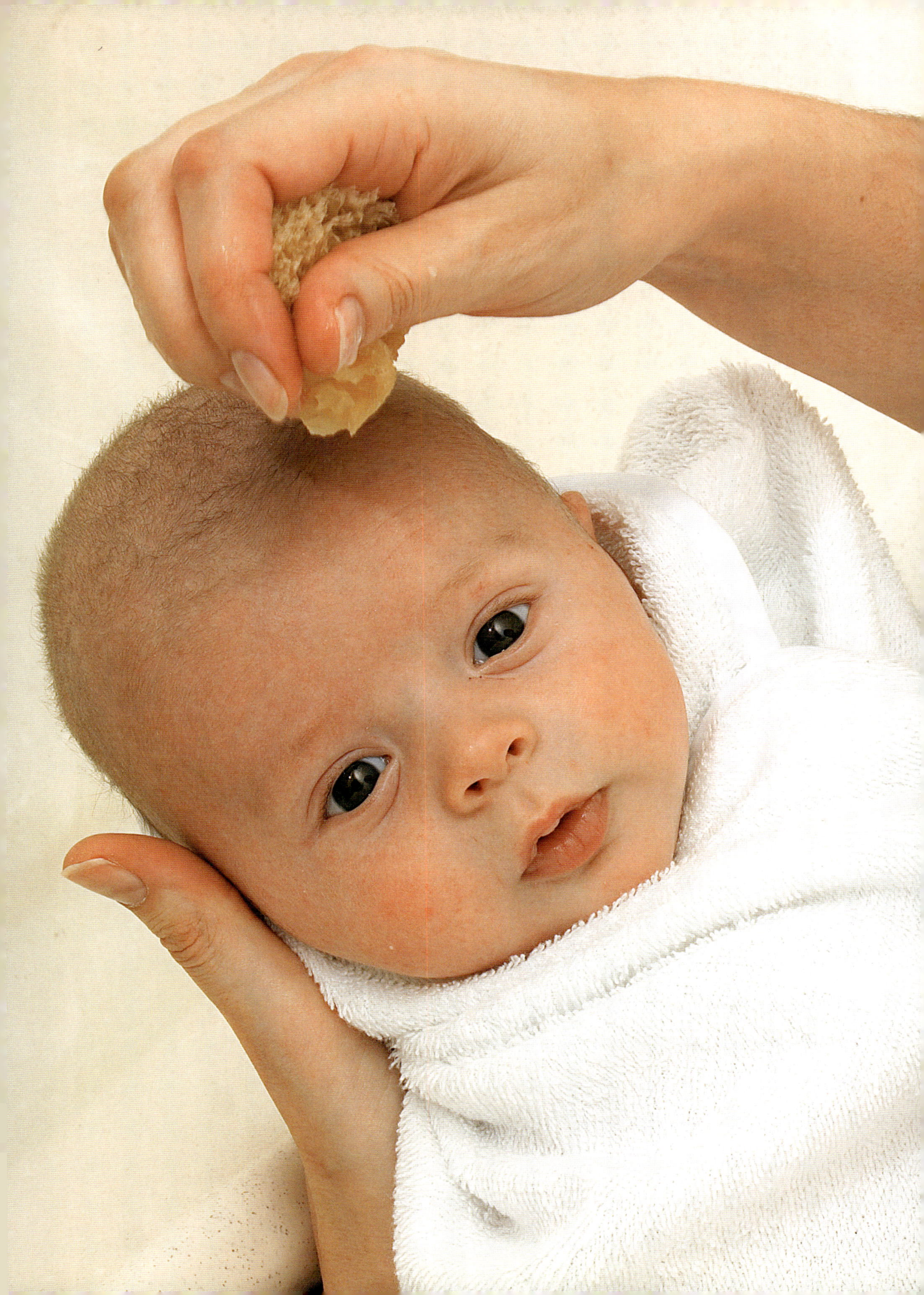

o mundo do bebê

Quando você se torna mãe, o mundo pode lhe parecer um lugar assustadoramente perigoso para o bebê, mas não permita que esse medo a deixe paralisada. Perceba que você não está sozinha – seu parceiro, familiares, amigos e médicos são fontes de conselhos e apoio. Aceite que você vai errar às vezes, mas o mais importante é procurar manter o bebê seguro e feliz.

Comprar frutas e legumes orgânicos é uma boa maneira de evitar resíduos indesejados na comida do bebê.

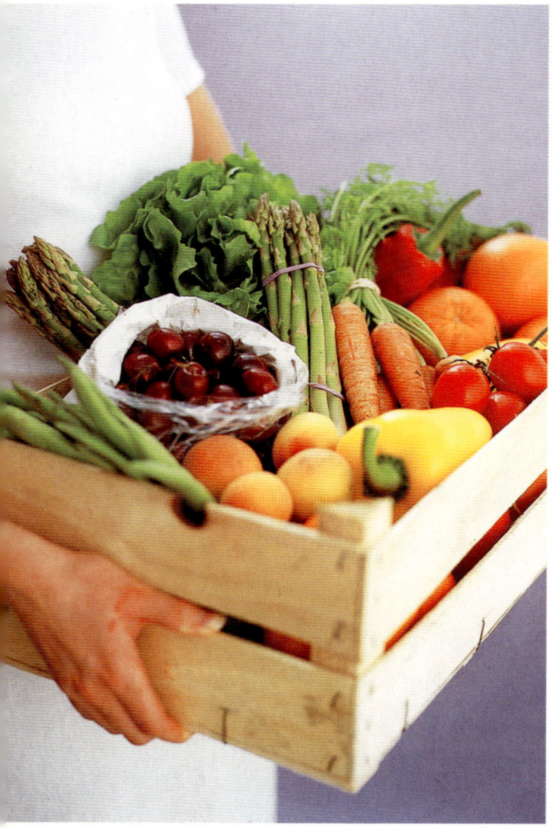

venenos escondidos

Estamos cercados por produtos químicos e poluentes, e os bebês e as crianças pequenas são os mais vulneráveis à ação deles. Pesticidas comuns e produtos químicos domésticos podem prejudicar os níveis hormonais, e os mais jovens têm maior probabilidade de acumular esses produtos em seus corpos. Muitos produtos de uso diário são relativamente recentes e seus efeitos podem não ter sido estudados durante muito tempo – mostras dos prejuízos que causam à saúde nem sempre foram evidenciadas. Por exemplo, atualmente acredita-se que os ftalatos – usados em alguns xampus, condicionadores, perfumes e PVC e que antes entravam na composição do material de alguns brinquedos infantis – causam defeitos de nascença e já foram relacionados à asma e a problemas reprodutivos em animais. Na Europa, eles estão proibidos em mordedores para crianças com menos de 3 anos e também em outros brinquedos de plástico.

Se isso a preocupa, grupos ambientais podem dar mais informações.

alimentos: bons ou ruins?

Cerca de ¼ a ⅓ de todos os legumes e vegetais contém resíduos de pesticidas. Proporcionalmente ao peso corporal, acredita-se que as crianças comam duas vezes mais frutas e legumes que os adultos, por isso estão mais expostos aos resíduos. Você pode ajudar a reduzir a exposição do bebê a essas substâncias potencialmente tóxicas alimentando-o com alimentos orgânicos certificados. Alternativamente, lave ou descasque frutas e legumes e verifique se a carne é de boa qualidade e proveniente de uma fonte confiável. Estudos têm mostrado que pode haver uma relação entre alguns elementos com "números E" e problemas de comportamento e algumas doenças físicas, como asma e eczema. Tenha cuidado com tartrazina (E-102), amarelo crepúsculo (E-110), azorrubina (E-122), amaranto (E123), ponceau 4R (E-124), eritrosina (E-127), vermelho 40 (E-129), azul patente V (E-131), indigotina (E-132), azul brilhante (E-133) e verde rápido (E143). Procure por esses compostos em bolos, bolachas, bebidas e alimentos processados.

Muitas pessoas também se preocupam com os efeitos que as gorduras hidrogenadas ou as gorduras trans encontradas em muitos alimentos prontos podem causar ao corpo.

até que ponto a limpeza é saudável?

A maioria das pessoas usa produtos químicos para limpar a casa e eliminar germes, como a salmonela, que podem causar doenças desagradáveis ou sérias. No entanto, nem todos os germes são ruins. Por exemplo, as bactérias estão por todos os lados. Elas recobrem nossa pele e vivem em nossas fezes, e quando estão em equilíbrio não nos causam problemas e até nos dão certa proteção contra outras doenças. No entanto, como o sistema imunológico dos bebês é imaturo, eles ficam mais vulneráveis aos germes, e o leite (seu único alimento) é um ambiente propício para a reprodução de bactérias nocivas, por isso a higiene é vital. Aqui estão algumas orientações:

- Sabão comum e água, ou um detergente que não polui o meio ambiente, são suficientes para limpar a maioria das superfícies domésticas (exceto o vaso sanitário) expostas à utilização normal.
- Limpe muito bem qualquer superfície que tenha estado em contato com carne crua e ovos para impedir a propagação de bactérias prejudiciais.
- Os alimentos (principalmente a carne) devem ser bem cozidos e, se forem guardados, devem ser resfriados e congelados rapidamente em embalagens tampadas (ver p. 215). Verifique se a geladeira e o congelador estão funcionando com a temperatura correta.

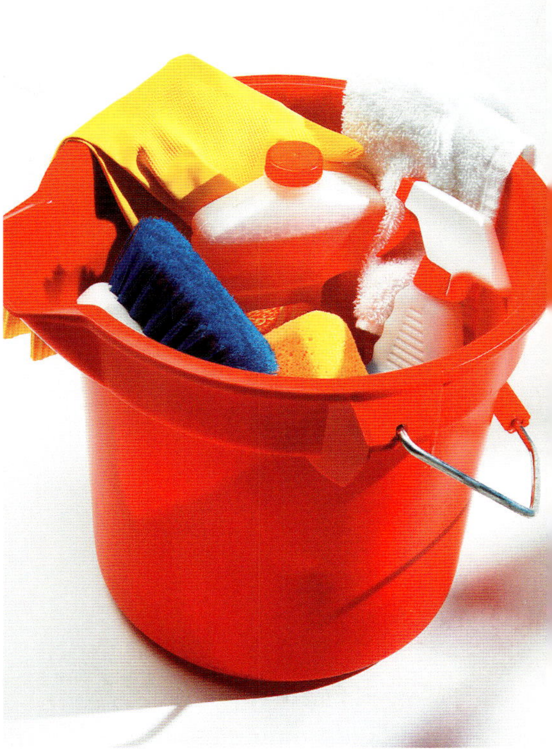

Pense em trocar produtos domésticos de limpeza comuns por aqueles que não agridem o meio ambiente.

evite infecções

Todos os bebês têm infecções, ainda mais durante os meses mais frios do ano. Apesar de isso ser ruim, a maioria dos problemas de saúde são leves e não há nada com que se preocupar. Na verdade, existem cada vez mais evidências de que as primeiras infecções protegem contra certos tipos de doenças, como a leucemia, reforçando o sistema imunológico. Se você tiver filhos mais velhos, ou se o bebê vai para a escolinha ou mantém contato frequente com outras crianças, poderá se surpreender com a quantidade de "vírus" que ele vai pegar. Não se preocupe: isso é normal – os germes se espalham com facilidade pelos grupos de crianças.

A dieta é importante no combate a infecções. Por exemplo, o leite materno transfere anticorpos do seu corpo para o do bebê. O leite materno também contém substâncias que previnem alguns problemas, como a gastrenterite (ver p. 248). Cuide para que o bebê continue tendo uma boa alimentação depois do desmame (ver pp. 202-215). Depois dos 6 meses, os bebês podem se beneficiar com a ingestão de suplementos vitamínicos dos grupos A, C e D. No entanto, procure orientação do médico, pois o excesso de suplementos pode ser prejudicial.

Também é bom manter pessoas doentes longe do bebê. Seja minuciosa na higiene diária – lembre-se de lavar as mãos ao chegar do trabalho ou se tiver estado com pessoas com alguma doença. Lavar as mãos depois de preparar os alimentos (principalmente carne) e depois de ir ao banheiro é essencial – e não se esqueça de secar as mãos completamente. Além disso, lave as mãos do seu filho antes das refeições. Apesar de as infecções sérias serem raras, preocupam. Siga os conselhos acima e garanta a imunização do bebê (ver pp. 220-221).

P Meu marido e eu gostamos de fumar de vez em quando, mas nunca fumamos dentro de casa. Isso pode afetar o bebê?

R O efeito do tabaco na saúde dos bebês é muito conhecido: aumenta o risco de morte súbita (ver pp. 168-169) e também de asma, infecções de ouvido e meningite. Mesmo quando os pais fumam fora de casa, os níveis de monóxido de seus filhos são mais altos do que nas crianças filhas de não fumantes. O melhor a fazer é parar de fumar.

a criança e a imunização

A vacina é um meio importante de proteger o bebê de doenças sérias e que coloquem em risco a vida dele. Graças à imunização, mesmo considerada apenas nos últimos 10 anos, as doenças que antes eram comuns, agora são raras. No Reino Unido, o Conselho de Homeopatia recomenda que as crianças sejam imunizadas da forma convencional para garantir que tenham a melhor proteção possível.

mantenha tudo em dia

O calendário de vacinas é feito especialmente para proteger o bebê de doenças às quais ele fica mais vulnerável em cada fase da vida. Os intervalos entre as vacinas são estabelecidos levando isso em conta. Se ele não estiver bem ou vocês estiverem viajando, cuide para que ele seja imunizado o mais próximo possível da data "ideal". A imunização diminui com o tempo, e com o reforço o bebê ficará protegido da melhor maneira.

doenças prevenidas

Difteria Infecção por bactéria que causa febre, dor de garganta, náusea, vômitos, dor de cabeça, dificuldade para respirar e problemas cardíacos. Cerca de 10% dos que sofrem dessa doença morrem – as crianças pequenas são especialmente vulneráveis.

Tétano O solo infectado e os adubos liberam uma toxina que causa graves espasmos musculares e problemas respiratórios. Pode ser fatal.

Coqueluche ou tosse comprida Infecção bacteriana que provoca fortes acessos de tosse, causando dificuldades respiratórias. Pode ser especialmente séria em bebês e tem um índice mais alto de mortalidade em bebês com menos de 1 ano.

Poliomielite Infecção viral altamente contagiosa que afeta o sistema nervoso e pode causar paralisia e morte. A vacina contra a poliomielite tem sido tão bem-sucedida que no Brasil, por exemplo, não há registros de poliomielite desde 1994.

HIB *Haemophilus influenzae B* é uma bactéria que pode causar me-

Com a caderneta de vacinação, você poderá acompanhar as datas das vacinas.

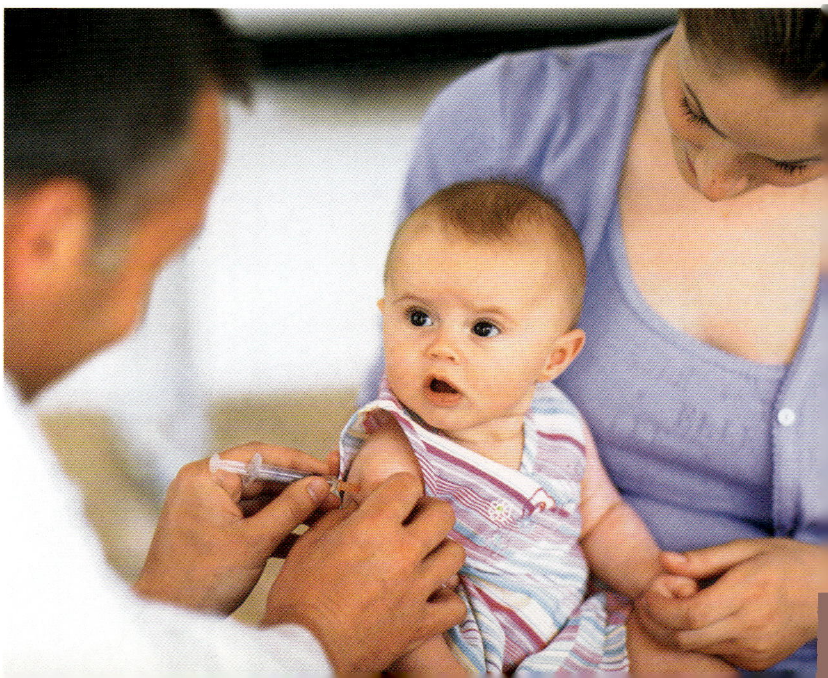

ningite, pneumonia, epiglotite e infecções nos ouvidos. Era a causa mais comum de meningite causada por bactérias antes da chegada da vacina.

Meningogoco C Bactéria (não a única) que pode causar meningite e septicemia. Costumava causar cerca de 150 mortes de crianças por ano – desde que a vacina foi inventada, sua ocorrência diminuiu 95%.

Pneumococo A bactéria pneumocócica pode causar infecções no tórax, nos ouvidos, meningite e septicemia, com um índice de 1 a 2% de mortes.

Sarampo, Caxumba e Rubéola são infecções virais que costumam ser leves, mas podem causar complicações graves, como meningite e encefalite. As mortes causadas por sarampo ainda são muito comuns no mundo, apesar de as ocorrências terem diminuído muito graças à vacina "tríplice". (Veja a controvérsia sobre essa vacina abaixo.)

Tuberculose Doença infecciosa causada por uma bactéria que, em primeiro lugar, afeta os pulmões. A vacina contra a tuberculose (BCG) é dada no Brasil de modo rotineiro em recém-nascidos. Em bebês maiores, existe um teste para verificar a presença da tuberculose.

Meningococo B As vacinas contra o Meningococo B foram difíceis de ser desenvolvidas. No entanto, elas estão passando, atualmente, por testes clínicos finais. O Grupo B é responsável por grande porcentagem dos casos de meningite e, se for bem-sucedida, deve reduzir a incidência de meningite e septicemia.

e os efeitos colaterais?

Existem poucos motivos para não vacinar um bebê – até mesmo os bebês prematuros costumam ser vacinados normalmente –, mas se você estiver preocupada converse com um profissional da saúde. Ele pode explicar sobre outros riscos.

Depois da vacina, o bebê pode ficar com a área vacinada levemente inchada, avermelhada e dolorida, com febre baixa (até 38º C) e pode se sentir um pouco indisposto por um ou dois dias.

a controvérsia da vacina tríplice

Apesar de a tríplice viral estar sendo usada há 30 anos em 100 países e a hipótese da relação entre a vacina e autismo/doença inflamatória intestinal ainda não ter sido comprovada, alguns pais ainda sentem uma certa ansiedade. Os riscos que o sarampo, a caxumba e a rubéola oferecem a seu filho são relativamente altos. Se os níveis de vacinação caírem, as doenças se tornarão mais fortes e, assim, o risco de a criança pegá-las aumentará. Não existem evidências de que as vacinas específicas para cada uma dessas doenças sejam mais seguras, e elas aumentam o tempo em que seu bebê é exposto a riscos. Vacinar seu filho com a tríplice é, de longe, a melhor maneira de protegê-lo contra essas três infecções sérias que causam doenças graves e mortes no mundo inteiro, todos os anos.

P Meu filho precisa estar vacinado antes de eu levá-lo à piscina?

R Entre em contato com os mantenedores da piscina. Apesar de os bebês poderem nadar em qualquer idade, algumas piscinas exigem que eles tenham tomado todas as vacinas com antecedência. Se essa for a condição deles, você precisa respeitá-la. Isso ocorre desde a época em que as autoridades se preocupavam com a transmissão da poliomielite nas piscinas.

Nem todas as piscinas aceitam bebês, a menos que eles tenham sido vacinados, por isso é bom verificar antes de levar seu filho.

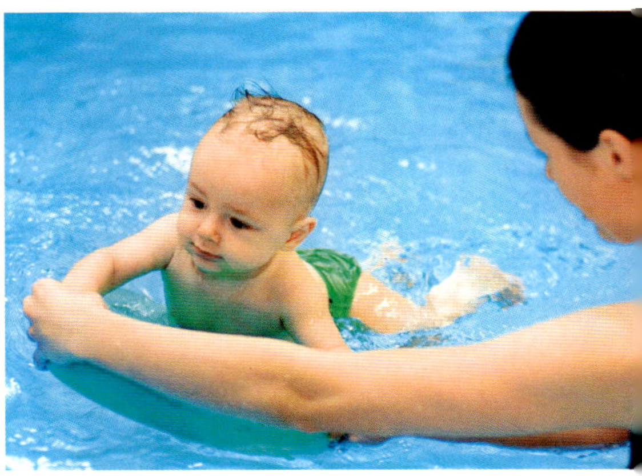

meu bebê é normal?

Nada como um bebê para trazer à tona o espírito competitivo dos pais. Não leve isso a sério – cada bebê é único, e cada um se desenvolve em um ritmo distinto. Apesar de os amigos ajudarem muito, eles também causam muita preocupação. Se você estiver preocupada, converse com um médico – ele certamente vai poder acalmar você ou, se houver algum motivo para se preocupar, dar-lhe orientações.

a consulta do bebê

A maioria dos sistemas de saúde oferece às crianças as consultas de rotina, que incluem exames de audição, visão, crescimento, coordenação mão-olho e habilidades motoras (ver pp. 16-19). A primeira delas costuma ser feita logo após o nascimento, para verificar quaisquer anormalidades físicas, e também para avaliar reflexos neurológicos básicos. O coração do bebê será examinado para que sejam detectados sopros (ver p. 243), e o quadril, para verificar se há algum desvio (ver p. 247). Todos esses exames são feitos novamente perto de 6 semanas de vida.

As consultas seguintes servirão também para verificar a visão, a audição

Você terá de levar o bebê a consultas regulares com o pediatra ao longo do primeiro ano.

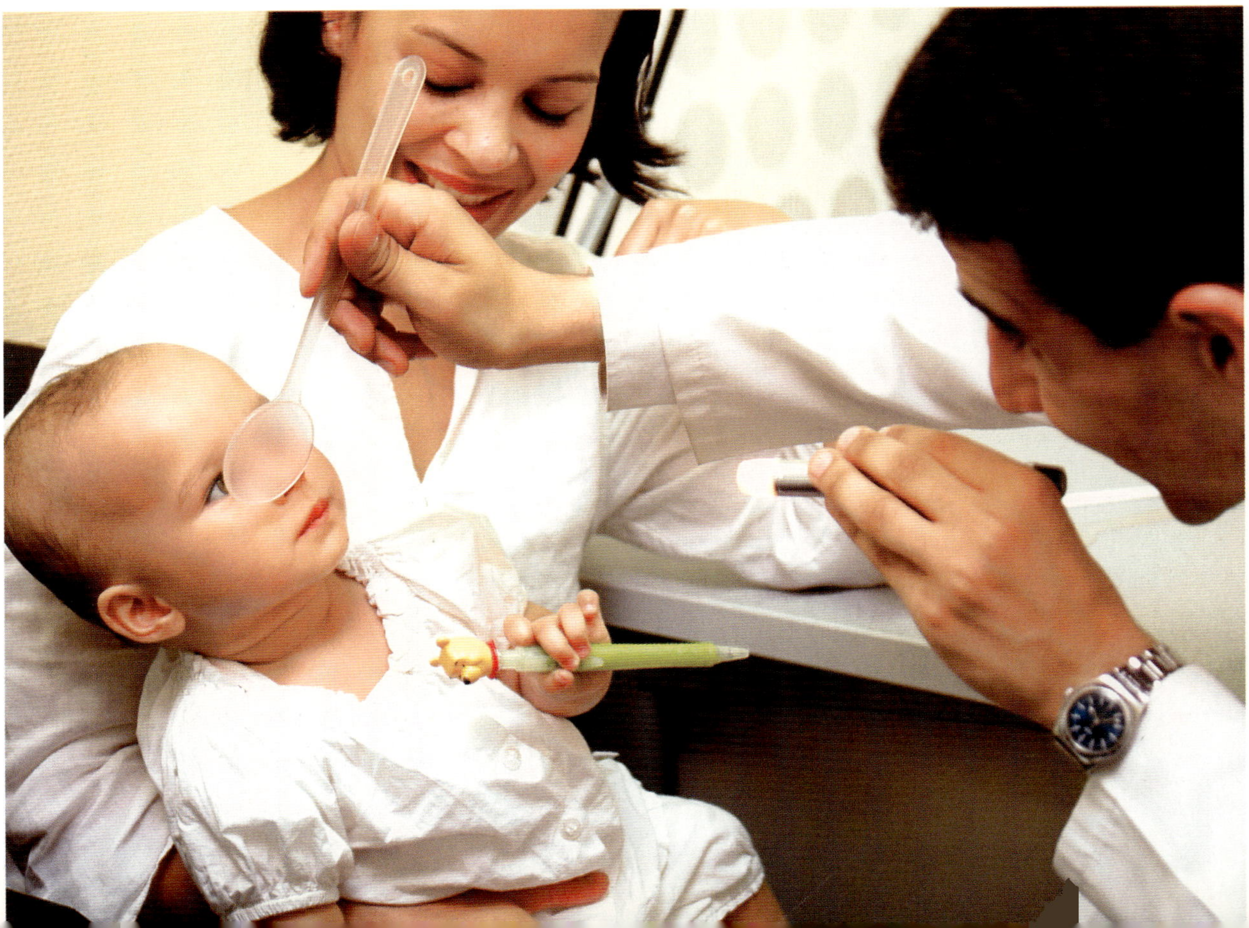

e as habilidades de interação do bebê, além de, se houver indicação, outros pontos de desenvolvimento, como a fala. Também serão monitoradas as condições físicas, como testículos não descidos e hidrocele (ver p. 250). O bebê será avaliado em comparação com outros bebês da mesma idade – se ele ainda não estiver fazendo algo normal para a idade, o médico voltará a examiná-lo em algumas semanas para observar se ele progrediu.

as tabelas de desenvolvimento

As tabelas de desenvolvimento são montadas com base no crescimento médio de milhares de bebês. Existem tabelas diferentes para meninos e meninas, mas não há muita diferenciação para raças. As tabelas mostram um gráfico de peso, circunferência da cabeça e, quando o bebê já consegue ficar em pé, da altura em relação à idade. O centil 50º é a média – metade de todos os bebês conseguirão ficar acima dele e metade abaixo dele.

O bebê deve se estabelecer em um centil. Apesar de isso variar de semana a semana, ele deve crescer seguindo um padrão. Se ele ultrapassar dois níveis, você precisará conversar sobre isso com um médico, apesar de ser normal. Cerca de 2% dos bebês normais ficarão dentro ou abaixo do segundo centil e 2% ficarão dentro ou acima do 98º. No entanto, uma diferença desproporcional em relação a peso, altura ou circunferência da cabeça pode sugerir que há algo de errado.

a cabeça

Assim como uma altura avantajada pode ocorrer em algumas famílias, cabeças grandes ou pequenas ocorrem em outras. Leve isso em consideração ao avaliar o tamanho da cabeça do seu filho. Na consulta da 6ª semana de vida, qualquer distorção da cabeça causada pelo parto deve estar normalizada. A cabeça do bebê deve, então, crescer ao longo desse centil. Se houver uma grande diferença, cruzando as linhas de centil, entre em contato com um médico. A maioria das distorções se resolverá com o tempo, mas existem alguns problemas aos quais você deve ficar atenta:

Hidrocefalia Os espaços dentro do cérebro são preenchidos com fluido que circula. Se excesso de fluido se acumular, causará um problema conhecido como hidrocefalia, que fará o crânio aumentar de tamanho. Também pode causar vômitos, sonolência e ataques epiléticos. É tratado com cirurgia.

Craniossinostose Ocorre quando uma ou mais linhas de sutura (juntas) do crânio se unem antes de o crescimento cerebral se completar. O fechamento de uma única linha é mais comum e confere um formato anormal à cabeça. Quando diversas linhas se fundem, o bebê terá uma cabeça pequena. É um problema que pode exigir intervenção cirúrgica.

Plagiocefalia posicional ou cabeça chata Isso costuma ocorrer quando o bebê costuma deitar sempre na mesma posição, o que causa achatamento do crânio. O problema costuma ser leve ou moderado e se corrige ou diminui conforme o bebê fica mais velho e ganha mobilidade. Incentivar o bebê a deitar em outra posição pode ajudar a resolver o problema. Alguns profissionais recomendam o uso de capacetes, mas estes precisam ser usados durante um longo período e os benefícios a longo prazo ainda não foram totalmente determinados.

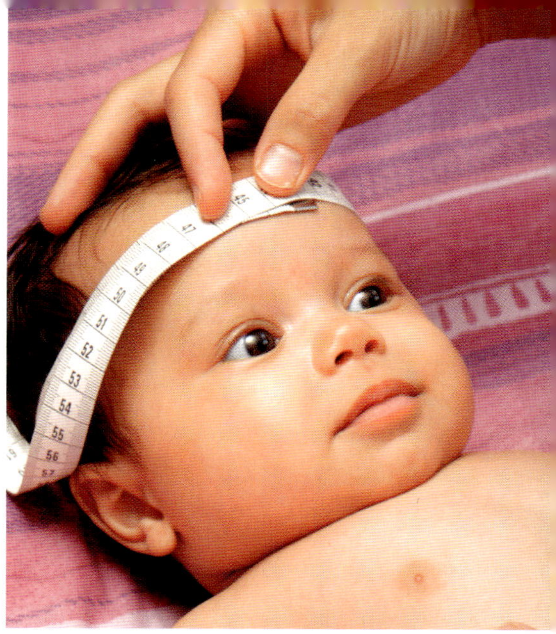

O crescimento do bebê é acompanhado de perto nos primeiros meses de vida.

problemas de crescimento

Isso ocorre quando o peso de um bebê atravessa dois estágios. Geralmente requer exames. As possíveis causas são:

Diminuição/aumento, após a gravidez O bebê pode crescer demais na gravidez, mas não deveria crescer tanto, geneticamente falando – assim, no início ele crescerá de modo comparativamente lento depois do nascimento para compensar o que cresceu a mais. Inversamente, ao nascer o bebê pode ser menor do que deveria geneticamente (isso pode ocorrer se a mãe teve pré-eclâmpsia) e crescer rapidamente para chegar ao seu centil natural depois do nascimento. Isso precisará ser confirmado por exame.

Refluxo gastroesofágico (ver p. 249).

Infecções do trato urinário que podem não apresentar sintomas em crianças.

Dificuldades de alimentação por problemas de aleitamento materno, lábios leporinos e problemas respiratórios.

Problemas digestivos, como intolerância ao leite e ao trigo.

Problemas médicos crônicos, como fibrose cística (ver p. 234) e problemas metabólicos.

torne a casa e o quintal seguros

A maioria dos acidentes envolvendo crianças ocorre em casa, por isso é importante tornar a casa e o quintal muito seguros. Pense com antecedência e prepare-se – use o bom senso e supervisione o bebê o tempo todo. Instale equipamentos de proteção para crianças e lembre-se: você precisa ser ainda mais cuidadosa ao visitar amigos e familiares cujas casas não têm proteções para crianças.

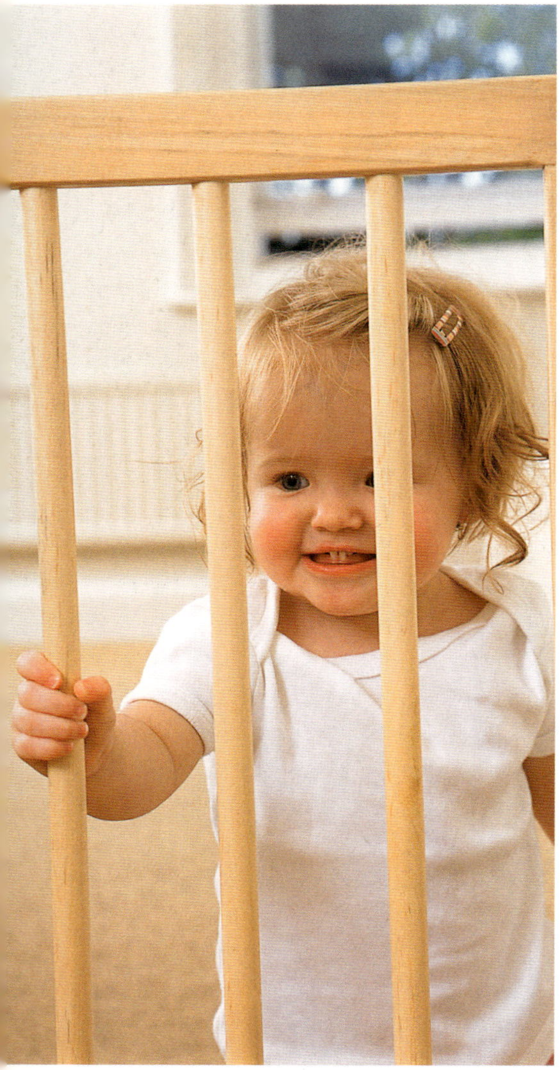

Portões em escadas são uma barreira eficaz pa-ra crianças que já engatinham ou andam.

segurança geral em casa

Abaixe-se para verificar todos os cômodos enxergando pela perspectiva do bebê. É preciso ficar atento a carpetes ou tapetes soltos, instalações elétricas, objetos pequenos, afiados ou perigosos que o bebê pode colocar na boca e tomadas descobertas. As seguintes dicas devem ajudar a tornar sua casa mais segura:

- Instale portões no topo e no fim de escadas.
- Cuide para que os espaços entre as barras da escada não tenham mais de 10 cm para impedir que o bebê enfie a cabeça entre elas.
- Coloque alarmes de fumaça e de monóxido de carbono em sua casa.
- Cubra os cantos dos móveis com protetores adesivos.
- Instale mecanismos nas janelas para que elas possam ser abertas apenas até determinado ponto, de modo que seu filho não consiga passar por essa abertura.
- Cubra as tomadas com capas próprias para impedir o bebê de colocar os dedos nos furos.
- Enrole e prenda fios elétricos para impedir que o bebê os puxe ou mastigue.
- Conserte móveis que possam cair sobre a criança por falta de estabilidade.
- Guarde ou afaste do alcance do bebê objetos quebráveis e plantas.
- Corte ou enrole cordões ou puxadores de persianas ou cortinas de modo que fiquem bem longe do alcance do bebê.
- Verifique se há carpetes e tapetes soltos nos quais você possa tropeçar enquanto carrega o bebê.
- Instale protetores para as portas não baterem. Eles impedem que elas se fechem e o bebê prenda os dedinhos.
- Se tiver uma lareira, coloque uma capa de proteção nela.
- Mantenha cigarros, palitos de fósforo ou isqueiros fora de alcance.
- Deixe bebidas quentes ou alcoólicas fora do alcance do seu filho – as quentes podem queimar até quinze minutos depois de serem feitas.
- Observe o chão com regularidade para verificar se não há pequenos objetos com os quais o bebê pode engasgar, incluindo comida de animal de estimação e brinquedos de irmãos mais velhos.
- Peça a visitas que coloquem casacos e bolsas fora do alcance da criança para que ela não consiga pegar objetos potencialmente perigosos.

segurança na cozinha

A cozinha talvez seja o cômodo mais difícil de tornar seguro para o bebê – e também é o mais perigoso, com panelas cheias de líquido fervente, porta quente do forno, utensílios afiados e produtos de limpeza perigosos. Se possível, coloque um portão e mantenha o bebê do lado de fora. Os acidentes costumam acontecer mais quando a mãe está distraída ou ocupada, por isso procure manter o bebê fora da cozinha enquanto estiver cozinhando. No entanto, se a cozinha for aberta e você não tiver como limitar o acesso do bebê, adote as seguintes medidas de segurança para ficar de olho nele o tempo todo.

- Compre os produtos de limpeza menos tóxicos que encontrar e coloque-os em um armário fechado ou alto, fora do alcance do bebê. Muitas crianças aprendem a abrir tampas à prova de crianças – não dê a ele essa oportunidade.
- Guarde facas e utensílios pontiagudos em uma gaveta trancada.
- Procure usar as bocas de trás do fogão e deixe todos os cabos das panelas virados para dentro.
- Instale travas de proteção na máquina de lavar roupa, na lava-louças, na secadora e no cesto de lixo.
- Deixe um extintor perto do fogão.
- Deixe copos e louças fora do alcance.
- Mantenha os fios dos aparelhos fora de alcance e use um ferro de passar sem fio. Se não for possível, nunca deixe o ferro ligado na tomada quando não estiver sendo usado.
- Arrume um armário "seguro" longe do fogão e use-o para colocar itens como panelas pequenas, potes de plástico e colheres de madeira. O bebê tendo permissão de abrir esse armário, são maiores as chances de ele não mexer nos outros.

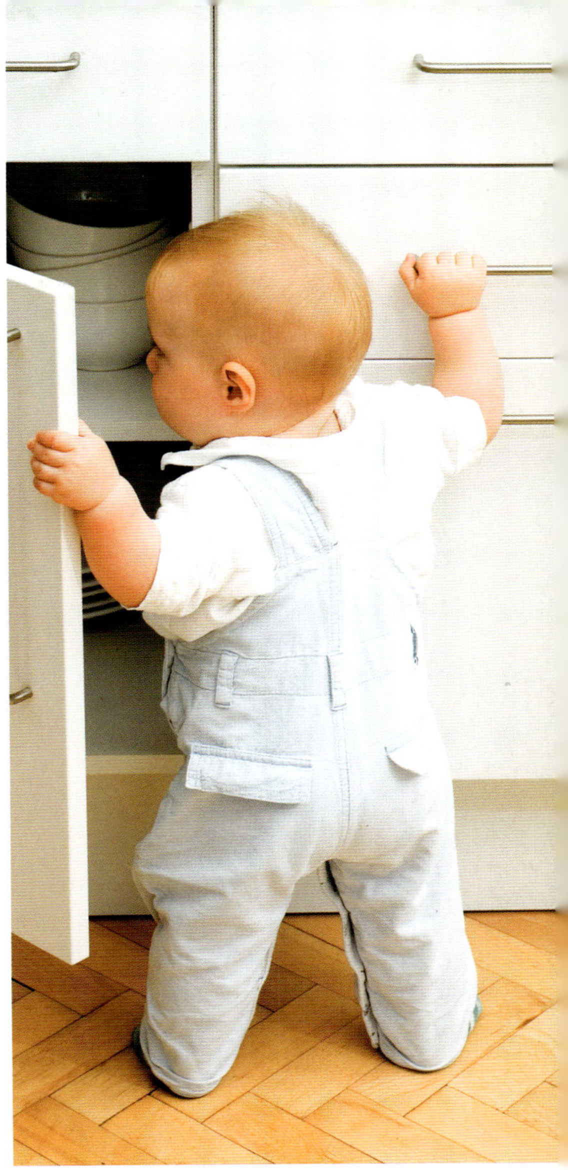

Procure colocar travas de segurança nos armários de baixo da cozinha e dos banheiros.

segurança no banheiro

Água fervente, produtos de higiene, remédios, superfícies lisas e objetos que podem machucar, como lâminas de barbear e tesouras, tornam o banheiro um local perigoso. No entanto, o maior risco, para quem tem banheira, é a criança se afogar. Os bebês podem se afogar em apenas alguns centímetros de água, por isso é importante ficar muito atenta na hora do banho. Tome algumas precauções:

- Nunca deixe o bebê sem supervisão no banheiro, mesmo que seja por pouco tempo. Se precisar sair do banheiro, leve-o com você.
- Regule a temperatura da água para evitar queimaduras. Sempre abra a água fria na banheira primeiro e teste a temperatura com o cotovelo ou um termômetro de banheira – ela deve estar aproximadamente à temperatura do corpo (29,4° C) antes de o bebê entrar.
- Pense em comprar uma cadeirinha para a banheira (para bebês acima de 6 meses) ou um suporte para banheira (para bebês com menos de 6 meses) para conseguir ficar com as duas mãos livres para dar banho no bebê.

alarmes de fumaça

O fogo é um dos maiores perigos para as crianças, por isso é essencial instalar alarmes de fumaça em sua casa. Os alarmes de fumaça podem reduzir o risco de morte por incêndio em 50%, por isso instale um em sua cozinha, nas escadas e fora do quarto do bebê. Confira-os todos mensalmente para ver se estão funcionando e troque as baterias todos os anos.

animais de estimação

Os animais de estimação podem ajudar a criança a desenvolver habilidades sociais e comunicação não verbal, aumentar a autoestima e a autoconfiança e a melhorar a compreensão que ela tem acerca de compartilhar, demonstrar compaixão e empatia. Um animal de estimação pode oferecer atividade, amor, lealdade e afeto. Também pode ensinar grandes lições de vida, como cuidados, doença, reprodução e morte. Entre os benefícios de se ter um animal de estimação, estão a redução do estresse e a melhora do sistema imunológico.
Apesar de os benefícios serem inegáveis, você deve garantir que o bebê esteja seguro o tempo todo durante a interação com um animal de estimação. Recolha as fezes do animal e tenha muito cuidado com espécies exóticas, como tartarugas, pois elas têm uma variedade maior de germes. Aqui estão coisas que não devem ser feitas:

- Nunca deixe uma criança pequena sozinha com um animal de estimação, mesmo que nunca tenha ocorrido nenhuma agressão.
- Não deixe o animal de estimação lamber o rosto e as mãos do bebê.
- Não permita que o bebê bata no animal ou o empurre.
- Não deixe o bebê brincar com animais venenosos.

- Mantenha a tampa do vaso sanitário sempre fechada com um lacre especial.
- Mantenha todos os remédios e objetos pontiagudos fora de alcance, dentro de um armário ou em uma prateleira alta.
- Guarde produtos de limpeza, incluindo a escova de lavar a privada, e cosméticos, pasta de dente, esmalte, xampu e perfumes fora do alcance do seu filho.

segurança no quarto do bebê

Os especialistas recomendam que o bebê fique no quarto dos pais até os 6 meses para reduzir o risco de síndrome da morte súbita (ver pp. 168-169). Até lá, use o quarto do bebê para trocá-lo, vesti-lo e brincar com ele, ou para os cochilos durante o dia. Mesmo que vocês passem períodos curtos ali, existem considerações de segurança a serem lembradas:

- Nunca deixe o bebê sozinho em uma superfície alta, como mesa para trocar fraldas, pois ele pode rolar e cair. É melhor criar o hábito de deixar o trocador do bebê no chão.
- Afaste o berço do bebê das janelas e aquecedores para evitar temperatura alta ou baixa.
- Coloque um termômetro no quarto do bebê para ter certeza de que seu filho não está com frio nem calor. A temperatura correta deve ficar perto dos 16° C.
- Sempre coloque o bebê para dormir com os pés encostados nos pés do berço, para que ele não escorregue para debaixo dos cobertores.
- Compre uma babá eletrônica para usar à noite e durante os cochilos.
- Sempre coloque o bebê dentro do berço se precisar deixá-lo sozinho por alguns minutos.
- As mantas e travesseiros não são recomendados até o bebê ter pelo menos 12 meses. Até lá, use lençóis, cobertores leves ou um saco de dormir para bebês.

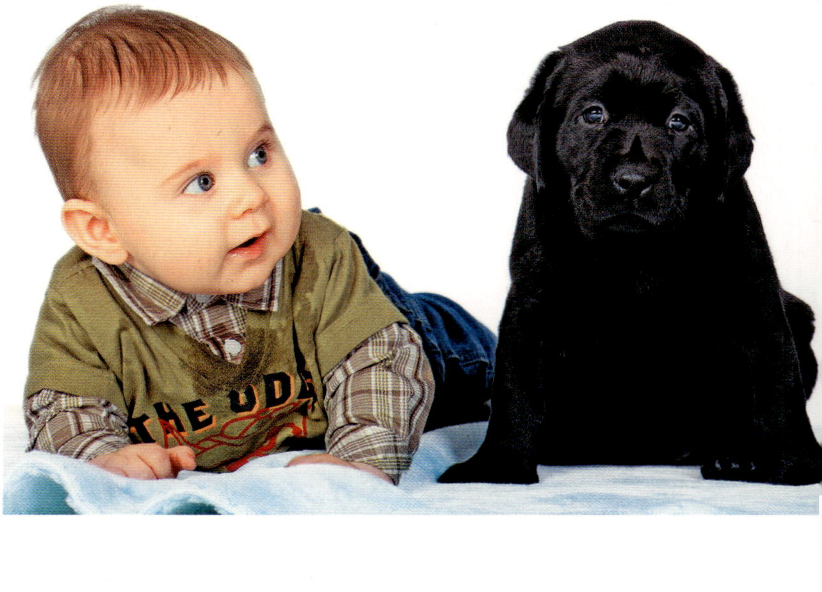

Verifique se o bebê tem alergia a pelos de gatos ou cachorros antes de comprar um animal de estimação.

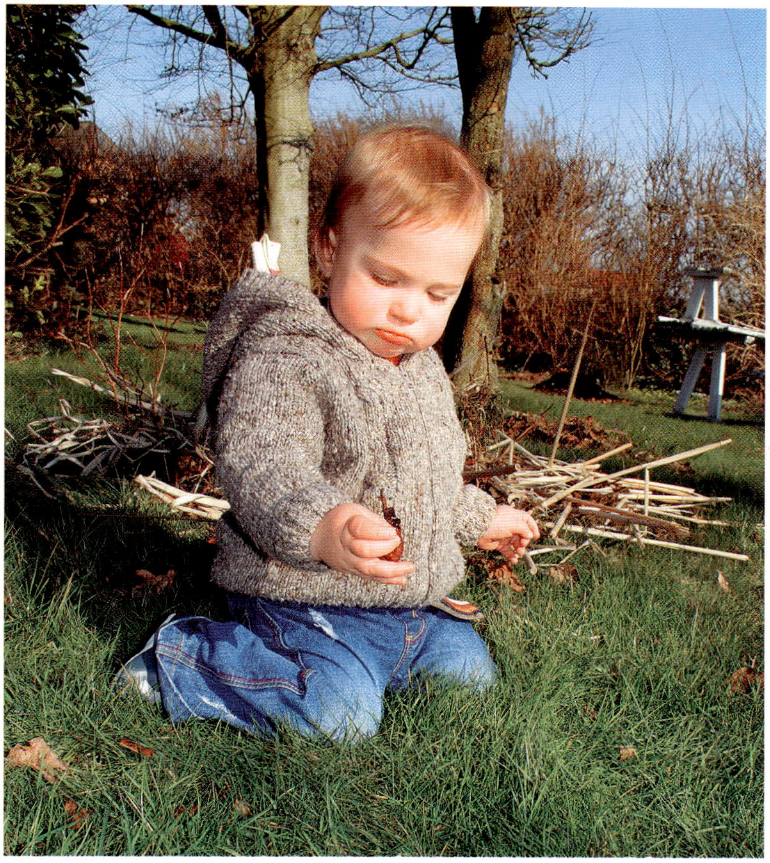

Lave as mãos do bebê sempre que ele brincar no jardim.

segurança no jardim ou quintal

É importante não descuidar do jardim ou do quintal quando o assunto é proteger o bebê. Conforme ele for crescendo, ele vai passar cada vez mais tempo fora de casa. As áreas externas da casa podem ser perigosas, mas é fácil de impedir a maioria dos acidentes comuns.

- Nunca deixe o bebê sozinho fora de casa sem supervisão. Mesmo que ele esteja dormindo no carrinho, pode ficar vulnerável a animais de estimação dos vizinhos e da rua.
- Pense em cercar uma área do quintal ou do jardim onde o bebê possa brincar sem correr riscos.
- Fontes e laguinhos de jardim são um grande perigo para bebês e crianças pequenas. Se você tem um em seu jardim, coloque uma cobertura sobre ele ou mantenha-o protegido com cerca para que o bebê não consiga entrar na água.
- Verifique se há fezes de animais no jardim ou no quintal, que podem abrigar vermes e causar doenças, como a toxoplasmose. Mesmo que você não tenha animais de estimação, seu vizinho pode ter.
- Cuide para que os tanques de areia fiquem cobertos, uma vez que os gatos costumam usá-los como local para defecar.
- Muitas flores e plantas podem ser tóxicas ou venenosas para as crianças. Informe-se a respeito de plantas que podem ser cultivadas sem problemas. Ensine seu filho a não tocar nas plantas e nem comê-las.

kit de primeiros socorros

Por mais cuidadoso que você seja, acidentes acontecem, por isso é essencial ter um bom kit de primeiros socorros por perto em caso de emergência. É possível comprar kits completos na farmácia, mas costuma ser mais barato comprar os itens para montar o seu (ver p. 239).

viajar com o bebê

Viajar com o bebê pode ser uma experiência difícil, pois ele precisa de tantas coisas que pode ser complicado saber exatamente o que levar. Como seus filhos enfrentarão a viagem longa de avião ou carro também é uma preocupação para os pais. No entanto, com um pouco de planejamento e organização, você poderá ter dias divertidos e relaxar.

antes de viajar para o exterior

O bebê vai precisar do próprio passaporte. Procure resolver essa questão com antecedência, pois são necessárias algumas semanas para que o processo seja finalizado.

- Certifique-se de que todas as vacinas do bebê estejam em dia. Verifique se são necessárias vacinas especiais.
- Faça um seguro de viagem para cobrir tratamentos médicos para a família toda. Cuide para que o seguro também cubra a perda de bagagem, uma vez que o extravio de uma mala cheia de itens essenciais para o bebê pode ser uma perda bem cara.
- Faça várias listas com diversos números de ajuda ao passageiro e a mantenha em lugares diferentes para sempre ter uma cópia por perto se perder suas malas.

viagens de avião

É seguro para o bebê realizar uma viagem de avião mesmo com poucos dias de vida, mas você deve consultar o pediatra antes de viajar, principalmente se ele teve tosse, resfriado ou infecção de ouvido. Se puder escolher, marque o voo em um horário que se ajuste à rotina do bebê. Avise que você vai viajar com um bebê quando fizer a reserva, pois talvez seja possível reservar um assento com mais espaço para o berço.

Você vai precisar despachar o carrinho antes de embarcar no avião. Se o bebê já consegue se sentar sozinho, talvez seja mais fácil usar um carrinho dobrável, já que algumas companhias aéreas permitem que ele seja colocado no compartimento de bagagem. Se não for possível, um sling pode ser uma boa opção.

Alimentar o bebê na hora da decolagem e do pouso ajuda a evitar a dor de ouvido causada pela mudança de pressão.

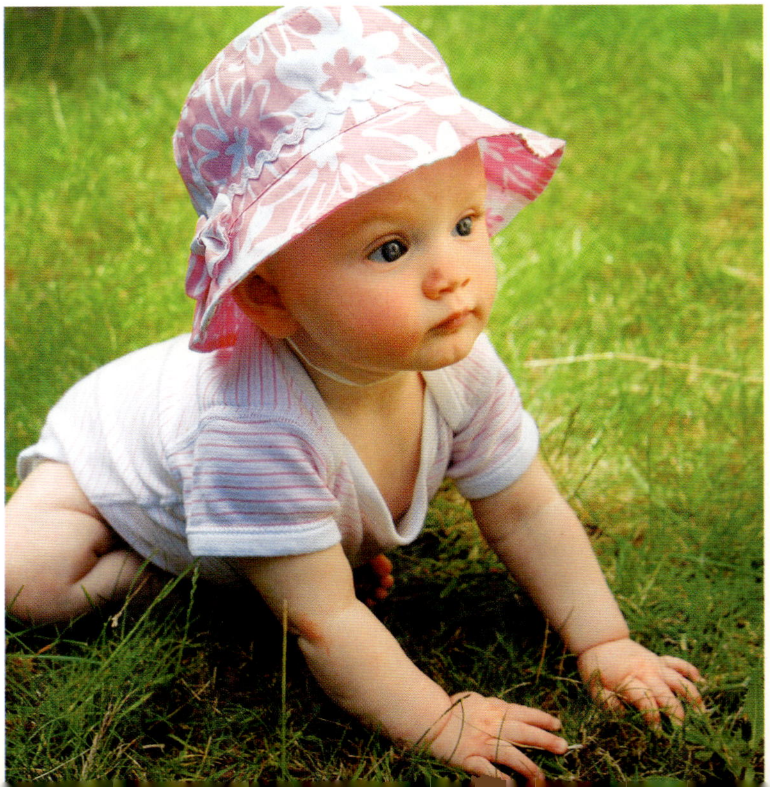

Nunca se esqueça de proteger o bebê do sol.

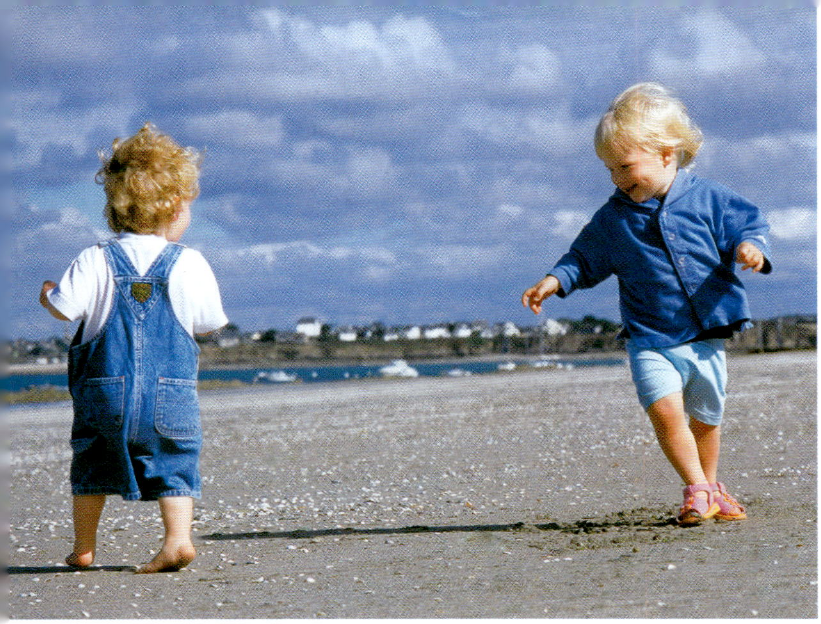

Fique de olho nas crianças quando elas estiverem brincando perto da água.

Se não estiver amamentando, terá de levar leite em pó e água fria, pois os bebês podem ficar desidratados durante os voos. Se o bebê já estiver comendo alimentos sólidos, leve potinhos de comida para bebês e alimentos que ele possa pegar com as mãos. Sempre é bom levar comida e bebida a mais, apenas para o caso de ocorrerem atrasos na viagem. Verifique o que pode levar no avião antes de viajar. Para manter o bebê ocupado durante um voo longo, leve brinquedos e livrinhos de que ele mais goste. Esteja preparada para caminhar pelos corredores do avião com o bebê se ele for maior, pois ele pode ficar entediado e irritado se tiver que ficar sentado por muito tempo.

proteção contra o sol

Mesmo em dias nublados, os bebês não devem sair sem estarem protegidos do sol. Sua pele delicada pode sofrer queimaduras em menos de 15 minutos, e eles podem desidratar com facilidade, por isso tome ainda mais cuidado ao viajar para lugares quentes.

Um bebê com menos de um ano deve ficar na sombra o tempo todo para manter sua pele fresca e livre de perigos. Isso é especialmente importante entre 10h e 16h, quando os raios de sol estão mais fortes. Prenda uma capa ou uma sombrinha ao carrinho de seu filho. Para obter proteção total, opte por uma cobertura UV que cubra completamente a cadeirinha, como um guarda-sol.

Sempre coloque um chapéu de sol no bebê para reduzir o risco de queimaduras. Procure por um que tenha a aba larga para ele receber a máxima proteção, ou escolha um modelo com aba na frente e atrás. Você também pode experimentar os óculos de sol, que podem ser usados a partir dos 6 meses.

Se não conseguir deixar o bebê fora do sol, cuide para que ele esteja vestido com peças largas e confortáveis. Ele deve vestir uma camiseta o tempo todo enquanto estiver brincando – e deve ser trocada se ficar molhada. Você vai precisar de fraldas especiais para a água se quiser levar o bebê para uma piscina, e proteja a pele dele com uma loção com fator de proteção 20, no mínimo. Aplique a loção pelo menos 20 minutos antes da exposição ao sol, e reaplique a cada 2 horas, no mínimo.

lista do que levar na viagem

Não se esqueça de levar os seguintes itens essenciais na bagagem:

- Berço portátil (a menos que o hotel onde você vai se hospedar ofereça um – verifique se ele é seguro).
- Carrinho.
- Sling.
- Fraldas.
- Trocador dobrável.
- Lenços umedecidos.
- Paninho de boca.
- Alimentos e leite em pó.
- Mamadeiras.
- Bomba de extração de leite (se você estiver amamentando).
- Copo, tigela e colheres.
- Utensílios de esterilização.
- Saco de dormir/cobertor.
- Sabonete líquido.
- Chupetas.
- Babadores.
- Roupas (leve duas trocas por dia).
- Brinquedos favoritos.
- Chapéu de sol e loção protetora.
- Kit de primeiros socorros.

segurança no carro

Escolher a cadeirinha de carro certa para a idade e o peso do bebê é muito importante. Felizmente, muitas lojas vão ajudá-la a encontrar o assento ideal para seu carro e o instalarão com segurança. Procure comprar o assento várias semanas antes do nascimento e pratique tirá-lo e colocá-lo no carro, pois pode demorar um pouco para você pegar o jeito.

P **Uma amiga me ofereceu a cadeirinha de carro do bebê dela, mas outra pessoa me disse que eu não devo aceitar. Qual é o problema?**

R Não há problema nenhum em receber um assento usado de alguém que você conhece e em quem confia, mas nunca compre um assento para carro usado sem conhecer o dono. Esse assento já pode ter sido estragado em um acidente, e talvez você não consiga perceber isso apenas olhando. Para ficar tranquila, é melhor comprar um assento novo e economizar em outros itens.

para transportar bebês

Os bebês recém-nascidos sempre devem ter um assento virado para trás, pois isso oferece mais proteção para a cabeça, pescoço e costas se você se envolver em um acidente. Muitos assentos de carro para bebês fazem parte de um "sistema de 3 em 1", o que quer dizer que ao tirá-lo do carro ele pode ser preso diretamente na armação do carrinho sem que você precise tirar o bebê de dentro do assento; além de poder ser usado como bebê-conforto, cadeirinha comum ou cadeirinha de balanço. Ele será muito útil nas primeiras semanas de vida, quando o bebê dorme muito, pois você pode tirar e colocar o assento no carro sem precisar incomodar o bebê dormindo.

Os assentos para bebês são colocados no banco de trás, onde ficam presos pelo cinto de segurança. Eles se reclinam em um ângulo de 45º e têm apoios removíveis para a cabeça, que você pode usar até o bebê conseguir manter a cabeça em pé. Apesar de esse tipo de assento ser adequado para o bebê, não é recomendado que ele passe muito tempo dormindo nele, pois pode pressionar sua coluna em desenvolvimento. Bebês pequenos correm risco de sufocamento se forem deixados dormindo em um assento, pois eles têm dificuldade para manter a cabeça levantada por muito tempo.

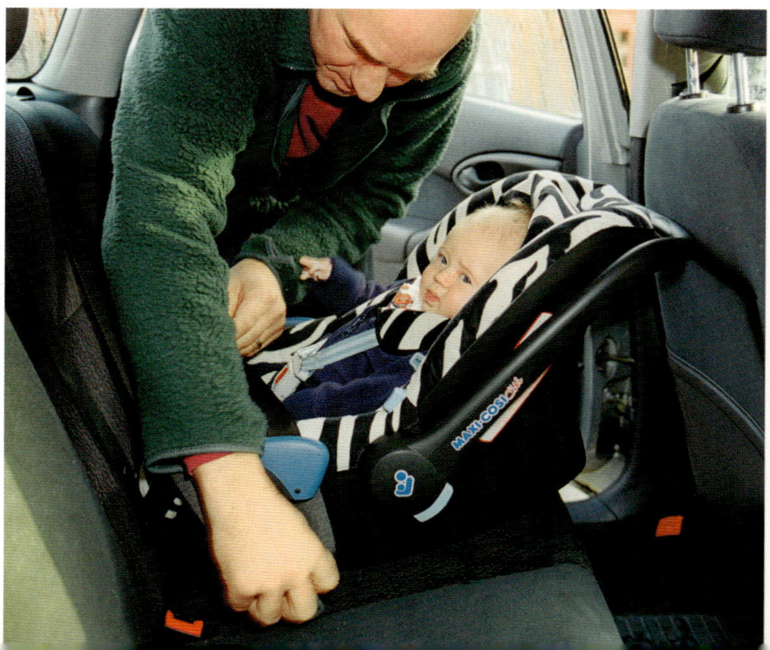

Sempre siga as instruções do fabricante para instalar o assento do bebê.

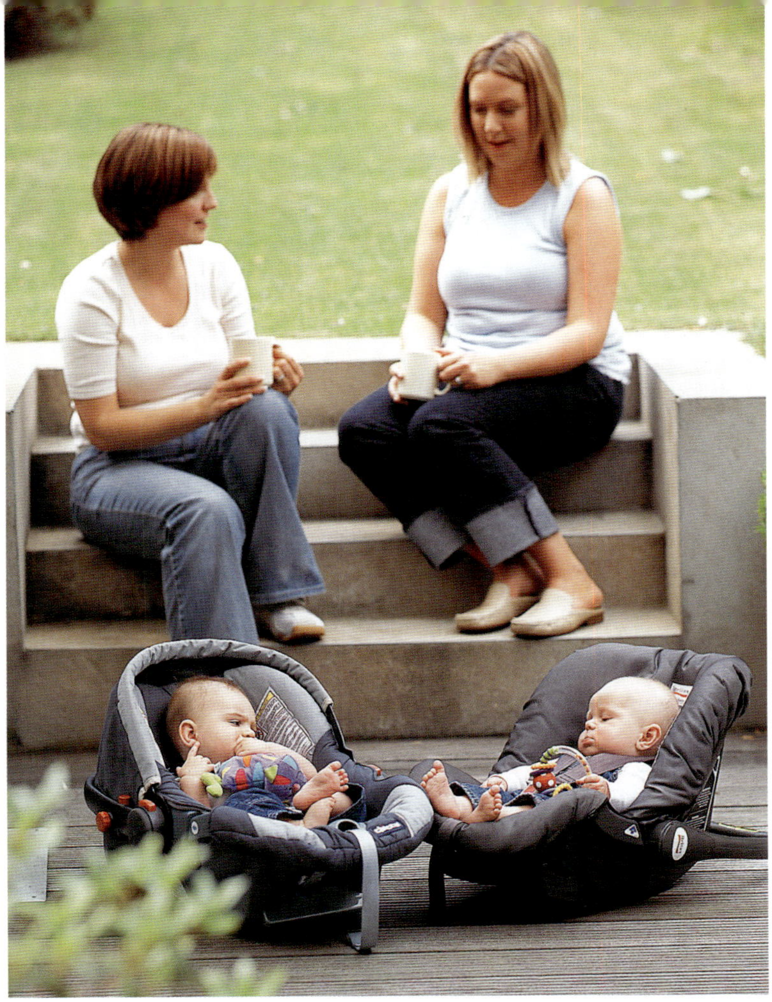

Nunca deixe o bebê dormir no assento para carro quando você não estiver dentro do veículo.

Os assentos virados para trás devem ser usados pelo máximo de tempo possível – pelo menos até o bebê ter entre 9 e 12 meses de vida e pesar até 9 kg. Se a cabeça do bebê ultrapassar a parte de cima do assento, ou se ele ultrapassar o peso máximo antes disso, compre um assento para crianças maiores e use-o virado para trás até o bebê estar pronto para usar um assento virado para a frente. No entanto, se a criança pesar menos de 9 kg com 1 ano de vida, continue usando o assento virado para trás até ele ficar grande demais para ele.

assentos para crianças maiores

Os assentos para crianças maiores podem ser usados virados para trás ou para a frente e são adequados desde o nascimento até aproximadamente os 4 anos da criança, dependendo de quanto ela pesar. Use-o reclinado, virado para trás, para bebês com menos de 1 ano que pesem menos de 9 kg e em posição reta, virado para a frente, daí em diante. Esse tipo costuma ser um melhor investimento, pois dura muito mais. No entanto, pode ser grande demais para um recém-nascido e, como fica no carro, você terá de tirar e colocar o bebê dele quando for sair e ao chegar. Esse assento deve ter cinto com cinco pontos e cinco faixas: duas nos ombros, duas no quadril e uma no meio das pernas – especialistas em segurança afirmam que esse é o cinto que oferece melhor proteção. O assento é fixado pelo cinto de segurança do carro. Assim como para todos os assentos, veja se ele está encaixado corretamente. Se tiver dúvida, peça a alguém para verificar.

assentos e airbags

Nunca coloque um assento virado para trás no assento da frente do seu carro se ali houver um airbag, pois, no caso de acidente, a pressão do airbag inflado pode causar sérios problemas ao bebê. Se o carro não tiver airbag, então, como última opção, você pode viajar com o bebê na parte da frente, desde que o assento seja colocado para trás no máximo que for possível, deixando bastante espaço entre o assento do seu filho e o painel. Lembre-se de que o lugar mais seguro para seu filho viajar é na parte de trás do carro.

cuidados com um bebê doente

A melhor maneira de lidar com um bebê doente é suspender temporariamente a rotina normal e concentrar-se nele. Leve-o com você se for preciso, e se ele quiser cochilar fora do horário habitual, permita. Não tenha medo de dar a ele remédios apropriados para a sua idade durante alguns dias – os remédios farão com que ele se sinta melhor, mas leve-o ao médico se você estiver preocupada.

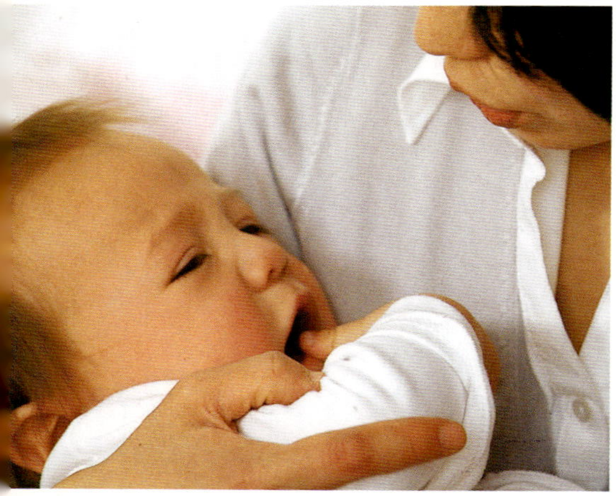

Se o bebê de repente quiser ficar com você o tempo todo, ele pode estar se sentindo mal.

temperatura corporal e febre

A febre faz parte do mecanismo de defesa do corpo para eliminar bactérias ou vírus (para saber como medir a febre, ver p. 238). No entanto, quando a febre fica muito alta, o bebê pode se sentir muito indisposto, parar de beber água e perder muito líquido por meio do suor. Em algumas crianças, o aumento rápido da temperatura pode causar uma convulsão febril (ver p. 243).

quando chamar o médico

Quando o bebê parecer indisposto, você certamente ficará preocupada. No caso de doenças simples, você pode aliviar os sintomas com a ajuda de remédios como paracetamol e/ou ibuprofeno (ver p. 239), mas, se estiver preocupada com a saúde dele, nunca deixe de procurar ajuda médica. Se o bebê estiver muito indisposto, ele deve ser examinado o mais rápido possível. Se estiver um pouco indisposto por 2 dias, também é bom levá-lo ao médico. Os médicos compreendem que a saúde do bebê é muito importante para você.

Como reagir aos aumentos de temperatura Se a temperatura não baixar em 1 ou 2 horas, procure ajuda.

Variação	Temperatura	Ação necessária
Normal	36° C - 37,5° C	Nenhuma.
Leve	37,6° C -38° C	Retire roupas e cobertores, mantenha as mãos e os pés aquecidos. Monitore.
Moderada	38° C -39° C	A mesma instrução acima e dê paracetamol e/ou ibuprofeno sob orientação médica.
Alta	39° C - 40° C	A mesma instrução anterior e procure ajuda.
Muito alta	Mais de 40° C	A mesma instrução anterior e procure ajuda.

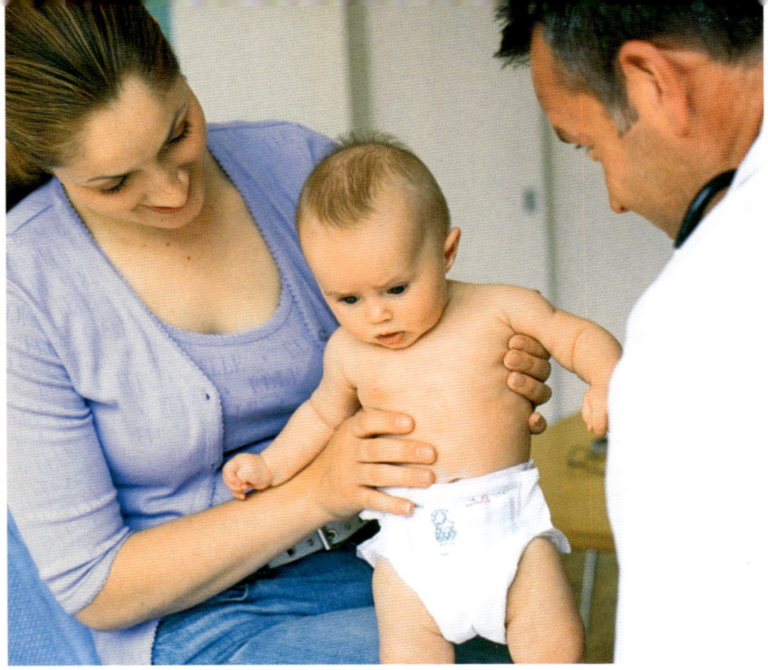

Você deve sempre procurar um médico se suspeitar que seu filho está doente.

quando chamar uma ambulância

Não hesite em chamar uma ambulância se o bebê:

- Não estiver reagindo.
- Estiver respirando lenta ou rapidamente.
- Estiver engasgando.
- Estiver com um sangramento.
- Tiver queimaduras maiores do que a palma da mão de um bebê.
- Estiver com os lábios arroxeados.
- Tiver manchas vermelhas que não desapareçam debaixo de um copo (ver p. 243).
- Sofrer uma convulsão (ver convulsão febril, p. 243).
- Estiver pálido, mole ou arroxeado.
- Estiver chorando de modo fraco, agudo ou contínuo.
- Estiver com a fontanela inchada (ou pescoço duro e intolerância à luz, em crianças mais velhas).

hospital

É uma experiência traumática para você e para seu filho quando ele é internado em um hospital. Os funcionários vão lhe dar informações e a envolverão nos cuidados com seu filho, mas você pode se sentir isolada e sem controle. Seja corajosa e lembre que, apesar de as crianças ficarem doentes com facilidade, elas também se recuperam rapidamente.

Hospitais são cansativos e você provavelmente vai dormir muito pouco devido à combinação de barulhos e preocupação. Se possível, reveze com seu parceiro ou um amigo para você poder descansar um pouco. Sua saúde é importante – e quando o bebê estiver melhor talvez precise ser distraído, principalmente se for um bebê crescidinho, e vai ser difícil para você fazer isso se estiver exausta. Não tenha medo de pedir ajuda a especialistas, enfermeiras ou qualquer pessoa com disponibilidade para isso!

Quando finalmente levar o bebê para casa, depois de um período no hospital, é comum sentir-se traumatizada. Dê a si mesma um tempo para se recuperar e levar a vida de modo tranquilo durante uma ou duas semanas. Pode ajudar conversar com amigos sobre o que houve.

P Como posso saber se o bebê está desidratado?

R A desidratação ocorre facilmente em bebês, assim, você deve observar se o bebê ficar letárgico, se estiver urinando menos, se os olhos e a boca estiverem secos ou se a fontanela estiver inchada. Se estiver preocupada, leve-o ao médico.

sinais de que seu filho não está bem

Em bebês, a saúde pode estar prejudicada quando eles:

- Recusam-se a comer.
- Mostram-se mais apegados, recusando-se a ficar sozinhos ou longe da mãe.
- Ficam chorosos.
- Estão letárgicos.
- Ficam pálidos.

Outros sinais:

- Temperatura alterada.
- Erupções.
- Diarreia ou vômito (podem ocorrer em diversas doenças).
- Respiração rápida ou batimentos cardíacos alterados.
- Febre.

problemas crônicos

Ter um filho com uma doença crônica muda sua vida, mesmo que ele seja relativamente saudável. Se for uma doença que coloque em risco a vida dele, a situação será ainda mais difícil. Procure divertir-se com seu filho e torne as coisas fáceis para ele, sempre que possível. Mas saiba que às vezes você terá uma sensação de tristeza por não ter tido um filho "saudável" e por tudo não ter sido como você sonhava.

"Quando William nasceu por uma cesariana de emergência, os exames de rotina indicaram que os níveis de oxigênio no sangue dele eram baixos. Um exame cardíaco mostrou que ele tinha um grave problema no coração. Quando ele tinha 2 dias de vida, passou pela primeira cirurgia para ajudar a bombear sangue para os pulmões. Os médicos não queriam fazer outra operação até que os níveis de oxigênio caíssem para um certo nível, porque queriam que antes meu filho se desenvolvesse o máximo possível. Aos 17 meses, ele passou pela segunda operação – uma grande reconstrução do coração –, que foi bem-sucedida. Ele vai precisar passar por outras cirurgias quando for mais velho, mas agora ele é um menininho feliz e saudável."

Isabel, mãe de William (3 anos)

experiência compartilhada

fibrose cística

Essa doença genética às vezes faz com que os órgãos internos fiquem obstruídos por um muco pegajoso, levando a inflamação e infecções. Os principais órgãos afetados são os pulmões e o pâncreas, o que causa problemas respiratórios e digestivos. Essa doença costuma ser diagnosticada por meio de programas de avaliação neonatal (teste do pezinho, ver p. 19), então, o bebê parecerá bem na ocasião do diagnóstico. O diagnóstico precoce permite que o tratamento adequado comece o mais rápido possível.

O bebê com fibrose cística pode nascer com obstrução do intestino, o que permite um diagnóstico ainda mais cedo. Atualmente, não existe cura. O tratamento costuma ser conduzido por especialistas e inclui fisioterapia, dieta especial e medicação. O bebê provavelmente terá problemas de pulmão conforme for crescendo. Ele pode ter dificuldade para digerir os alimentos e desenvolver diabetes. A fertilidade pode ser afetada. A saúde pode ser prejudicada a longo prazo e, por fim, pode ser necessário um transplante de pulmão.

paralisia cerebral

Esse é um problema permanente de movimento ou coordenação que é percebido na infância e não piora com o tempo. O problema pode variar de leve a grave, e é causado pelo dano a uma área do cérebro durante a gravidez ou na fase de bebê. Pode ter diversos sintomas. O problema costuma ser notado em razão de sintomas clínicos, e uma tomografia pode ser realizada para confirmar o diagnóstico. Sintomas mais fortes costumam levar a um diagnóstico mais precoce do problema.

Muitas pessoas com paralisia cerebral não têm dificuldade de aprendizado e levam vidas normais. Apesar de não haver cura, o tratamento – que inclui fisioterapia, terapia ocupacional e terapia para a fala – pode muitas vezes melhorar as habilidades da criança. Além disso, conforme a criança for crescendo, ela provavelmente vai aprender a compensar seus problemas leves ou até moderados. Podem ser prescritos remédios para ajudar a aliviar os espasmos musculares, e ser usada a cirurgia para corrigir tendões rígidos. Usam-se também equipamentos ortóticos e dispositivos que auxiliam a comunicação.

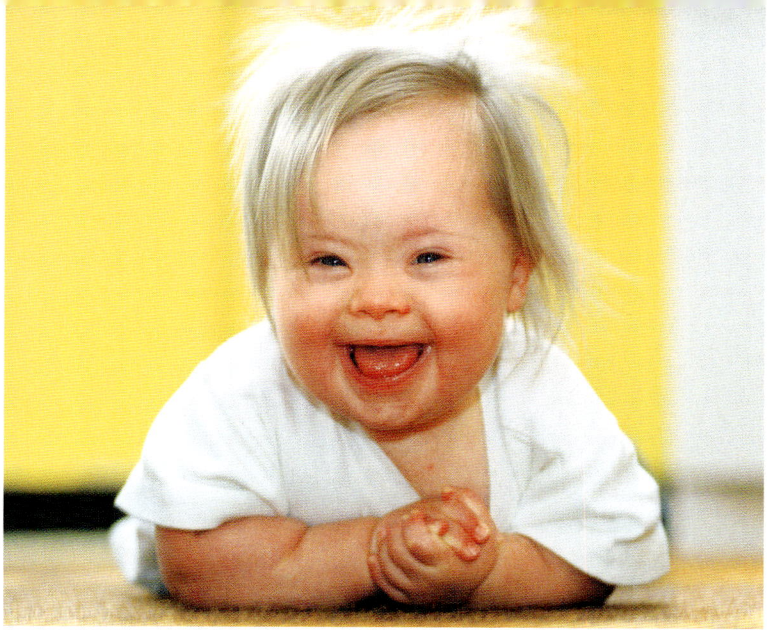

Os bebês com síndrome de Down se desenvolvem de modo mais lento do que as outras crianças, mas podem alcançar seus marcos por meio de brincadeiras e de atividades diárias.

doença falciforme

É a doença genética mais comum em determinados grupos raciais (ver p. 19). Nas pessoas afetadas, o formato dos glóbulos vermelhos muda de modo característico, e por serem mais frágeis eles duram menos tempo, o que leva à anemia. Os bebês costumam ser diagnosticados porque têm anemia e icterícia devido à grande diminuição do número de glóbulos vermelhos. Seu baço também é maior, pois precisa destruir esses glóbulos.

Não existe cura para a doença falciforme. Vida saudável e boa dieta são importantes, bem como a vacina contra a doença pneumocócica (ver p. 221). Normalmente, não há sintomas. No entanto, o bebê pode correr mais riscos de ter infecções sérias, e as infecções que são simples na maioria das crianças (como o eritema infeccioso, p. 253) podem causar doenças graves. Quem sofre desse problema deve evitar redução nos níveis de oxigênio (o que ocorre em altitude elevada), pois isso faz com que os glóbulos se tornem mais rígidos e disformes. O formato deles se deve ao fato de eles grudarem uns nos outros, reduzindo o fluxo sanguíneo e levando ao bloqueio dos pequenos vasos sanguíneos. Quando isso ocorre, chama-se de crise de vasoclusão e exige tratamento imediato – hidratação, geralmente intravenosa, para parar a coagulação dos vasos sanguíneos, e podem ser necessários analgésicos fortes e transfusões. Problemas a longo prazo nos rins, ossos e pulmões, assim como infecções nos ossos também podem ocorrer.

síndrome de Down

Essa doença genética é causada por um cromossomo 21 a mais (inteiro ou parte dele); nada que você tenha feito antes ou durante a gravidez tem relação com ela. O bebê geralmente apresenta uma série de sinais característicos que alertam os médicos, mas o diagnóstico definitivo é feito com a análise dos cromossomos. O bebê precisará fazer exames cardíacos, pois problemas desse tipo são comuns em pessoas com síndrome de Down.

Não há cura e a maioria dos bebês desenvolve-se mentalmente de modo mais lento, mas aprende a andar, falar, ler e escrever. Um fisioterapeuta deve orientá-la a respeito de brincadeiras e exercícios que você pode fazer com seu bebê. O nível de dificuldade de aprendizado pode variar.

P **Minha filha nasceu 10 semanas antes do normal e passou 2 meses na UTI Neonatal. Ela tem problemas de respiração e não consigo ficar longe dela. Como lidarei com isso quando ela ficar maior?**

R Todos queremos proteger nossos filhos – esse instinto se mostra ainda mais forte quando eles não estão bem de saúde. Conforme os filhos crescem, eles naturalmente ganham mais independência – e apesar de ser ótimo vê-los ganhando novas habilidades, fica difícil nos separarmos deles. Seu instinto de proteção natural é muito grande e será difícil "tirá-la de debaixo da asa" conforme ela crescer. Apesar de ser importante assegurar o bem-estar de sua filha, também é importante permitir que ela alcance o máximo de independência possível para exercer todo o seu potencial. O apoio de outras mães que estão passando por isso, ou que já passaram, é muito valioso. Converse com seu médico sobre os grupos de apoio.

terapias complementares

Existem muitas terapias complementares; algumas podem ser úteis ou agradáveis, mas nem todas foram comprovadas cientificamente e outras podem ser prejudiciais. Se você decidir usar uma delas, escolha um terapeuta que tenha registro em uma organização reconhecida. O bebê deve sempre receber cuidados convencionais, como vacinas (ver pp. 220-221). E se ele tiver algum problema de saúde, procure em primeiro lugar um médico.

relaxamento

Tanto você quanto o bebê podem se beneficiar de técnicas de relaxamento. Saber como relaxar é uma habilidade valiosa e vai ajudar seu filho conforme ele for crescendo. A massagem (ver pp. 158-163) comprovadamente ajuda no ganho de peso e no desenvolvimento de bebês prematuros. Técnicas cognitivo-comportamentais e hipnoterapia são amplamente usadas. Geralmente, os bebês relaxam quando há silêncio, com toques, música e movimentos ritmados. O ambiente aquecido também ajuda, mas cuide para o bebê não ficar quente demais (ver p. 169).

A lavanda é especialmente boa para acalmar o bebê à noite e estimula o sono.

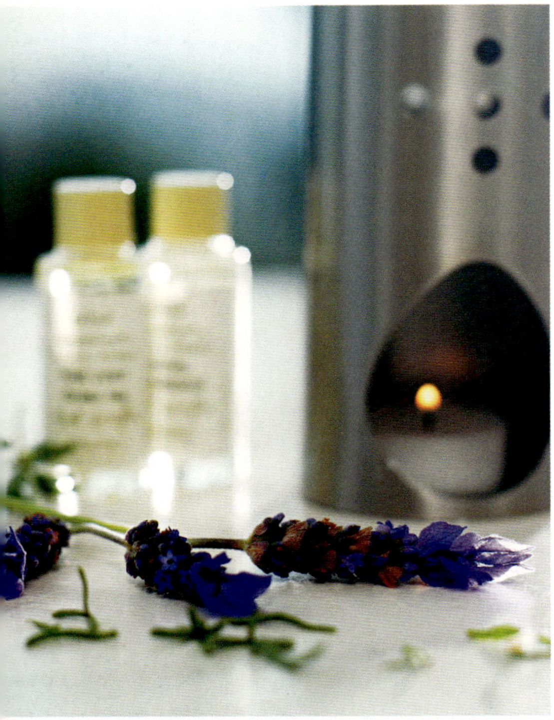

aromaterapia

A aromaterapia costuma ser usada juntamente com a massagem para tratar uma grande variedade de problemas. Óleos essenciais também podem ser adicionados à água do banho para melhorar o humor e inalados por meio de vaporizadores para desobstruir as narinas entupidas.

Os óleos essenciais não devem ser usados em bebês com menos de uma semana de vida e, exceto pelo óleo de lavanda, só devem ser usados se recomendados por um terapeuta com experiência em tratamentos para bebês. O efeito colateral mais comum é uma vermelhidão; ela pode ser grave e incluir a formação de bolhas. Alguns óleos causam reação quando da exposição do bebê ao sol; outros podem resultar em reações alérgicas (ver p. 255). Os óleos não devem ser ingeridos.

osteopatia e quiropatia

Essas duas terapias atuam na estrutura do corpo, dos músculos e ossos, para melhorar e manter suas funções. As crianças com problemas físicos como paralisia cerebral são ajudadas pela osteopatia. No entanto, talvez a forma mais comum usada em bebês seja a osteopatia cranial, que envolve manipulação extremamente delicada dos ossos do crânio para aliviar a tensão por todo o corpo. É usada depois de um nascimento traumático e para tratar bebês com cólicas, pouco apetite, problemas de sono, otite média, infecções de ouvido, eczema, constipação e muitos outros problemas. Depois de uma sessão, os bebês costumam ficar relaxados e dormem bem – apesar de sempre haver exceções!

Existe evidências de que a osteopatia e a quiropatia melhoram problemas musculares e ósseos, mas não existem provas definitivas em relação a outros problemas para os quais às vezes essas terapias são usadas.

Os efeitos colaterais mais sérios do tratamento – apoplexia e danos à coluna – são raros e ocorrem depois da manipulação da coluna ou do pescoço. Mais comuns são os efeitos colaterais leves, como dor ao redor das áreas manipuladas, dor de cabeça ou cansaço.

herbalismo

O herbalismo é o uso de plantas como emplastro ou em remédios. Procura não apenas tratar os sintomas, como, também, equilibrar o organismo, incentivando-o a se curar. Nos bebês, é usado para tratar infecções recorrentes, cólicas, problemas de crescimento e de pele, além de alergias.

Um dos principais problemas do herbalismo está no fato de a dosagem não ser padronizada nem os produtos serem cuidadosamente testados como nos remédios convencionais. Alguns remédios estão fora das normas e podem conter toxinas, metais pesados ou drogas feitas pelo homem. Em um estudo sobre medicina complementar, o herbalismo causou a maior incidência de efeitos colaterais adversos, apesar de a relação entre o remédio e o efeito ter sido, muitas vezes, incerta. As reações são comuns e incluem manchas vermelhas na pele, problemas de fígado e coração, coma, dificuldades de respiração e até a morte, apesar de esses efeitos colaterais graves não serem comuns.

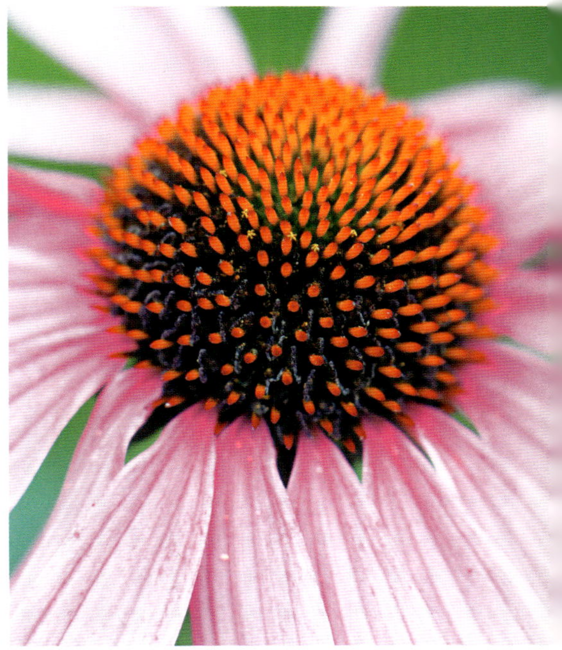

Muitas terapias complementares usam extratos de flores e plantas como base.

acupuntura

A acupuntura costuma seguir uma entre duas escolas principais, a chinesa tradicional e a ocidental moderna. Usa agulhas finas, esterilizadas e descartáveis que, depois de inseridas na pele em determinados pontos, são sutilmente manipuladas. O objetivo é não apenas melhorar, mas manter a saúde; nos bebês, ela costuma ser usada para tratar problemas musculares e ósseos, além de dores pelo nascimento dos dentes. Em crianças pequenas, são usadas inicialmente entre quatro e seis agulhas. A inserção inicial da agulha dá a sensação de uma leve picada, e a manipulação pode causar um pouco de desconforto, que costuma desaparecer rapidamente.

As agulhas podem causar problemas leves, como hematomas ou reações da pele, ou problemas mais raros e graves, como falência pulmonar. Infecções podem ocorrer na área em que a agulha foi aplicada ou na corrente sanguínea. Raramente as agulhas se quebram.

homeopatia

É o uso de determinadas substâncias em uma forma extremamente diluída e misturada, normalmente em comprimidos pequenos e brancos. Não costuma causar problemas e pode ser usada juntamente com a medicina convencional. Nos bebês, costuma-se usar a homeopatia para tratar a dor pelo nascimento dos dentes e sintomas da febre do feno. Estudos recentes que compararam a homeopatia com o uso de placebos não mostraram vantagens da homeopatia; não houve nenhum problema de saúde que tenha sido suavizado pela homeopatia em comparação com o placebo.

P A alimentação pode ajudar a tratar certas doenças?

R Bebês com eczema, asma, autismo e otite média podem obter benefícios com uma revisão dos alimentos ingeridos, mas, no caso de bebês muito pequenos, é extremamente importante não restringir a dieta sem orientação correta. Os bebês que sofrem de alergias a alimentos precisam de cuidados extras na alimentação. Por exemplo, se o bebê for alérgico a derivados do leite, eles poderão ser retirados da alimentação, mas é essencial oferecer ingestão suficiente de cálcio para manter o crescimento saudável dos ossos (ver pp. 204-207).

primeiros socorros em casa

Vale a pena estar pronta para pequenos problemas quando eles ocorrerem, e você nunca vai se arrepender se fizer um treinamento para aprender os primeiros socorros. Esperamos que nunca precise utilizar suas habilidades, mas é melhor estar preparada. Procure manter um kit de primeiros socorros – não se esquecendo de repor os produtos que forem sendo usados – em casa e alguns remédios de uso mais frequente.

P **Qual o melhor tipo de termômetro para medir a temperatura do bebê?**

R Um termômetro digital é fácil de usar. Ele é colocado embaixo do braço e emite um som quando a leitura tiver sido feita (geralmente depois de 30 segundos). Os termômetros auriculares não são recomendados para bebês com menos de um mês de vida. O estreitamento do canal do ouvido faz com que a leitura seja menos correta em bebês com menos de 1 ano, mas oferece a leitura em poucos segundos, por isso é muito conveniente. Os termômetros que contêm mercúrio são fáceis de quebrar e oferecem o perigo de contaminação.

a aplicação de primeiros socorros

Sangramentos, queimaduras, engasgos, afogamento e envenenamento: o bebê está sujeito a muitos acidentes. A melhor maneira de garantir que você está preparada para o caso de algo tão grave acontecer é fazer um treinamento de emergência para primeiros socorros.

Existem cursos feitos especialmente para novos pais – peça informações sobre esses cursos a seu médico. Apesar de algumas orientações serem dadas aqui, um livro não é capaz de ensinar as habilidades práticas para avaliar ferimentos, ressuscitar ou tratar problemas que coloquem a vida em risco. Para isso, pense em fazer um curso de primeiros socorros reconhecido. Esses cursos são atualizados frequentemente e são a melhor maneira de aprender a reagir com confiança em situações de emergência.

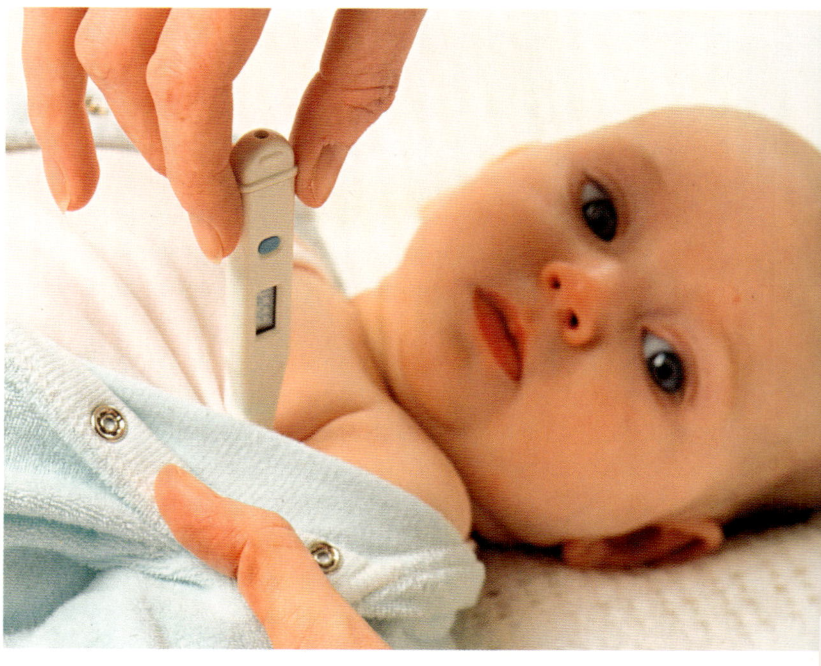

É difícil convencer o bebê a ficar parado até o termômetro registrar a temperatura.

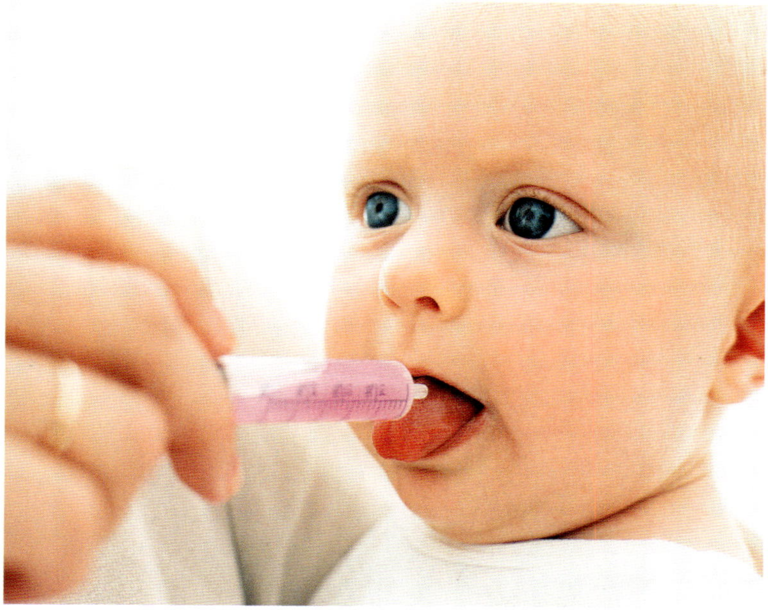

Se precisar tratar uma criança muito pequena, é mais fácil administrar um remédio via oral usando uma seringa.

o que fazer em uma emergência

Se seu filho estiver muito indisposto ou gravemente machucado, talvez você entre em pânico. Estas dicas básicas podem ajudá-la em qualquer situação.

avalie

- Exatamente o que houve.
- Quem está machucado.
- Como os ferimentos ocorreram.
- O que precisa ser feito.
- Quem está por perto para ajudar. Se não estiver sozinha, peça para a pessoa buscar ajuda; se estiver sozinha, grite, pois alguém pode escutar enquanto você segue com o tratamento.

garanta a segurança

- Resista à tentação de se precipitar antes de garantir a própria segurança.
- Afaste qualquer fonte de perigo da pessoa machucada.
- Só movimente uma criança ferida para afastá-la de perto de um perigo.

os ferimentos graves primeiro

- Apesar de uma criança gritando por estar com o braço quebrado precisar de atenção, uma criança quieta pode estar lutando para respirar, o que é mais grave. Uma criança que consegue falar (ou gritar) consegue respirar.
- Outro problema grave é o sangramento abundante.
- Enquanto estiver cuidando dos problemas respiratórios e de sangramento, é essencial chamar uma ambulância o mais rápido possível.

Chame ajuda

Se possível, peça a alguém que busque ajuda antes, mas, se estiver sozinha, consiga ajuda assim que possível.

kit de primeiros socorros e remédios básicos

Reúna os itens principais antes do nascimento do bebê:

- Termômetro.
- Lenços antissépticos, spray ou creme.
- Emplastro ou spray para lesões.
- Faixas.
- Gazes esterilizadas.
- Bolsa de gelo.
- Spray anti-histamínico (para quando o bebê crescer).
- Suspensão à base de paracetamol.
- Medicamento tópico para aliviar pequenas queimaduras.
- Protetor ocular.
- Soro fisiológico.
- Pinças.

Remédios:

- Paracetamol para crianças.
- Ibuprofeno (se o bebê tiver mais de 7 quilos, não é recomendável para crianças com asma).
- Gel para aliviar a dor nas gengivas.

compressas frias

Elas são muito eficazes na redução de inchaços e hematomas. Podem ser usadas por até 30 minutos, apesar de uma criança pequena talvez não tolerá-las por esse período, e a temperatura da pele dela deve ser verificada com frequência. Podem ser compradas prontas para colocar na geladeira ou congelador e são vendidas em farmácias, ou você pode fazer as compressas em casa.

- A maneira mais fácil é molhar um pedaço de pano pequeno em água fria e aplicá-lo sobre a área afetada. Substitua o pano regularmente, pois fica quente em pouco tempo.
- Envolva um saco de ervilhas congeladas (ou coisa semelhante) com uma toalha e aplique na área afetada. Cuide para ter uma boa camada de tecido entre o "recheio" congelado e a pele. Verifique frequentemente se a pele não esfriou demais (as crianças mais velhas conseguem avisar).
- Use cubos de gelo em um saco plástico enrolado em uma toalha, como foi explicado no item anterior. Sempre supervisione as crianças quando estiverem com qualquer tipo de saco plástico.

primeiros socorros em pequenos ferimentos

Se o bebê sofrer um corte, arranhão, queimadura ou qualquer outro ferimento, tente manter a calma; os conselhos abaixo podem ajudar. **Se tiver dúvida a respeito de pequenos problemas, procure ajuda médica, e em casos graves, vá ao atendimento de urgência imediatamente ou chame uma ambulância, caso você não possa fazer o deslocamento.**

cortes

- Com as mãos, limpas e secas, limpe o ferimento com água morna e corrente. Se não for possível, use lencinhos umedecidos.
- Seque o corte e cubra-o com curativo não adesivo.
- Se o corte estiver sangrando, use pressão (ver abaixo).
- Procure ajuda médica se o corte for grande, profundo, no rosto, se estiver sangrando muito ou se a criança não estiver bem.

sangramento

- Aplique pressão direta na ferida com uma compressa (como um pedaço de pano dobrado) ou seus dedos, até conseguir um curativo esterilizado.
- Se vazar sangue pelo curativo, coloque outro por cima, sem retirar o primeiro.
- Levante e apoie a região, se possível (tome cuidado se suspeitar de fratura ou ferimento grave).
- Mantenha a pressão até o ferimento parar.
- Procure ajuda médica.

pancadas

- Use uma bolsa de gelo ou compressa fria (ver quadro à esquerda), se seu filho aguentar, para reduzir o inchaço.
- Procure ajuda médica se a pancada tiver sido forte e na cabeça.

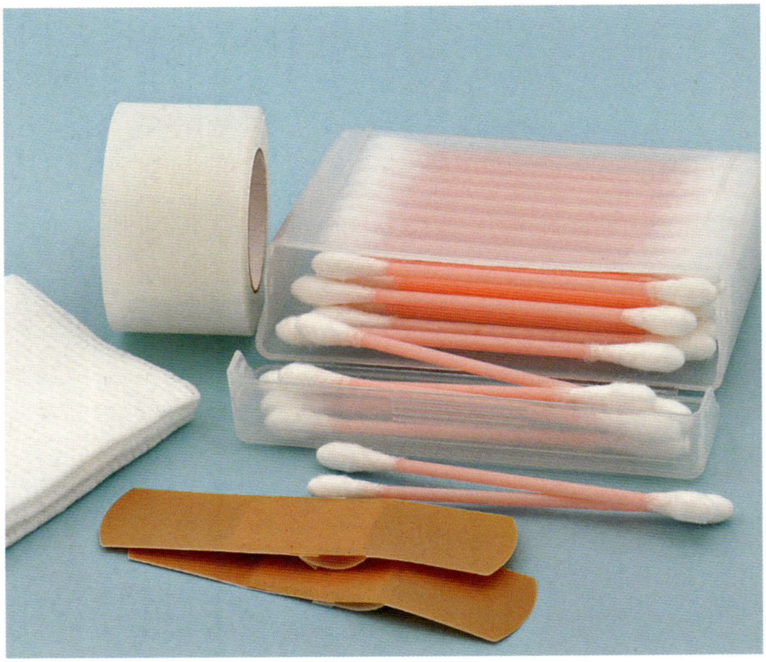

É bom manter em casa um kit básico de primeiros socorros, incluindo diversos emplastros e faixas, para o caso de emergências.

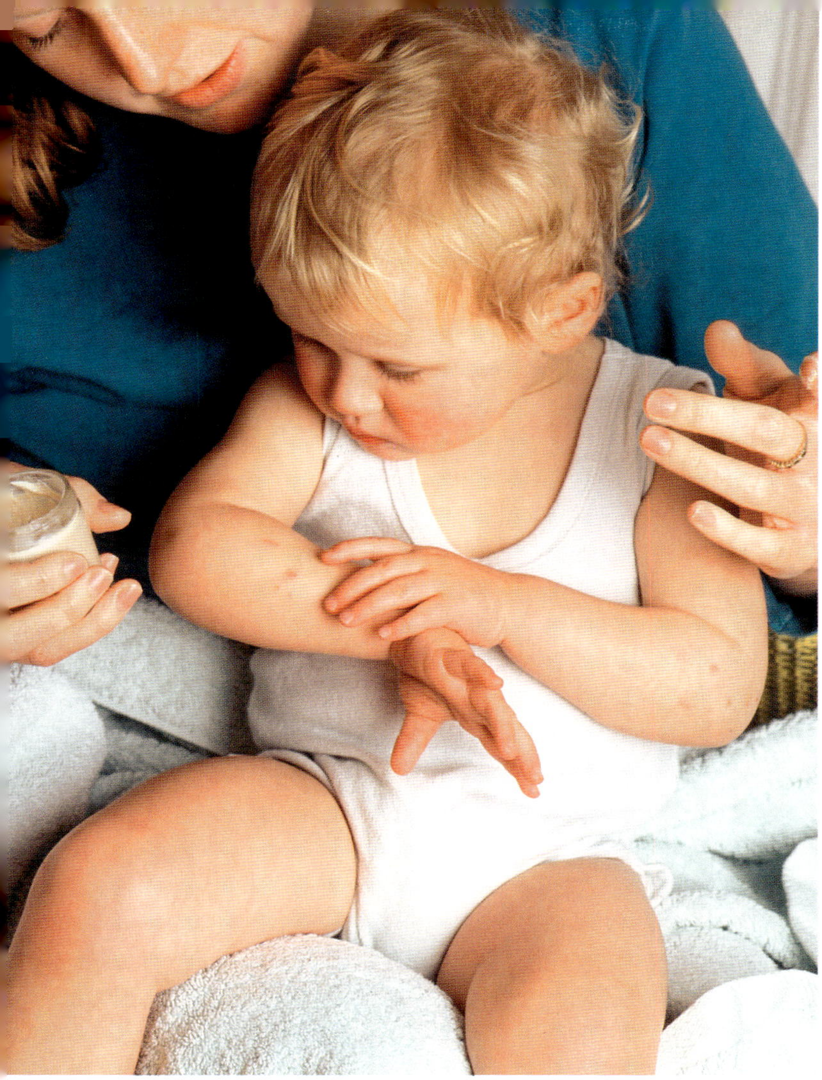

Os anti-histamínicos são vendidos em spray e em creme e podem aliviar a dor ou coceira de picadas de inseto.

picadas de insetos

- Retire o inseto (ou ferrão) se ainda estiver no local afetado.
- Use um spray, creme ou remédio anti-histamínico (dependendo da idade).
- Use uma bolsa de gelo ou compressa (ver página ao lado) para reduzir o inchaço e use analgésicos se o bebê estiver com dor.
- Procure um médico se a picada tiver sido no rosto, ou se o inchaço estiver muito grande ou inflamado, ou se o bebê não estiver bem.
- Se a área avermelhada continuar a inchar, procure ajuda médica.

pequenas queimaduras

- Deixe a área queimada sob água corrente fria por pelo menos 10 minutos.
- Se possível, retire roupas ou joias próximas à queimadura.
- Sem apertar muito, envolva a queimadura com filme de PVC limpo (não se a queimadura for no rosto), com curativo não adesivo ou gaze limpa e seca.
- Ofereça um analgésico, se for preciso.
- Não fure as bolhas que se formarem.
- Não aplique pomada a menos que tenha sido recomendada pelo médico.
- Procure ajuda médica se o bebê tiver menos de 1 ano, se a queimadura for maior que a palma da mão ou se o rosto, pés e mãos foram afetados.
- Se as queimaduras forem graves ou se seu filho não estiver bem, procure ajuda médica urgentemente.

"Quando a Ana tinha 11 meses, fomos a um piquenique. Ela tentou andar em minha direção, mas tropeçou e caiu em cima de uma mesa, batendo o queixo. Ela começou a chorar e havia sangue por todos os lados. Eu procurei examiná-la – o rosto dela estava bem, mas o sangue saía da boca. Nós a levamos ao pronto-socorro, onde descobriram que ela havia feito um corte na língua com os dentes. Eles deram a ela um pirulito de gelo para ajudar a diminuir o inchaço. Durante uma semana, sempre que ela comia, a língua sangrava um pouco, mas cicatrizou bem."

Sara, mãe de Ana (7 anos)

experiência compartilhada

problemas comuns

No primeiro ano de vida do seu filho, muitas vezes você vai se preocupar com ele. Felizmente, os problemas simples são os mais comuns, mas é natural ficar preocupada, pensando que o bebê pode sofrer de uma doença rara e grave. Se estiver preocupada, procure ajuda profissional – sempre siga sua intuição. Se o bebê estiver muito indisposto, ele deve ser examinado o mais rápido possível.

ele está doente?

Geralmente, quanto mais novinho é o bebê, mais difícil é saber a gravidade do problema, uma vez que há poucos sinais e, para algumas doenças, os primeiros sintomas podem ser muito parecidos – o bebê pode estar mais apegado e inquieto do que o normal, pular as mamadas, estar com febre moderada e nariz escorrendo e não sabe dizer o que está sentindo! Por isso, se ele não estiver se alimentando bem, se tiver febre (principalmente se for mais alta do que 38º C) ou se estiver vomitando, procure um médico sem demora. Se seu filho foi examinado e está sendo medicado – ou se nada foi detectado –, mas você continua achando que o problema dele piorou desde então, não hesite em procurar ajuda.

Apesar de serem desagradáveis, muitas infecções comuns que ele enfrentará e superará enquanto estiver crescendo são uma parte essencial do sistema imunológico em desenvolvimento. No entanto, é muito difícil ver um filho doente – até mesmo um simples resfriado pode ser estressante. Tais problemas podem ser fisicamente cansativos no caso de um bebê apegado além do normal e também emocionalmente desgastantes. Além disso, seu sono ficará menos relaxado do que de costume, e como você está em constante contato com a criança (e geralmente cansada e estressada), será fácil pegar a doença dele. Nessas ocasiões, faça apenas o que for essencial – algumas coisas precisam ser feitas e outras podem esperar. A ajuda de parentes e amigos e conselhos médicos fazem uma grande diferença.

Uma das maiores dificuldades enfrentadas por muitos novos pais é não saber quando levar o bebê ao médico. Poucas pessoas gostam de "incomodar" o médico sem necessidade. No entanto, pode ser difícil avaliar se o bebê está muito doente ou não. Se não tem certeza de que seu filho precisa de ajuda médica, telefone para o médico, diga o que está acontecendo e pergunte se ele deve ser examinado. Uma vez que muitos sintomas em bebês podem não ser específicos (por exemplo, um bebê pode deixar de comer simplesmente por estar resfriado ou por ter uma infecção grave), a maioria dos médicos não se incomoda de examinar a criança quando os pais estão preocupados.

Os quadros a seguir são feitos para servir de guia. **Se estiver preocupada, sempre consulte seu médico.**

Se a temperatura do bebê se mantiver alta por mais de três dias, leve-o ao médico.

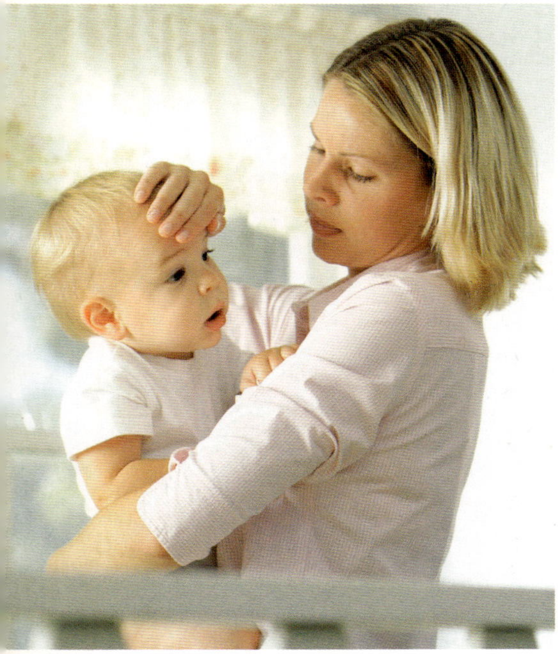

Neurológicos

Reclamação	Descrição	Ação
convulsão febril	Convulsão que ocorre com febre – em geral aquela que aumenta rapidamente. O bebê perde a consciência, debate-se e fica largado antes de, aos poucos, voltar a si. Apesar de serem assustadoras, essas convulsões raramente causam danos, desde que a doença causadora da febre seja tratada. Se o bebê já teve uma convulsão febril, ele tem mais chances de ter outras. Existe um risco um pouco maior de convulsões não febris em crianças que já tiveram uma convulsão febril.	Proteja o bebê do que o cerca, vire a cabeça dele para um lado **e procure um médico imediatamente**, especialmente se ele tiver menos de 3 meses, se as convulsões durarem mais do que 5 minutos, se afetar apenas uma parte do corpo, se recorrer na mesma doença, se ele não estiver com febre, se estiver muito mal ou se não recobrar a consciência. Ele pode ser internado para ficar em observação. Mantenha a febre dele baixa.
meningite e septicemia A imunização (ver pp. 220-221) ajudará o bebê a evitar estas doenças. Se o bebê teve meningite ou septicemia, você passou por uma experiência muito traumática, mesmo que ele tenha ficado bom. Pense em entrar para um grupo de apoio.	A meningite é uma infecção e inflamação do tecido que reveste o cérebro causada por vírus, bactéria ou raramente outros organismos, como a tuberculose. A septicemia é a infecção do sangue. **São doenças graves, que exigem imediata intervenção médica.** Elas têm inúmeras complicações, desde perda da audição a dano cerebral. As manchas vermelhas (ver ação) nem sempre ocorrem ou não ocorrem logo no começo. O bebê pode ter uma combinação de: falta de apetite, irritação, chorar ao ser segurado, indisposição, febre, pele pálida ou matizada, erupção, menos reação, choro agudo, fontanela inchada, intolerância à luz, fazer movimentos descoordenados, ficar apático.	Sempre **procure um médico** se você suspeitar de qualquer desses problemas. Se o bebê apresentar manchas vermelhas na pele, coloque um copo transparente sobre a região e aperte com firmeza – as partes mais escuras da septicemia meningocócica não desaparecerão. Se o médico não diagnosticar meningite, peça esclarecimento para não ficar preocupada. Se o bebê continuar indisposto e você ainda estiver preocupada, marque consulta para ele com outro médico – siga sua intuição.

Coração

Reclamação	Descrição	Ação
sopro no coração 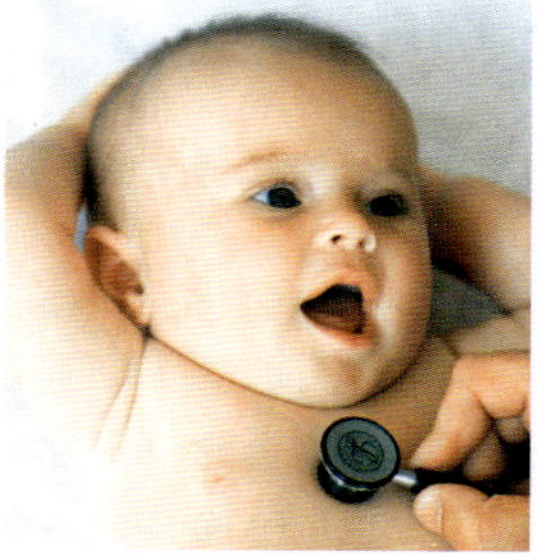	Um som extra ouvido ao auscultar o coração, causado pelo fluxo de sangue nas válvulas cardíacas ou artérias. Nos bebês, geralmente não há problema algum; isso se chama "sopro inocente", causado pelos batimentos rápidos (principalmente quando ele tem febre ou se sente estressado). Os sopros causados por problemas cardíacos precisam de atenção especializada.	Muitas crianças têm sopro em algum momento (até 80%). O médico vai perceber isso durante um exame. Se o sopro persistir, o médico pode pedir um ecocardiograma (um ultrassom do coração). Se for algo anormal, o especialista dirá qual o tratamento a ser seguido.

Olhos

Reclamação	Descrição	Ação
duto lacrimal bloqueado	Olhos lacrimejantes, geralmente desde o nascimento, uma vez que o duto lacrimal não se uniu do olho ao nariz. Esse problema ocorre em um a cada cinco bebês (principalmente em bebês prematuros). O bebê pode ficar com os olhos grudentos e com conjuntivite (ver abaixo) enquanto o duto lacrimal estiver bloqueado.	O duto lacrimal se abre dentro de algumas semanas ou meses após o nascimento. Uma massagem delicada diária no canto do olho afetado (perto do duto lacrimal) ajuda a eliminar qualquer pus que tenha se acumulado ali. **Procure ajuda médica** se precisar de ajuda para fazer isso. Se o problema continuar até 1 ano de vida, o bebê deverá ser examinado por um oftalmologista.
olhos grudentos	Um sintoma geralmente causado por sangue ou algum líquido que entrou no olho durante o parto ou por um duto lacrimal bloqueado, podendo ser tanto temporário durante um resfriado como persistente (ver item anterior). A causa pode também ser conjuntivite (ver item seguinte) ou infecção nos olhos. Secreção grudenta é encontrada nos cílios, geralmente logo de manhã, e pode "colar" as pálpebras.	Limpe os olhos do bebê com um chumaço de algodão embebido em água fria fervida, passando-o de dentro para fora (ver p. 140). **Procure ajuda médica** se os olhos ficarem vermelhos ou se não ceder depois de uma semana de limpeza. Se isso ocorrer nas primeiras semanas após o parto, o médico terá de examinar o bebê para verificar se não se trata de uma infecção de parto. Trate esse problema para evitar danos aos olhos.
conjuntivite 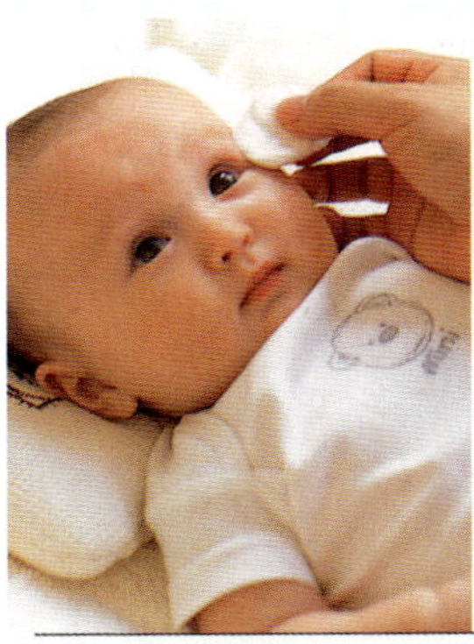	Ocorre geralmente com um resfriado e deixa os olhos vermelhos, inflamados e doloridos. O bebê pode esfregar os olhos e ficar inquieto. Pode ocorrer a eliminação de pus, possivelmente em grande quantidade, colando os olhos, principalmente de manhã. A conjuntivite é mais comum se o bebê tiver um duto lacrimal bloqueado (ver item anterior). Também pode ser causada por infecções durante o parto, que podem causar danos aos olhos.	Limpe os olhos regularmente com algodão embebido em água fria fervida. A conjuntivite costuma ser viral e ocorre geralmente com um resfriado. Ocasionalmente, é causada por infecção bacteriana, o que exige o uso de colírio antibiótico ou pomada; são necessárias duas pessoas para aplicá-los nos olhos do bebê. **Procure ajuda médica** se isso ocorrer dentro de 1 ou 2 semanas após o parto, para ter certeza de que não se trata de infecção de parto (ver acima). Se os olhos estiverem piorando, ou se não melhorarem dentro de poucos dias, procure o médico.
estrabismo	Os olhos não apontam para a mesma direção. Até os 4 meses, isso é normal, desde que seja intermitente – ocorre enquanto o bebê aprende a olhar para as coisas. Um histórico familiar de estrábicos requer uma consulta com um oftalmologista. Estrabismo persistente, em geral, se deve a erros de refração (os dois olhos focalizando coisas diferentes) e pode ser tratado com um tampão de olho, óculos ou os dois. Causas mais raras incluem cataratas, que exigem operação.	**Procure ajuda médica** se o bebê fica sempre estrábico, se parece não enxergar você ou se continua estrábico depois dos 4 meses. Não demore, pois o estrabismo pode causar problemas no desenvolvimento da visão. Se os olhos do bebê não parecem se mexer ou se o estrabismo surgir de repente, converse urgentemente com um médico.

Ouvido, nariz e garganta

Reclamação	Descrição	Ação
resfriados	As infecções virais que fazem o nariz escorrer, causam febre baixa (38º C) e talvez uma tosse leve. As infecções bacterianas podem ocorrer com um resfriado, deixando as coisas piores.	Dê analgésico se o bebê estiver inquieto (ver p. 239). **Procure ajuda médica** se ele piorar ou se a febre aumentar, ou se ele parar de urinar.
laringite	Infecção viral da laringe (caixa vocálica) e da traqueia, mais comum no inverno e na primavera. Causa uma tosse "de cachorro", febre elevada, perda de apetite e voz rouca. Costuma ser pior à noite e permanece ruim por uma ou duas noites. Se o bebê apresentar problemas de respiração, ele precisa de cuidados hospitalares, que podem incluir esteroides e oxigênio.	Procure manter seu bebê calmo. Incentive-o a descansar entre os acessos de tosse e veja se ele ingere líquidos. **Procure ajuda médica** se o nível de alerta dele diminuir ou se a respiração ficar mais forte ou mais difícil, ou se ele apresentar outros sintomas, como respiração estridente entre os acessos de tosse. Leve-o também ao médico se ele não estiver ingerindo líquidos.
tonsilite (amigdalite) 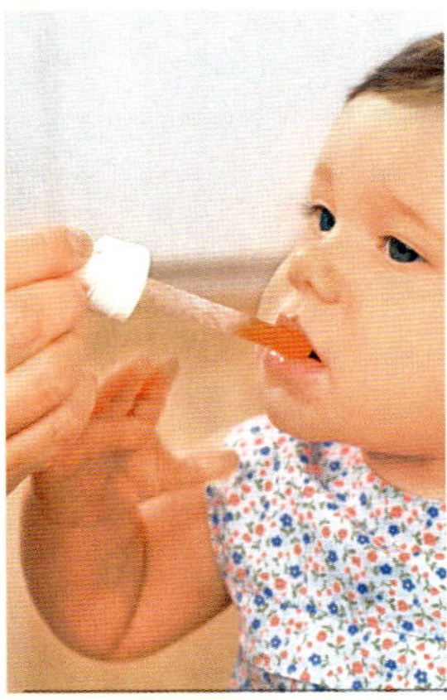	Inflamação da garganta, com infecção das tonsilas (duas glândulas no fundo da garganta) que se tornam inchadas, avermelhadas e podem eliminar uma secreção branca. O hálito pode ficar malcheiroso. Entre os sintomas estão febre e falta de apetite; o bebê pode ter tosse. Os bebês mais velhos (12 meses) podem reclamar de garganta inflamada. Raramente tonsilas inchadas causam dificuldades de respiração e há ocorrência de abscessos. Os gânglios no estômago podem ficar maiores (adenite mesentérica) e causar dor, o que pode ser erroneamente tido como apendicite. Isso pode ocorrer com qualquer infecção respiratória.	A maioria dos casos é viral e é resolvida com analgésicos (ver p. 239). **Procure ajuda médica** se o bebê tiver menos de 3 meses, estiver muito indisposto ou se tiver febre (mais de 38ºC). Também procure um médico se ele não estiver ingerindo líquidos e se não melhorar depois de 3 ou 4 dias. Alguns médicos preferem tratar as tonsilites em bebês com menos de 1 ano com antibióticos.
infecção de ouvido	Infecção – causada por bactéria ou vírus – do ouvido médio, que provoca inflamação dolorosa e às vezes pus. Pode ocorrer com ou depois de um resfriado. Em geral, o bebê tem febre e pode gritar ou puxar as orelhas por causa da dor, o que piora à noite, pois a posição deitada aumenta a pressão no ouvido. O tímpano pode perfurar, causando um vazamento de pus (ver p. 246). As infecções recorrentes podem causar otite média (ver p. 246) ou problemas de audição temporários.	Os analgésicos costumam ser necessários tanto para a febre quanto para o alívio da dor (ver p. 239). **Procure ajuda médica** se o bebê parecer indisposto ou se tiver febre alta (mais de 38º C). Talvez seja preciso dar antibióticos. Se o tímpano perfurar, será preciso examiná-lo algumas semanas depois para verificar se ele está curado, o que acontece na maioria dos casos.

Ouvido, nariz e garganta (continuação)

Reclamação	Descrição	Ação
otite média	Uma secreção grudenta se acumula no ouvido médio, causando surdez inconstante; nenhum outro sintoma aparece. Pode ocorrer depois de infecções de ouvido ou resfriados. A perda persistente da audição pode causar problemas de fala.	**Procure ajuda médica** se estiver preocupada com a audição ou desenvolvimento da fala de seu filho. A otite média geralmente passa sozinha, mas se o bebê apresentar índices baixos nos testes de audição nos intervalos, talvez ele precise de "dutos" – uma operação que insere pequenos tubos no tímpano, que permitem ao ar passar para trás do tímpano. Os tubos caem sozinhos.
dor de ouvido	Dor no ouvido, geralmente no ouvido médio (atrás do tímpano), normalmente faz o bebê puxar as orelhas e chorar, inquieto, às vezes com febre causada por infecção. Às vezes as infecções de garganta podem infeccionar os ouvidos também, pois fazem o tubo que permite que o fluido passe do ouvido médio para a garganta fechar, causando pressão no ouvido. Mudanças de pressão (como no avião) podem causar dor de ouvido até a pressão voltar ao normal.	Se a dor continuar, dê analgésico conforme prescrito pelo pediatra ao seu filho. Se ele continuar indisposto ou se a dor não passar, **procure ajuda médica**.
tímpano estourado	Se a pressão atrás do tímpano ficar muito forte, o tímpano pode estourar. Isso costuma acontecer devido a infecção, mas às vezes ocorre por outros motivos (por exemplo, em aviões). A dor aguda repentinamente é aliviada quando o tímpano estoura. Se a causa for uma infecção, pode haver febre ou vazamento.	**Procure um médico imediatamente** para confirmar que o tímpano estourou. Geralmente, o médico vai querer examinar novamente o tímpano algumas semanas depois para ver se ele está curado. Na maioria dos casos, o tímpano se cura sozinho.
vazamento do ouvido	Secreção, geralmente pus, do canal do ouvido. Às vezes ocorre depois de doença aguda com febre e dor. A dor e a febre às vezes passam quando o vazamento começa. O vazamento costuma ser sinal de que o tímpano estourou (ver acima). Pode sarar naturalmente.	**Procure um médico imediatamente** se seu filho estiver indisposto ou se o vazamento não parar; talvez seja preciso tomar antibiótico. O médico pode querer reavaliar o ouvido algumas semanas depois (ver acima).
rinite	Inflamação dentro do nariz, que, quando persistente, se deve a uma reação alérgica. O nariz fica congestionado e escorrendo e o bebê respira pela boca. As crianças com rinite podem ser hipersensíveis e sofrer de doenças como asma (ver p. 248), adenoides aumentadas ou eczema (ver p. 254).	Uma redução nos ácaros da casa pode ajudar. **Procure ajuda médica** se a inflamação persistir. O bebê pode precisar de sprays nasais com esteroide ou anti-histamínicos. O problema pode exigir mais exames, como testes para alérgenos.

Boca

Reclamação	Descrição	Ação
nascimento dos dentes 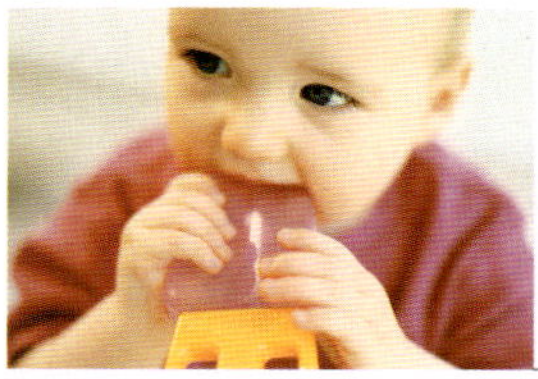	Alguns dos dentes do bebê podem nascer sem problemas, enquanto outros podem causar a ele (e a você) noites em claro. Ele vai babar e morder qualquer coisa, e às vezes pode ficar indisposto. As gengivas podem sangrar.	Dê ao bebê muitas coisas que ele possa mastigar. Experimente diferentes texturas: macias, duras, frias. Use o gel para dentes e, se ele estiver indisposto, analgésicos (ver p. 239). **Procure ajuda médica** se o bebê não estiver bem ou com febre.
aftas	Lesões pequenas, rasas e doloridas na boca, geralmente associadas a uma infecção viral. O bebê pode ficar relutante para comer ou beber, o que pode causar desidratação.	Tente dar analgésicos (ver p. 239) e gel para aliviar o incômodo nas gengivas. Ofereça alimentos macios, frios, sem acidez e líquidos.
monilíase (sapinho)	Uma infecção por fungo (Candida albicans) recorrente na boca. Placas pequenas e levemente salientes aparecem no revestimento bucal. Se for raspada, a área por baixo pode sangrar. Os antibióticos podem causar sapinho. A alimentação pode ser afetada, apesar de, geralmente, o sapinho não causar dor.	Veja se o bebê está com assaduras (ver adiante), pois elas podem ocorrer ao mesmo tempo. **Procure ajuda médica**, pois o bebê provavelmente vai precisar de um remédio antifúngico. Se ele se alimentar com mamadeira, compre bicos novos e jogue fora os antigos.

Músculos e ossos

Reclamação	Descrição	Ação
quadril com "cliques" 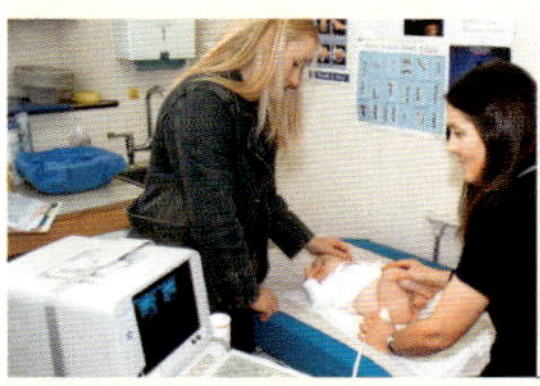	Um "clique" pode ser ouvido ou sentido no quadril do bebê. Isso costuma ser descoberto durante um exame de rotina (ver p. 17).	Os cliques no quadril costumam ser normais, mas podem indicar articulações levemente soltas. Apesar de ser importante verificar isso, talvez não precise de tratamento. Se houver cliques persistentes, o bebê terá de fazer um ultrassom (ver abaixo).
deslocamento congênito do quadril e displasia do quadril Os tratamentos para este problema não são fáceis – procure por um grupo de apoio.	No deslocamento a articulação é deslocada ou deslocável, enquanto na displasia o encaixe da articulação é raso demais. As anormalidades podem ser descobertas em exames de rotina (ver p. 17). O bebê pode ter dobras de pele desiguais, comprimentos de perna diferentes ou apoiar o peso de modo desigual. Você pode perceber um movimento desigual do quadril ao trocar a fralda. Conforme ele crescer, sua mobilidade poderá ser afetada.	Quando o problema é descoberto, o bebê é submetido a um ultrassom. Quanto antes os problemas forem descobertos, melhor – o tratamento precoce costuma ser mais fácil e, em geral, mais bem-sucedido. Costuma ser necessário engessar o quadril. Se não funcionar, recorre-se à cirurgia. Às vezes, o tratamento não é totalmente bem-sucedido, e com a idade a criança correrá o risco de sofrer artrite na articulação.

Peito

Reclamação	Descrição	Ação
bronquiolite	Infecção viral das pequenas vias respiratórias (bronquíolos), causando inflamação e muco. Doença parecida com resfriado se desenvolve e vira uma tosse forte, aumenta a frequência respiratória e causa dificuldade de alimentação por 2 ou 3 dias. Em casos graves, o bebê pode precisar ser hospitalizado para receber oxigênio e ajuda com a alimentação, seja por um pequeno tubo inserido pelo nariz para o estômago ou por via intravenosa.	Observe a ingestão de líquidos do bebê – veja se ele está urinando e se está alerta. **Procure ajuda médica** se ele estiver letárgico, reagindo menos, se não estiver conseguindo ingerir líquidos, se estiver urinando menos. Se ele tiver dificuldade de respiração ou se a respiração estiver rápida, o estado dele precisa ser avaliado por um médico.
infecções das vias aéreas	Inflamação aguda das vias respiratórias causada por bactéria ou vírus. O bebê fica indisposto e tem febre alta (geralmente mais de 38° C). Sua frequência respiratória vai aumentar, vai ficar sem apetite e, com frequência, mas não sempre, com tosse. Em alguns casos, ele precisará ser internado para receber antibiótico intravenoso e líquidos para ajudar na respiração.	**Procure ajuda médica**. As infecções das vias aéreas costumam precisar de tratamento com antibióticos. **Procure um médico imediatamente** se o bebê tiver dificuldades para respirar, com aumento da frequência respiratória ou reagir menos.
respiração ruidosa	Um som de "assovio" na respiração costuma ser causado por infecções virais, apesar de haver outras causas, como corpos estranhos (um brinquedo engolido, por exemplo), que devem ser averiguadas. Em geral, ele pode respirar ruidosamente com qualquer infecção viral, mesmo que pareça estar bem. A respiração ruidosa não significa necessariamente que ele está ou ficará com asma, apesar de algumas crianças nessa situação passarem a ter esse problema.	Se o bebê estiver bem, a respiração ruidosa não precisará de tratamento, apesar de que, na primeira vez em que acontecer, deverá ser avaliada e pode ser tratada com inalação ou outros medicamentos. **Procure um médico** se um corpo estranho puder ser a causa. O bebê realizará um exame de raio X e provavelmente será avaliado no hospital. Se estiver com febre alta (mais de 38°C), ele pode ter infecção no peito e precisar de antibióticos. **Procure um médico** se ele estiver indisposto, se tiver dificuldades para respirar, se sua reação diminuir ou se ficar pálido.
asma	Problema de sensibilidade das vias áreas, em que elas se tornam inchadas e estreitas. Os ataques asmáticos, com respiração ruidosa e curta, podem exigir internação hospitalar. Caracteristicamente, o bebê pode ter uma infecção repetida no peito, uma tosse viral, ou o único sintoma ser uma tosse persistente à noite (um sinal comum de asma infantil). A asma raramente é diagnosticada em crianças com menos de 1 ano.	Não fume. Reduza os ácaros da casa. Promova atividades e uma boa alimentação. **Procure um médico** se o bebê tiver dificuldades ao respirar. Se a asma for confirmada, o tratamento terá como objetivo tornar a vida da criança menos restrita para que ela possa participar de atividades normais.

Abdome

Reclamação	Descrição	Ação
gastrenterite	Os problemas estomacais costumam ser virais, mas também podem ser bacterianos. Eles causam vômitos e diarreia, e às vezes uma febre leve (menos de 38º C) e leves cólicas estomacais. Pode ocorrer desidratação, exigindo internação hospitalar para a hidratação intravenosa – os bebês pequenos correm mais riscos. Uma infecção incomum causa problemas renais – podem ocorrer hematomas e sangramentos, além de urina em menor quantidade (e vermelha) – até uma semana depois em uma criança pálida e desanimada. **Chame o médico com urgência.**	Seja rigorosa com a higiene para evitar que o problema se espalhe. Se o bebê estiver vomitando, continue amamentando-o, mas não dê leite em pó. Ofereça pequenos goles de água ou soro com frequência. Se ele quiser alimentos sólidos, dê algo leve e que não seja derivado do leite. **Procure um médico** se ele ficar letárgico, indisposto, reagindo menos, urinando menos, com febre alta (mais de 38ºC) ou se não conseguir manter nada no estômago, ou se isso continuar por mais de dois dias. As causas bacterianas tratáveis podem ser diagnosticadas com um exame de fezes. Pode ser feito um exame de urina, uma vez que as infecções urinárias causam sintomas parecidos.
refluxo	O ácido do estômago volta para o esôfago. O bebê pode estar com dor (que geralmente piora quando ele deita) e vomitar (principalmente se o estômago estiver cheio). O refluxo pode deixar o sono agitado, fazê-lo alimentar-se mal ou não se sentir bem. Às vezes ocorrem infecções do peito ou dificuldades de respiração.	**Procure ajuda médica**, pois o tratamento para reduzir a inflamação pode ser dado com a mamadeira ou depois da amamentação. Isso reduz a produção de ácido e seus efeitos e aumenta a velocidade com que o estômago fica vazio. É aconselhável manter o bebê em posição ereta depois das mamadas e levantar a cabeceira do berço. A maioria dos bebês melhora com o tempo, especialmente ao começar a ingerir alimentos sólidos e se movimentar mais. Se persistir, procure ajuda.
cólica Se o bebê tem cólicas, peça ajuda, pois esse será um período difícil. Procure ajuda profissional se sentir que não consegue lidar com isso sozinha. 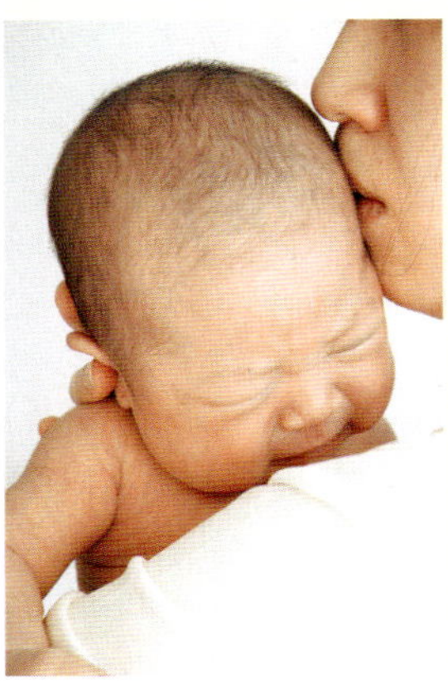	Choro persistente sem causa aparente em um bebê saudável. Cerca de 20% dos bebês têm cólicas, e o sintoma é o choro que dura mais de 3 horas por dia durante 3 semanas. Geralmente, começa à noite. O bebê pode encolher as pernas, alimentar-se pouco e ficar inquieto, apesar de parecer bem de saúde e de estar crescendo normalmente. A cólica não tem complicações e o bebê supera esse problema, geralmente até o 4º mês. Outros problemas causam sintomas parecidos com a cólica. Converse com seu médico para que todos sejam levados em consideração.	Acalme-o o máximo que conseguir – técnicas diferentes funcionam para bebês diferentes (ver pp. 132-135). Se você estiver amamentando, continue; se estiver dando a mamadeira, converse com seu médico a respeito de experimentar uma fórmula modificada que seja mais fácil de digerir. Experimente gotas de enzima de lactose (para ajudar a digerir a sacarose do leite) e remédios para alívio de cólicas – alguns bebês se sentem melhor. Movimento rítmico, massagem e limitação de estímulos – não dando tapinhas, erguendo ou balançando o bebê – podem ajudar a resolver a problema. **Procure ajuda médica** se ele continuar chorando, parecer indisposto ou não estiver crescendo.

Abdome (continuação)

Reclamação	Descrição	Ação
testículos não descidos	Os testículos se desenvolvem dentro do abdome e geralmente descem para o escroto antes do parto, mas 3 ou 4% dos bebês ficam com um ou os dois testículos no abdome ou no trajeto. Os testículos não descidos podem ser associados a contagem de espermatozóides abaixo da média; a contagem é ainda menor se os testículos não forem descidos para o escroto. O risco de se ter câncer de testículos também é levemente maior. Reduz-se, mas ainda é pouco maior do que o normal, se os testículos forem descidos para o escroto.	Se os testículos do bebê não estiverem no escroto, ele será examinado por um médico. Aos 9 meses, 65% dos casos se resolvem sem tratamento. Se os testículos não tiverem descido até lá, será preciso fazer uma cirurgia ou tratamento hormonal.
hidrocele	Líquido na bolsa que envolve o testículo é comum em recém-nascidos, principalmente prematuros. O inchaço pode estar ao redor de um ou dos dois testículos. Essa condição não é prejudicial e raramente causa dor.	Um médico avaliará o bebê para garantir que não haja qualquer anormalidade . Em geral se resolve depois de 6 a 12 meses sem tratamento. **Procure ajuda médica** se o local aumentar de volume, ficar rígido ou vermelho. Se o problema persistir depois de um ano, talvez seja preciso recorrer ao tratamento cirúrgico.
constipação 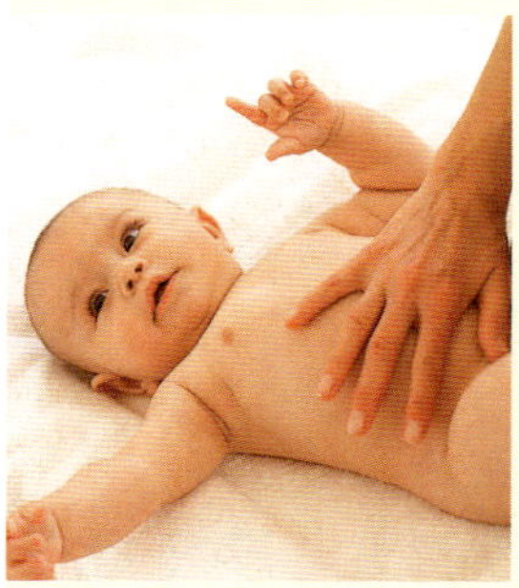	As fezes são duras e o bebê costuma ter dificuldades para eliminá-las. Os bebês que são alimentados apenas com leite materno raramente ficam constipados, pois o leite é de fácil digestão e contém um hormônio que estimula o intestino. O leite em pó é mais difícil de digerir e pode causar constipação enquanto o sistema digestório do bebê se adapta. Uma troca de fórmula ou de alimentação na época do desmame, por exemplo, pode causar constipação. Pequenas rachaduras na pele tornarão a eliminação das fezes ainda mais dolorosa. Se o bebê parecer indisposto ou se eliminar uma substância gelatinosa e vermelha, **procure ajuda médica imediatamente** – ele pode estar sofrendo de outro problema que não seja constipação.	A prevenção é o melhor caminho. Aja logo. Se o bebê sentir muita dor ao eliminar as fezes, ele pode deixar de fazer força e ficar ainda mais constipado. A ingestão de líquidos (quando o bebê já estiver desmamado) e a atividade são essenciais. Água é bom para bebês maiores. Se ele ingerir alimentos sólidos, experimente servir vegetais folhosos, além de papinha de damasco e ameixa. Tome cuidado com as fibras: sem água, elas podem causar constipação. Massageie delicadamente a barriga do bebê, e também tire a fralda dele e flexione suas pernas. Se o bebê mama na mamadeira, uma fórmula com pro e prebióticos pode ajudar. **Procure ajuda médica** se o bebê tiver menos de 4 meses ou se o problema não melhorar. Ele pode precisar de laxantes. Use-os com cuidado – é melhor continuar até resolver completamente o problema do que correr o risco de que ele volte.

Abdome (continuação)

Reclamação	Descrição	Ação
diarreia	Fezes moles ou líquidas, anormalmente frequentes. A diarreia pode ser um sintoma de infecção estomacal (ver gastrenterite, p. 249) ou outras doenças, como infecção do trato urinário (ver abaixo). A alimentação também pode causar diarreia – alguns tipos de fibras ou sucos de frutas, além de adoçantes artificiais. A desidratação não é comum, mas pode exigir internação hospitalar. Diarreia prolongada pode indicar doença celíaca (intolerância a glúten).	Garanta uma boa ingestão de líquidos e tenha cuidado com a higiene. A diarreia de crianças pequenas (acima de 1 ano) pode ter causas alimentícias. **Procure ajuda médica** se houver sangue nas fezes ou se o problema persistir por mais de uma semana. Também procure um médico se o bebê parecer indisposto. Uma amostra de fezes talvez precise ser analisada.
infecções do trato urinário	Infecção bacteriana da bexiga ou dos rins. O bebê pode ter febre e vomitar e não querer se alimentar; pode ter diarreia. A urina pode ter cheiro forte, e se a criança for maior pode reclamar de dor na barriga ou dor ao urinar. Às vezes, as infecções urinárias em crianças não indicam problema grave, mas podem causar diarreia ou piora de modo geral. A urina pode voltar para os rins e prejudicá-los. Cerca de 30% das crianças com esse problema sofrem essa complicação, mas conseguem superá-la.	**Procure um médico** assim que for possível, pois o bebê pode precisar de antibióticos. É preciso atenção médica urgente se ele se sentir indisposto ou se tiver febre alta (mais de 38° C) e não conseguir manter nada no estômago. Os rins podem precisar ser examinados, e nesse período o bebê deve receber doses baixas de antibiótico.
hérnia inguinal	Fraqueza na parede intestinal que provoca um abaulamento na virilha. O bebê pode ter uma pequena protuberância na região genital ou no escroto; pode ficar ali o tempo todo ou desaparecer e reaparecer de tempos em tempos. Ocorre em cerca de 5% das crianças e é mais comum em meninos. Parte do intestino pode ficar presa na hérnia, afetando a passagem do sangue, o que pode causar problemas.	A maioria das hérnias é macia. Elas precisam ser examinadas e exigirão operação, porém não urgente. **Procure ajuda médica** se a hérnia ficar dura, tensa, dolorosa ou se o bebê demonstrar sentir dor. Uma parte do intestino pode ter ficado preso, e esse problema precisa de avaliação urgente.
hérnia umbilical	Protuberância da parede abdominal ao redor do umbigo, porque o anel muscular não se fechou completamente depois do nascimento. Parte do intestino pode estar dentro da hérnia. A área ao redor do umbigo ficará inchada. A hérnia é macia, mas fica protuberante quando o bebê senta ou chora.	Uma hérnia de menos de 1 cm provavelmente vai se fechar entre 3 ou 4 anos. **Procure ajuda médica** se o problema não se resolver ou se a hérnia ficar dura ou dolorosa demais. Talvez precise ser corrigida com cirurgia.

Pele

Reclamação	Descrição	Ação
urticária	Irritação alérgica que causa placas branco-avermelhadas que podem coçar.	Remova a causa da alergia, se for conhecida. **Procure ajuda médica**, pois a situação pode ser resolvida com um anti-histamínico. **Procure um médico imediatamente** se o problema ficar pior ou se o bebê tiver dificuldade para respirar.
assadura	Diferentes tipos de assaduras podem ocorrer na região da fralda. A mais comum é a dermatite de irritação, quando a urina e bactérias das fezes criam amônia, que em condições úmidas produz uma solução alcalina irritante (ver pp. 136-139).	Use uma pomada para combater assaduras e limpe a área com algodão e água, não com lenços umedecidos. Procure ajuda médica se a assadura piorar. Se houver pequenas áreas avermelhadas, pode ser de sapinho, que precisa ser tratado com um creme antifúngico.
icterícia 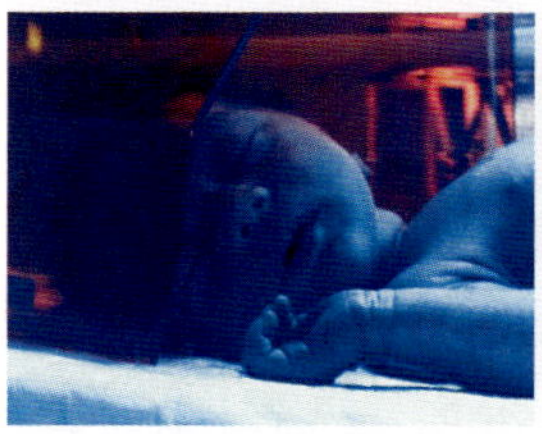	Pele amarelada ou levemente "bronzeada" devido a depósitos de bilirrubina. Quando o bebê nasce, o sangue fetal é interrompido e substituído pelo sangue adulto normal. A bilirrubina é um subproduto desse processo. Em alguns bebês, o fígado não consegue eliminar a bilirrubina com rapidez e parte dela fica depositada temporariamente na pele. A icterícia é comum em recém-nascidos, especialmente aqueles amamentados no peito, pois as substâncias do leite materno podem reduzir o índice de eliminação da bilirrubina. Em casos prolongados pode ser preciso tratamento.	Se a ictérica for leve e o bebê estiver alerta e se alimentando bem, se urina dele estiver clara e as fezes não estiverem claras, então nenhum tratamento é necessário – o problema se resolverá até a segunda semana de vida. **Procure ajuda médica** se começar nas 24 horas depois do nascimento, se for grave e o bebê estiver sonolento, indisposto ou sem se alimentar, se as fezes estiverem claras e a urina, escura. Se persistir por mais de 2 semanas de vida (3 se o bebê for prematuro), será preciso realizar exames. Fototerapia pode ser necessária para reduzir o nível de icterícia.
impetigo	Doença de pele bacteriana que resulta em erupção vermelha e infecciosa que pode apresentar pequenas bolhas cheias de líquido que desenvolverão uma casca amarela. Costuma surgir no rosto, mas pode aparecer (ou se espalhar) em qualquer lugar.	A erupção é muito contagiosa – use cuidados especiais de higiene para evitar que ela se espalhe. **Procure ajuda médica** se o bebê precisar de creme antibiótico ou remédios. Procure o médico de novo se o problema não passar dentro de poucos dias, pois talvez ele precise mudar o antibiótico.

Pele (continuação)

Reclamação	Descrição	Ação
varicela (catapora) Existe vacina para a varicela. Se você esteve em contato com pessoas com varicela e estiver grávida e nunca tenha tido a doença, procure um médico com urgência. Pode haver risco de complicações e possíveis efeitos no bebê.	Doença viral contagiosa que costuma começar com sintomas parecidos com o de um resfriado comum, depois surgem bolhinhas que se espalham pelo corpo. Os bebês costumam ter apenas algumas bolhas. Depois da recuperação, a criança fica imune pelo resto da vida. As bolhas podem ficar infectadas. Podem ocorrer infecções de ouvido e do peito e, raramente, meningite.	Dependendo da idade (ver p. 239), dê ao bebê paracetamol ou ibuprofeno se ele estiver indisposto. Os anti-histamínicos podem aliviar a coceira, assim como a loção de calamina. O bicarbonato de sódio na banheira pode reduzir a coceira. Quando as bolhinhas estiverem secas (cerca de uma semana), deixam de ser infecciosas. **Procure ajuda médica** se as bolhinhas ficarem infectadas – será preciso tomar antibiótico. Você deve consultar um médico se a febre do bebê for alta (mais de 38° C), se ele estiver indisposto ou não estiver ingerindo líquidos, ou se a área ao redor das bolhas estiver muito vermelha.
eritema infeccioso Se você estiver em contato com alguém que tenha eritema infeccioso, estiver grávida e não tenha sofrido a doença, entre em contato com seu médico, pois esse problema pode afetar seu bebê – dois exames de sangue mostrarão se você pegou a doença.	Doença viral que costuma deixar o bebê um pouco indisposto, com o nariz escorrendo e com febre baixa (menos de 38° C). Caracteriza-se por faces vermelhas e uma erupção malhada e rósea no corpo que some e reaparece (principalmente no banho e depois de fazer exercícios). Pode coçar e causar dor nas articulações (em crianças maiores e adultos).	Use paracetamol ou ibuprofeno, dependendo da idade (ver p. 239), se o bebê estiver indisposto. **Procure um médico** se ele se tornar indisposto, tiver febre alta e dores nas articulações, ou se seu filho já tiver um problema médico pré-existente, como a doença falciforme.
febre aftosa	Essa doença é causada por um grupo de vírus. O bebê pode ficar levemente indisposto e ter pequenas bolhinhas nas palmas das mãos, solas do pés e na boca (aftas), e em geral assaduras (ver p. 252). Ele pode parar de se alimentar, babar e ter febre leve. Pode ficar desidratado por não ingerir líquidos devido à dor causada pelas aftas da boca.	Dê paracetamol e ibuprofeno a seu bebê se a idade dele permitir (ver p. 239). Procure aplicar gel para dores na gengiva nas aftas. Incentive a ingestão de líquidos (evite suco de fruta, que pode causar ardência) e alimentos moles e frios. **Procure ajuda médica** se ele não estiver ingerindo líquidos, se não molhar as fraldas, se estiver indisposto ou letárgico ou com febre alta.
vermelhidão não específica	Qualquer vermelhidão que indique uma infecção viral, mas não causada por um determinado vírus. O bebê terá uma área vermelha levemente protuberante, principalmente no tronco. Ele pode estar sofrendo de um resfriado ou estar levemente indisposto.	**Procure ajuda médica**, pois é preciso analisar o problema. Não há tratamento. Visite o médico de novo se o bebê ficar mais indisposto ou se a vermelhidão piorar, pois o diagnóstico precisa ser dado.

Pele (continuação)

Reclamação	Descrição	Ação
eczema 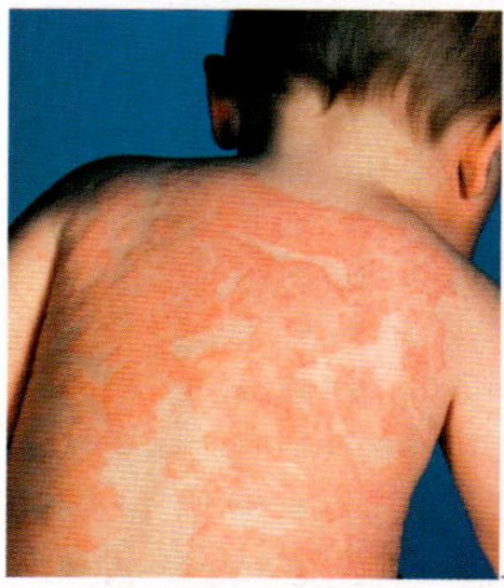	Pele seca avermelhada ou manchas. O bebê pode coçar e o local ficar dolorido ou infeccionado. Muitas crianças se curam sem complicações do eczema. Se o problema persistir, é importante tratá-lo com cuidado, pois o eczema pode causar endurecimento da pele.	Use hidratantes específicos para eczema (ver p. 151). Evite sabão e outros produtos químicos. Água pesada (com grande concentração de sais e cálcio) e ácaros podem agravar o problema. A alimentação também pode influenciar. **Procure ajuda médica** se o tratamento inicial não funcionar. O bebê pode precisar de anti-histamínicos para reduzir a coceira. Os cremes esteroides aliviarão a pele inflamada e ajudarão a melhorar a situação: use-os com supervisão médica.
assadura de contato	Vermelhidão forte e com pontinhos elevados que fica pior em áreas em que há contato de pele com pele, como na virilha.	Mantenha o bebê com roupas leves e retire as roupas dele sempre que possível. Use peças de algodão. Não use cremes nem loção de calamina: eles podem piorar a situação. **Procure ajuda médica** se a erupção piorar ou se o bebê parecer indisposto. Pode haver um diagnóstico diferente.
dermatite seborreica	Partes escamosas e geralmente amareladas no couro cabeludo do bebê. Também pode causar assaduras (ver p. 252).	Problema que costuma desaparecer naturalmente, mas você pode tratá-lo massageando a cabeça com azeite de oliva ou com um xampu apropriado. **Procure ajuda médica** se a dermatite se espalhar para a testa. Pode ser tratada com creme antifúngico ou esteroide.
hemangioma 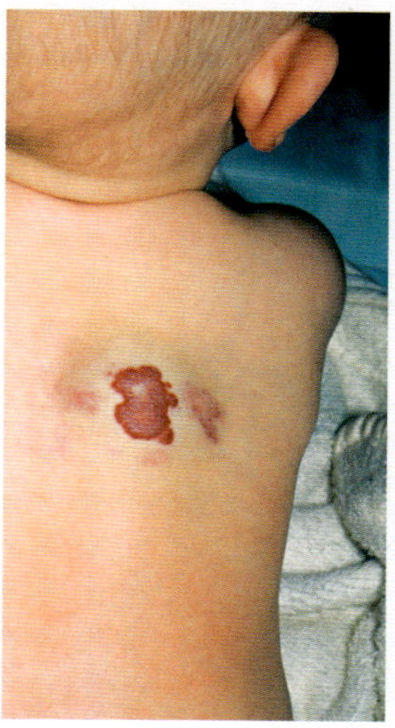	Áreas pequenas, vermelhas ou azuladas na pele no momento do nascimento ou que se desenvolvem semanas depois e lentamente aumentam de tamanho. Os hemangiomas costumam crescer até 1 ano. Geralmente ocorrem sangramentos e ulcerações e, às vezes, a pele em excesso precisa ser removida depois que o hemangioma tiver sido curado. Os hemangiomas faciais podem interferir em olhos, nariz e boca, ou na respiração. Hemangiomas múltiplos precisam ser examinados para garantir que não existam outros.	Se for pequeno e não estiver localizado no rosto, apenas mencione o caso ao médico. Em sua maioria, eles se resolvem naturalmente até os 5 anos – apesar de que podem demorar até 10 anos para desaparecer. **Procure ajuda médica** se o hemangioma for grande, no rosto, se estiver causando problemas ou se seu bebê tiver hemangiomas múltiplos. O tratamento a laser pode ser sugerido.

Alergias

Reclamação	Descrição	Ação
alergias em geral	As alergias podem aparecer por meio de diversos sintomas, desde assaduras a nariz escorrendo. As crianças conseguem superar algumas alergias, mas também podem piorar.	Procure descobrir o que está causando os sintomas e afaste o agente causador. **Procure ajuda médica**, pois os anti-histamínicos podem ajudar, e também os esteroides, em determinadas situações. **Procure um médico imediatamente** se a reação for grave.
anafilaxia	Reação grave a alimentos, picadas de insetos, ou a diversos outros alérgenos. A respiração e a circulação sanguínea são muito afetadas. O bebê pode respirar de modo ruidoso ou ter dificuldade para respirar, tornar-se menos alerta ou desmaiar. A anafilaxia pode voltar a acontecer.	**Procure um médico imediatamente**. Se foi prescrito um anti-histamínico ou uma injeção de adrenalina ao seu bebê, siga essa orientação. Se essa for a primeira ocorrência do problema ou se a causa for desconhecida, o médico fará exames e discutirá medidas futuras.
febre do feno	Reação alérgica a qualquer um ou mais de diversos polens causada por uma reação excessiva do sistema imunológico. Os sintomas são nariz escorrendo, espirros e olhos irritados e marejados.	Evite pólen (ou outros irritantes) o máximo que puder – de manhã cedo e à noite são os piores horários. Quando estiver fora de casa, coloque óculos escuros em seu bebê, se possível. Ao entrar em casa, dê um banho nele e lave seus cabelos. Se os olhos dele ficarem muito inchados, **procure ajuda médica** para uma prescrição de anti-histamínicos. **Procure um médico imediatamente** se estiver com dificuldade para respirar.
alimento	A alergia a alimentos pode ser grave, causando anafilaxia (veja acima), ou mais leve, causando erupções e vômitos com diarreia. Algumas alergias a alimentos (como ao leite) costumam diminuir com o tempo. No entanto, apenas reintroduza tais alimentos sob supervisão médica, pois a reação pode ficar pior.	Não dê ao bebê o alimento suspeito. **Procure um médico imediatamente** se a reação for grave. Caso contrário, **procure ajuda médica** assim que possível para discutir qualquer reação suspeita.
picadas	Geralmente causam dor, desconforto e produzem uma pequena área de vermelhidão ao redor. Picadas subsequentes do mesmo inseto podem causar uma reação mais grave.	Retire o inseto e o ferrão, se estiverem presentes. Aplique creme/spray anti-histamínico, dependendo da idade do bebê, e um pano frio ou bolsa de gelo para reduzir o inchaço (ver pp. 239-241). Os analgésicos podem ajudar (ver p. 239). **Procure ajuda médica** se a área da vermelhidão aumentar. As picadas podem causar reações anafiláticas (ver acima). **Procure um médico imediatamente** se houver dificuldade de respirar ou se o bebê estiver indisposto. **Procure um médico urgentemente** se o bebê foi picado perto da boca ou do nariz.

capítulo 7

aprendizado

Seu bebê veio para este mundo pronto para aprender. Durante os próximos 12 meses, ele vai deixar de ser um recém-nascido indefeso e vai se tornar uma criança pequena. Sua capacidade de aprender durante esse período é incrível. Tudo o que ele faz é uma experiência "de estreia", uma nova descoberta – ele observa tudo o que vê, absorvendo informações vitais e guardando-as para mais tarde. Apesar de ter pouco controle de seus movimentos, o bebê tenta entender o mundo que o cerca desde o começo e é muito bem-sucedido em aprender em todos os níveis, sejam eles físicos, intelectuais ou emocionais.

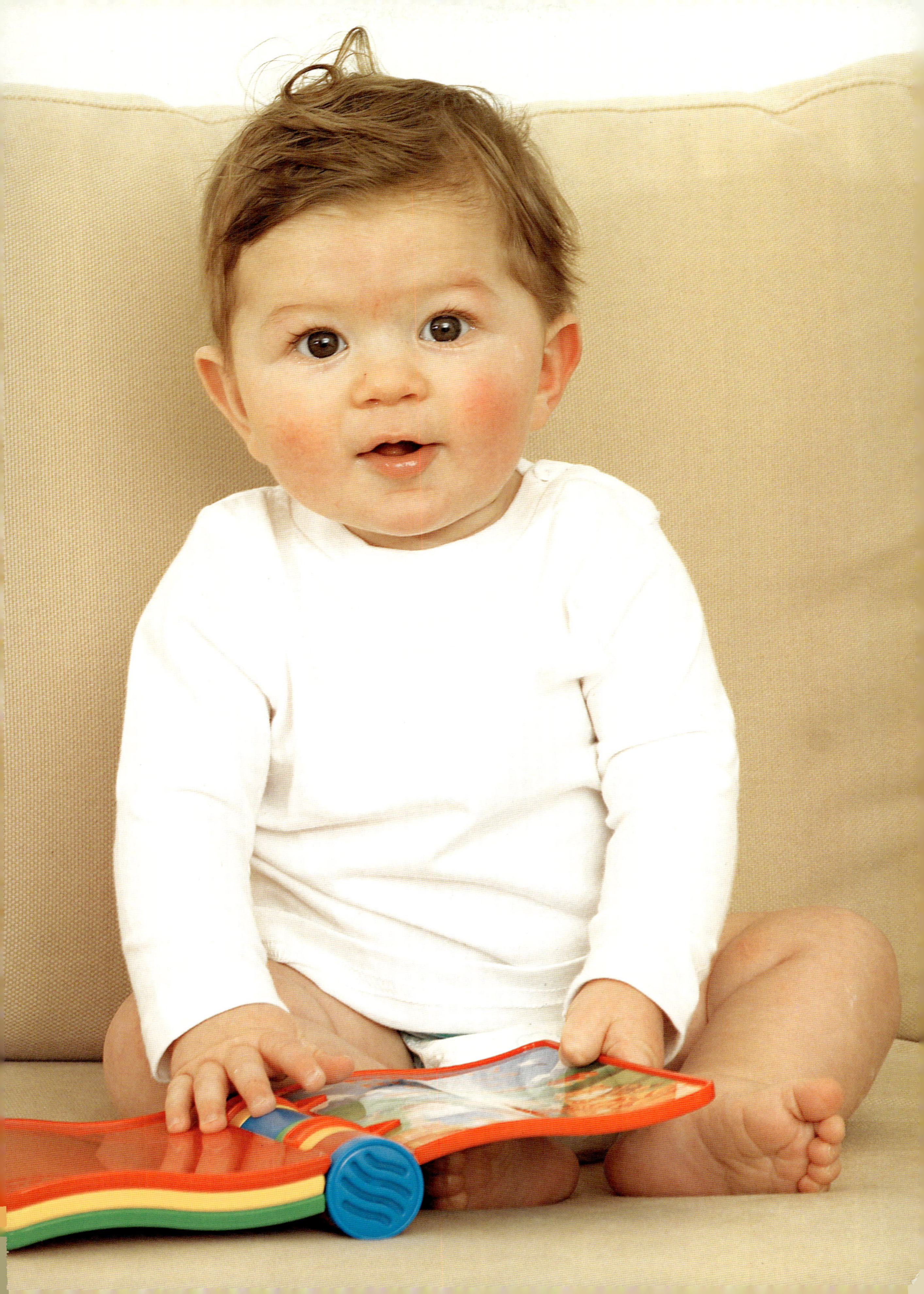

natureza *versus* criação

O debate sobre como cada bebê desenvolve a personalidade complexa que terá quando chegar à fase adulta já se dá há muito tempo. Tido como o debate da "natureza *versus* criação", o assunto tenta descobrir se o bebê nasce completo com um conjunto de características herdadas, ou se é uma "tela branca" na qual as experiências da vida influirão sobre o tipo de pessoa que ele se tornará.

Uma abordagem combinada para o debate sobre a natureza *versus* criação sugere que o potencial criativo do bebê é cultivado por meio do estímulo de seu sentido visual.

o que isso quer dizer?

O argumento da "natureza" se baseia na hereditariedade e se concentra na ideia de que nossas características inatas e traços de personalidade são determinados antes de nascermos. Nós os herdamos de nossos pais e eles se desenvolvem conforme crescemos. Na maioria das vezes, eles nos tornam quem somos e podemos fazer pouca coisa em relação a eles.

Certamente existem muitas evidências científicas que sugerem que diversas qualidades físicas são herdadas de nossos pais e são, sem dúvida, parte de nossa constituição genética: cor dos olhos e dos cabelos, por exemplo, ou o tamanho dos pés na fase adulta. O argumento da natureza sugere que, se as qualidades físicas são herdadas, o mesmo deve acontecer com certas características psicológicas. Isso deve explicar por que compartilhamos aspectos de nossa personalidade com nossos pais. Os mesmos gestos de mão e expressões faciais são especialmente comuns, por exemplo.

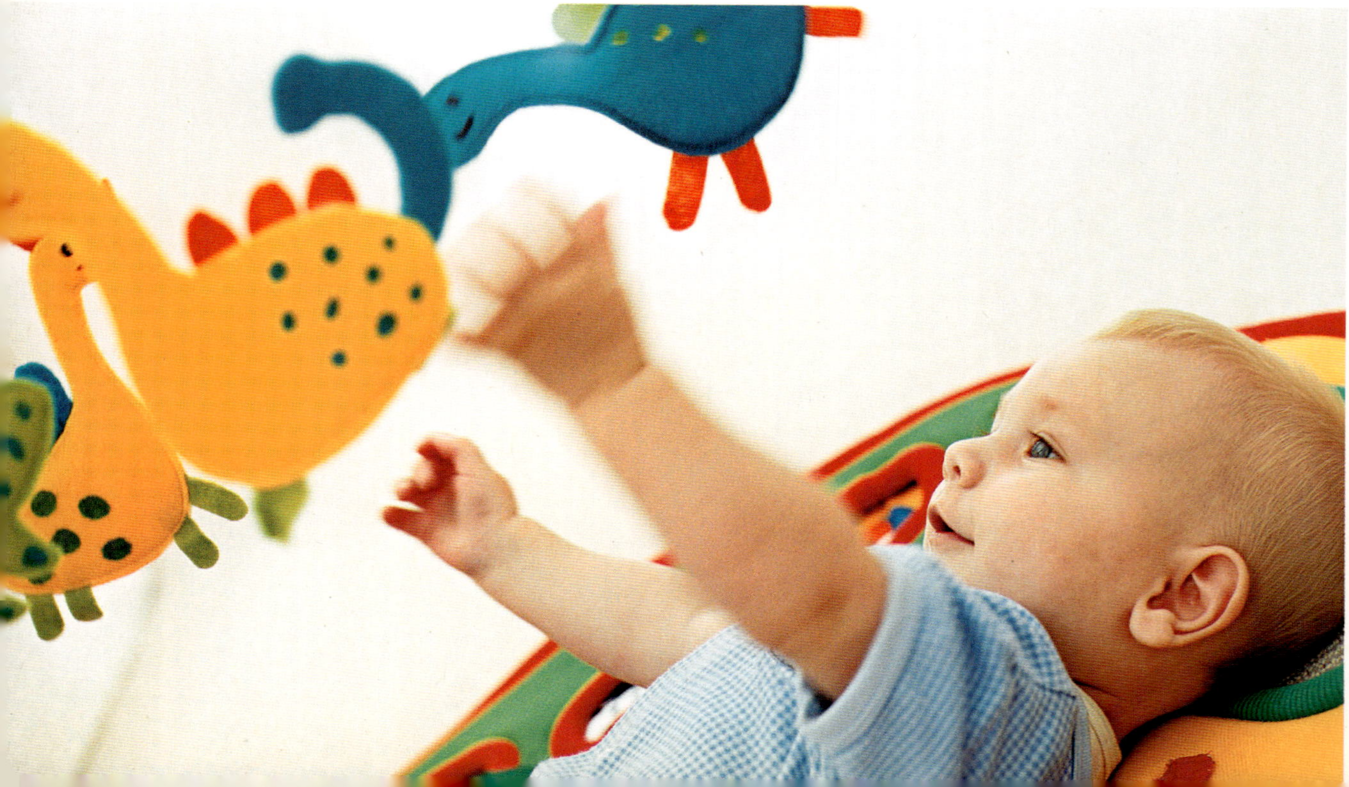

A visão da "natureza" é apoiada, até certo ponto, por testes científicos nos quais os gêmeos separados ao nascer e criados por pais diferentes continuam a desenvolver traços de personalidade e habilidades parecidos conforme vão ficando mais velhos. A mesma coisa pode ser dita a respeito de crianças adotadas, que demonstram características similares àquelas de seus pais biológicos, mesmo nunca tendo vivido com eles.

O mais importante no argumento da "criação", que é baseado no ambiente, é a ideia de que, apesar de herdarmos algumas características de nossos pais, a maioria delas é influenciada pelos ambientes nos quais somos criados e pela criação que recebemos. Algumas pessoas podem até dizer que o recém-nascido não tem características pessoais herdadas e sua personalidade única se desenvolve apenas por meio da experiência.

uma abordagem combinada

A maioria dos especialistas em desenvolvimento infantil concorda que as crianças são influenciadas por uma combinação de natureza e criação. Não há dúvida de que a genética desempenha um papel crucial na constituição do bebê e que um certo potencial existe desde o início. No entanto, em muitas circunstâncias, o modo como a criança é criada determina se esse potencial é satisfeito. Alguém pode dizer, por exemplo, que um menino herda, geneticamente, a habilidade de desenhar da mãe, mas que ele só pode descobrir e desenvolver essa habilidade se for criado em um ambiente no qual seja encorajado a praticar o desenho, e onde ele não apenas seja elogiado por seus sucessos, mas também orientado para corrigir suas falhas. Se os esforços dele forem sempre ignorados ou criticados, sua confiança pode ficar abalada, e nesse caso ele terá menos probabilidade de seguir adiante (ver p. 261).

Considerando-se os argumentos dos dois lados do debate, é possível ver como uma série de traços genéticos – ouvido para a música, senso de humor ou ser canhoto – pode ser herdada e como o ambiente no qual o bebê cresce pode influenciar o desenvolvimento (ou não) desses traços.

ordem de nascimento e gênero

Pesquisas científicas têm mostrado que a ordem em que a criança nasce na família – sendo o filho caçula, o do meio ou o mais velho – pode afetar suas habilidades de aprendizagem e seu temperamento, principalmente dependendo da quantidade de tempo bem aproveitado e da atenção que recebe dos pais. Os irmãos mais velhos têm mais chances de interagir a sós com os pais e, por isso, costumam ser mais vivos. Os irmãos mais novos costumam ter menos atenção dos pais e, por isso, dependem menos deles. Geralmente, os filhos do meio têm temperamento mais tranquilo e são mais diplomáticos do que os irmãos.

Igualmente, o sexo do bebê influencia seu desenvolvimento pessoal. Os bebês do sexo masculino são naturalmente mais ousados do que as meninas e mais propensos a correr riscos. Isso pode ser intensificado pelo fato de os pais esperarem que os meninos sejam mais corajosos e, sem perceber, costumarem incentivar esse comportamento em um filho, mas não em uma filha.

O ambiente que cerca o bebê pode ter um papel fundamental em sua capacidade e seu desejo de aprender.

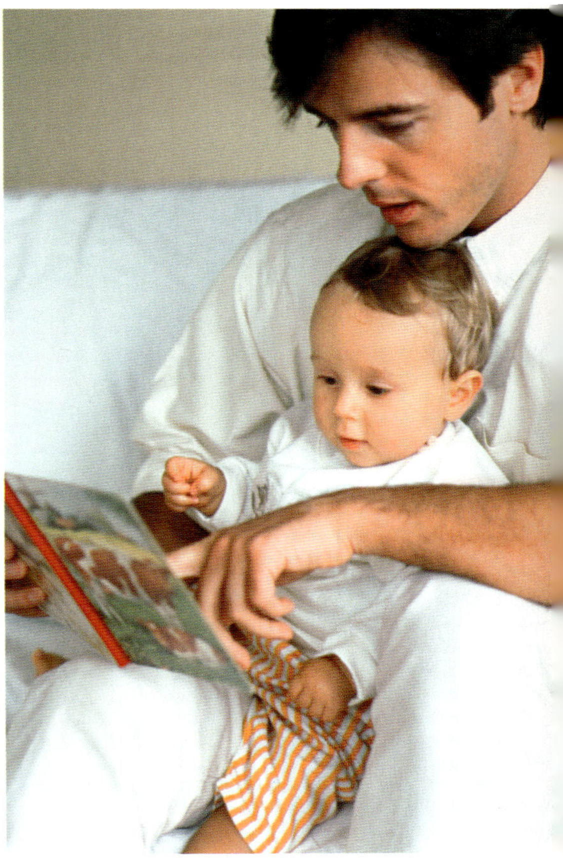

P Apesar de ter apenas 2 semanas de vida, meu bebê já parece ter personalidade forte. Isso é possível?

R O bebê começa a mostrar sua personalidade desde o dia em que nasce – talvez fazendo um escândalo na hora de trocar de fraldas ou ficando carrancudo ao acordar – e certos traços vão ficar mais fortes conforme ele crescer. Uma criança mais velha pode resolver se alimentar sozinha, ou adorar o banho ou ter medo de dormir com a luz apagada.

como você pode ajudar

Você pode fazer muitas coisas para ajudar no progresso do seu bebê – garantindo que ele seja incentivado a viver em um ambiente positivo. Essencial ao desenvolvimento de um bebê é seu desejo de explorar e descobrir. Ele vai estar em constante movimento, seja mental ou fisicamente, procurando novos desafios e oportunidades de aprender.

P **Existe uma relação entre a interação física e a capacidade de aprender do bebê?**

R Alguns cientistas acreditam que sim. Quando nasce, o bebê tem, no cérebro, 100 bilhões de células, mas a princípio as conexões entre elas não são muito bem desenvolvidas, e ele é capaz de realizar apenas as funções biológicas básicas. Ao acariciar as faces do bebê, beijá-lo e fazer cócegas nele, você pode estimular as células do cérebro para que elas se conectem. A atenção física que você lhe der e as primeiras experiências de aprendizado dele são essenciais para criar uma criança capaz de planejar, raciocinar e resolver problemas.

o ambiente certo

Um ambiente relaxado e confortável é essencial. Tome cuidado com lugares barulhentos ou aqueles onde há muitas distrações. Use lugares diferentes da casa para atividades diferentes – a variedade é tão importante para o bebê quanto para você. Se o bebê tiver irmãos, evite criar uma atmosfera na qual um dos filhos fique em vantagem em relação a outro. Acima de tudo, promova um ambiente caloroso e amoroso, estabeleça muito contato físico com o bebê e diga a ele que você o ama.

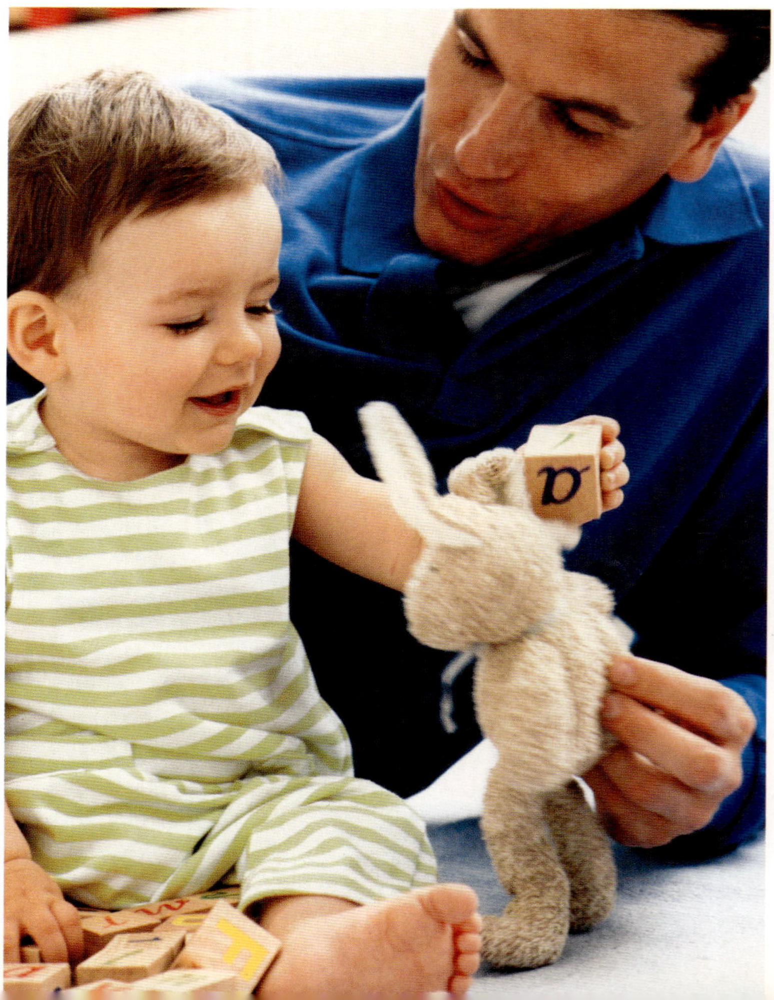

Pode ser uma segurança para seu filho saber que você está ao lado dele enquanto ele brinca.

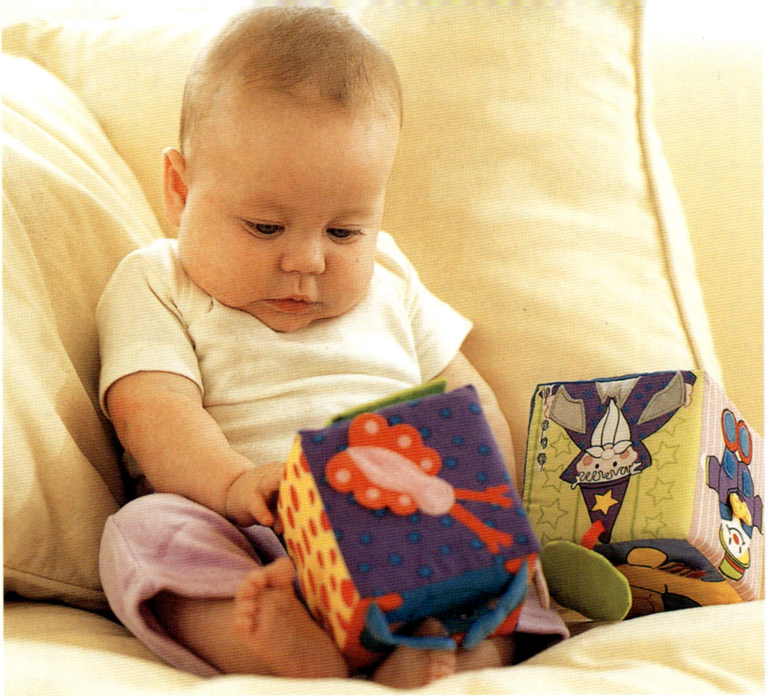

Deixar o bebê com um brinquedo vai incentivá-lo a explorar sozinho.

a sós

A atenção é essencial para que o aprendizado ocorra com mais rapidez e para aumentar a confiança. Sinta prazer com as conquistas do bebê – faça festa com o primeiro sorriso e com os primeiros balbucios. Participe das atividades dele sem dominá-las: ensine-o a brincar com um brinquedo com o qual ele sinta dificuldade em lidar, ou mostre novas maneiras de brincar quando ele estiver entediado. Será bom para ele ter um tempo para brincar sozinho. Converse com ele para estimular as habilidades da fala (ver pp. 270-273).

incentive as habilidades do bebê

Os brinquedos que você escolhe para o bebê conforme ele cresce, e as brincadeiras que realiza, podem influenciar o desenvolvimento dele (ver pp. 274-275). Ofereça algo que vá além das habilidades dele e logo ele vai ficar frustrado; se optar por lhe dar algo muito fácil, ele vai ficar entediado. Descubra atividades que o desafiem, sem forçar. Por exemplo, colocar um brinquedo fora do alcance dele pode estimular o controle da mão, as habilidades de movimento, a visão e a atenção, enquanto rolar uma bola em direção a ele vai melhorar a coordenação mão-olho, o movimento e o equilíbrio.

confiança

Grande parte do desejo e da habilidade de aprender do bebê durante o primeiro ano será baseada em sua confiança. O bebê pequeno demonstra autoconfiança nata desde cedo. Não existe a ideia de que um desafio pode ser grande demais. Observe o bebê e verá que ele sempre tenta pegar um brinquedo que está fora do seu alcance e, se ele quiser sua atenção, vai continuar fazendo barulhos até você responder.

A autoconfiança do bebê é essencial para a motivação e a habilidade que ele terá para formar relacionamentos. Aumente a autoconfiança elogiando as conquistas dele. Esteja ciente das limitações dele e pronta para confortá-lo quando ele não conseguir fazer alguma coisa. Interfira quando a frustração ou o desapontamento surgirem, e volte a atenção dele para outro ponto até ele estar pronto para tentar de novo.

Seu bebê é estimulado de mais ou de menos?

Você gradualmente vai conhecer o bebê e saberá quando ele está entediado, cansado ou frustrado. Também ficará mais ciente das habilidades e limitações dele. Tenha expectativas razoáveis quanto ao desenvolvimento dele – a maioria dos bebês progride de modo constante. Se acha difícil avaliar as reações do bebê, aqui estão algumas dicas:

Um **bebê estimulado em excesso** pode:
- Mostrar sinais de irritação.
- Encontrar dificuldade para se concentrar.
- Demonstrar falta de interesse.
- Ficar incomodado ao ficar sozinho.
- Ter problema para dormir.

Um **bebê pouco estimulado** pode:
- Mostrar falta de vontade.
- Tornar-se passivo.
- Ficar chateado com facilidade.
- Ser menos expressivo.
- Reclamar menos.

P **Meu bebê tem 8 meses e fica nervoso quando não consegue montar um brinquedo. O que eu devo fazer?**

R Incentive-o a completar a tarefa, mas não o force a isso. Deixe-o ver você se esforçando para completar uma tarefa parecida, mas mantenha a calma. Ele vai ser incentivado a ter a mesma atitude.

o desenvolvimento do bebê

O bebê terá muitas "estreias" em seu primeiro ano de vida. O desenvolvimento dele é tão rápido, e geralmente tão sutil, que você pode achar um desafio acompanhar todas as mudanças. Mas, quando o assunto é aprendizado, é preciso concentrar-se em algumas áreas essenciais nas quais é importante ter uma boa compreensão de como o bebê se desenvolve para ajudá-lo a passar de um estágio a outro.

"Costumávamos achar graça no fato de Mateus colocar tudo o que pegava diretamente na boca. Eu já tinha visto outros bebês fazendo isso, por isso não me preocupei. Mas como ele ainda continuava fazendo isso aos 10 meses, senti que já estava na hora de pôr fim àquilo. Sempre que eu o via levando um objeto à boca, eu o distraía. Ele parava no meio do caminho e olhava para mim por tempo suficiente para que eu tirasse de sua mão o que ele estava segurando. Não demorou muito para que ele aprendesse a não mais fazer aquilo."

Adriana, mãe de Mateus (15 meses)

experiência compartilhada

mobilidade

O bebê estabelece controle a partir da cabeça para baixo: consegue erguer a cabeça antes de conseguir sentar, senta-se antes de caminhar. Ele se desenvolve da metade do corpo para fora: consegue erguer o peito do chão antes de conseguir esticar os braços corretamente, e consegue pegar as coisas com as mãos antes de conseguir dar chutes. Todos os novos movimentos são pequenos estágios em direção aos primeiros passos sem auxílio.

destreza

Ao mesmo tempo em que o bebê está tentando caminhar pela primeira vez, ele está melhorando o uso das mãos. Enquanto é recém-nascido, não consegue fazer nada além de mover os braços. Aos poucos, ele aprende a alcançar os brinquedos, depois a pegá-los e segurá-los. Ele aprende a passar um brinquedo de uma mão para outra e como derrubar um objeto de propósito para ver o que acontece ou para dá-lo a você. Ao final do primeiro ano, ele é hábil, capaz de pegar objetos com o polegar e o dedo indicador e de mexer com as partes móveis de um brinquedo.

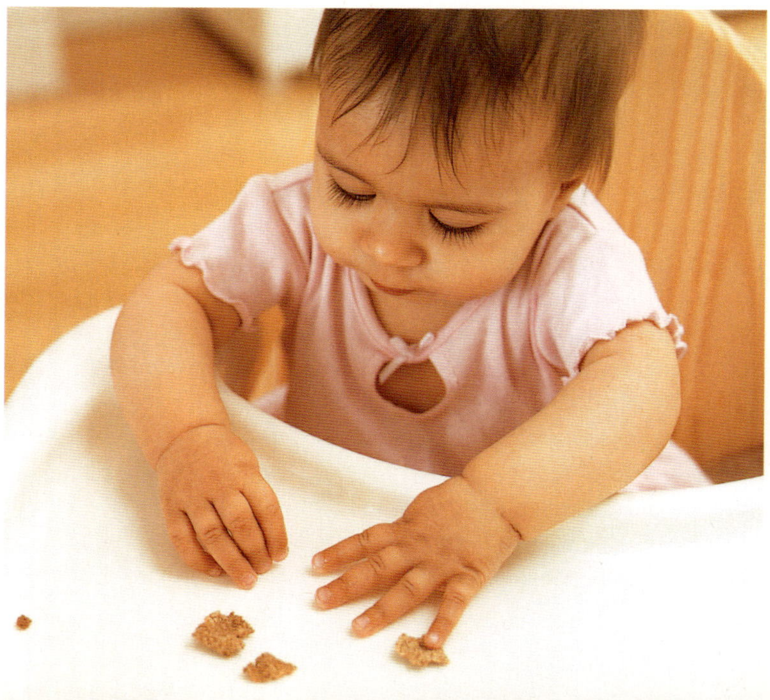

A destreza do bebê se desenvolve logo, e ele consegue segurar objetos aos 3 meses.

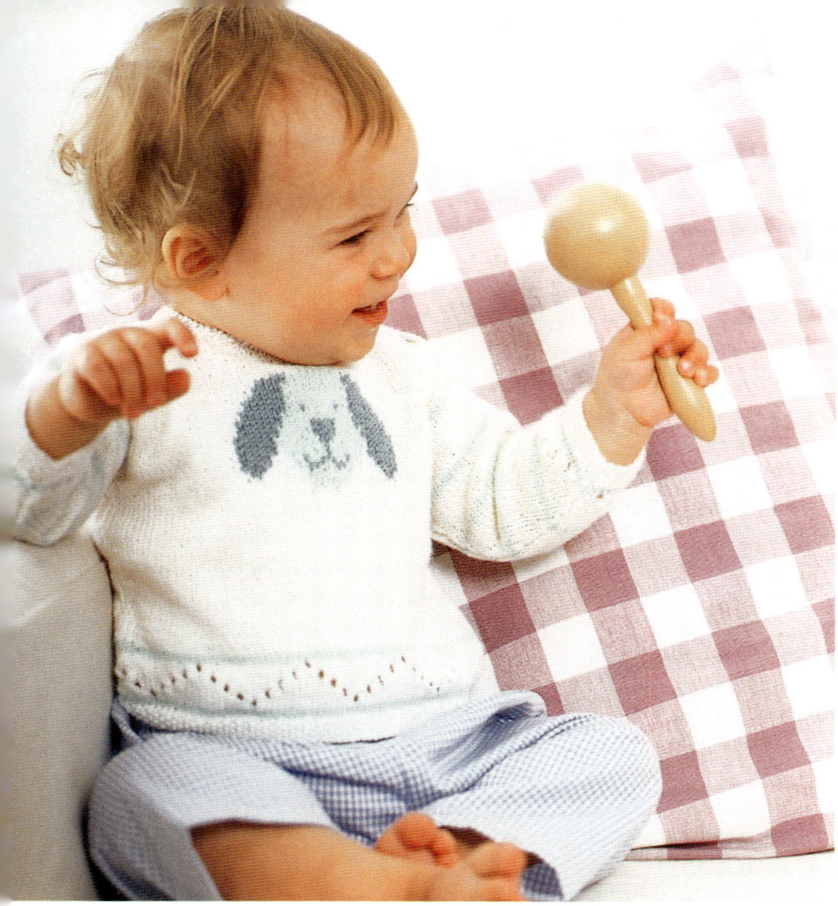

Depois que o bebê percebe que consegue fazer barulho agitando o chocalho, ele não para mais de empurrar e puxar, bater e apertar.

fala

À medida que o bebê escuta as pessoas à sua volta, ele domina não apenas o básico da língua, mas também a ideia de que as pessoas se revezam para falar e escutar umas às outras, sem interromper. Incrivelmente, durante esse período ele progride da fase de diferentes choros para atrair sua atenção e se torna capaz de compreender e de responder com ações a perguntas e orientações simples e, finalmente, diz a primeira palavra.

causa e efeito

O ritmo do desenvolvimento neurológico do bebê está relacionado ao ritmo de seu desenvolvimento físico, e um grande marco durante esse primeiro ano é a compreensão da relação entre causa e efeito. Aos 9 meses, mais ou menos, ele percebe que tem um elemento de controle sobre o ambiente ao descobrir que pode rolar uma bola empurrando-a ou ligar um brinquedo apertando um botão. Esse é um avanço importante em seu aprendizado, pois o incentiva a atuar em outra dimensão, fazendo brinquedos funcionarem e procurando por atividades em que possa interferir.

permanência de objetos

O bebê também domina a ideia de permanência de um objeto no final do primeiro ano. Até os 9 meses, ele não consegue compreender totalmente o fato de um objeto não desaparecer simplesmente porque sai do seu campo de visão. Conforme esse conceito for sendo compreendido, ele tenta localizar um brinquedo que derrubou ou tenta encontrar o que ficou escondido embaixo de um cobertor ou atrás de seu corpo. Está começando a aplicar sua agilidade mental a ideias complexas.

de reflexos naturais a movimentos aprendidos

Quando o bebê nasce, seus movimentos são predominantemente o resultado de reflexos naturais – piscar, o reflexo de Moro e o reflexo palmar são todos movimentos involuntários causados por estímulos específicos (ver pp. 17-19). No entanto, aos poucos, o bebê aprende a controlar o corpo de modo que, aos 3 meses, ele usa movimentos aprendidos para virar a cabeça na direção de um som, imagem ou toque. A partir de então, ele melhora suas habilidades de movimento, aperfeiçoando o modo com que mexe o corpo e melhora seu equilíbrio. Tudo que ele faz agora é aprendido pela experiência e aperfeiçoado, sempre passando para o estágio seguinte.

aprender brincando

Durante o primeiro ano, tudo o que o bebê aprende é por meio da brincadeira. Ele observa tudo ao redor e absorve informações de forma impressionante. É através das brincadeiras que ele conhece as cores, sente texturas diferentes e ouve os primeiros sons. Ele também descobre a ligação entre ação e reação e compreende a ideia da permanência de objetos (ver p. 263).

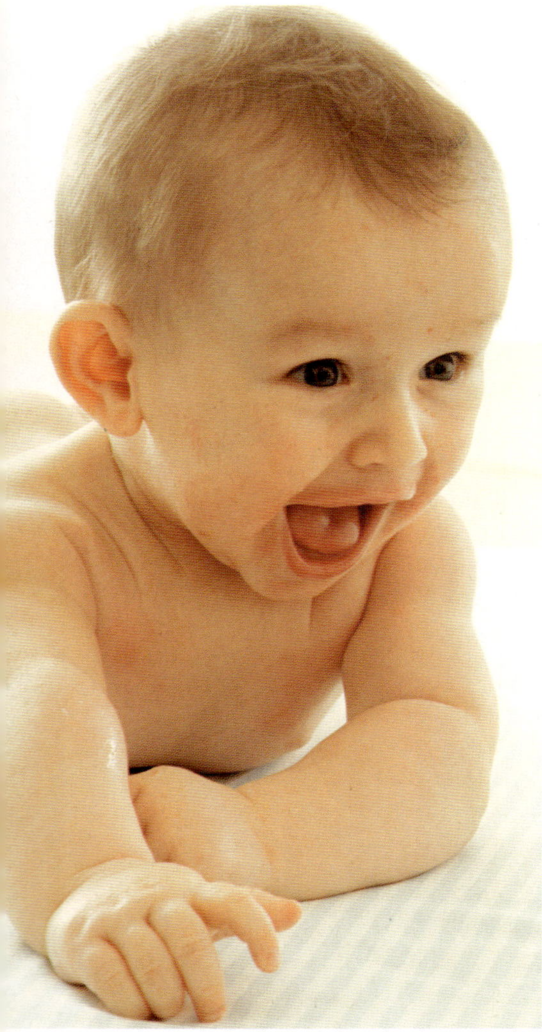

Quando o bebê conseguir levantar a cabeça, ele vai começar a ir atrás de brinquedos que estão fora do seu alcance.

até 3 meses

Apesar de o bebê ter pouco controle sobre o corpo, você deve incentivá-lo a se mexer da maneira mais livre possível. Nessa idade, ele fica mais relaxado deitado de costas, e isso naturalmente oferece muitas oportunidades para que ele mova as pernas no ar e balance os braços. Conforme o bebê crescer, esses movimentos se tornarão mais coordenados e mais fortes.

Apesar de sua movimentação limitada, o bebê expressará o desejo de segurar e tocar coisas desde cedo. Colocar brinquedos perto dele estimulará sua visão, mas também pode incentivá-lo a ir na direção deles. Deitar o bebê de bruços no chão com brinquedos por perto fará com que ele tente levantar a cabeça, e mudar de posição de vez em quando permitirá que ele veja o que o cerca de diferentes pontos de vista, aprendendo mais sobre seu ambiente.

brincando com o bebê de até 3 meses

Leve o bebê para nadar. Essa é uma ótima atividade, pois o estimula a se mexer e fortalece os músculos em desenvolvimento. O contato pele a pele com você fará com que o vínculo entre vocês dois fique mais forte.

Segure um objeto de cor forte diante do bebê – as cores primárias funcionam melhor, ou então aqueles objetos com desenhos que se destacam e contrastam. Quando ele se interessar por um objeto, mova-o de um lado a outro e incentive o bebê a seguir os movimentos com os olhos. Tente o mesmo exercício movendo o brinquedo para cima e para baixo e observe o bebê acompanhá-lo.

Apresente diversos sons a seu filho. Toque vários tipos de música para ele – algumas calmas, outras mais agitadas. Segure-o no colo e dance ao ritmo da música.

Pegue as roupas lavadas diante do bebê e deixe-o observar enquanto você pega as peças para pendurá-las no varal. Coloque as peças contra as faces dele para que ele tenha a sensação de molhado e frio, depois de seco e quente.

Faça caretas para o bebê. Assopre com delicadeza no rosto dele, entorte os olhos e enrugue o nariz. Ele vai dar gritinhos de alegria e, a partir da 8ª semana, vai passar a imitar você.

olhe e aprenda

O estímulo visual é muito importante nesse estágio, por isso faça brincadeiras que incentivem isso. A visão do bebê focaliza cerca de 25 cm adiante, por isso cuide para que os objetos de interesse fiquem dentro do seu campo de visão. Os movimentos de cabeça dele são limitados nas primeiras semanas, mas logo ele vai conseguir virar a cabeça para olhar algo que esteja próximo. Observe como ele olha para um brinquedo novo, com atenção, até compreendê-lo. Não o estimule em excesso, mas mantenha dois ou três brinquedos favoritos dele dentro do carrinho ou no berço. Ele consegue distinguir cores, texturas e sons diferentes, por isso varie os brinquedos. As brincadeiras incluem atividades que se concentram na consciência corporal dele e que incentivam o desenvolvimento sensório-motor: procure fazer cócegas nele delicadamente, enquanto troca suas fraldas ou o veste, e veja como ele reage.

No nível social, o bebê vai adorar observá-la realizando as tarefas do dia a dia. O ritmo repetitivo de estender roupas ou o movimento de esfregá-las é muito divertido para ele. Mais tarde você vai vê-lo imitando essas e outras atividades de adultos. A ideia de desempenhar papéis é importante desde cedo, pois é assim que o bebê aprende a interagir com os outros.

P Como posso ajudar o bebê a aprender e a se desenvolver?

R É bem simples: brinque com ele. Quando o bebê brinca, ele emprega todas as suas habilidades. Movimento e equilíbrio, coordenação mão-olho e agilidade mental combinam-se para compreender as atividades que você oferece a ele. O bebê tem aptidão natural para aprender, pois herdou diversas características suas, mas também se beneficiará dos estímulos do ambiente.

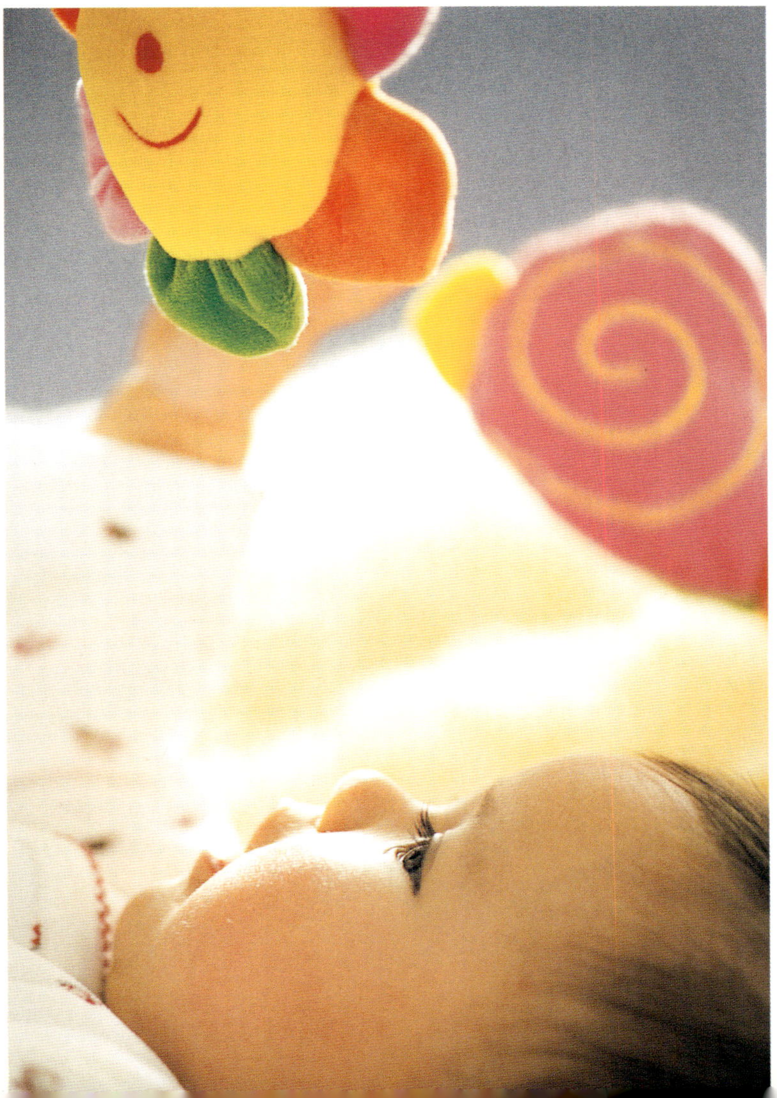

"Com 6 semanas, compramos um móbile para Manuela, com formas geométricas simples em cores primárias. Ela passava horas deitada, olhando para ele, hipnotizada pelos movimentos que ele fazia."

Cássia, mãe de Manuela (3 meses)

experiência compartilhada

Um móbile é o brinquedo ideal para pendurar no berço, para o bebê bater nele várias vezes, num vaivém.

4 a 6 meses

Nesse estágio, o controle cada vez maior que o bebê tem da cabeça e do pescoço lhe dá condições para sentar-se sem apoio, e isso apresenta a ele um mundo totalmente diferente. Recoste-o em almofadas para que ele possa ver com mais clareza. Sente-o sobre seus joelhos e balance-o para a frente e para trás, ou de um lado a outro, para que ele adquira mais equilíbrio. Quando ele estiver deitado, faça brincadeiras que o incentivem a rolar. Quando ele rolar pela primeira vez, provavelmente partirá da posição de bruços, terminando deitado de costas, o que é mais fácil do que o movimento contrário.

Até esta fase o bebê tem sido relativamente passivo, e simplesmente olha para um objeto novo colocado diante dele. Entre 5 e 6 meses, como ele adquire maior concentração e controle do corpo, passará a ter outros interesses. Ele será um explorador natural. Esteja preparada para isso e incentive movimentos que facilitem essa exploração. Estimule-o a procurar por coisas que não estejam ao seu alcance. Converse com ele enquanto caminha pela casa. Isso fará com que ele mexa a cabeça, melhorando o equilíbrio e o controle sobre ela. Explique o que está fazendo enquanto realiza as tarefas. Dê a ele brinquedos com diferentes texturas e que provoquem sensações diversas e explique se eles são lisos ou ásperos, quentes ou frios. Faça brincadeiras de passar objetos de uma mão para outra, ou que o incentivem a dar um brinquedo a você, e deixe-o agarrar coisas que queira explorar mais.

O bebê de 4 a 6 meses já terá controle suficiente do pescoço e da cabeça para poder brincar no parquinho.

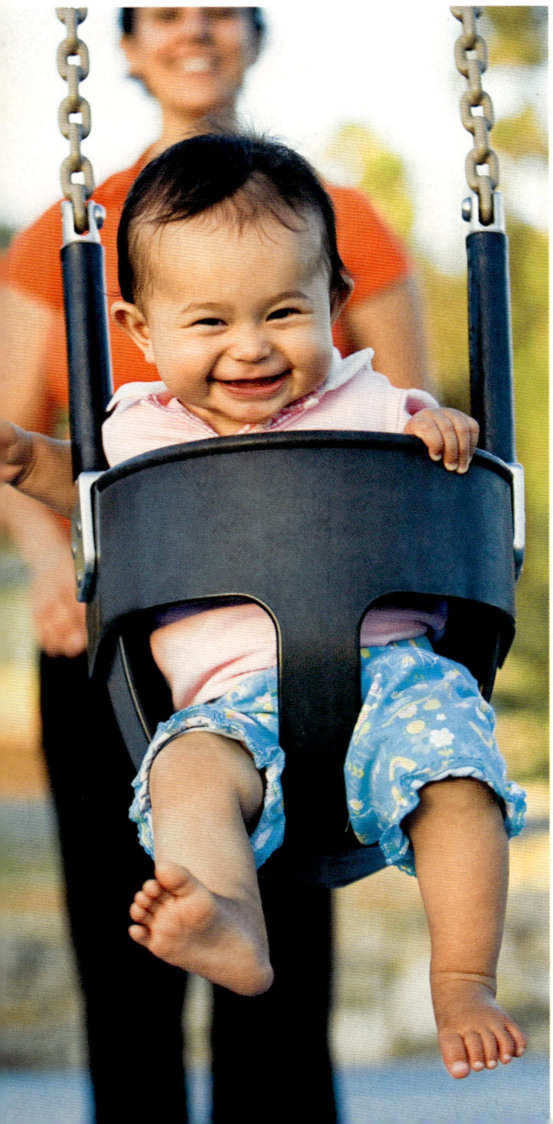

brincando com o bebê de 4 a 6 meses

Recoste o bebê em almofadas e deixe-o observar enquanto você caminha pela sala carregando o brinquedo favorito dele. Deixe o brinquedo em algum lugar do cômodo – em cima do sofá ou perto da televisão, por exemplo – e pergunte: "Cadê...?". Observe enquanto ele procura pelo objeto. Pode até tentar mover-se na direção dele.

Coloque o bebê deitado de bruços, ponha um brinquedo acima dele e incentive-o a se erguer para pegá-lo.

Leve-o ao parque para ver outras crianças brincando ou a um zoológico para ver os animais, principalmente quando os filhotes estiverem junto. O bebê verá como as outras crianças interagem umas com as outras e com os pais, ou como os animais cuidam dos filhotes: isso aumentará sua consciência social e estabelecerá a base para brincadeiras que envolvam desempenhar papéis mais adiante.

Quando o bebê completar 6 meses e tiver bom controle dos músculos da cabeça e do pescoço, sente-o sobre suas pernas, olhando para você, e segure-o pelas mãos. Brinque de bater palmas ou de "serra-serra". Vire-o para que ele fique de costas para você e, segurando a cintura dele, brinque de cavalinho ou carro. Finja trotar, correr e pular cercas. Ou, na brincadeira do carro, finja andar para trás, acelerar, frear e fazer curvas.

Agora que o bebê tem mais consciência do ambiente que o cerca, e se esforça para examinar brinquedos sozinhos, ele vai ficar interessado em qualquer brinquedo que faça barulho, mesmo sem conseguir entender que é ele mesmo que está acionando o barulho.

7 a 9 meses

O bebê já estará se sentando sem apoio nessa fase. Você pode deixá-lo brincar sozinho por mais tempo, entre diversos brinquedos diferentes, alguns perto e alguns mais distantes. Explorar os brinquedos sozinho é uma maneira muito importante de ele aprender e se desenvolver, usando tanto o cérebro quanto o corpo, e ele vai se divertir com as habilidades recém-adquiridas. Esticar-se para pegar e mexer nos brinquedos fará com que ele fortaleça a parte superior do corpo, melhorando a movimentação e o equilíbrio, além da destreza e agilidade mental. Com o avanço da estabilidade, ele vai se divertir mais na hora do banho. Mostre a ele como despejar água de um copo para outro, esprema a água da esponja ou sopre bolhas de sabão para ele estourar.

O desejo de aprender e explorar do bebê fica mais intenso conforme ele aprende a engatinhar. A curiosidade natural faz com que ele ache um objeto distante muito mais interessante do que aquele que está perto dele. Isso, somado ao melhor equilíbrio e ao aumento da destreza, aumenta suas possibilidades de aprender brincando. Ele reagirá bem às brincadeiras de esconde-esconde, vai gostar de derrubar pilhas de blocos que você montou e vai começar a compreender a ideia de causa e efeito – o fato de que algo acontece quando ele aperta um botão, balança ou empurra algo e derruba um brinquedo no chão (ver p. 263).

brincando com o bebê de 7 a 9 meses

Brinque de "venha pegar". Balance uma caixa com algo dentro e coloque-a fora do alcance dele. Ele vai se esforçar para pegar a caixa e descobrir o que está escondido dentro dela.

Trabalhe para firmar o conceito de causa e efeito, ainda estranho para o bebê. Deixe-o observar enquanto você esconde seu brinquedo favorito embaixo de um cobertor, e então não interfira quando ele puxar o cobertor para ver o brinquedo. Mostre a ele como agitar um chocalho, como tirar a tampa de uma caixa e como recuperar um brinquedo escondido embaixo de um pano.

Sente-se no chão diante do bebê e passe brinquedos para ele. Às vezes, segure o brinquedo perto dele para ele tentar pegá-lo, ou solte o brinquedo antes que o bebê o agarre, para que ele o pegue no ponto em que cair.

Coloque diversos objetos dentro de um saco de pano, todos eles com texturas, tamanhos e utilidades diferentes: uma colher, uma bola, uma boneca de pano, um carrinho de brinquedo. Mostre ao bebê como sentir as formas pelo saco e incentive-o a enfiar a mão para pegar alguma coisa. Isso aguçará a curiosidade dele. Depois, converse com ele sobre um item – frio ou quente, liso ou áspero, duro ou macio, arredondado ou pontudo.

Sente o bebê no chão da cozinha com alguns itens de uso doméstico – colheres de pau, caixas de plástico com tampas e panelas. Incentive-o a bater os objetos, fazendo barulhos, mostrando os diferentes sons que podem ser feitos.

Cante cantigas infantis com ações e sons repetitivos, como "Um, dois, feijão com arroz" ou que imitem a voz de animais. Isso vai ajudar a apresentar a ele vários novos conceitos.

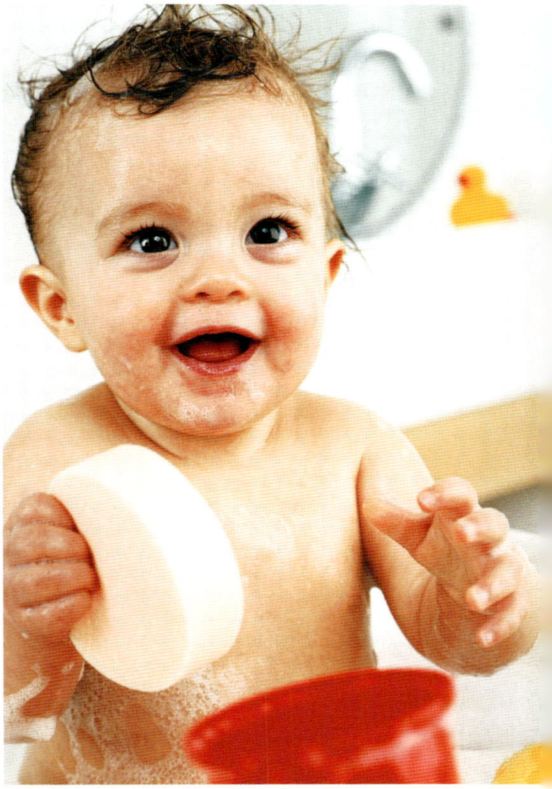

Mesmo que o bebê goste pouco de brinquedos na hora do banho, ele vai gostar de dar tapas na água, espirrando gotas nele mesmo.

P **Estou errada em querer que minha filha de 8 meses brinque sem fazer barulho? Ela faz tanto barulho que tenho dificuldade em fazer outras coisas enquanto ela brinca.**

R Naturalmente você não quer que sua filha deixe de brincar, mas agora é um bom momento para ensiná-la a pensar nas outras pessoas. Quando ela estiver fazendo muito barulho, tranquilamente peça a ela que se acalme. Depois de algum tempo, ela vai aprender a fazer menos barulho sem afetar a diversão na hora de brincar.

10 a 12 meses

Nesta fase, o bebê está prestes a dar seus primeiros passos, e você pode fazer muitas coisas para incentivá-lo. Brinque com ele, segurando-o enquanto ele dá pulinhos, para que perceba a força das próprias pernas. Use o cômodo todo para fazer com que ele engatinhe distâncias maiores. Você pode montar "estações de brinquedos" em diferentes partes do quarto e deixar que ele engatinhe de um lado a outro, ou fazer um caminho de obstáculos – completando-o com almofadas sobre as quais ele possa passar e contornar – que ele deve ultrapassar para ir de um lado a outro do quarto. Incentive-o a "explorar" o cômodo – deixando-o apoiar-se em um móvel e usando-o como apoio para passar para o próximo.

Com mobilidade cada dia maior, o bebê agora parece mudar um pouco de foco e sua concentração aumenta. Ele gosta de ficar mais tempo em um lugar, descobrindo tudo o que pode sobre um brinquedo. Você verá que ele observa livros com mais atenção agora, em vez de ficar o tempo todo tentando morder os cantos ou virar as páginas. Aproveite a oportunidade para demorar-se em cada página, apontando ou dizendo os nomes do que aparece nas ilustrações.

Quando o bebê estiver sentado, ofereça a ele brinquedos de montar, de encaixar e caixas com peças de várias formas. São brinquedos mais complexos e ele pode ter dificuldade no começo. No entanto, eles também são ótimos para criar confiança nessa fase. Reserve um tempo para ajudá-lo e dê-lhe a chance de praticar bastante. A hora da brincadeira fica mais interessante com a evolução das habilidades da fala (ver pp. 270-273) e o bebê vai adorar brincar de cantar fazendo movimentos.

Os bebês gostam de brincadeiras que façam sujeira, pois eles adoram explorar texturas e temperaturas novas e diferentes.

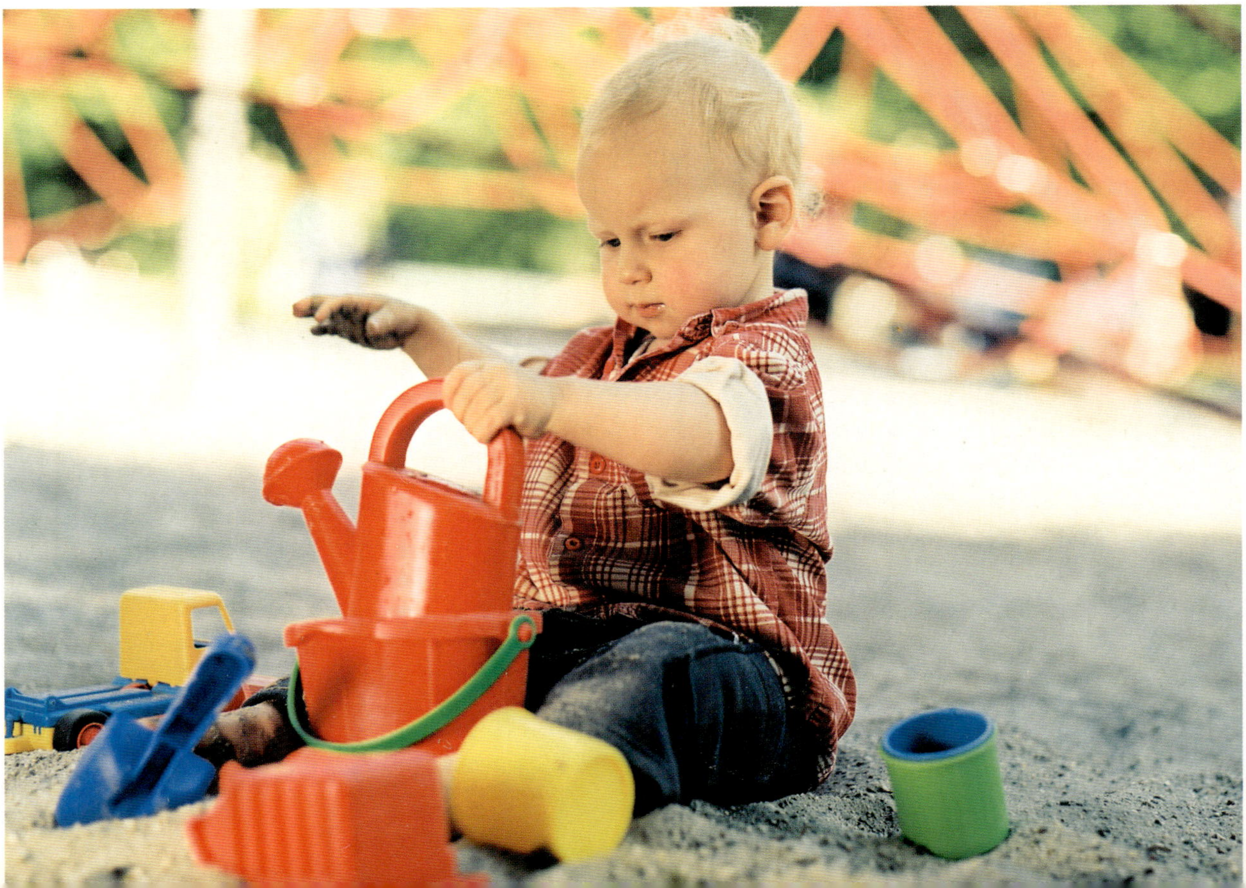

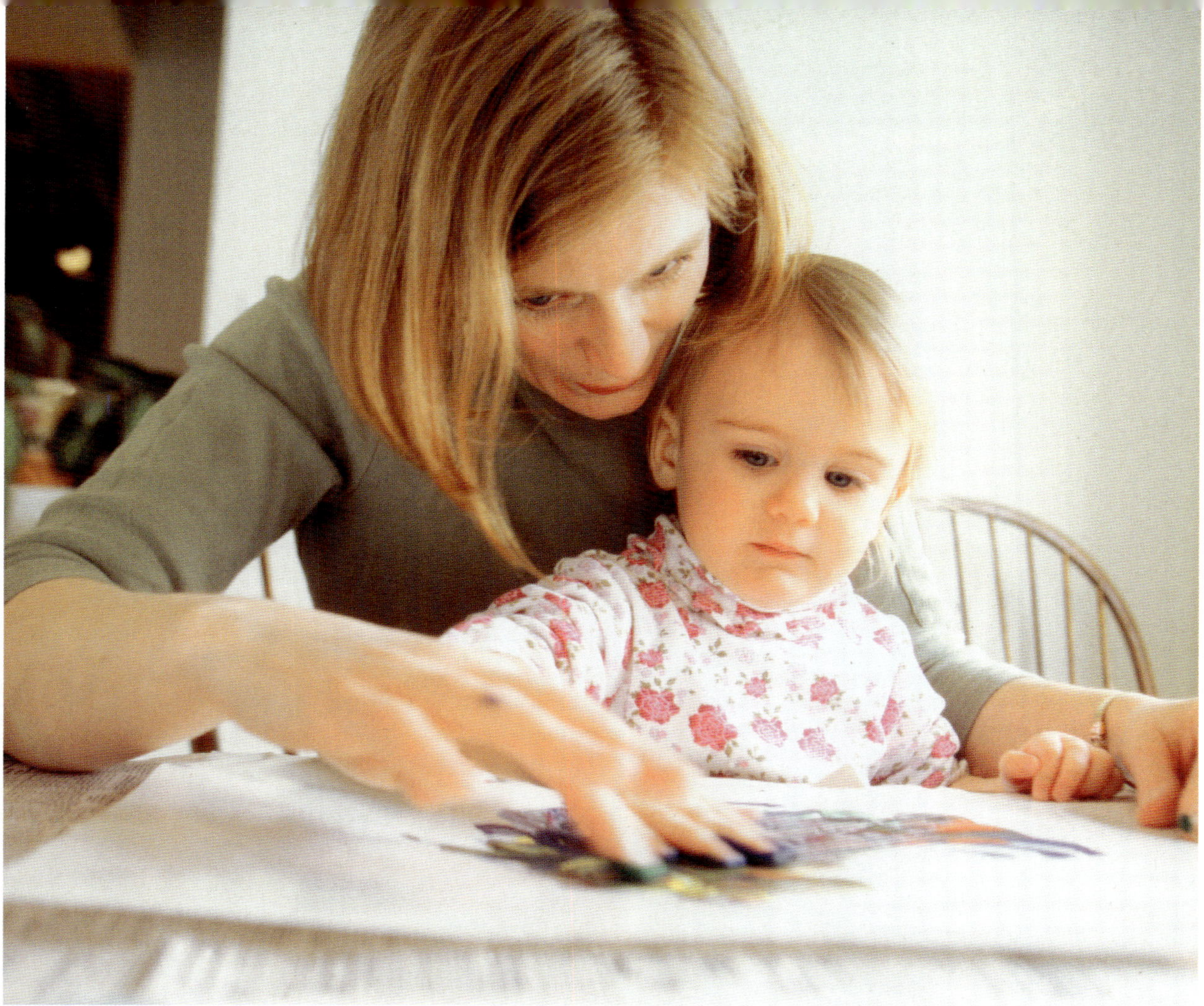

É importante que você mostre a ele como usar um brinquedo novo e diferente.

brincando com o bebê de 10 a 12 meses

Dependendo da habilidade de engatinhar ou de caminhar do seu bebê, você pode incentivá-lo a usar um carrinho de empurrar para bebês quando estiver se movendo pelo quarto. Esses carrinhos, que costumam ter a forma de um brinquedo grande e macio ou um trenzinho cheio de blocos, costumam ter alças para que o bebê segure nelas para poder ficar em pé e empurrar. Você vai precisar apoiar o bebê ao fazer isso enquanto ele se acostuma com a ideia. Introduza um elemento mais divertido na brincadeira – cair ao chão com o bebê, ou pegá-lo antes que ele caia quando estiverem brincando. Isso vai incentivá-lo a ter confiança para que não fique chateado quando as coisas não acontecerem conforme o desejado.

Sente-se de frente para o bebê com bolas de diferentes tamanhos. Comece rolando uma bola para ele – veja se ele a devolve. Depois, incentive-o a engatinhar atrás de outra que rolar para mais longe, e assim por diante. Os tamanhos diferentes de bola oferecem um bom exercício para o controle motor. Experimente com algo que não seja redondo e veja como ele reage ao fato de o objeto não rolar.

Brinque de "fazer sujeira ": pintura com os dedos ou fazer marcas com as mãos. Ou faça geleia e deixe-o pegar pedaços de fruta de dentro da geleia.

Agora que o bebê aprendeu sobre a permanência dos objetos (ver p. 263), ele vai adorar brincar de "cadê?/achou!" e vai gostar de passar cada vez mais tempo nessa brincadeira.

"Aos 10 meses, Susana, de repente, ficou muito interessada em brincadeiras que envolviam interação específica entre nós duas: rolar uma bola de uma para a outra, uma torre de blocos empilhados por mim que ela derrubava, entre outras. Era muito gratificante para nós duas."

Clara, mãe de Susana (12 meses)

experiência compartilhada

escutar e falar

Desde o momento em que ele sai do útero até quando diz sua primeira palavra, o bebê está constantemente ouvindo e absorvendo os sons ao redor dele. Ele não consegue se comunicar verbalmente, mas aprende com rapidez como atrair sua atenção e expressar desconforto, cansaço ou fome. Ele também consegue distinguir diversos sons que ouve.

P Como posso incentivar o bebê a falar?

R Você pode ajudar muito o desenvolvimento das habilidades linguísticas do bebê, simplesmente conversando com ele. Explique o que está fazendo enquanto cumpre as tarefas rotineiras e diga nomes de partes do corpo e de peças de roupa enquanto o veste. Estabeleça contato visual enquanto fala com ele e repita sons e palavras para que ele a imite ou copie. Ele vai olhar para a sua boca com atenção enquanto você fala e vai fazer sons, chegando até a tentar repeti-los.

habilidades natas de fala

Desde muito cedo, o bebê descobre que pode fazer diversos sons sozinho. Ele precisa aprender, no primeiro ano, como fazer os sons com sentido, que você consiga interpretar e compreender. Essa forma de comunicação é conhecida como linguagem "expressiva", e a habilidade dele se desenvolve gradativamente durante o primeiro ano e daí para frente (ver pp. 272-273).

Quando escuta os sons, o bebê os interpreta à sua maneira para entender o que está ouvindo. Essa habilidade analítica é conhecida como linguagem "receptiva", e costuma ser a habilidade de fala dominante durante o primeiro ano, tendo em vista que a criança entende mais do que consegue falar.

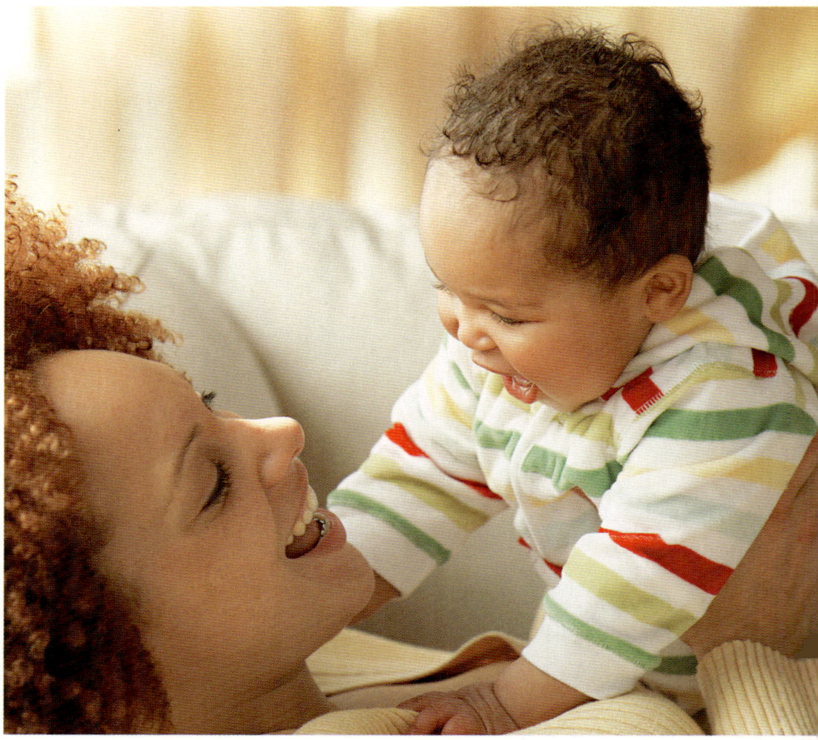

Estabelecer contato visual com o bebê enquanto fala com ele desperta seu interesse.

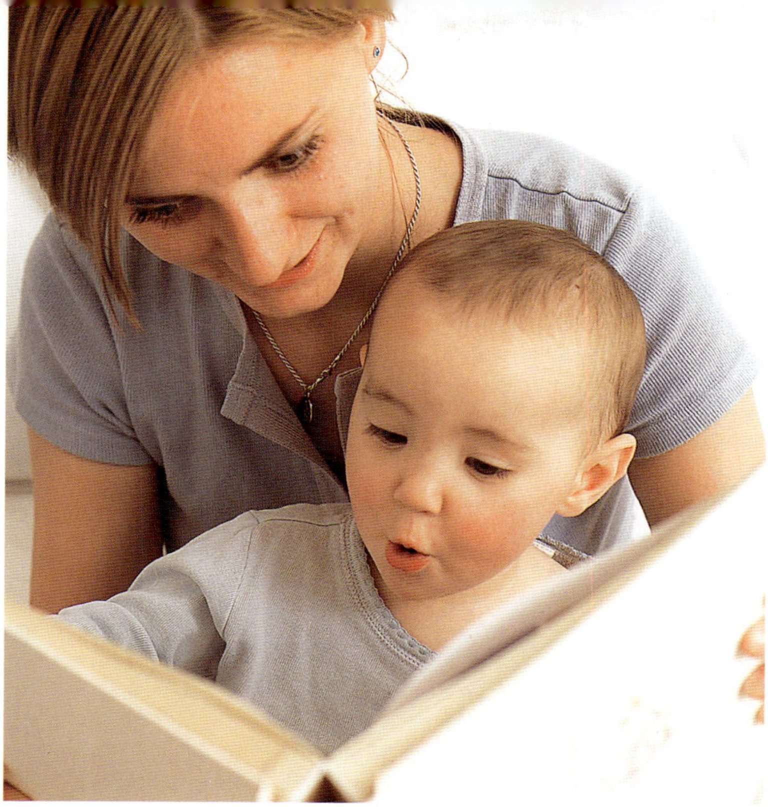

Com um ano, o bebê ficará sentado para escutar uma história toda, prestando atenção às palavras que forem sendo lidas.

Para ajudá-lo a se desenvolver, você precisa estimular sua habilidade natural de se comunicar, trabalhando tanto a linguagem expressiva quanto a receptiva.

comunicação

As habilidades de fala do bebê melhoram em um ritmo impressionante a partir dos 6 meses, conforme ele começa a entender mais as palavras que escuta. Você pode conversar com ele e esperar reações – faça perguntas simples ou dê orientações simples. Incentive-o a entender que as pessoas conversam, e que elas se revezam para dizer alguma coisa. Ele pode até tentar conversar sozinho. Quando você conversar com ele, deixe espaços para que ele responda e veja o que acontece. Escolha um som que ele emite – "dá", por exemplo – e o repita para ele, olhando em seus olhos: "dadá dadá". Isso fará com que ele se sinta bem a respeito de si mesmo. Comece a dizer os nomes dos objetos da casa com mais precisão. Explique com mais detalhes as roupas enquanto o veste, ou os alimentos enquanto ele come, introduzindo, aos poucos, uma grande variedade de palavras simples.

Perto do fim do primeiro ano, o bebê pode dizer sua primeira palavra. Será simples – mamãe, papai, não, urso ou bola –, mas vai marcar o início de sua habilidade de falar corretamente para se comunicar. Vale a pena tomar ainda mais cuidado com o que você diz agora. Cantar e fazer rimas vai apresentar o conceito de formação de frases, e o bebê passará a compreender que as palavras não são aleatórias, mas, sim, sequenciais. Procure estabelecer conversas com o bebê. Ele vai balbuciar palavras e emitirá sons que você consegue entender. Escute o que ele diz com atenção sem interromper, mostre ao bebê que você está interessada e combine suas expressões com as dele enquanto ele fala.

a experiência do som

- Desde muito cedo, apresente diversos sons ao bebê – brinquedos musicais, chocalhos, o rádio, sua voz. Lembre-se de que todos os sons serão novos para ele, e colocá-lo em contato com eles dessa maneira vai ajudá-lo a aprender a distinguir um do outro. Ao conversar com um recém-nascido, mantenha o rosto perto do dele (cerca de 25 cm), para que ele possa observar seus lábios ao produzir os sons. Usar bastante o nome do seu filho e cantar rimas repetidas fará com que ele se acostume com a linguagem.
- Estimule as habilidades de fala produzindo sons em diferentes partes do quarto e fazendo festa quando ele se vira na direção do barulho, leia histórias para ele e incentive-o a reagir a músicas de diferentes ritmos. Reveze-se com seu parceiro para dizer coisas. Isso vai ajudar seu filho a se acostumar com a ideia de ouvir vozes diferentes.

Os bebês compreendem o conceito de linguagem desde muito cedo e podem fazer as primeiras tentativas de falar desde os 2 meses de idade.

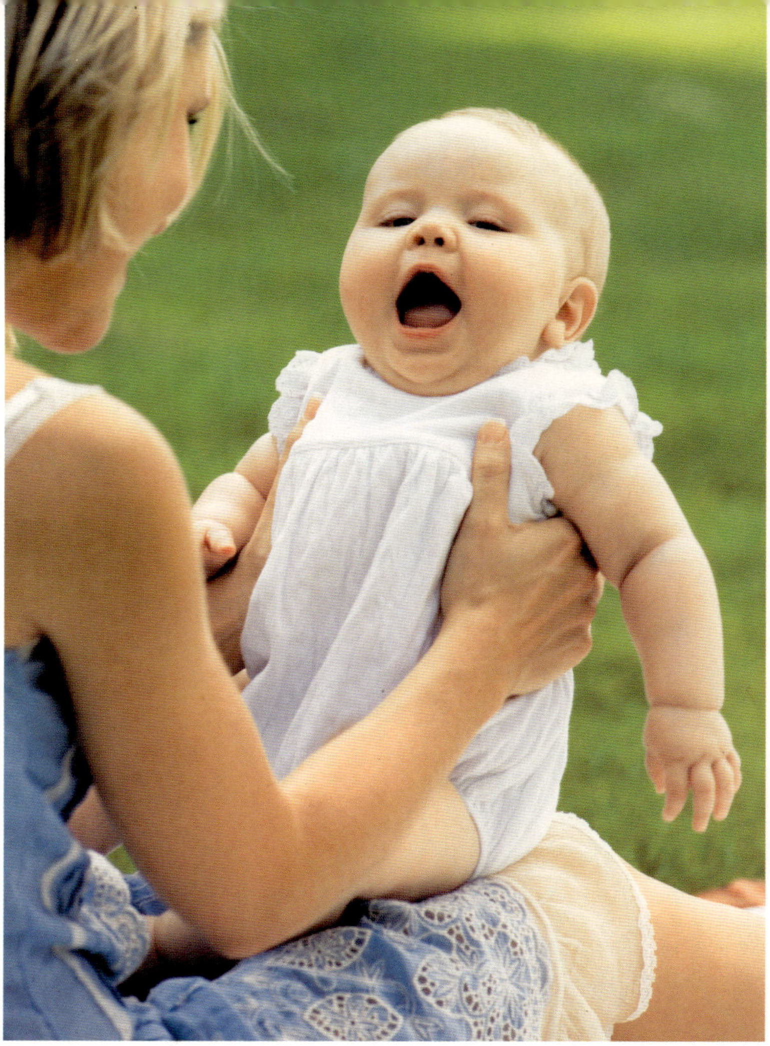

linguagem de sinais

A linguagem de sinais é uma maneira eficaz de se comunicar com o bebê antes de ele ser capaz de falar. É algo que ocorre naturalmente entre 6 e 9 meses, quando ele consegue entender que você usa as palavras para indicar determinados objetos ou atividades e ele consegue controlar as mãos também. Centros de educação no exterior e sites especializados ensinam o básico da linguagem de sinais para que o bebê aprenda a demonstrar quando está com fome, com sede, cansado ou quando precisa de uma troca de fralda, por exemplo. A maioria das aulas usa canções com ações e rimas para ensinar os sinais, e os resultados são evidentes de 4 a 6 semanas.

linguagem: idades e estágios

As peças para a construção da fala são as mesmas para todos os bebês, e você pode usá-las como passos para desenvolver a linguagem ainda mais.

- Até 6 semanas, o bebê só consegue se comunicar por meios **não verbais**: choro e diversos movimentos corporais. Ele vai olhar para você e terá uma grande variedade de expressões faciais. Ele também vai mexer os braços e as pernas quando estiver feliz ou irritado. *Experimente*: Pegue o bebê e deixe que ele se acomode. Converse delicadamente com ele e observe enquanto ele tenta se mexer e virar o corpo em resposta à sua fala, tentando entender os sons que escuta você fazer.
- Entre 2 e 4 meses, o bebê começa a **arrulhar**, repetindo sons de vogais sem sentido (e posteriormente sons de consoantes), geralmente quando está acomodado e contente. *Experimente*: Coloque o bebê dentro do berço com alguns brinquedos e deixe-o brincar com eles. Quando ele estiver ocupado, fale com ele delicadamente. Depois de alguns minutos, ele pode começar a fazer sons sozinho, como "ná ná" diversas vezes.
- Entre 4 e 5 meses, os arrulhos progridem para **balbucios aleatórios**: o bebê assume maior controle da respiração e da voz e já consegue emitir sons claros e distintos quando você dá atenção a ele.

Experimente: Converse com o bebê, parando de vez em quando para acostumá-lo à ideia de uma conversa normal. Logo ele vai começar a sincronizar a própria fala com a sua.

- Os balbucios aleatórios progridem para os **balbucios controlados**, com o bebê reagindo quando você fala, como em uma conversa. Ele vai começar a unir sílabas para formar uma corrente de sons, como "papapapapá" ou "nanananá" em resposta aos sons que você emite.
Experimente: Converse com seu filho e escute com atenção os sons que ele produz. Perceba como ele começa a sincronizar sílabas para formar sons, como "mu-le" ou "a-ga-ga".
- Perto dos 12 meses, o bebê passa para o estágio inicial da fala. Ele olha para você e faz diversos sons como se estivesse estabelecendo uma conversa, geralmente com uma expressão facial totalmente séria. Ele pode até dizer sua primeira palavra nesta fase.
Experimente: Sente o bebê em uma cadeira e dirija-se à porta como se fosse sair da sala. Vire-se e acene para ele, dizendo "tchau-tchau". O bebê pode acenar a você em resposta – ele compreende perfeitamente.

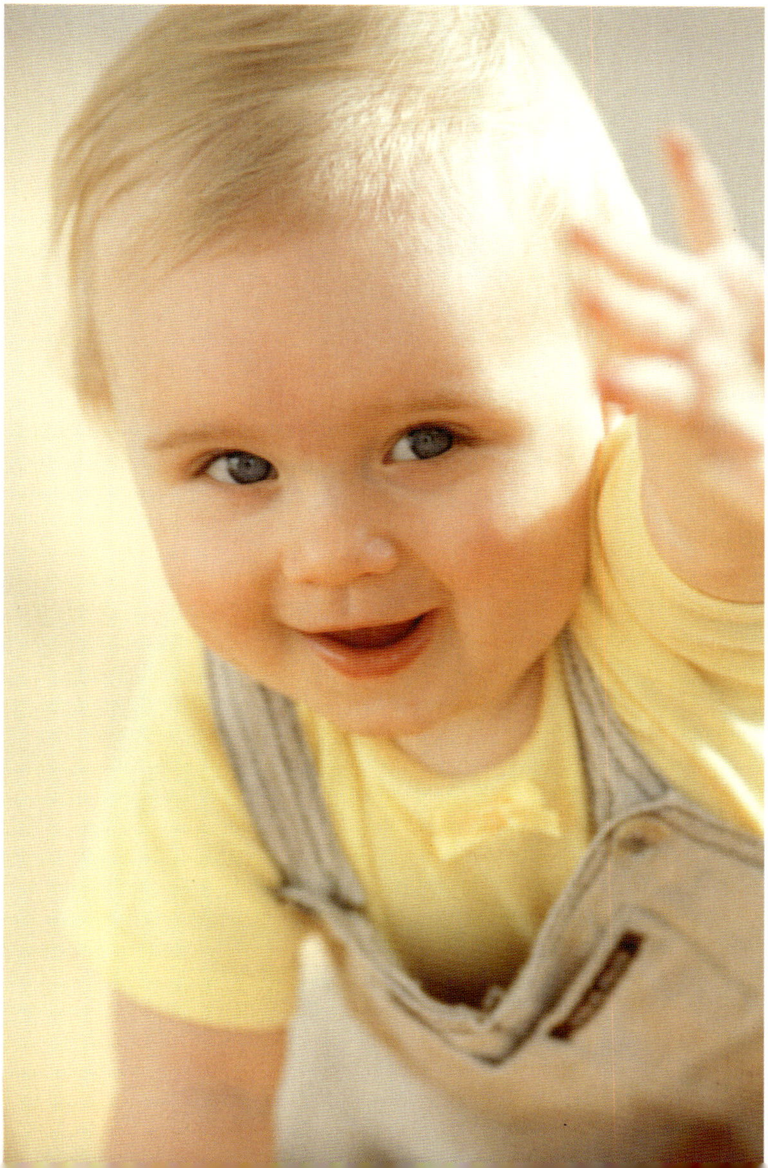

"Meu filho mais novo, Davi, parecia mais lento do que as outras crianças para aprender a falar, e eu comecei a temer que houvesse algo de errado com ele. Meu parceiro pensava que eu estava exagerando, mas eu não tinha certeza. Aos 9 meses, Davi parou de olhar para mim quando eu entrava no quarto e chamava seu nome, e conclui que ele não estava falando porque estava com problema de audição. Eu estava certa. Quando ele foi examinado, ficou comprovado que ele estava sofrendo de perda parcial da audição."

Sheila, mãe de Davi (12 meses)

experiência compartilhada

Aos 12 meses, mesmo que a fala do bebê se limite a algumas palavras, ele já consegue entender quase tudo o que você diz a ele.

a escolha dos brinquedos

Durante o primeiro ano, o bebê aprende muito brincando, e os tipos de brinquedos que você dá a ele são uma parte essencial desse processo. Seja usando e manipulando o corpo para alcançar alguma coisa ou voltando a mente para conceitos difíceis, como causa e efeito ou permanência de objetos (ver p. 263), a brincadeira ajuda o bebê a se desenvolver neurológica e fisicamente.

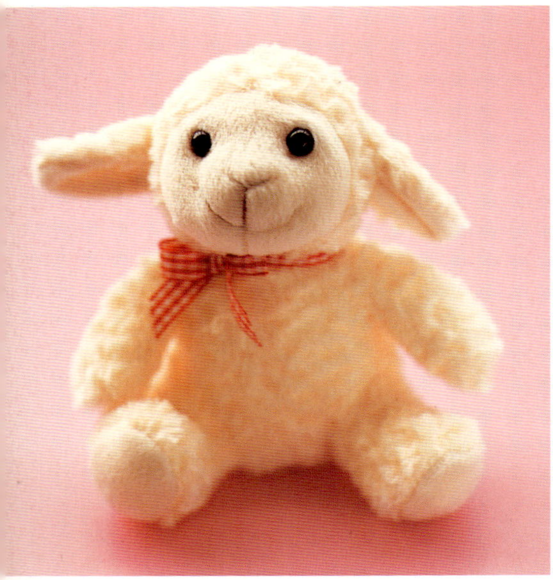

o que escolher

Na hora de comprar brinquedos, é comum sentir-se perdido diante de tanta variedade (e preços altos). Responda estas perguntas antes de comprar:

- É durável?
- É divertido?
- Tem selo de garantia de segurança?
- Vai chamar e prender a atenção do meu filho?
- Vai atrair meu filho com luzes, sons e movimentos?
- Vai desafiar o bebê sem frustrá-lo?
- Quando ele vai se cansar desse brinquedo?

A variedade de brinquedos disponíveis para bebês é enorme. Você encontrará todos os tipos de brinquedos macios, móbiles e chocalhos para essa idade, além de brinquedos de plástico, muito coloridos e movidos a pilha. Os blocos coloridos são sempre populares, além dos copos de encaixar e livros com abas.

Vale a pena comprar brinquedos que sejam apropriados para a idade do bebê, e o quadro a seguir dá algumas orientações. Não se desespere se o bebê rejeitar um brinquedo inicialmente – pode ser um grande desafio por enquanto, mas a criança pode se interessar por ele mais adiante.

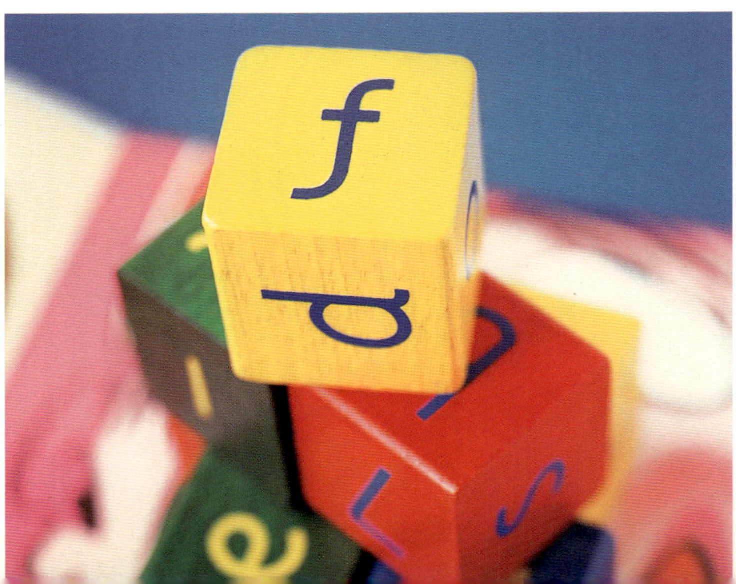

acima Os brinquedos macios são apropriados desde o nascimento, desde que não tenham fibras que se soltem.

à direita Os blocos costumam ser os brinquedos favoritos de bebês de 5 ou 6 meses em diante, quando adoram derrubar pilhas, até os 12 meses e além dessa idade, quando conseguem construir torres sozinhos.

Brinquedos: idades e estágios

Idade	Estágio	Quais brinquedos?
1-2 meses	O recém-nascido consegue se concentrar em brinquedos que estejam a até 25 cm de distância. Ele mexe braços e pernas, mas tem pouco controle voluntário do corpo. Aos poucos ganha controle de seus membros. Os músculos do pescoço e da cabeça se fortalecem.	Escolha brinquedos com formatos e cores vivas, com desenhos chamativos, como bolinhas, manchas ou listras em cores primárias. Pendure um móbile acima do berço para que ele possa ficar olhando. Dê a ele muitos chocalhos e sinos com sons simples. Brinquedos macios.
3-4 meses	O bebê começa a bater as mãos em objetos de modo aleatório e aprende a agarrá-los. Seus olhos focalizam bem agora e ele tem uma boa compreensão dos sons.	Um tapete de atividades com brinquedos pendurados que podem ser golpeados e agarrados é uma boa opção. Dê ao bebê uma caixa de música ou pulseira com sinos para incentivá-lo a localizar sons. Cores vivas e formas simples ainda agradam muito, assim como os chocalhos, fáceis de segurar.
5-6 meses	O bebê agora consegue alcançar e pegar os brinquedos com facilidade. Ele mostra mais sinais de concentração e consegue se sentar sem apoio.	Dê a ele blocos de madeira para empilhar. Brinquedos com texturas diferentes para estimular o tato ainda são divertidos, e ele vai gostar mais daqueles que fazem barulho quando são ativados. Passa bastante tempo escutando a cantigas, rimas ou sons de animais em CDs.
7-8 meses	O bebê consegue se sentar sem ajuda. Começa a esticar os braços para pegar coisas fora de seu alcance, demonstrando maior destreza ao aprender a segurar as coisas com os dedos em pinça. Demonstra interesse na linguagem e na natureza "cantante" das conversas corriqueiras. Reconhece seu reflexo como sendo de outro bebê.	Ele vai começar a gostar de livros macios com abas e bolsos. Mantenha-o distraído com brinquedos que requerem destreza, como argolas que se empilham em bases. Dê a ele bolas de diversos tamanhos, caixas vazias e espelho seguro para bebês, além de brinquedos simples com rodas: carro, trem, pato.
9-10 meses	O bebê agora se senta e tenta pegar as coisas; pode até estar engatinhando. Tem uma compreensão cada vez maior de causa e efeito.	Procura por brinquedos menores, ou com partes móveis, como um jogo de chá de plástico. As caixas-surpresa são divertidas, além de brinquedos de puxar e bolas de diferentes tamanhos.
11-12 meses	O bebê compreende bem o conceito de permanência de objetos. Ele começa a conseguir separar itens. Vai começar a dar os primeiros passos. Suas habilidades de imitação estão crescendo e ele pode até dizer a primeira palavra.	Copos de encaixar e empilhar chamam sua atenção, além de brinquedos de montar e caixas com peças de formas diversas para encaixar. Dê a ele um carrinho-andador de empurrar e brinquedos que imitem objetos dos adultos: telefone, ferro de passar, panelas, bonecas de pano e ursinhos – para aumentar seu interesse pela interpretação de papéis.

O bebê vai se sentir muito importante empurrando um carrinho como este, montado em casa.

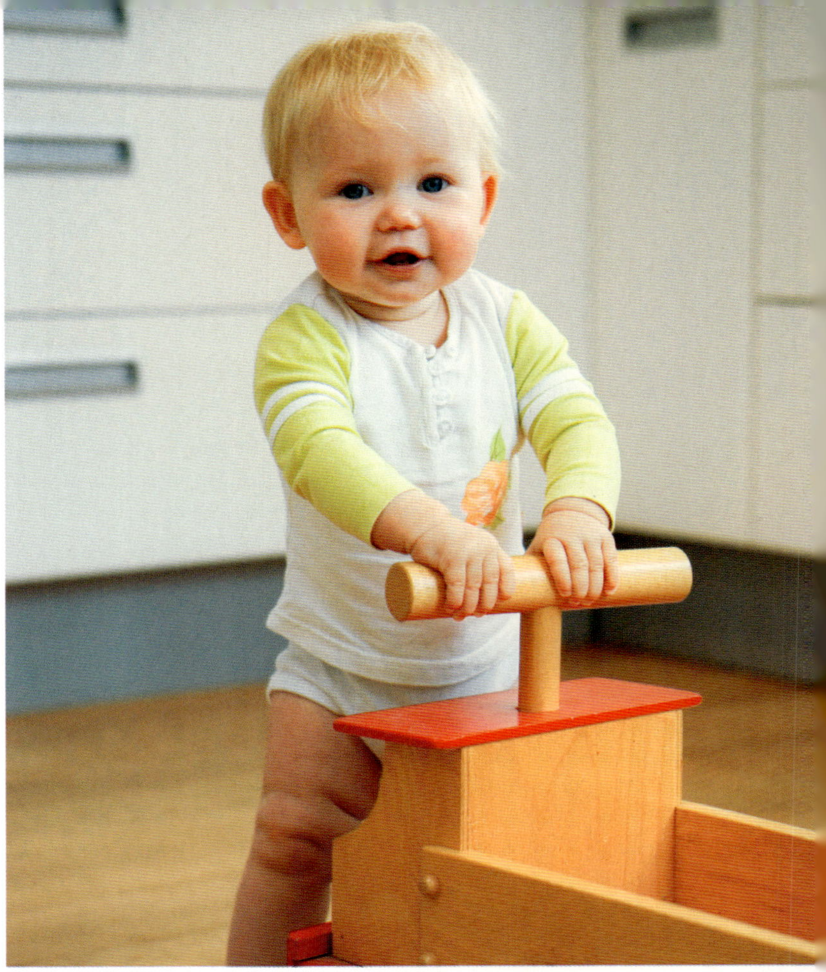

O bebê vai gostar de um móbile simples e feito em casa com diferentes formas e cores vivas.

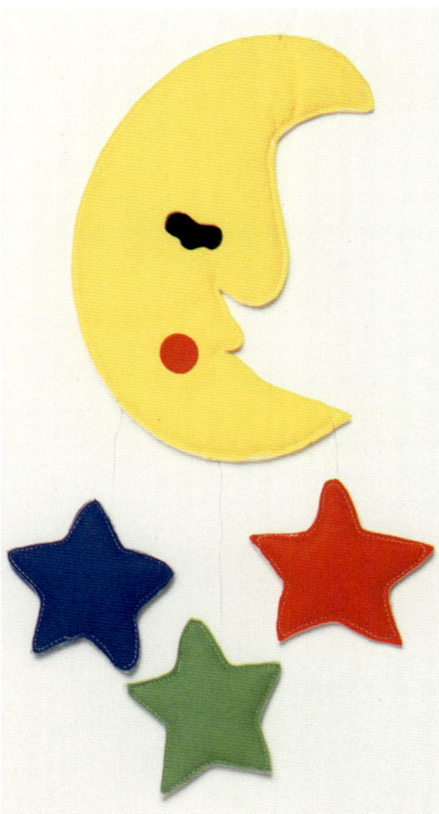

fazer brinquedos

Os bebês ficam fascinados com tudo o que veem e podem ser facilmente entretidos com os brinquedos mais simples. Eles não precisam de muitas opções – alguns bastam, desde que incentivem diversas atividades. Você pode fazer um brinquedo com quase todos os materiais, desde retalhos a pratos de papel. É divertido e o bebê vai gostar de ver você fazendo algo para ele, mesmo que não possa participar da produção. Isso pode aumentar a confiança dele e a capacidade de se ligar a você, pois ele sentirá o carinho e o amor nos brinquedos feitos por você. Quando o bebê aprender a se sentar, ele descobrirá inúmeras maneiras de brincar com uma folha de papel, envelope ou uma caixa de papelão. Aqui estão algumas ideias rápidas e fáceis:

Móbiles São apropriados desde o nascimento. Faça um móbile simples com prato de papel fazendo um buraco no meio e passando uma espiral por ele, prendendo-a à borda. Pendure-o pelo meio para que fique solto.

Carinhas expressivas Desenhe um círculo grande em um pedaço de papel e faça uma carinha sorrindo. Desenhe outro em outra folha com uma carinha triste. Os bebês, desde muito cedo, reconhecem as duas emoções. Acrescente mais expressões conforme o bebê for ficando maior, como uma carinha zangada ou sonolenta.

Chocalhos Use garrafas de plástico transparente para fazer diversos brinquedos diferentes. Encha uma delas com água limpa e coloque um pouco de glitter dentro, lantejoulas ou pequenas contas de plástico. Encha outra pela metade com feijões secos, macarrão ou arroz para fazer um chocalho.

Bebês a partir de 3 meses gostam desses chocalhos visuais e barulhentos.
Chapéus Para fazer um chapéu pontudo, é preciso apenas enrolar uma folha de papel e prendê-la com fita adesiva. Faça um que se encaixe na cabeça do seu filho de 6 a 12 meses (ou na sua), ou até para a cabeça de um ursinho de pelúcia. Enfeite-o de modo simples ou elaborado, como quiser.
Máscaras Um bebê entre 9 e 12 meses vai se divertir brincando com uma máscara feita de prato de papel. Recorte formas simples para os olhos, nariz e boca, e enfeite-a do jeito que quiser – com listras de tigre ou um sorriso de palhaço. Prenda a máscara diante do rosto usando elásticos de costura passados em furos nas laterais.
Tesouro escondido Escolha um brinquedo favorito e pequeno e coloque-o embaixo de um entre três copos plásticos virados para baixo (de preferência de cores diferentes). Incentive o bebê a observar enquanto você muda os copos de posição e depois peça a ele que descubra onde o brinquedo está.
Caixa de cartas No fim do primeiro ano, o bebê passará horas de diversão colocando brinquedos dentro de uma caixa de cereal por meio de uma abertura na parte da frente. Faça a abertura cerca de 2,5 cm abaixo do topo da embalagem e dê a seu bebê diversos brinquedos para ele guardar.
Brinquedo de puxar Com um pouco mais de habilidade, você pode construir um brinquedo simples de madeira com rodas – um pato ou trem, por exemplo. Prenda uma corda na frente para que o bebê puxe o brinquedo enquanto caminha pelo quarto.

P **É melhor dar a meu bebê de 12 meses uma bola grande ou pequena para brincar de atirá-la?**

R O bebê nessa idade consegue segurar uma bola pequena, mas pode ter dificuldades para lançá-la. No entanto, uma bola grande pode bloquear sua visão enquanto ele a segura para se preparar para lançá-la. A melhor opção é escolher uma bola de tamanho intermediário que ele consiga segurar entre as mãos, enquanto ainda consegue ver por cima dela.

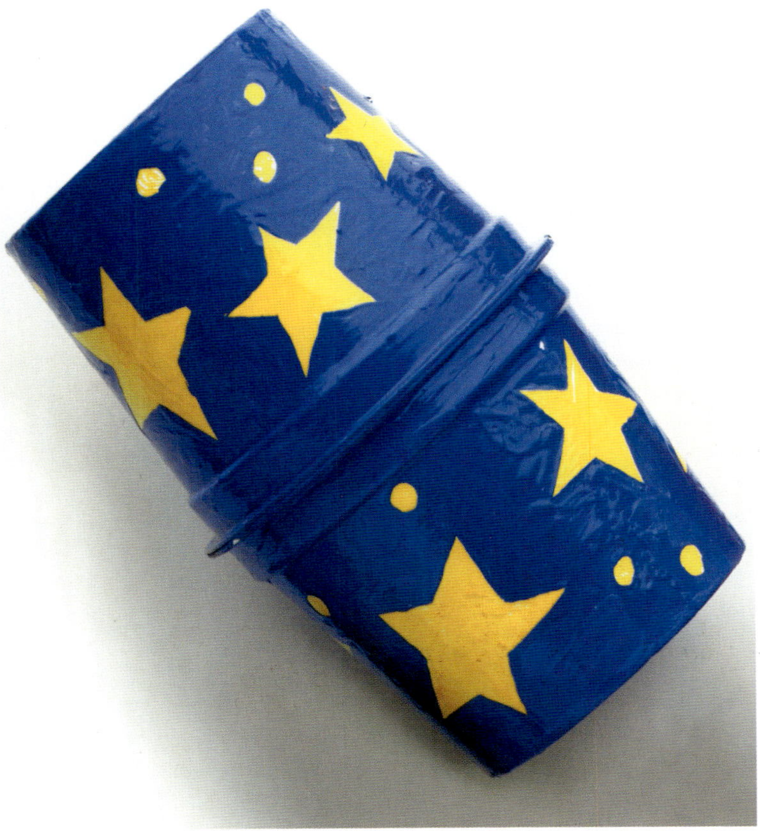

P **Como saber quais brinquedos são seguros para o bebê?**

R A maioria dos brinquedos tem selos indicando para qual idade eles são mais adequados, o que ajuda você a decidir se são apropriados para a idade e habilidades de seu filho. Todas as partes do brinquedo devem ser maiores do que a boca da criança para impedir o risco de asfixia, por isso verifique peças pequenas, botões, laços ou fitas que seu filho pode puxar e colocar na boca. Nunca compre brinquedos que não tenham o selo de segurança do INMETRO, que seguem padrões de segurança de acordo com as normas legais.

Você pode fazer um chocalho enchendo dois copos plásticos pela metade com grãos secos de arroz ou feijão e unindo os dois com fita adesiva.

começando a explorar

É natural para o bebê explorar – sua curiosidade nata o leva a examinar tudo o que encontra. Nos primeiros meses ele se limita ao que consegue ver ao redor, mas, conforme vai ganhando mais mobilidade, suas explorações aumentam. Explorar é uma parte muito saudável do desenvolvimento dele. Faça tudo o que puder para incentivá-lo a descobrir o ambiente que o cerca.

P Meu bebê demonstra pouco interesse pelos brinquedos que dou a ele. Há algo de errado com seu desenvolvimento?

R Algumas crianças são mais dinâmicas do que outras e têm um impulso maior para explorar. Se seu bebê não tenta pegar um brinquedo e não se interessa muito por explorar, não há nada com que se preocupar. Ele simplesmente precisa que você o incentive mais. Para aumentar sua motivação, pegue brinquedos, coloque-os nas mãozinhas do bebê e fique brincando com ele. Verifique se os brinquedos que ele tem são apropriados para a sua fase de desenvolvimento (ver p. 275). Se eles forem adequados para uma criança muito mais velha, seu filho provavelmente não demonstrará muito interesse por eles.

como ele explora os brinquedos

O bebê não precisa estar completamente em movimento para explorar. Dê um brinquedo a ele, e o bebê vai olhar, puxar, chacoalhar e levá-lo à boca. Ele está descobrindo como é seu cheiro ou gosto, se é macio ou duro, quente ou frio. Cada sensação, som ou estímulo visual novos é uma emoção para o bebê – uma experiência completamente diferente a ser guardada. Incentive-o a examinar os brinquedos com que brinca – mostre a ele como um brinquedo funciona ou como segurá-lo de diferentes maneiras (ver pp. 274-275). Mostre novos brinquedos quando achar que ele está entediado com aqueles que já tem.

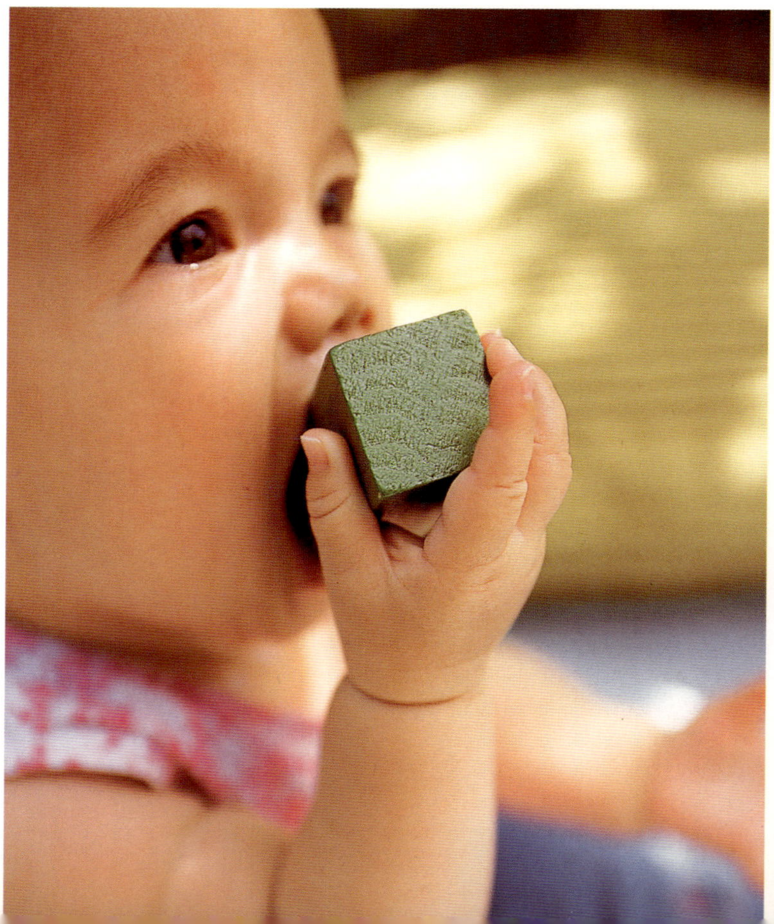

Grande parte da exploração do bebê nos primeiros meses é feita com a boca, mordendo, lambendo e chupando objetos que estão por perto, pois é assim que o bebê descobre o que eles são.

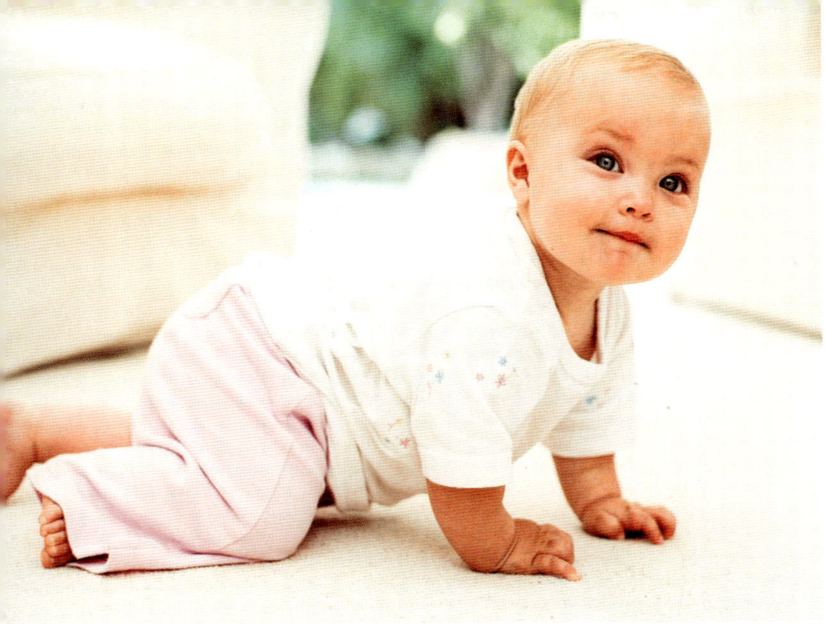

O engatinhar dá ao bebê acesso a áreas que ele não podia explorar antes.

em movimento

Quando o bebê começa a engatinhar, a partir dos 9 meses, não há limites para o que ele vai querer fazer, e todos os cantos da casa serão tentadores – o armário onde todos os brinquedos são guardados, a prateleira com DVDs ao lado da televisão, atrás das cortinas na sala de estar. Talvez o maior desafio de todos seja a escada. Ela oferece horas, até dias, de animação enquanto ele tenta descobrir o que fica além dos degraus. O bebê está à procura de aventuras, desesperado por descobrir mais sobre seu mundo e para aumentar seu repertório de novas experiências.

À medida que seu bebê se torna cada vez mais apto a explorar a casa, ele passa a correr cada vez mais perigo de se machucar. Está na natureza dele se sentir atraído por lugares pequenos e fascinantes que você não imaginava que ele iria perceber, muito menos adentrar. Procure proteger a casa e o jardim de todos os modos (ver pp. 224-227). É preciso remover qualquer perigo em potencial para os meses em que ele passa a engatinhar.

Também é muito importante, nesse estágio, manter-se firme com o bebê. Até aqui, ele tem explorado coisas que você permitiu. Ele ainda não sabe que há coisas com as quais não pode brincar e lugares aonde não pode ir. Não consegue distinguir o que é bom para ele e o que não é. Será um choque para ele descobrir que não pode mexer na sua louça ou que alguns líquidos não devem ser ingeridos. Como você não deve desestimular a curiosidade natural, o melhor plano é retirar qualquer coisa perigosa, frágil ou importante do caminho. Dessa maneira, não haverá problemas.

as lições da vida começam

Haverá momentos em que você não poderá impedir o bebê de brincar com algo inadequado – digamos que ele pegue um sapatinho de boneca da irmã mais velha, ou corra para pegar o fio enquanto você passa as roupas com o ferro ou usa o secador de cabelos. Nesses momentos, você deve tirar o objeto da mão do bebê e tentar explicar porque ele não pode brincar com ele. Seu filho também precisa aprender que certas coisas são perigosas. O fato de haver limites é uma lição importante que será reforçada ao longo de sua vida.

P **Meu bebê tem 9 meses. Temo que ele se machuque tentando se levantar. Como posso mantê-lo seguro?**

R A única maneira de o bebê aprender novas habilidades de movimento é enfrentando novos desafios, e estes sempre vêm acompanhados por um certo risco. Em vez de restringir seus movimentos, fique perto dele quando ele quiser fazer suas manobras – dessa maneira você estará mais bem posicionada para impedir que um acidente ocorra.

as primeiras amizades

O bebê se desenvolve no aspecto emocional desde o momento em que sai do útero. Rapidamente adota uma grande variedade de expressões e modos de agir, e você pode perceber se ele está feliz ou irritado. O bebê tem uma necessidade nata de estar com outros seres humanos, e a capacidade de ele interagir de modo bem-sucedido ao longo da vida é fortemente influenciada pelos primeiros relacionamentos que mantém.

"Sempre que eu ia sair, Sandra começava a chorar assim que a babá chegava, e ficava grudada a mim. Uma amiga sugeriu que eu parasse de prolongar o sofrimento com beijos e abraços e que, em vez disso, agisse com firmeza e saísse logo. Fiz isso três vezes, e Sandra foi demonstrando menos sinais de ansiedade com a separação. Depois disso, ela mal percebia quando eu estava saindo de casa!"

Estela, mãe de Sandra (14 meses)

experiência compartilhada

seu bebê e você

O vínculo entre mãe e filho (ver pp. 58-89) é essencial para a personalidade, a estabilidade emocional e a capacidade de se relacionar do bebê. O processo é completamente natural, e para o qual tanto você quanto o bebê estão preparados. Não dá para determinar quanto tempo ele vai levar, ou se ele vai desenvolver um relacionamento parecido com seu parceiro ao mesmo tempo que com você, mas fique tranquila: vai acontecer. A conexão forte que é criada com a formação do vínculo dá ao bebê uma grande sensação de bem-estar. Também oferece uma base sólida para que ele construa relacionamentos futuros.

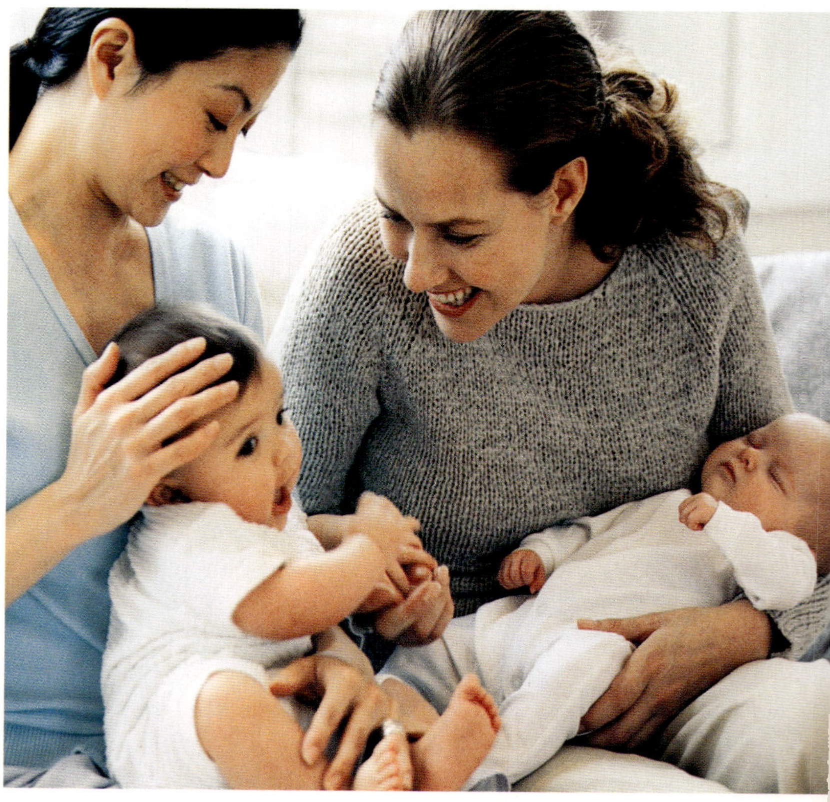

Vai ser bom para o bebê passar algum tempo na companhia de outros bebês, mesmo que eles não pareçam muito interessados uns nos outros.

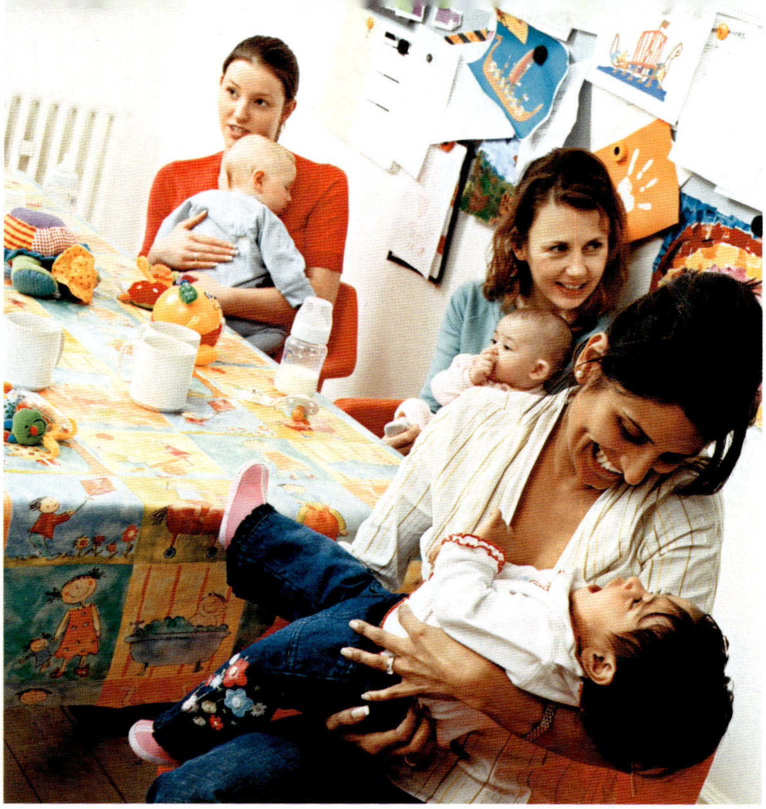

Uma reunião de pais e filhos é a forma ideal para apresentar ao bebê crianças de diferentes idades e sexo.

Os primeiros meses provavelmente serão controlados por você (e seu parceiro) a sós com o bebê. Aproveite a chance para estabelecer uma relação forte. Ele precisa aprender sobre você tanto quanto você precisa aprender sobre ele: precisa perceber que você estará presente para acalmá-lo quando ele não estiver bem, para ajudá-lo quando ele precisar ser alimentado ou trocado e para aconchegá-lo quando ele precisar de amor. É conveniente acostumar o bebê com outros adultos desde cedo. Os avós, tios e tias são, obviamente, um bom começo, mas os amigos e os vizinhos também são importantes. Isso possibilita ao bebê acostumar-se a ser carregado por outras pessoas e a escutar suas vozes.

o bebê e os outros

Entre 3 e 4 meses, o bebê demonstrará o desejo de interagir com outras pessoas. Ele pode ser tímido entre estranhos, mas reagirá rapidamente a um sorriso ou interação divertida. Será bom para ele ficar com outros bebês, crianças e irmãos mais velhos. Os bebês costumam adorar outros bebês e instantaneamente reconhecem que têm muito em comum.

Com cerca de 7 meses, o bebê tentará responder a outras pessoas, balbuciando para todos que conversarem com ele. Esse é um bom momento para ele entrar em contato com grupos de pais e filhos. Ele não vai brincar com as outras crianças, mas vai gostar de estar perto delas.

A consciência cada vez mais forte do seu filho a respeito do mundo que o cerca, perto do primeiro ano de vida, pode causar uma interrupção temporária em sua habilidade de se socializar. O apego dele a você também pode aumentar: ele se sente seguro com você e percebe os desconhecidos. Contato com outros pais e filhos será bom para ele observar como outras crianças se comportam. Ao pegar o brinquedo de alguém, ele começa a fazer a ligação entre o comportamento dele e a decepção ou frustração de outra criança. Esse é um grande passo em seu desenvolvimento emocional.

o primeiro sorriso

Os bebês começam a sorrir entre 4 e 8 semanas de vida. O sorriso social começa quando ele percebe a ligação entre o sorriso dele e a resposta entusiasmada da pessoa que recebe o sorriso. Quando entende isso, vai querer repetir o ato várias vezes. Apesar de sorrirem mais para as pessoas a quem mais amam, os bebês costumam sorrir para qualquer pessoa até cerca de 7 meses, e depois desse período deixarão de sorrir com facilidade para desconhecidos. Alguns estudos sugerem que quanto mais os pais sorriem e demonstram afeto por seu bebê, maior a chance de ele sorrir e interagir com os outros.

índice

agradecimentos e créditos

Alamy Agencja Free 153, Amy Lundstrom 155, Bart's Medical Library/ Phototake Inc 254 no alto, Bubbles 152, Comstock Premium/Jupiter Images 17, Digital Vision 281, Eric Nathan 89, Glow Images 59, Image Box Uk Ltd 106, ImageState Royalty Free 80, Jacky Chapman/Janine Wiedel Photolibrary 230, James Clarke Images 42, Jann Lipka/ Nordicphotos 34, Jupiterimages/BananaStock 73, 93, Jupiterimages/ Pixland 127, Jupiterimages/Think Stock 245, Libby Welsh/Janine Wiedel Photolibrary 37, Loisjoy Thurstun/Bubbles 238, 241, M Plantec/ Jupiterimages/Stock Image 212, Mikael Leijon/Nordicphotos 180, Niall McDiarmid 169, Peter Bennett/Ambient Images 13, Picture Partners 61, 64, 102, 201, 276 no alto, Profimedia International sro 68, 221, purewhite twins 36, Shout 16, 247 embaixo, Shrikrishna Paranjpe/ ephotocorp 39, Superstock 49, Tetra Images 78, 192, thislife pictures 53, 63, 101, TongRo Image Stock199 no alto

Babyarchive.com Catherine Benson 200, Claire North 228, Lina Ahnoff 205 no alto à esquerda

BananaStock Royalty Free 12, 23, 82, 100, 133, 136, 147, 171, 175, 202, 208, 239, 258, 267, 279

Bubbles John Powell 272, Loisjoy Thurstun 151, 252

Corbis A Green/Zefa 25, Bury/photocuisine 214, Fancy/Veer 137, Frank Lukasseck 237, John Fortunato Photography 90, Kristy-Anne Glubish/ Design Pics 79, Larry Williams 10, Lawrence Manning 170, LWA-Dann Tardif 122, Olivia Baumgartner/Sygma 55, Royalty Free 188, Tom Stewart 114, Tom Stewart/zefa 269, Yellow Value RF 22

Creatas Royalty Free 88

Digital Vision Royalty Free 62, 173, 265, 280

DK Images Dave King 277, Ruth Jenkinson 181, Steve Shott 198, 276 embaixo

Dreamstime.com Camptown 83, Dana 84 à direita, Lorna 227

Getty Images Alain Schroeder 113, Alan Powdrill 178, altrendo images 91, Ariel Skelley 270, Barry Willis 229, Betsie Van Der Meer 98, 125 à esquerda, Bruce Ayres 174, Camille Tokerud 110, Caroline von Tuempling 70, Daly & Newton 97, David Lees 121, Dorling Kindersley 43, Elie Bernager 259, James Woodson 213, John Howard 69, Kei Uesugi 210, Laurence Monneret 99, Lisa J Goodman 11, Lisa Spindler Photography Inc. 24, Macduff Everton 179, Marcy Maloy 123, Paul Vozdic 65, Philip Nealey 66, Regine Mahaux 41, Ross Whitaker 247 no alto, Royalty Free 120, Ruth Jenkinson 197, 264, Tony Metaxas 154, Victoria Blackie 116

istockphoto.com Hilary Brodey 249, Sharon Day 240, Vivid Pixels 184

Jupiterimages Babystock 86, Bananastock 92, 167, Brand X 48, Corbis 199 embaixo, Dex 20, i love images 132, Image Source 52, Inspirestock 196, Pixland 75, Polka Dot 236, Radius Images 40, 72, Stock Image 273, Stockbyte 124, 125 à direita, Tetra 35, Workbook Stock 29, 33, 207, 266

Masterfile George Contorakes 50, Michael Mahovlich 142, Norbert Schäfer 119

Octopus Publishing Group Ltd 274 embaixo à direita, Adrian Pope 60, 262, 263, David Jordan 209, Frank Adam 205 centro à direita, Gareth Sambidge 218, 274 no alto à esquerda, Lis Parsons 211, Nina Duncan 1, 9, 45, 57, 129, 130, 134, 138, 140, 144, 149, 156, 165, 183, 187, 189, 190, 217, 257, Paul Bricknell 85, Peter Pugh-Cook 176, 193, Russell Sadur 15, 26, 27, 54, 71, 74, 81, 103, 108, 150, 158, 160, 162, 163 no alto à direita, 166, 177, 182, 194, 195, 206, 224, 231, 232, 244, 250, 261, 271, 278, William Reavell 205 embaixo à direita, 215

Photodisc Royalty Free 260

Photolibrary Anais Mai/Photononstop 111, George Shelley 112, Hervé Gyssels 115, BSIP Medical/LA/Ravonison H Am 222, Picture Press 56, 76, 225, 268, Pty Ltd Shoot 38, Radius Images 105, Royalty Free 58

Punchstock Brand X 242, Image Source 168, Polka Dot 159, Tetra 185

Rex Features Burger/Phanie 30

Sally and Richard Greenhill 51

Science Photo Library AJ Photo 31, 223, BSIP, Astier 28, Gusto Images 32, Ian Boddy 143, Ian Hooton 220, 233, 243, James King-Holmes 19, La La 235, Mauro Fermariello 18, Mike Devlin 254 embaixo, Paul Whitehill 95

Shutterstock Adam Borkowski 7, AG photographer 117, iofoto 104, Jovan Nikolic 204, Najin 96, niderlander 77, Vladimir Melnik 2, Waldemar Dabrowski 226, William Milner 219

SuperStock Brand X 94

Tina Bolton 14, 46, 109

Tips Images Ltd John Powell 84

Editora executiva Jane McIntosh
Editora sênior Charlotte Macey
Editor de arte executivo Penny Stock
Designer one2six
Pesquisa de imagens Zoe Spilberg
Controle de produção Manjit Sihra
Fotografia especial Nina Duncan